总主编 陈达灿
副总主编 黄 燕 吴 薇 蒋四川

岭南特色中医临证教程

中医经典岭南临证解析

主 编 杨志敏 老膺荣
副主编 郭 洁 管桦桦 王儒平
编 委（按姓氏笔画排序）
　　　王儒平 老膺荣 刘 奇 刘 畅
　　　许家栋 孙海娇 宋 苹 陈 延
　　　杨志敏 尚宝令 周 薇 张晓轩
　　　郭 洁 原嘉民 徐福平 黄智斌
　　　管桦桦

科学出版社
北 京

内 容 简 介

　　本书是广州中医药大学第二临床医学院"岭南班"使用的教材之一，全书的编写专注于中医经典知识的临证解析，并结合岭南地区湿病湿证多见的临床特点，对相关知识的临床应用作系统的论述。本书选取了《黄帝内经》《伤寒论》《神农本草经》《三因极一病证方论》《脾胃论》《格致余论》《丹溪心法》《本草纲目》《医碥》《温热论》《温病条辨》《三因司天方》《运气证治歌诀》等多部中医经典的精华部分，分章节进行论述。每章除了有经典原文的解析及拓展，还有相关临证医案的分析，力求突出理论与实践的联系。

　　本书适合中医专业学生或具有一定专业知识背景的中医爱好者阅读。

图书在版编目（CIP）数据

中医经典岭南临证解析 / 杨志敏，老膺荣主编. -- 北京：科学出版社，2025.3. --（岭南特色中医临证教程 / 陈达灿总主编）.
-- ISBN 978-7-03-078751-4

Ⅰ. R249

中国国家版本馆 CIP 数据核字第 2024RL8224 号

责任编辑：郭海燕／责任校对：周思梦
责任印制：徐晓晨／封面设计：陈　敬

版权所有，违者必究。未经本社许可，数字图书馆不得使用

科学出版社 出版
北京东黄城根北街 16 号
邮政编码：100717
http://www.sciencep.com

北京富资园科技发展有限公司印刷
科学出版社发行　各地新华书店经销

*

2025 年 3 月第 一 版　　开本：787×1092　1/16
2025 年 3 月第一次印刷　　印张：17
字数：446 000
定价：118.00 元
（如有印装质量问题，我社负责调换）

总　序

岭南医学流派发端于岭南地区，奠基于晋代，发展于隋唐、宋、元时期，成熟于明、清，并派生出诸多专科。它在收集单方、验方和地方草药的基础上，还担负阐明地方人群体质特点，预防南方湿热气候致病，防治地方常见病、多发病等任务，是一个有代表性的南方中医药学术流派。它既有传统医药学的共性，又有其地方医疗保健药物方式的特性，具有学术的传承性、区域性、务实性、兼容性、创新性五大特点。开展与加强对岭南中医学术流派的研究，培养岭南学术思想与临床技能并重的中医药人才，继承与发展岭南医学，是位于岭南大地的中医院校的使命与任务。

在国家大力推进医药卫生体制改革，发展中医药事业和高等中医药教育教学改革的新形势下，在我国高等教育更加注重内涵建设、提高人才培养质量的背景下，为了更好地贯彻落实《中医药发展战略规划纲要（2016—2030年）》和《医药卫生中长期人才发展规划（2011—2020年）》，促进广东省中医药事业健康发展，全面推进卫生强省和中医药强省建设，广州中医药大学第二临床医学院为适应中医学本科人才培养，以面向行业、面向基层、服务地方社会经济发展为宗旨，着力于具有地方特色的高素质应用型中医药人才培养模式的研究、改革与实践，从2017年开始设立岭南班，立足中医地方特色人才培养，按照"院校-师承-地域医学"教育相结合的人才培养模式，打造具有岭南特色的中医应用型人才。为进一步配合实施"岭南班"教学改革工程，支撑专业特色教育，广州中医药大学第二临床医学院与科学出版社合作，组织编写"岭南特色中医临证教程"系列丛书。该丛书共7个分册，包括《岭南地产药材鉴别与应用》《中医经典岭南临证解析》《内科与杂病》《妇科》《儿科》《皮肤病学》《骨科》。该丛书除可供培养高层次人才教学之用外，还可作为广大中医学者从事临床与科研的参考。

该丛书的编写遵循高等中医药院校教材建设的原则，注意教学内容的思想性、科学性、先进性、启发性和适应性。同时，根据教学大纲的要求，在学生已掌握"三基"（基本知识、基本理论、基本技能）的基础上，系统梳理岭南医学各个专科的学术思想和临床诊疗经验，遵循贴近实际、贴近临床、贴近疗效的"三贴近"原则，注重现代临床实用性，将理论与临床密切结合，结合具体临证病例加以分析，并进行总结性述评，提出对各流派的评价、发展前景、需要深入探讨的重大课题与未来研究方向等；同时，结合岭南班专业教学实际，整体优化、处理好与中医各专科现行教材的交叉重复，做好衔接，突出精品意识，打造精品教材；注重立足专业教学要求和临床工作的实际需要，强调学生临床思维、实践能力与创新精神的培养。

教材建设是一项长期而艰巨的系统工程，该丛书还需要接受教学实践的检验，恳请有关专家与同行给予指正。该丛书亦将会定期修订，以不断适应岭南医学的发展和岭南特色中医应用型人才培养的需求。

2019年3月

前　言

　　为了适应现代中医人才的多样化需求，广州中医药大学第二临床医学院（广东省中医院）按照"院校-师承-地域医学"教育相结合的人才培养模式，以"厚基础、强能力、重思维、显特色"为人才培养方案特征，在中医基础理论与基本知识、中医临床思维能力系统学习的基础上，加强岭南中医相关诊疗知识的训练，培养热爱中医药事业，具备扎实的中医药理论基础、一定的现代医学知识、较强的中医临床能力，并具有岭南中医特色的应用型人才。为此，广州中医药大学第二临床医学院设置了教改班"岭南班"，对本科学生进行个性化教育探索。按照夯实学生中医思维基础，增强经典解读能力，强化学生对经典临床运用意识的教学目标，中医经典知识点的临证解析被作为"岭南班"的教学任务之一。岭南的地域特点鲜明，湿病湿证多发，如何从岭南地区临证诊疗视角出发，应用中医经典解决临床问题，尤其是湿邪所致的疑难病证，是培养"岭南班"学生中医思维的重点之一。为了更好地完成以上教学任务，针对性地编写了这本《中医经典岭南临证解析》教材。

　　从古至今，中医经典都是学生夯实中医理论基础的必修课。通过相关课程的学习，学生可以较为系统地掌握中医基本理念与防治原则，为以后的临床做好准备。如果在单纯经典理论课程教学以外，能够同时从临床诊疗实践的视角，紧密结合本地域人群体质特点、多发病证的病机对经典的理念与原则进行解读，学生对于相关知识的掌握将会更加牢固。由于现行中医教育中，可供借鉴的基于地域临证实践的经典理论教学资料不多，《中医经典岭南临证解析》教材的编写是基于编写组以往中医经典的理论研学与临证实践上的一次新尝试。广州中医药大学第二临床医学院一直通过多流派学术探讨与争鸣，切实开展面向岭南病证诊治的中医经典理论的临证应用与研究工作，并形成了相应的经典工作团队。在此过程中，团队对五运六气理论、仲景经方学说在湿病诊治方面的应用，以及扶阳、补土、岭南、孟河、温病等学术流派的湿病经典论述形成了自己的理解，在临证应用实践中积累了一定的经验。在教学时，团队通过多年的本科学生进入名医工作室、流派传承工作室学习等方式，进行上述相关经典知识的教学活动，取得了不错的效果。教材编写小组即由团队中的骨干组成。

　　《中医经典岭南临证解析》教材以临证应用需求为导向，主要针对岭南多发的湿病湿证，选择了《黄帝内经》《伤寒论》《金匮要略》《神农本草经》《三因极一病证方论》《脾胃论》《格致余论》《丹溪心法》《本草纲目》《医碥》《温热论》《温病条辨》《三因司天方》《运气证治歌诀》《圆运动的古中医学》等中医经典的知识点进行解析。内容涉及五运六气理论及方药体系、仲景学说与经方、补土学说、温病学说等；医家包括张仲景、陈言、李杲、朱震亨、何梦瑶、王肯堂、叶桂、吴瑭、缪问、王旭高、彭子益等人。

　　编写小组结合当今岭南地域生活实情，制定编写大纲。教材编写过程中力求通过从临证视角出发，解读经典原文，梳理理论脉络，剖析方药要素，明确应用条件，达到学术主线明确，知识结构合理，知识节点丰富，传承创新并重，教学效果良好的目标。编写小组希望通过这样的方法，让学生从此养成从临证应用的角度阅读学习中医经典理论的习惯，进而发挥中医经典理论指导临证实践的作用。

　　本课程作为必修的专业基础课，对学生的学习基础有一定的要求。一般而言，开始本课程前，学生应该已经完成了《医古文》《中医基础理论》《中医诊断学》《中药学》《方剂学》《岭南道地药材》《内经选读》《伤寒论》《温病学》《金匮要略》《各家学说》等相关课程的学习，具备了对中医经典的自行阅读和基本理解能力。

　　由于这是一次新的尝试，教材编写组对工作的各方面提出了严格的要求，尽力减少失误，但限于学识水平、工作经验，编写过程中难免存在错漏之处。一方面，编写组将在教学过程中查漏补缺，及时改正；另一方面，也敬请同行专家提出宝贵意见，帮助我们进一步修订完善！

《中医经典岭南临证解析》编写组
2024 年 8 月 24 日

目 录

总 论

第一章　岭南病证特点与治疗着眼点 …………………………………………… 3
第二章　中医经典知识在岭南湿证辨治思维形成过程中的作用 ………………… 6
　　　一、中医经典知识是中医临证实践的基础 ………………………………… 6
　　　二、掌握中医经典知识是形成岭南湿证辨治思维的关键 ………………… 7
第三章　《中医经典岭南临证解析》的学习方法 ………………………………… 9
　　　一、理解教材的编写定位 …………………………………………………… 9
　　　二、了解教材各论的编写特点 ……………………………………………… 10
　　　三、采用多元融合的学习方法 ……………………………………………… 11

各 论

第四章　《黄帝内经》五运六气学说与相关方药在岭南湿病中的临证应用要点 …… 15
　　第一节　湿相关之"岁运"年气候物候病候及治法方药 ……………………… 18
　　　　一、六甲年"岁土太过"相关气候物候病候及治法方药 ………………… 18
　　　　二、六己年"岁土不及"相关气候物候病候及治法方药 ………………… 21
　　　　三、六壬年"岁木太过"相关气候物候病候及治法方药 ………………… 24
　　　　四、六辛年"岁水不及"相关气候物候病候及治法方药 ………………… 26
　　第二节　湿相关之"司天"之岁的气候物候病候及治法方药 ………………… 28
　　　　一、丑未岁"太阴司天"相关气候物候病候及治法方药 ………………… 28
　　　　二、巳亥岁"厥阴司天"相关气候物候病候及治法方药 ………………… 35
　　　　三、辰戌岁"太阳司天"相关气候物候病候及治法方药 ………………… 41
第五章　张仲景《伤寒论》治湿辨治要点 ………………………………………… 55
　　《伤寒论》湿邪病证要点 ………………………………………………………… 55
第六章　伤寒派腹诊在湿证（病）辨识中的运用 ………………………………… 72
　　　一、腹诊概述 ………………………………………………………………… 73
　　　二、《伤寒杂病论》中湿证（病）的常见腹候 …………………………… 82
　　　三、《伤寒杂病论》中湿瘀互结的常见腹候 ……………………………… 84
　　　四、《伤寒杂病论》中应用半夏的腹候 …………………………………… 85
　　　五、《伤寒杂病论》中应用茯苓的腹候 …………………………………… 92

第七章	张仲景湿病病机及病传要点	100
	湿病概述	100
第八章	叶桂《温热论》湿热辨治要点	117
	湿热邪留三焦气分辨治要点	117
第九章	吴瑭《温病条辨》上焦湿温辨治要点	131
	上焦湿温辨治	131
第十章	吴瑭《温病条辨》寒湿辨治要点	144
第十一章	岭南本草经典理论解析	160
第一节	本草经典理论及在"湿病"中的应用	160
	一、本草"三品"分类法	160
	二、本草性味及升降	162
	三、本草性味及升降与治湿	164
	四、升降治湿三法之一：散湿	166
	五、升降治湿三法之二：渗湿	168
	六、升降治湿三法之三：泻湿	172
第二节	治湿三法代表药物	174
	一、散湿法之解表药：防风	175
	二、散湿法之芳香化湿药：藿香	176
	三、散湿法之祛风湿药：秦艽	178
	四、渗湿法之利水消肿药：茯苓	179
	五、渗湿法之补气药：扁豆	182
	六、泻湿法之清热燥湿药：黄芩	183
	七、泻湿法之利尿通淋药：滑石	184
	八、泻湿法之化痰药：昆布	186
第十二章	李杲升阳除湿法要点	189
第十三章	朱丹溪湿热辨治要点	202
第十四章	朱丹溪泄泻从湿辨治要点	211
第十五章	何梦瑶《医碥》湿证辨治	218
	一、何梦瑶《医碥》中湿、伤湿辨治	218
	二、何梦瑶《医碥》湿证相关疾病辨治	223
第十六章	孟河医家湿证辨治及临床应用	240
	孟河医家湿证辨治	240
第十七章	彭子益圆运动理论对湿证辨治的特点	255
	火在水上则生湿	255

总　论

第一章 岭南病证特点与治疗着眼点

岭南是一个地理概念，在不同历史时代，范围有所不同，最早是指五岭之南的地区，古属百越之地。岭南北靠五岭，南临南海，西连云贵，东接福建，范围包括了今广东、海南、广西的大部分和越南北部，宋以后，越南北部被分离出去。目前岭南地区的范围，一般特指广东、广西、海南、香港、澳门五省区。这些地区地理环境相近，气候相似，人民生活习惯也有很多相同之处，临床所见，岭南人群所患病症也有很多相一致的特点。

1. 岭南的气候及地理特点

岭南属热带、亚热带气候。全年气温较高，四季界限不明显，大部分地区夏长冬短，终年不见霜雪。又因南临南海，受海洋气候的影响，岭南降水量多，降水日数多，云雾频数多，空气湿度大。热带海洋多风暴，中国南海是台风生成和影响强烈的地区，热带风暴（包括台风）频繁，给岭南带来了丰富的降水。相对而言，岭南的气候特点是高温多雨，气候偏湿热。岭南的地势为北高南低，地形复杂，平原、台地、山地、丘陵交错，地貌多样。同时，岭南河流众多，河涌交错，径流丰富，流量大，汛期长，在急速推进的城市建设过程中，由于原有基础设施的不完善，在极端的气候条件下，时有内涝发生。

2. 岭南人群的生活习惯

特定的气候自然和人文环境，造就了岭南人独特的生活习惯。

岭南地区水网密布，且濒临南海，野生及饲养的水产供应丰富，人们喜好进食海鲜鱼虾、贝壳类海产等品；另岭南水果品种繁多，产量可观，加上东南亚水果进口量大，不少人有进食生冷水果习惯。岭南地区的人们还有爱喝早茶与食宵夜、喜食老火汤和瓜菜汤，以及甜汤糖水等的饮食文化。另外，气候炎热时，不少人有贪喝冷饮的习惯。岭南地区相对富裕，生活节奏快，工作压力较大，人们思虑较多，运动相对较少。由于岭南气温较高，晚睡熬夜的习惯由来已久，因此夜生活比较丰富，部分人有沐足、水疗、泡温泉的爱好。由于环境湿热，人们易出汗，岭南的民众较其他地区的更勤于游泳和沐浴。

3. 湿病湿证从古至今是岭南地区多发病证

《素问·异法方宜论》云："南方者，天地所长养，阳之所盛处也。其地下，水土弱，雾露之所聚也。其民嗜酸而食胕，故其民皆致理而赤色，其病挛痹""中央者，其地平以湿，天地所以生万物也众。其民食杂而不劳，故其病多痿厥寒热。"岭南地区的气候地理以及疾病特点与以上两点均比较契合，故湿病湿证多发。

古代医家对此有深刻的认识，如宋代李璆的《大梁李侍诏瘴疟论》（后收录于元代僧人释继洪编辑的《岭南卫生方》、张介宾的《景岳全书·杂证谟》）云："岭南既号炎方，而又濒海，地卑而土薄。炎方土薄，故阳燠之气常泄；濒海地卑，故阴湿之气常盛。而二者相薄，此寒热之疾所由以作也。阳气常泄，故四时放花，冬无霜雪，一岁之间，暑热过半，穷腊久晴，或至摇扇。人居其间，气多上壅，肤多汗出，腠理不密，盖阳不反本而然。阴气盛，故晨夕雾昏，春夏雨淫，一岁之间，蒸湿过半，三伏之内，反不甚热，盛夏连雨，即复凄寒，或可重裘。饮食、衣服、药物之类，往往生醭。人居其间，类多中湿。肢体重倦，又脚气之疾，盖阴常偏盛而然……又阳燠既泄，则使人本气不坚，阳不下降，常浮而上，故病者多上脘郁闷，胸中虚烦；阴湿既盛，则使人下体多冷，阴不上腾，常沉而下，故病者多腰膝重疼，腿足寒厥。余观岭南瘴疟证候，虽或不一，大抵阴阳各不升降，上热下寒者，十盖八九。"宋代南海名医陈昭遇也在《太平圣惠方》中明确指出"岭南土地卑湿，气候不同，夏则炎毒郁蒸，冬则温暖无雪，风湿之气易于伤人"。

清代陈治《证治大还》云："粤西近高、雷、廉者，粤东之余气，证亦相似。其庆远、柳州、太平，近于交趾诸郡，千山万壑，屏障于南，反阻塞其阳威之气为山之阴，阴闭于阳，阴瘴亦令人病，故染患多阴。阴湿蕴毒，所以阴为重而阳为轻也。"此论述被录于俞震所辑的《古今医案按》中而广为人知。

郭乐天曾在近代影响力很大的岭南中医月刊《医林一谔》中发表了一篇《越南湿邪害人最广说》，云，"越南地处热带之中，终岁炎热。南圻一部……土地卑下。又一年中，因气候、海流之关系，分为干、湿两季。湿季之时，几于无日不雨，湿气弥漫太空。干季虽不下雨，而土地卑湿，海风（中多含湿气）吹送，湿气仍属不少。此越南多湿之因于天时、地域者也。越南终岁炎热，人多贪凉喜饮，土人嗜食辛辣（吸烟和食槟榔、蒌叶、辛椒等），亦足以增加饮量（然亦须辛辣等物方能消湿）。瓜果等物，热带生产极盛，自能令人多食，此越南多湿之因于贪食喜饮者也。夫雨水下降，时期上腾，湿邪从外而袭；贪食瓜果，嗜饮茶酒，湿邪从内而生。因之为肿、为胀、为泻、为痢，或成湿温，或成湿痹，而脚气、黄疸、寒湿、湿热、湿疟、湿痰，种种变病，奚啻万千"！前面曾提过，越南北部古代属岭南范围，这段文字对于岭南病症特点的分析颇有参考价值。

当代社会生活条件明显改善，然并未明显改变岭南病证多湿的特点。一方面，岭南地区气候炎热潮湿，频繁的泳浴更加重了环境的湿，而室内空调温度过低，室外湿热熏蒸，寒气和暑湿之气交替侵袭人体，亦极易导致外感湿证的发生。另一方面，饮食上的膏粱厚味又加重了脾胃的负担，脾虚则不运，可致痰湿凝聚形成内湿。长期湿热的气候环境和生活习俗影响了岭南人的脾胃运化功能，在此基础上，湿郁肌表，湿困脾胃，湿流关节，甚至充斥三焦，成寒湿、湿热等诸证，生湿疹、湿痹等诸病。湿邪的长期存在，对岭南居民的体质也产生了相应的影响，广东省中医院梁惠陶、杨志敏等曾经采用王琦的标准化的9种中医体质量表对广州地区1186例人群进行调查研究，结果显示广州地区人群体质以痰湿质、气虚质、湿热质为主，其中痰湿与湿热两种体质人群数量占调查人群一半以上。

岭南湿气常有，岭南人群体质多湿，湿病湿证是岭南地区多发病证已经成为业界的共识。岭南病症以多湿为特点，也为岭南民众所熟知。因此，岭南地区有喝凉茶、煲祛湿粥以除湿保健的传统。但由于湿性弥漫，无处不在，湿邪致病易兼他邪，湿性黏滞重浊，易伤气机，故岭南湿病湿证常缠绵难愈，临床疗效仍有很大的提升空间。

4. 岭南病证的临证辨治应当强调从湿着眼

岭南医家，尤其是岭南温病学派的医家十分重视湿邪，临证上对于湿病湿证的辨治积累了丰富的经验。民国陈任枚、刘赤选主编的《广东中医药专门学校温病学讲义》中，上册第一篇《原理》有"兼湿"的论述。云："东南濒海之区，土地低洼，雨露时降，一至春夏二令，赤帝司权，热力蒸动水湿，其潮气上腾，则空气中，常含多量之水蒸气，人在其间，吸入为病，即成湿热、湿温，又曰暑湿，此即外感温热兼湿之谓也。"在下册第二篇《治疗》中，在卫病、肺病、气病、营病、血病、脾病、肝病各部分中，均有"兼湿证治"的专门论述。

湿病湿证，其发生有隐匿性，其表现有多样性。湿邪又常与其他病邪兼杂，有时并不为人所重视。诚如宋杨士瀛《仁斋直指方》所云："天气下降，地气上腾，二气熏蒸，此即湿也。岂必水流湿而后为湿哉？且风之撼动，人知其为风；寒之严凝，人知其为寒；暑之炎热，人知其为暑；唯湿之入人，行住坐卧，实熏染于冥冥之中，人居、戴、履，受湿最多，况夫湿能伤脾，脾土亏，百病根源发轫于此矣。滞而为喘嗽，渍而为呕吐，渗而为泄泻，溢而为浮肿。湿瘀热则发黄，湿遍体则重着，湿入关节则一身尽痛，湿聚痰涎则昏不知人。至于为身热，为鼻塞，为直视，为郑声，为虚汗，为脚气，为腹中胀、脐下坚，为小便难、大便自利，皆其证也。"

随着实践与研究的深入，中医学界同仁发现临证时仅把湿作为兼夹之邪、把湿证作为兼杂之证来处理，这是不够的。若换一个思维角度，把湿邪湿证置于更重要的地位进行考量，就会发现湿邪为患是很多疾病的主要病机，贯穿于疾病发生发展的全过程，湿病的病位往往自表而里层层深入，且影响广泛。湿证是许多慢性疾病（如心脑血管病、糖尿病、慢性肾病、免疫相关疾病等）的核心证候，均具有起病隐匿、缠绵难愈、累及多脏腑器官的特点。尤其是在岭南地区，湿邪是引发多种疾病的高发因素。因此，对岭南病证（包括温病及杂症），应该把湿邪作为一个重要的方面来考量，强调从湿着眼。基于异病同治的理念，以"从湿论治"为指导思想，开展中医湿证系统性研究，加强岭南中医湿病湿证的临证诊疗实践与理论基础研究，对提高临床疗效十分重要，并有可能破解重大慢性病防治的系列难题。

对于湿邪湿证，中医学界近年来给予了更多的重视，湿证研究成为中医药科研的一个重要的方向。我国首个中医类省部共建国家重点实验室落户广州，将围绕中医湿证与主要慢性病防治过程中的科学问题和共性关键技术，开展系统、规范、深入的全链条研究。《中医经典岭南临证解析》教材的编写，也成为省部共建国家中医湿证重点研究室建设项目的工作内容之一。

历代医家对湿邪湿证十分重视，在众多的古籍文献中，对湿证湿病进行了相关的论述，但系统梳理湿证湿病辨治理论经验，形成专著的医家却不多。根据编者目前掌握的资料，除岭南东莞近代医家陈渔洲著有专门论述温病所致疹病治疗的《白疹秘钥》（陈氏认为白疹由湿郁而成）外，岭南中医文献并无湿证专著。放眼岭南以外，整个中医界的湿证古籍专著也十分鲜见，仅有清代陈其昌的《湿证发微》和黄道扬《湿证论治》等寥寥几部，且学术影响非常有限。

可喜的是，现代中医学家在这方面开展了积极的探索，取得了可喜的成绩。已经出版的专著包括路志正主编的《中医湿病证治学》、张伯礼主编的《湿痰浊饮类病论》、王彦晖著的《中医湿病学》、王文友主编的《内湿证治辑要》、刘卫东著的《湿病心录》等，为进一步开展湿病湿证的深入研究提供了参考资料。

从湿着眼进行岭南病证的临证辨治，必须突破湿为兼邪，湿为兼证的约束，整合业界理论疏理、经验总结以及研究探索的成果，形成湿证辨治思维，并加以不断运用完善。这有赖于中医药界同仁的共同参与、协同创新。虽然，目前的工作尚处于起步阶段，但相信在不久的将来，就能够产生令人瞩目的成果。

（杨志敏　老膺荣）

参 考 文 献

李璆，张致远原辑. 释继洪纂修. 郭瑞华，马湃点校. 2003. 史载之方　岭南卫生方. 上海：上海科学技术出版社.

林慧光. 2006. 杨士瀛医学全书. 北京：中国中医药出版社.

王怀隐等. 2015.《太平圣惠方》校注. 郑州：河南科学技术出版社.

俞震等辑. 袁钟，图娅点校. 1997. 古今医案按. 沈阳：辽宁科学技术出版社.

张介宾著. 孙玉信，朱平生校注. 2006. 景岳全书（上）. 上海：第二军医大学出版社.

第二章 中医经典知识在岭南湿证辨治思维形成过程中的作用

历代医家的学术思想和临证辨治思维，都是在理解应用《黄帝内经》《伤寒杂病论》等中医经典理论的基础上，结合自身的临证实践心得而形成的。在形成岭南湿证的临证辨治思维诊疗过程中，从中医经典中获取相关的知识是一个重要的环节。

一、中医经典知识是中医临证实践的基础

1. 经典是中医知识的重要载体

经典是中医知识的载体，其中大部分是"显性知识"。中医历来强调老师应对弟子进行有效的显性知识传授。目前，比较公认的中医成才要素是"读经典，跟名师，做临床"，其中"读经典"就是学习历代名医的"道"和"术"两方面的显性知识。如张仲景在《伤寒杂病论·平脉法第二》就明确论述："子之所问，道之根源。脉有三部，尺寸及关……设有不应，知变所缘。三部不同，病各异端，大过可怪，不及亦然。邪不空见，终必有奸，审察表里，三焦别焉。知其所舍，消息诊看，料度腑脏，独见若神。为子条记，传与贤人。"

一方面，历代前贤的临证经验、诊疗能力及技巧只有一部分可以通过语言、文字、图像、符号等"显性知识"的方式表达出来，更多的"隐性知识"因其难以表达而不容易传授，后学或弟子往往难以完整继承前人的学术思想，尤其是"道"层面的那些高度个体化的知识。另一方面，部分名老中医临证技术炉火纯青，但对于传道、解惑却欠精通，以致其弟子在理解和学习"隐性知识"的过程中遇到相当大的困难。传统的隐性知识发现方法是"推求师意"，不少名家编著的中医经典，很多内容是对前贤及老师们著作中的"隐性知识"的解析并将其纳入中医理论体系，也就是所谓的"隐性知识显性化"。

由此可见，中医经典是中医知识的重要载体，记录着中医知识传承和创新。由于经典中的知识往往是中医理论体系的核心以及中医实践经验的精华，故中医经典知识是中医各门教材的基础素材。

2. 经典是中医临证思维的源泉

保持中医的生命力的关键在于临床服务质量。"临床"一词，来自西医学，直译为"直接接触病床"，意思为直接接触病人，原意是（医生）诊治必临（患者）病床。引申义是医生对病人进行实际的观察，为病人诊断和治疗疾病。

中医学目前也普遍应用"临床"一词，历史上，中医有着与"临床"相应的一个专有名词——"临证"。有著名的格言云："熟读王叔和，不如临证多。"中医师的临床经验常常表述为"临证经验"。不仅如此，有古代医家在命名其编撰的应用中医思维解决诊疗难题的个人经验著作中，也选用了"临证"一词。除了我们耳熟能详的叶天士的《临证指南医案》以外，还有王泰林（字

旭高）的《王旭高临证医案》，以及朱费元的《临证一得方》。现代中医专著及期刊论文，书目及题目选用"临证"一词的，更是屡见不鲜。

临，基本字义除了"到"之外，还有"从上向下看，在高处朝向低处"、"照样子摹仿（字画）"的意思。证，在本词中的字义则是证据和征象，是各种中医症征的具象与抽象集合体。教材理解，中医临证的过程就是医者运用中医思维，对患者病变发展过程中某一阶段或全过程的症征进行观察与探寻，分析病因，归纳病机，根据经典理论及实践经验，对疾病进行相应处理的诊疗行为。也就是说，中医临证，不仅要求医者需要到病人的身边去，更重要的是，要求医者在诊疗过程中，应当以理论经验的视角，运用中医思维辨识病人的各种表现，有理有据地治疗病情。

可见，"临证"一词，其中暗含着模仿（如临摹名家字画）的意思，可以理解为应用历代经典知识及大医经验辅助决策，从而诊治病症的过程。从某种意义上讲，这就是一种当代医学倡导的循证医学行为。只是，这种循证医学行为内容十分丰富，涵盖道法术、理法方药技不同层次，而且体现着特色鲜明的中医思维。姜德友主编的《中医临床思维方法》认为："中医临床思维作为中医思维的重要组成部分，是链接理论知识与实践行动之间的纽带，无时无刻不存在于临床诊疗活动当中。从对疾病病证的辨析与研判到治法方药的抉择与施用，需要一个完整而复杂的思维过程。"中医经典中包含了大量中医思维的临证应用范例，是中医临证思维的源泉，阅读和解析中医经典是培养与锻炼中医思维的高效方法。正因为如此，本教材才选定"中医经典岭南临证解析"为名。

3. 经典中的方药是中医临证实践中的基础技能

经典中有丰富的方药，包括异病同治的方药技术和专病专用的方药，承载着历代医家从大量的成功诊疗案例中不断积累的临证经验。

经典的方药不但是最直接的临证决策辅助工具，同时也成为医者临证必备的基本知识技能。尤其是以张仲景《伤寒论》《金匮要略》经方为代表的经典方药，因效果理想而备受历代医家的推崇，成为后人入门学医的必修内容。中医本科院校各种版本的临床各科教材也选用历代经典中治疗各种病证公认有效的方药作为基础知识传授给学生。

学生参加工作后，对教材中来源于经典的方药的掌握和应用能力，往往决定其中医临证实践水平的高低。因此，就业后的继续教育内容，仍离不开中医经典的理论与方药的学习。可以说，经典方药的合理应用是中医临证实践的基础技能。

由于各种原因，在刚进入临床阶段的中医工作者里，套用经典方药者，占了很大的比例；真正领会经典方药包含的临证思维、理解其制方原则、熟悉其应用条件、灵活运用其加减法的人并不多。教材认为，要更全面准确地认知经典的方药，必须把方药放回到经典中品味解析，这样，方能体会贯穿理法方药四个层次的制方思路与用方技巧，夯实中医临证实践的基础。而体会经典方药思路方法的这种学习理念，应该在本科学习阶段背诵方歌方解的同时一起形成。

二、掌握中医经典知识是形成岭南湿证辨治思维的关键

1. 从临证视角理解经典，有助于系统掌握湿病湿证知识

自《五十二病方》开始，中医经典中就记载了大量的湿病湿证相关知识。《黄帝内经》对湿气湿邪的产生，湿病湿证的病因病机、症状表现，都有大量的论述。其中大家熟知的病机十九条中，就有"诸湿肿满，皆属于脾""诸痉项强，皆属于湿"两条明确与湿相关。《伤寒杂病论》

则开湿病辨证论治的先河，其中《金匮要略》部分，就有《痉湿暍病脉证治》专篇，介绍湿病的诊疗原则与方药。从此以后，诸多医家所著经典，大多记录了他们对湿病湿证理论心得及临证经验，这些知识可以为岭南湿病湿证临证决策提供很大的帮助。

虽然，经典中记载了丰富的知识，但这些知识如何能被理解并掌握，则是一个需要解决的问题。现代中医院校主流教育环境下的中医本科学生，对文义深奥的中医经典原文理解起来是比较困难的。而通过仅仅借助基于文献训诂或者医史研究成果的教材或者专著，也不容易较系统地掌握其中的知识。学生可能在短期内记住了一些知识，并在相应的考试中获得较好的成绩，但由于临证视角的缺乏，不可避免地出现"学用分离"的情况，导致这些知识往往并不能被学生系统掌握，而呈现碎片化。由于知识的碎片化，知识容易变得模糊，也容易被遗忘。

从临证视角来读经典，就不难发现：理解知识是掌握和应用知识的基础。因为，即便是最简单的"依葫芦画瓢"的临摹，也首先需要对临摹对象特点进行分析。因此，理解经典知识必须从文义与医理两个角度入手，才能了解单个知识点的概貌。文义更多基于某部经典的本意，而医理则需要联系相关的学术传承。也就是说，假如能够跳出某本经典的范畴，去把握理解知识，就可以较容易地实现知识的系统掌握。更重要的是，从临证的角度学习某个知识的时候，还要明晰这些知识点的应用场景，而这些应用场景，往往由于历代医家的体悟发挥，而在不断地扩大。

2. 熟练运用经典知识，有助于丰富岭南湿病湿证中医临床思维

《中医临床思维方法学》认为：中医临床思维的过程包括诊断思维的程序（疾病信息的辨识与判断，感官信息的知觉与内化，症状信息的整合与演绎）以及治疗思维的步骤（治疗策略的制定，治疗策略的具体实施）。

要提高岭南湿病湿证临证能力，最重要的是把中医经典的理论知识应用到岭南湿病湿证的临证实践中，并形成相应的中医临床思维。岭南湿病湿证中医思维的核心是临床诊疗思路，也就是辨识湿病湿证，确定对策（干预或不干预）的过程及其思路的条理脉络（来龙去脉）。换句话说：医者的临床思路反映着其所依据的理论基础及其实践体系的各种知识。

经典对临证起着重要的思维提示和决策向导作用，同时临证也是对经典知识的理论解读与效果验证的过程。熟练掌握中医经典中重要的湿病湿证知识点（如各种湿病湿证的辨识方法及方药技术、病机辨治、异病同治的原则）及其应用场景，明晰各相关知识点之间的联系与区别，形成运用经典知识的临床思路，并在此基础上实践创新，将极大丰富医者的中医思维。

中医临证本身，就是不断验证经典知识以及创新发现的过程。故而"熟读王叔和，不如临证多"，实际上并没有忽视两者任何一个方面。综上所述，掌握好、运用好中医经典中的知识，是提升临证水平、提高岭南湿病临证疗效的重要手段。

（杨志敏　老膺荣）

参 考 文 献

张仲景述. 王叔和撰次. 钱超尘，郝万山整理. 2005. 伤寒论. 北京：人民卫生出版社.

第三章 《中医经典岭南临证解析》的学习方法

《中医经典岭南临证解析》课程的设计目标是：培养学生从临证应用的角度阅读中医经典理论的持续兴趣，逐渐提高学习和应用经典知识的能力，从而为日后的临证技能强化打下坚实的基础。

学习好本门教改课程，需要掌握以下的方法。

一、理解教材的编写定位

《中医经典岭南临证解析》教改课程教材的编写基于一个新的教学需求，因此其定位与既往的教材都不一样。课程教授的内容，主要是基于临床辨治视角的、对具有代表性经典内容与岭南湿病湿证密切相关知识点的医理解读与思维梳理。同时，对经典知识点的出处、作者、传承脉络等相关进行简要的介绍。

为了便于理解，具体可通过以下与其他教材的比较来说明本教材的定位。

（一）与"临床各科的岭南特色教材"不一样

本套岭南特色中医临证教程中的内科、妇科、儿科等临床各科教程，更基于岭南特色病证，介绍岭南特色诊疗思路方法和岭南名医特色经验，以期通过总结应用岭南医学的特色理论知识、方药技术解决岭南特有的临证问题。

《中医经典岭南临证解析》教材认为中医经典知识乃"大道同一，每下愈况"的。岭南问题也可以通过学习应用经典的知识来解决。换句话讲，可以从经典的角度，认识岭南的特色，应用原有的经典理论解决岭南的临床问题，而不另创理论。

从中医学术流派发展的观点来看，以上两种观点并不相悖。无非前者是一种类似于"富有地域特色的学术优势，用岭南医学解决岭南问题"；后者类似于"中医基本思维在岭南地区的灵活运用"，或者更像"用中医经典的万能钥匙，打开岭南医学临证之门"。

（二）不是"岭南版的中医经典理论"教材

"岭南版的中医经典理论"课程，属于基础学院的教学范畴，其教材应与统编教材无异，教学目的是要求学生系统掌握中医经典理论，同时熟悉中医经典的基本方法与基础技术。教材的编写定位以忠实于原文、古义为目的，以版本、训诂为基础。相对而言，其授课方式更为传统，授课内容与临床直接应用联系有限。

《中医经典岭南临证解析》教材不是岭南版的《伤寒论》《温病条辨》等医古文的白话、现代语言翻译，不需要过分追求"信、达、雅"，而更重视医理的解读与分析。教学目的是以临床应用为导向，体现中医基本理论及经典知识在临床诊疗思维中的融会贯通，不排斥某些看似不够严谨的发挥，吸引学生对经典产生兴趣；从而改变"中医理论不能指导临床"的错误认识，引导学生进入以临床实习或工作后继续回归经典。课程设计是"学用结合，落脚于用"，因此，教学的内容也不刻意追求系统化，而是希望对岭南湿病临证实践有用，对培养临证思维有帮助。

（三）与《中医各家学说》教材不一样

《中医各家学说》教材的编写，往往基于医家鲜明的个性主张来介绍、讲解相关知识，突出医家对中医学术的贡献。编写的大方向是"求异"，从而呈现出不同学说的独有特色，以及中医学术的丰富性。

《中医经典岭南临证解析》教材仅介绍经典（医家）原创的知识点，仅介绍相关医家的整体学术概况，不需要过多介绍相关医家的个性医学主张、流派风格，也不把厘清不同医家对同一个知识点的不同理解作为重点，更不参与学术辩论。本教材更重视介绍经典知识点的原意以及经过后人解读发展的业界共识，以及现代临床应用的创新性理解或发现。换言之，是通过古今的融合，体现经典学说观点的传承和发展，大方向是"求同"。如有可能，还起到给医家去标签化的作用，为实现《黄帝内经》倡导的"智者察同"的共识目标做些工作。

二、了解教材各论的编写特点

由于《中医经典岭南临证解析》教材是为教改课程编写的，与既往其他的教材相比较，本教材各论部分章节编写具有十分鲜明的特点。

（一）以知识点为单位对经典原文进行临证解读

《中医经典岭南临证解析》教材所节选的中医经典篇章段落，是包含独立知识点的代表性原文。以对知识点直接相关的原文进行原义解读为基础；结合历代医家观点及编委心得，从临证视角进行中医医理的综合剖析，并对相关知识点在岭南中医临床中的作用意义做相应介绍。有部分内容还会联系该经典未节选的其他原文进行充分解析。对于相关知识点所出自的经典、其作者的综合情况、知识点形成的背景以及传承脉络仅做简单介绍；其他内容另附扩展选读资料。

（二）根据教学目的对经典文字段落进行必要的处理

为了实现教学的目的，《中医经典岭南临证解析》教材在不影响理解的情况下，对部分经典原文段落进行了有代表性的节选。对某些关系密切内容在原经典中的叙述顺序进行调整。如在《素问·六元正纪大论》里，"太阳之政"的内容位于在"太阴之政"的前面，本教材因重点突出湿证，故将"太阴之政"的内容前移。同时，有部分代表性的内容，可能会在"经典原文""文义医理解析"，甚至在"扩展选读"等其他位置重复出现。这样处理的目的，是希望通过不同的知识联系，加深学生对知识点的印象，并从不同角度进行理解。这种情况，有点类似《伤寒杂病论》中完全相同的一个条文可以分别在六经病篇与可下病篇中同时出现的做法。

（三）古今医案例析应用经典知识的临证思维过程

古今医案的选用标准，在于该临证医案是否包含了经典知识点的某一个要素或整个知识点；是否能够通过该临床实例体现出医者在临床思维过程中应用了该经典知识点。医案的作用，在于精准说明经典知识点对临床思维的指导作用。因此,《中医经典岭南临证解析》选取医案进行例析时,并不追求医案必须是临床治疗验案,但必须与经典知识点密切相关。

(四)各论内容体现鲜明的流派学术特色

由于历代中医经典的编撰体例各异,知识点的深浅不同,故各节选的原文篇幅差异较大。经典作者虽时代不同,观点主张与文字风格不一,但能够很好地体现各自的学术特色。同时,《中医经典岭南临证解析》教材不同篇章的编者,也来自广东省中医院的不同流派,对经典知识点的关注角度也有所区别,故教材对各章节的行文方式也呈现鲜明的特点。教材认为,这是中医学术活态传承的一种表现,不宜强求一致。

三、采用多元融合的学习方法

不同的课程有不同的教学目的,相应地对学习方法的要求也各不相同。"中医经典岭南临证解析"课程是基于地域医学特点,连接中医经典与临证实践的桥梁,属于本科教改课程。教学目的正如前文所述:是以临床应用为导向,体现中医基本理论及经典知识在临床诊疗思维中的融会贯通;并希望通过本课程,培养起学生从临证应用的角度阅读中医经典理论的持续兴趣,逐渐提高学习和应用经典知识的能力,从而为日后的临证技能强化打下坚实的基础。也就是说,让学生从本科阶段形成"中医理论能够有效指导临床"的正确认识,让学生在以后进入临床实习或工作的时候仍然有回归经典意识和动力。因此,教材编写小组建议学生采用"学用结合""学思结合""学问结合"的多元融合的学习方法学习本课程。

(一)学用结合

如前所述,临证本身就是一个学用结合的过程。本课程一方面通过教授部分岭南湿病湿证相关知识点,帮助学生利用经典知识,形成岭南湿病湿证中医临床思维。另一方面,是希望通过这样的示范教学,让学生掌握学习与利用经典知识形成中医临床思维的方法,提高临证技能水平。前者是一些专用知识,必须落脚到临证实践,教改班本科生必须把学到的知识密切联系岭南地区实际情况,通过应用进行体悟。后者是一种基于应用的学习模式的培训,不仅适用于岭南湿病湿证的临证实践,也适用于岭南各科其他病症的临证实践,甚至可以推广到岭南以外地区甚至所有病症的临证实践中。因此,学用结合,是《中医经典岭南临证解析》课程最基本的方法与要求。

(二)学思结合

"学而不思则罔,思而不学则殆",这句记录在《论语·为政》中的孔子名言为世人所熟知。此处"殆"字可以有两种理解,一是危殆,即危险的意思;二是同"怠",即倦怠的意思。因此,原文可以解析为:只学习不思考就会迷茫,也就是越学越糊涂。只思考而不学习,免不了陷入胡思乱想,就会导致危险或者倦怠。医疗行为人命关天,实践中不但要减少医生迷茫的出现,更要避免病人风险(也就是危殆)的发生。因此学思结合,是学习中医的基本方法,适用且必须应用于中医各门课程,《中医经典岭南临证解析》自不例外,此处不再赘述。关于学习与思考的关系,古圣先贤多有发挥,可以帮助我们更好地理解。如:"为学之道,必本于思。思则得之,不思则不得也","不深思则不能造于道;不深思而得者,其得易失","致知之途有二:曰学,曰思。学非有碍于思,而学愈博则思愈远;思正有功于学,而思之困则学必勤"。

（三）学问结合

孔子说过："知之为知之，不知为不知，是知也。"学习本身就是不断把"不知"转为"知之"的过程。无论是学生自学还是老师教学，都应该把问题作为重要的抓手。如果说，"基于问题的教学"，是教师应该掌握的方法；而"问道请教"则是学生必须学会的学习方法。

《易·乾》曰："君子学以聚之，问以辩之。"问，即询问，在学习上的询问即是请教。向老师询问请教，是古代中医学传承的主要方式。关于《素问》一书书名的解释，全元起曾注曰："素者本也；问者黄帝问岐伯也。方陈性情之源、五行之本，故曰《素问》。"不但在《黄帝内经》中，有"明乎哉问也""远乎哉问也""窘乎哉问也""悉乎哉问也"等多处"问"的记述。张仲景《伤寒杂病论》中亦有用"问曰""师曰"来进行学术解释。如《伤寒杂病论·平脉法第二》云："子之所问，道之根源。脉有三部，尺寸及关，……设有不应，知变所缘。三部不同，病各异端，大过可怪，不及亦然。邪不空见，终必有奸，审察表里，三焦别焉。知其所舍，消息诊看，料度腑脏，独见若神。为子条记，传与贤人。"

中医通过问道请教来进行学术传承古而有之，而且知识的陈述和理解，可通过师徒的问答得到传递、明确与升华，是学术传承中举足轻重的方式与手段。

韩愈《师说》明确指出："师者，所以传道授业解惑也。"在中医学语境下，道、业、惑分别对应着不同的知识类型。道，对应的是：医道理论，学术思想，是需要师徒共同总结凝练的内容。业，对应的是：临床经验，诊疗技术，相当部分是老师能够对学术传授的显性知识。惑，对应的是：疑难问题，或者以前没有碰到的新问题，这是需要学生向老师请教解答，甚至需要与老师一起发现的隐性知识、精妙智慧。中医传承学习历来强调悟性，实际上需要领悟结合。有"领"才有"悟"，不领何悟？故首先需要领受经典及老师之传，在此基础上，再通过自己的思考与实践，方能悟出真知灼见，方能获得新知。因此，跟师学习，善于请教，是学好《中医经典岭南临证解析》课程的重要途径。

另外，在当今条件下，不但应继续保持请教老师的优良传统，更可开展同学们之间的讨论，有条件的甚至可以成立学习型组织，建立学术圈子，开展组织学习，通过线上线下结合的问道方式进行知识传承，并使知识得到凝练与升华。

同样，善于发现问题，善于凝练关键问题，也是学习能力之一。明代学者陈献章说："前辈谓学贵知疑，小疑则小进，大疑则大进。疑者觉悟之机也。一番觉悟，一番长进。"虽然说，一切知识的发现与学习都是从碰到需要解决的疑问开始的，但在中医本科学习阶段，这种体验尤为明显。而中医临床关键问题的凝练，往往是临证水平提升的起点。

《中医经典岭南临证解析》课程的学习，是围绕临证的学习，可以采用一种序贯反复的学习方法。具体而言包括以下六个步骤的循环，即："①经典知识的掌握→②关键问题的凝练→③老师和同道的解答→④个人的实践体会→⑤群体的交流共识→⑥临证水平的提升"的序贯过程。这一循环反复的过程恰好实现了"学用结合""学思结合""学问结合"三者的多元融合，体现了传承精华，守正创新的重要原则。

（杨志敏　老膺荣）

参 考 文 献

王庆其，周国琪. 2018. 黄帝内经百年研究大成. 上海：上海科学技术出版社.
张仲景述. 王叔和撰次. 钱超尘，郝万山整理. 2005. 伤寒论. 北京：人民卫生出版社.

各 论

第四章 《黄帝内经》五运六气学说与相关方药在岭南湿病中的临证应用要点

从学术价值来看《黄帝内经》是中医经典之首，是中医基本理论体系的核心，这是毋庸置疑的。但从指导临证实践的角度来看，张仲景的《伤寒杂病论》以及后来的以金元四大家、温病学家为代表的著作，由于对于疾病的论述理法方药俱备，而作用较《内经》更为优胜。业界有一种观点，《内经》对使用经络学说及针刺技术的价值更为明显；而对于汤液方药为治疗手段的"大方脉"（中医内科）诊疗的指导作用还没有被充分地发挥。

《内经》的风格是"授人以渔"：绝大部分是论述如何进行医理分析、思维推导、决策建议、组方原则，甚少直接给出具体方药（全书只有"半夏秫米汤""生铁落饮"等十三方），这使不少初学中医者产生了"理论应用缺乏临床抓手"而无法"按图索骥"的感叹。另外，由王冰补入的、系统论述五运六气学说的《天元纪大论》《五运行大论》《六微旨大论》《气交变大论》《五常政大论》《六元正纪大论》《至真要大论》这七篇的大论，内容庞大复杂难以精准解读，学者往往难以系统掌握，更无法直接用于临床诊疗工作。以上原因，使一些人产生一种"中医基础理论无法有效指导临床实践"的错觉。

诚然，七篇大论的总字数约占《素问》的1/3，五运六气学说中的众多论述是中医学的基本理论，是中医基础理论体系的基石。五运六气学说，是论述由于地球自身的，以及天体相对于地球的周期性运动所产生的节律性作用，对自然气候、物候、人体病候的影响，及其相应防治原则的系统理论知识，是中医学天人相应整体观的集中体现。针对五运六气病机所导致的以时病为代表的相关病证，后世医家（如宋代陈言）根据七篇大论原文补充了相应的方药体系，让医者在临床直接应用，经过历代传承直到目前，只是这一方药体系以前不被重视，甚至鲜为人知罢了。如果把七篇大论的文字从《内经》中剔除，读者就无法系统理解和掌握中医基本理论之精髓。把五运六气学说排除在中医基本理论体系之外，中医临床工作就缺少了一个可以大力提高疗效的重要实践技能。

教材根据岭南地区"湿邪常有、湿证广发、湿病多见"的特点，特选取了《黄帝内经》七篇大论中《素问·气交变大论》与《素问·六元正纪大论》的部分经典原文，结合宋代医家陈言（陈无择）《三因极一病证方论》中的《五运时气民病证治》及《六气时行民病证治》根据上述两篇经典制方原则而拟定的相应方药（清代医家缪问称之为《三因司天方》），以初步介绍五运六气的基本知识与规则，解读相关年份的重要运气因素，培养运气辨治岭南湿病的临床思维。

【基础知识导入】

根据中医五运六气理论，在不考虑"胜复""刚柔失守"（中医运气专用术语）等特殊的气候变化影响因素情况下，各年的气候有一定的常态规律，邪气致病或对疾病的影响也会有一定的常态规律，日常可以适当参考古籍中对这些规律的描述进行养生防病。

本节主要讲解讨论的是与湿邪致病有关的相关年份的经文，包括相应的五运六气格局、气候、物候、病候及其治疗原则、方药。因此，本教材只简单介绍五运六气学说的相关理念，基础概念，及基本推算规则，详细的内容不具体讲解。

在中医五运六气学说中，使用的是古代干支纪年的历法。十天干统运，用以确定当年的岁运（又称中运，大运），与各年的五步主客运太少（太过与不及），以及客运的次序（主运次序年年相同）。十二地支纪岁，用以确定跟年的六步客气的次序（主气次序年年相同）。

天干统运，由土开始，次序相生，以"甲土—乙金—丙水—丁木—戊火"为一个五行周期，接下来重新开始一个五行周期，为"己土—庚金—辛水—壬木—癸火"。单就五行之性而言，十天干共有两个五行周期。

五运除了"土金水木火"之性外，尚有"太过""不及"和"平气"的不同分类（类似于量级）。五运三纪，一共十五，均有不同的命名。正如《素问·五常政大论》云："帝问曰：太虚寥廓，五运回薄，衰盛不同，损益相从，愿闻平气何如而名，何如而纪也？岐伯对曰：昭乎哉问也；木曰敷和，火曰升明，土曰备化，金曰审平，水曰静顺。帝曰：其不及奈何？岐伯曰：木曰委和，火曰伏明，土曰卑监，金曰从革，水曰涸流。帝曰：太过何谓？岐伯曰：木曰发生，火曰赫曦，土曰敦阜，金曰坚成，水曰流衍。"可见，在古代，中医对五行的理解与《尚书·洪范》各有侧重。实际单就岁运而言，十年天干周期中，只有太过与不及。

六气包括主气和客气，一岁之内主客均为六步气。主气和客气有共同的名称，以三阴三阳配六气五行命名，分别代表阴阳气的多少。具体是：厥阴风木（一阴），少阴君火（二阴），太阴湿土（三阴），少阳相火（一阳），阳明燥金（二阳），太阳寒水（三阳）。

主气与客气，分别对当年正常及异常气候起作用。

主气主常，年年相同，顺序为五行相生，无须配地支定位。从岁初到岁末依次为：厥阴风木，少阴君火，少阳相火，太阴湿土，阳明燥金，太阳寒水。简单记为：风木—君火—相火—湿土—燥金—寒水。

客气主异，其排列存在规律，每六年一个周期。十二个地支中，有两支对应同一个客气的排列，因此需要以地支为依据确定当年的六步客气，一般先定位司天之气（三之气）。定好司天之气后，按照从一阴二阴三阴到一阳二阳三阳的次序排列（注意，这里与主气的相生顺序不同）。六步气中，司天（三之气），管一年之气，更主上半年，临床意义最重大。在泉，六之气（终之气），主下半年。地支配司天的规则，可用清代陈修园《医学实在易》中的歌诀进行记忆。"子午少阴为君火，丑未太阴临湿土，寅申少阳相火旺，卯酉阳明燥金所，辰戌太阳寒水中，巳亥厥阴风木主。"

在中医五运六气学说中，在不考虑复气和伏气的特殊情况下，仅仅从中医脏腑的五行相克关系来讲，无论何脏何行之病，均涉及了三脏三行（邪气），本脏及相应五行中之本气所化之邪，胜我之脏及相应五行中克乘本气之邪，我胜之脏及相应的五行中本气之邪及反侮本气之邪。下面以湿为例进行介绍。

与湿病相关的脏腑五行包括

本脏：脾，五行属土，邪气为湿；

胜我之脏：肝，五行属木，邪气为风；

我胜之脏：肾，五行属水，邪气为湿，为寒。

换言之，从五行太过不及考虑，主要有（实际上不止，此处只介绍代表性、容易理解的部分）

①土太过（湿盛邪实），

②土不及（脾弱正虚，肝风克脾生湿；肾水反侮生寒，寒湿之邪），
③木太过（木乘土，肝胜脾，风邪），
④水不及（土乘水，脾胜肾，湿邪）。
若单从五运（岁运）角度考虑，有四种情况：
①土运太过，
②土运不及，
③木运太过，
④水运不及；
而单从六气司天（在泉）考虑，有三种情况：
①太阴湿土司天，
②厥阴风木司天，
③太阳寒水司天，太阴湿土在泉。

以上运气因素，在临床上都与湿病的发生、加重有比较密切的关系，临床诊治时如能加以考虑，给予相应的措施，往往能够获得满意的疗效。

一般认为，岭南地区相对于中原内陆而言，天气湿热，地势卑湿，民多脾虚，湿病多见，且病多兼湿。因此，教材将围绕湿病相关的运气因素，分别选取相关的经典论述，进行解析，以较为系统地介绍五运六气辨治湿病的临床思路与方药。

单从岁运因素考虑时，在一个六十年甲子周期中与湿病、湿证相关的年份包括：
土运太过，即天干逢甲之年；
土运不及，即天干逢己之年；
木运太过，即天干逢壬之年；
水运不及，即天干逢辛之年。

对此，教材主要选取的是《黄帝内经》中的《素问·气交变大论》与宋陈言所著《三因极一病证方论》中《五运时气民病证治》的相应论述。由于以上两篇经典中，关于病症部分的文字绝大部分相同，文字不同的内容则互相补充。为更容易理解，本教材将以上两篇经典的内容予以合并解析。以上介绍的两部经典的原文，除了部分段落中，有一两句话同时解读当年岁运以及与当年岁运密切相关的个别客气关系之外，只解读岁运一个因素的影响。这是由于作者主要是从岁运的视角，阐述临床应用五运六气理论辨治的思路，而临床上实际工作时，情况复杂得多，往往需要对具体某个年的整体因素，进行综合考虑。如果对五运六气辨治有兴趣的读者，可以先浏览"扩展选读"部分内容，然后自行查阅相关资料系统学习。

另外，单从司天因素考虑时，在一个六十年甲子周期中，与湿病、湿证相关的年份包括：
太阴湿土司天，即地支逢丑、未之年；
厥阴风木司天，即地支逢巳、亥之年；
太阳寒水司天，即地支逢辰、戌之年。

对此，教材主要选取的是《黄帝内经》中的《素问·六元正纪大论》与宋陈言所著《三因极一病证方论》中《六气时行民病证治》的相应论述。由于以上两篇经典中，关于病症部分的文字绝大部分相同，文字不同的内容则互相补充。为更容易理解，本教材将以上两篇经典的内容予以合并解析。

第一节　湿相关之"岁运"年气候物候病候及治法方药

一、六甲年"岁土太过"相关气候物候病候及治法方药

【经典原文】

岁土太过，雨湿流行，肾水受邪。民病腹痛，清厥意不乐，体重烦冤，上应镇星。甚则肌肉痿，足痿不收，行善瘛，脚下痛，饮发中满食减，四肢不举。变生得位，藏气伏，化气独治之，泉涌河衍，涸泽生鱼，风雨大至，土崩溃，鳞见于陆，病腹满溏泄肠鸣，反下甚而太溪绝者死不治，上应岁星。

【原文出处】

《素问·气交变大论》。

【经典及作者简介】

《黄帝内经》简称《内经》，是托名黄帝及其臣子岐伯、雷公、鬼臾区、伯高等人讨论医学的古代书籍。《内经》包括《灵枢》和《素问》两部分。各九卷81篇，共80余万言。《内经》的著作时代，至今尚无定论。学界目前的主流观点是：《内经》非一人一时之作，其主要内容是反映战国时期医学理论水平的，基本定稿时期应不晚于战国时期。也不排除有些内容形成于秦汉及六朝的可能。《内经》总结了战国以前的医学成就，标志着中国医学由经验医学上升为理论医学的新阶段。为中医学奠定了理论基础，具有深远影响。历代著名医家在理论和实践方面的创新和建树，大多与《黄帝内经》有着密切的渊源关系。《内经》的学术观点构成了中医理论体系的主体，一直指导着中医的临证医疗实践。

《素问》在汉魏、六朝、隋唐各代皆有不同传本，唐代宝应元年（762年），王冰以全元起注本为底本注《素问》，将已亡佚的第七卷，以其师藏"张公秘本"的七篇"大论"补入。北宋嘉祐治平（1057—1067）年间，设校正医书局，林亿等人在王冰注本的基础上进行校勘，定名为《重广补注黄帝内经素问》刊行，流传至今。

【经典原文】

凡遇六甲年，敦阜之纪，岁土太过，雨湿流行，肾水受邪，民病腹痛清厥，意不乐，体重烦冤，甚则肌肉痿，足痿不收，行善瘛，脚下痛，中满食减，四肢不举。为风所复，则反腹胀，溏泄肠鸣，甚则太溪绝者死。

附子山茱萸汤

治肾经受湿，腹痛寒厥，足痿不收，腰䯭痛，行步艰难，甚则中满，食不下，或肠鸣溏泄。

附子（炮，去皮脐）、山茱萸，各一两　木瓜干、乌梅，各半两　半夏（汤洗去滑）、肉豆蔻，各三分　丁香、藿香（各一分）

上锉散。每服四钱，水盏半，姜钱七片，枣一枚，煎七分，去滓，食前服。

【原文出处】

宋，陈言，《三因极一病证方论·五运时气民病证治》。

【经典及作者简介】

《三因极一病证方论》是南宋医家陈言所撰。陈言，字无择，号鹤溪道人，宋代处州青田（今浙江青田县）人，大约生于北宋宣和三年（1121年），卒于南宋绍熙元年（1190年）。陈言是一位当时极有影响的医家。《三因极一病证方论》成书于淳熙元年（1174年）。又名《三因极一病源论粹》，简称《三因方》。共十八卷，共180门，收方一千余首。陈氏主张"三因学说"，将病因分为三类，把六淫致病列为"外因"，七情致病列为"内因"，不能归入前两类的一律列为"不内外因"。《三因极一病证方论》一书的理论基础即为"三因学说"，全书注重病因、脉学，以病因类归病证，依脉象分辨病因。该书体现了以病因为纲，脉、病、证、治为目的"因脉以识病，因病以辨证，随证以后施治""分别三因，归于一治"的治学思想与方法。该书在理论研究和临床应用上都具有较高的参考价值。

【文义医理解析】

在五运六气学说中，甲己化土。也就是说，一个甲子六十年周期中，凡是天干为"甲"的年份，其岁运都是土运。由于"甲"在十天干次序中属于单数（奇数），属于阳干，配运为太过之运，因此是岁土太过，名为"敦阜"。

六十年中属于岁土太过之年共有：甲子、甲戌、甲申、甲午、甲辰、甲寅六年（即"六甲年"，己年的情况在下文讲解）。

如果单论岁运的影响，这六年的气候特点是湿气偏胜，也就是雨水多，偏潮湿为特点，这与土星相对于地球的运行规律有关。这样的运气条件对一部分人而言，会成为病邪，损害相关的脏腑功能，出现某些典型的症征。从邪气来讲，以湿邪为主，从五脏病变来说，以脾病为主（湿盛而伤本脏）。同时，因为五行学说中，正常情况下土克水，若土太过则乘水。所以，在疾病上，就是湿盛伤肾，而出现肾病，也可以表述为土胜则水病。换句话说，就是在"六甲年"可能出现湿盛伤脾、湿盛伤肾的病变。临床上，就可以看到部分人出现以下与湿盛伤脾肾的相应病症。这些病症包括：腹部疼痛，手足清寒逆冷，身体沉重，情绪忧愁，思虑不乐，心烦委屈如同被人冤枉。严重的会发生肌肉痿缩，足部肌肉痿弱松弛，走起路来，容易出现拘急、痉挛或抽搐，脚底疼痛。水饮发作，中焦腹部胀满，食欲减弱，食量减少。还可能出现四肢上举等各种运动障碍。这些都是脾之运化、主肌肉四肢、主思，胃主纳食的作用失常所导致的。

由于脾土旺之时，或在"长夏"；或在"四季节"即农历辰、戌、丑、未四个月份的最后十八天。故虽说"岁土太过"之年，全年均以"湿胜"为特点，但湿邪的产生，又以每个甲年的长夏及农历三月（辰月）、六月（未月）、九月（戌月）、十二月（丑月）比较明显。从生长化收藏来看，这些时间，由于脾土所主的化气非常亢盛，肾水所主的藏气极为低下，以致雨水太多，应藏不藏。出现了泉水的水势汹涌，江河的流水泛滥。即便是已经干涸了的池塘或低洼之处，也会聚满了水而出现鱼类。

但是，天地的规律是物极必反，胜极则复。假如湿气过于亢盛，天地就会产生木气来进行调节（可以理解为：被乘伐的水就会生木来报复，所谓子复母仇），也就是雨下得太多了，就可能出现狂风，风雨交加之时，河堤就会崩溃，鱼类都跑到陆地上了。不过大风之后，大雨不久就会自然停止。即所谓的"风可胜湿"，这与木星的运行有关。对应地，出现这种肝风来复的变化时，临床上可见到部分人出现腹满、溏泄、肠鸣等病症，当病情严重时太溪穴位处不能触及动脉搏动，则表示肾气已绝，预后不良。而导致这种情况的一种可能，就是误用下法治疗所导致。

陈言认为，六甲年岁土太过所出现的上述相关症状，乃肾经受湿多导致，应该用附子山茱萸汤治疗。

【扩展选读】

陈言在《三因极一病证方论》中，把十首用于对岁运太过或不及的所产生的症征的方剂，汇编为一小节。名为《五运时气民病证治》，并在介绍方剂的文字前，写了一段总纲性的话，名为《五运论》，对于这些方剂的临床应用，具有指导的作用。原文抄录如下："夫五运六气，乃天地阴阳运行升降之常道也。五运流行，有太过不及之异；六气升降，则有逆从胜复之差。凡不合于德化政令者，则为变眚，皆能病人。故经云：六经波荡，五气倾移。太过不及，专胜兼并。所谓治化，人应之也，或遇变眚，聿兴灾诊，因皆发以乱其真常，不德而致折复，随人脏气虚实而为病者，谓之时气。与夫感冒中伤，天行疫诊，颗然不同。前哲知夫天地有余不足违戾之气，还以天地所生德味而平治之。经论昭然，人鲜留意，恐成湮没，故叙而纪之。"

缪问《三因司天方》相关论述

根据王象礼主编的《陈无择医学全书》介绍："《三因司天方》是清嘉庆年间龙砂医家缪问（字芳远）将所谓姜体乾所藏之'宋陈无择《三因司天方》'（见缪氏自叙）加以一一书论而成。"这本小册子中所谓"司天方原叙"及"六气论原叙"实即《三因极一病证方论》卷五之"五运论"及"六气叙论"，因此《三因司天方》中的这两个原叙与其理解为书叙之叙，不如理解为叙论之叙。因为宋人重视五运六气，所以暂时还不能排除宋时就有《三因极一病证方论》中所含运气内容的抽印本存世。

缪问自云："是书配合气味用药之妙，悉本经义，舍是书而别求元解，毫无依据，后贤之论司天者不为不多，言之而不能详，一无有俾来学，唯此可为用药规模。"其中与六甲年相关的论述，缪问命名为"六甲年经文"，原文如下：

"岁土太过，雨湿流行，肾水受邪。民病腹痛，清厥，意不乐，体重烦冤。甚则肌肉痿，足痿不收，行善瘈，脚下痛，饮发，中满，食减，四肢不举。病腹满，溏泄，肠鸣，反下甚。而太溪绝者，死不治。

主方附子山萸汤

附子炮、山萸肉，各一钱五分　半夏、肉蔻，各一钱二分半　木瓜、乌梅，各一钱　丁香、木香，各七分　生姜七片　大枣二枚

缪问曰：敦阜之纪，雨湿流行，肾中之真气被遏，则火用不宣，脾土转失温煦，此先后天交病之会也。《内经》谓：'湿淫于内，治以苦热'，故以附子大热纯阳之品，直达坎阳，以消阴翳，回厥逆而鼓少火，治肾而兼治脾。但附子性殊走窜，必赖维持之力而用益神，有如真武汤之用白芍，地黄饮之需五味是也。

此而不佐以萸肉之酸收，安见其必入肾而无劫液之虑；不偕以乌梅之静镇，难必其归土而无烁肺之忧。非徒阳弱者赖此见功，即阴虚者投之中縶矣。然腹满溏泄为风所复，土转受戕，此治肝宜急之秋也。脏宜补，以萸肉专培厥阴；腑宜泻，借木瓜以泄甲木。所以安甲乙者，即所以资戊己也。肉果辛温助土，有止泻之功，兼散皮外络下诸气，治肉痿者所需。再复以半夏

之利湿，丁、木香之治胃，木瓜、乌梅之疗痿，眼光四射矣。风气来复，有酸味群药补之泄之，尚何顾虑之有哉。"

王旭高《运气证治歌诀》

《运气证治歌诀》又名《退思集首集》，是王旭高论述五运六气学说及评论陈言《三因极一病证方论》所载《五运时气民病证治》以及《六气时行民病证治》各方的著作。王旭高在本书中，对这些方称之为"《三因》司天运气方"，其编撰的十五首方歌（缺"五味子汤"，方药及歌诀、方解均佚）及相应方解，对于读者牢固掌握以及灵活运用这些方剂非常有裨益，以下摘录相关的内容。

王氏《运气证治歌诀》中对附子山萸汤的相关论述为：

"凡遇六甲年，敦阜之纪，岁土太过，雨湿流行，肾水受邪，民病腹痛清厥，意不乐，体重烦冤；甚则肌肉痿，足痿不收，腰膝痛，中满食减。为风所复，则反溏泄肠鸣，大腹肿胀。太溪绝者死。

歌诀：附子山萸半肉果，瓜梅丁藿二香和，再加姜枣治敦阜（土运太过曰敦阜），六甲之年土太过（甲子、甲戌、甲申、甲午、甲辰、甲寅六年），湿胜阳微脾肾伤，君以苦热酸辛佐。

方解：腹痛寒厥，足痿不收，湿伤脾肾之阳矣。经言湿胜阳微，治之以苦热酸辛。盖苦能燥湿，辛可理脾，热性刚而扶阳，酸属木而制土故也。然肾肝同处下焦，而脾与胃为表里，脾肾既受湿邪，肝胃岂无波及。故用附子之热壮肾阳，即用山萸之温养肝阳，用肉果之辛醒脾阳，即用半夏之辛和胃阳，少佐瓜梅之酸甘，制敦阜之太过，丁藿之辛香，辟雨湿之阴气，更加姜枣以和之，而邪有不却者乎。"

特别需要指出的是：王氏对如何应用五运六气进行临床辨治有着鲜明的科学态度。他坚决反对临床刻板地按照运气常位格局套用司天运气方的定式思维，也坚决反对在临床辨治时完全忽略甚至否定五运六气作用的学术偏见。他在该书按语云："运气证治方载于《三因书》，系陈无择编辑，未知创自何人。揆其大旨，不出《内经》六淫治例，与夫五脏苦欲补泻之义。假令风木之年，而得燥金之年之病，即从燥金之年方法求治。发生之纪，而得委和之纪之病，即从委和之纪方法求治。此其道也。若谓其年必生某病，必主某方，真是痴人说梦矣。"又说："先圣察生成之数，以求运气者，盖欲因数以占夫气化之盛衰，而示人以法阴阳，和术数，先岁气，合天和也。然而难言之矣，一岁之中，五运相推，六气相荡，运气错杂，而变各不同，如湿挟风而化燥，风兼燥而化凉，火爍亢而生风，湿郁蒸而为热，则阴阳之消息，固难以识其微，而形象之著明，是必有可凭之理。是故执司天以求治，而其失在隘；舍司天以求治，而其失在浮。"王旭高这种以客观公正的眼光看待五运六气的治学态度，是非常难得的。

二、六己年"岁土不及"相关气候物候病候及治法方药

【经典原文】

岁土不及，风乃大行，化气不令，草木茂荣，飘扬而甚，秀而不实，上应岁星，民病飧泄霍乱，体重腹痛，筋骨繇复，肌肉瞤酸，善怒。藏气举事，蛰虫早附，咸病寒中，上应岁星、镇星，其谷黅。复则收政严峻，名木苍雕，胸胁暴痛，下引少腹，善太息，虫食甘黄，气客于脾，黅谷乃减，民食少失味，苍谷乃损，上应太白、岁星。上临厥阴，流水不冰，蛰虫来见，藏气不用，白乃不复，上应岁星，民乃康。

【原文出处】

《素问·气交变大论》。

【经典及作者简介】

见前。

【经典原文】

遇六己年，卑监之纪，岁土不及，风气盛行，民病飧泄霍乱，体重腹痛，筋骨繇并，肌肉瞤酸，善怒。为金所复，则反胸胁暴痛，下引小腹，善太息，气客于脾，食少失味。

白术厚朴汤

治脾虚风冷所伤，心腹胀满疼痛，四肢筋骨重弱，肌肉瞤动酸㾓，善怒，霍乱吐泻。或胸胁暴痛，下引小腹，善太息，食少失味。

白术、厚朴（姜炒）、半夏（汤洗）、桂心、藿香、青皮，各三两

干姜炮　甘草炙，各半两

上锉散。每服四钱，水盏半，姜三片，枣一枚，煎七分，去滓，食前服之。

【原文出处】

宋，陈言，《三因极一病证方论·五运时气民病证治》。

【文义医理解析】

在五运六气学说中，甲己化土。也就是说，一个甲子六十年周期中，凡是天干为"己"的年份，其岁运都是土运。由于"己"在十天干次序中属于双数（偶数），属于阴干，配运为不及之运，因此是岁土不及，名为"卑监"。

六十年中属于岁土不及之年共有：己巳、己卯、己丑、己亥、己酉、己未六年（即"六己年"）。如果单论岁运的影响，这六年的气候特点是风气偏胜，也就是刮风比较多，或者比较大，或者气候变化比较大，在气温上比较温暖。这是因为五行学说中，风克土，当土气虚弱之时，就会出现风气来乘的表现。

同样在"生长化收藏"（春生、夏长、长夏化、秋收、冬藏，下同）方面，土气弱则"化气"不正常，即应该下雨的季节不下雨，也就是该潮湿的季节不潮湿，气候变化与季节不相应。反而多风，或者温暖，像春天一样，所以出现"风乃大行"。风主生，所以草木茂盛，随风飘扬之象十分明显。因为风胜湿，雨下得比较少，或者气候常有变化，故而从整年来看，草木生长得不正常，成熟反而受到影响。这种气候与木星和土星相对于地球的运行规律有关系。这样的运气条件对一部分人而言，会成为病邪，损害相关的脏象功能，出现某些典型的症征。从邪气来讲，会出现湿邪、风邪同见，从五脏病来说，以脾病为主（脾气本虚，肝木乘脾）。换句话说，就是在"六己年"可能出现脾胃虚弱，内生痰湿，肝旺乘脾，肝风亢动的病变。临床上，就可以看到部分人出现以下的脾虚肝旺的相应病症，包括泄泻，甚至上吐下泻，身体沉重，腹部疼痛，筋骨反复拘紧摇动或者抽动，肌肉酸痛颤动，情绪容易发怒。这些都是脾之运化、主肌肉

四肢、肝主筋、肝主怒的作用失常所导致的。

由于土气虚弱，则水气反侮，因而藏气（冬藏）之气过早用事。寒气早来，而出现蛰伏在泥土中过冬的虫类（实际包括部分兽类），提前蛰伏。人也可能会因此感受寒邪而生病。同样，如小米（古称"黅"，念 jīn）这样的属土一类的、黄色谷物的生长也会受到影响。这种情况，与木星和土星相对于地球的运动规律有关系。

假如木气过分亢盛，天地就会产生金气来进行调节（可以理解为：被克伐的虚弱的土气，就会生金来报复）。由于金气来报复木气，故"收气"会非常亢盛，刑克树木，名贵的树木就会枯萎凋零。青色的谷物，如麦、麻一类的收成也会受到损害。而在人体上，就会出现木气被金气压抑的肝气郁结之病症。如胸胁暴痛，下引少腹，善太息。

若金气过强，水气亦亢，反侮土气，又会出现湿盛而湿虫大量繁殖，损害味甘色黄的农作物的灾害。

不过，六己年中，假如是厥阴风木司天的己巳和己亥两年，情况则不一定是这样的。从岁运与司天之气综合考虑这两年是"兼化"年："岁土不及，风乃大行"，再加上"风木司天"，整个运气结局从风木化，形成木运平气的敷和之纪。风性开泄，冬藏之气，难以主令，冬天时气温不足以让水结冰，虫子也不用蛰伏越冬了，这种情况下，木气过强，一般不会有金气的报复，人民相对安康。这与木星相对于地球的运动规律有关。

陈言认为，六己年岁土不及所出现的上述相关症征，乃是由脾虚风冷所伤导致，治疗上应该用白术厚朴汤来治疗。

【扩展选读】

缪问《三因司天方》六己年白术厚朴汤论述

"岁土不及，风乃大行，民病飧泄，霍乱，体重腹痛，筋骨繇复，肌肉瞤酸，善怒。咸病寒中。复则胸胁暴痛，下引少腹，善太息，食少失味。

主方白术厚朴汤

白术、厚朴、半夏、桂心、藿香、青皮，各一钱　干姜（炮）、甘草（炙），各一钱五分

缪问曰：岁土不及，寒水无畏，风乃大行，民病飧泄、霍乱等症，皆土虚所见端。但土虚则木必乘之，是补太阴尤必兼泄厥阴也。夫脾为阴土，所恶在湿，所畏在肝，其取资则在于胃。古人治脾必及胃者，恐胃气不得下降，则脾气不得上升，胃不能游溢精气，脾即无所取资，转益愈耳。故君以白术甘苦入脾之品，燥湿温中，佐以厚朴之苦温，平胃理气，是补脏通腑之法也。肝为将军之官，凌犯中土，是宜泄之。桂心辛甘，泄肝之气；青皮苦酸，泻肝之血。辛酸相合，足以化肝。复以甘草，缓肝之急，监制破泄之品，毋许过侵脏气，战守兼施矣。再合藿香之辛芬，横入脾络；炮姜之苦辛，上行脾经；半夏之辛滑，下宣脾气，其于上下、左右、升降、浮沉，种种顾虑总不外乎莫安中土也。脾气固密，一如重帏峻垣，狂飙可御，不畏乎风气之流行矣。金气来复，又得厚朴、半夏泻肺气之有余，不用苦寒戕土，即《内经》以平为期，不可太过之义也。是方独不用姜枣，以脾之气分受邪，无藉大枣入营之品，且畏姜之峻补肝阳，锦心妙谛，岂语言能推赞哉。"

王旭高《运气证治歌诀》白术厚朴汤论述

"凡遇六己年，卑监之纪，岁土不及，风气盛行，民病飧泄，霍乱，身重腹痛，肉瞤筋夬，善太息，不嗜食。为金所复，则反胸胁暴痛，下引少腹，善怒，吞酸食少。

白术、厚朴、半夏、青皮、桂心、藿香，各三钱　炮姜、炙草，各五钱　姜（三片）　枣

（二枚）

煎同前法。

歌诀：白术厚朴汤藿香，青甘半夏炮干姜，桂心补火以生土，六己之年（己巳、己卯、己丑、己亥、己酉、己未六年）卑监方（土运不及曰卑监），泄泻脾虚不嗜食，温中补土此为良。

方解：此即六壬年苓术汤去茯苓、草果，加藿香畅脾气，桂心补土母，余则大段相同。"

三、六壬年"岁木太过"相关气候物候病候及治法方药

【经典原文】

岁木太过，风气流行，脾土受邪。民病飧泄食减，体重烦冤，肠鸣腹支满，上应岁星。甚则忽忽善怒，眩冒巅疾。化气不政，生气独治，云物飞动，草木不宁，甚而摇落，反胁痛而吐甚，冲阳绝者死不治，上应太白星。

【原文出处】

《素问·气交变大论》。

【经典及作者简介】

见前。

【经典原文】

凡遇六壬年，发生之纪，岁木太过，风气流行，脾土受邪，民病飧泄，食减体重，烦冤肠鸣，胁支满。甚则忽忽善怒，眩冒起颠疾。为金所复，则反胁痛而吐，甚则冲阳绝者死。

苓术汤

治脾胃感风，飧泄注下，肠鸣腹满，四肢重滞，忽忽善怒，眩冒颠晕，或左胁偏疼。

白茯苓、厚朴（姜汁制，炒）、白术、青皮、干姜（炮）、半夏（汤洗去滑）、草果（去皮）、甘草（炙），各等份

上锉散。每服四钱，水盏半，姜三片、枣两枚，煎七分，去滓，食前服之。

【原文出处】

宋，陈言，《三因极一病证方论·五运时气民病证治》

【文义医理解析】

在五运六气学说中，丁壬化木。也就是说，一个甲子六十年周期中，凡是天干为"壬"的年份，其岁运都是木运。由于"壬"在十天干次序中属于单数（奇数），属于阳干，配运为太过之运，因此是岁木太过，名为"发生"。六十年中属于岁木太过之年共有：壬申、壬午、壬辰、壬寅、壬子、壬戌六年（即"六壬年"）。

如果单论岁运的影响，这六年的气候特点是风气偏胜，刮风比较多，或者比较大，或者气候变化比较大，在气温上比较温暖。在"生长化收藏"方面，"生气"的力量很强大，而偏胜行

事。木旺乘土，故土的"化气"很不正常。由于风大气候变化多，所以出现"云物飞动，草木不宁，甚而摇落"的物候。这种气候与木星相对于地球的运行规律有关系。这样的运气条件对一部分人而言，会成为病邪，损害相关的脏象功能，出现某些典型的症征。从邪气来讲，风邪偏胜，从五脏病来说，以肝病（风胜而伤本脏）和脾病（肝木乘脾）为主。换句话说，就是在"六壬年"可能出现，原文中所谓的"飧泄食减，体重烦冤，肠鸣腹支满"等症征，严重的可见"忽忽善怒，眩冒巅疾"。假如肝气过于亢盛，自然界则会产生金气来进行调整（可以理解为被克伐的脾土生肺金来报复肝木）。此时，就会出现胁痛（陈言认为是左胁）和剧烈的呕吐，假如同时出现冲阳脉搏动不能扪及的，提示脾胃之气败绝了，病情就十分危重了。这是与金星的运行规律有关的。

陈言认为，六壬年岁木太过所出现的上述相关症征，乃是由于脾胃感风导致，治疗上应该用苓术汤来治疗。

六壬年苓术汤与六己年白术厚朴汤所治疗的病症有部分类似，药物组成上也有大部分相同，读者宜细心品味，予以区别。其具体不同之处，可参阅【扩展选读】部分相关内容。

【扩展选读】

缪问《三因司天方》中，把苓术汤，称为"六壬年茯苓汤"，论述如下：

"岁木太过，风气流行，脾土受邪。民病飧泄食减，体重烦冤，肠鸣，腹支满。甚则忽忽善怒，眩冒巅疾。反胁痛而吐甚，冲阳绝者，死不治。

主方茯苓汤

茯苓、白术、厚朴、青皮、干姜（炮）、半夏、草果、甘草，各一钱　姜三片　枣二枚

缪问曰：是方治发生之纪，风气流行，脾土受邪之剂也。民病飧泄食减，体重烦冤，肠鸣腹满，甚则忽忽善怒。肝木乘脾极矣，是当用肝病实脾法，以为根本之地。夫风淫所胜，治以苦甘。白术、甘草，一苦一甘，以补脾之体，佐以草果、厚朴，辛香消滞，以宣脾之用，健运不怠，脏腑交赖矣。然土又恶湿，补之而不去其害，究非法程。臣以茯苓、半夏通利阳明，驱无形之邪，导之从小便下达，坤土资辛淡之品，而湿乃行，治脾之法尽乎此矣。但风淫所胜，宜稍犯之。"

王旭高《运气证治歌诀》苓术汤相关论述

"凡遇六壬年，发生之纪，岁木太过。风气流行，脾土受邪，民病飧泄，食减体重，烦冤肠鸣，胁支满。甚则忽忽喜怒，眩晕巅疾。为金所复，则反胁痛而吐血。甚则冲阳绝者死。

茯苓、白术、青皮、炙草、厚朴（姜汁炒）、半夏、炮姜、草果，各等份

上㕮咀，每服四钱，水杯半，姜三片，枣二枚，煎七分，去滓，空心温服。

歌诀：苓术汤青甘朴夏，炮姜草果枣姜加，六壬之岁（壬申、壬午、壬辰、壬寅、壬子、壬戌六年）发生纪（木运太过曰发生），木胜风淫土受邪，飧泄肠鸣胁支痛，苦温甘淡治脾家。

方解：木胜风淫，则脾土受病而湿不运。经曰：脾苦湿，急食苦以燥之。湿淫于内，治以苦温，佐以甘辛。故用白术、厚朴、草果、炮姜、半夏之苦、辛、温，以运脾燥湿。用茯苓者，所谓以淡泄之。甘草者，所谓以甘补之也。唯用青皮一味之酸以泻肝，亦可晓然于肝邪之不可过伐矣。仲景曰：见肝之病，知肝传脾，当先实脾。尤在泾云：肝邪盛者，先实脾土，以杜滋蔓之祸。

然则岁木太过，民病飧泄，而主以苓术汤，不治肝而治脾，不治风治湿，谓非肝病实脾之一证乎。"

四、六辛年"岁水不及"相关气候物候病候及治法方药

【经典原文】

岁水不及，湿乃大行，长气反用，其化乃速，暑雨数至，上应镇星。民病腹满身重，濡泄寒疡流水，腰股痛发，腘腨股膝不便，烦冤足痿清厥，脚下痛，甚则胕肿，藏气不政，肾气不衡，上应辰星，其谷秬。上临太阴，则大寒数举，蛰虫早藏，地积坚冰，阳光不治，民病寒疾于下，甚则腹满浮肿，上应镇星，其主黅谷。复则大风暴发，草偃木零，生长不鲜，面色时变，筋骨并辟，肉瞤瘛，目视䀮䀮，物疏璺，肌肉胗发，气并膈中，痛于心腹，黄气乃损，其谷不登，上应岁星。

【原文出处】

《素问·气交变大论》。

【经典及作者简介】

见前。

【经典原文】

遇六辛年，涸流之纪，岁水不及，湿乃盛行，民病肿满身重，濡泄寒疡，腰、腘、腨、股、膝痛不便，烦冤足痿，清厥，脚下痛，甚则胕肿，肾气不行。为木所复，则反面色时变，筋骨并辟，肉瞤瘛，目视䀮䀮，肌肉胗发，气并膈中，痛于心腹。

五味子汤

治肾虚坐卧湿地，腰膝重着疼痛，腹胀满，濡泄无度，步行艰难，足痿清厥，甚则浮肿，面色不常。或筋骨并辟，目视䀮䀮，膈中咽痛。

五味子、附子（炮，去皮脐）、巴戟（去心）、鹿茸（燎去毛，酥炙）、山茱萸、熟地黄、杜仲制炒，各等份

上锉散。每服四钱，水盏半，姜七片，盐少许，煎七分，去滓，食前服之。

【原文出处】

宋，陈言，《三因极一病证方论·五运时气民病证治》。

【文义医理解析】

在五运六气学说中，丙辛化水。也就是说，一个甲子六十年周期中，凡是天干为"辛"的年份，其岁运都是水运。由于"辛"在十天干次序中属于双数（偶数），属于阴干，配运为不及之运，因此是岁水不及，名为"涸流"。

六十年中属于岁水不及之年共有：辛未、辛巳、辛卯、辛丑、辛亥、辛酉六年（六年即"六辛年"）。如果单论岁运的影响，这六年的气候特点是湿气偏胜，也就是潮湿多雨，尤其是在暑天。而同时，在冬天气候应寒冷之时不寒冷。这是因为五行学说中，土克水，当水气虚弱之时，就会出现湿气来乘的表现。

同样在"生长化收藏"方面，因为生长变化之气用事，导致生物变化的速度很快。人也可能因此感受湿邪而生病。另外，水气弱则"藏气"不能当政，导致即应该闭藏的肾气不能平衡。同样，如黑黍（古称"秬"）这样的属水一类、黑色谷物的生长也会受到影响。人也可能因为肾气虚弱而出现相关的病症。

换句话说，就是在"六辛年"可能出现肾气虚弱，脾湿为害的病变。临床上，就可以看到部分人出现以下的肾虚湿盛的相应病症。包括腹部胀满，身体沉重，大便濡泄，虚寒性疮疡渗液流水，腰部大腿疼痛，腘窝小腿肚（古称"腨"，念 shuàn）大腿以及膝部活动不便，烦冤，足部力量痿弱，手足逆冷，脚下疼痛，甚至足背（古称"跗"，胕通跗）浮肿。这种情况，与水星和土星相对于地球的运动规律有关。

不过，六辛年中，假如是太阴湿土司天的辛丑和辛未两年，情况则不一定这样的。从岁运与司天之气综合考虑这两年是"兼化"年："岁水不及，湿乃大行"，再加上"湿土司天"，整个运气格局从湿土化。湿邪的程度更加严重，作用于人则可出现腹满浮肿的病症。同时造成如小米这样的属土的黄色谷物收成受到影响。这与土星对于地球的运动规律有关。

另外，由于湿土司天，必然对应的是寒水在泉。也就是在这两年的终之气，主气客气同时是寒水，形成太阳寒水加临太阳寒水的格局。这段时间的天气可能异常寒冷，或者反复发生大幅度降温；出现天无阳光，地结坚冰，蛰虫早藏的气候与物候。

假如土气过分亢盛，天地就会产生木气来进行调节（可以理解为：被克伐的虚弱的水气，就会生木来报复）。由于木气来报复土气，天气会发生明显变化，特别是大风暴发，把草木吹倒，叶子零落，失去了鲜艳的色泽，物体出现干裂破损。而人体上，就会出现肝风亢动的病症。如面色不时变化，筋骨拘急痉挛，肌肉瞤动抽搐，眼睛视物不清，肌肤出现皮疹瘙痒，气滞阻隔，心腹疼痛，肝木之气来复。偏胜的脾土之气就会受到制约而恢复正常水平。同样，属于土类的谷物，其生长也受到影响。

陈言认为，六辛年岁水不及所出现的上述相关症征，包括与内经中论述略有不同的"浮肿"、"咽痛"，也可以由"肾虚坐卧湿地"所导致，治疗上应该用五味子汤来治疗。

【扩展选读】

缪问《三因司天方》六辛年五味子汤论述如下：

"岁水不及，湿乃大行。民病腹满，身重濡泄，寒疡流水，腰股发痛，腘腨股膝不便，烦冤，足痿清厥，脚下痛，甚则胕肿。寒疾于下，甚则腹满浮肿。复则面色时变，筋骨并辟，肉瞤瘛，目视眪眪。肌肉疹发，气并膈中，痛于心腹。

主方五味子汤

五味子、附子炮、巴戟、鹿茸、山萸、熟地黄、杜仲（炒），各一钱　生姜七片　盐少许

缪问曰：辛年主病，身重，濡泄，寒疡，足痿清厥等症，皆涸流之纪，肾虚受湿也。然而淡渗逐湿则伤阴，风药胜湿益耗气，二者均犯虚虚之戒矣。盖肾中之阳弱，少火乏生化之权，则濡泻。肌肉失温煦之运，湿乃着而不流，入气分则为身重，入血分则为寒疡。肾中之阴弱。则痿痛而烦冤，即《内经》所称内舍腰膝，外舍溪谷，皆湿之为害也。故以单刀直入之附子，急助肾阳，遍走经络，驱逐阴霾，破竹之势，有非他药可及者，再佐以熟地甘苦悦下之味，填补肾阴，五味之酸敛，收阴阳二气于坎中，固护封蛰，无遗憾矣。巴戟甘温，入阴除痹有效。鹿茸咸温，补血益髓称神。精不足者，补之以味是也。为木所复，目视眪眪，筋骨并辟，肝虚可知。肝欲辛，补之以杜仲之辛；肝喜酸，与之以萸肉之酸，况二药并行，能除湿痹而利关节，

补肝即所以益肾，又子能令母实之义，非独治其来复也。"

王旭高《运气证治歌诀》五味子汤相关论述亡佚。

第二节　湿相关之"司天"之岁的气候物候病候及治法方药

一、丑未岁"太阴司天"相关气候物候病候及治法方药

【经典原文】

帝曰：善。太阴之政奈何？

岐伯曰：丑未之纪也。

太阴　少角　太阳，清热胜复同，同正宫。丁丑、丁未，其运风清热。

少角（初正）太徵　少宫　太商　少羽（终）。

太阴　少徵　太阳，寒雨胜复同。癸丑、癸未，其运热寒雨。

少徵　太宫　少商　太羽（终）　太角（初）。

太阴　少宫　太阳，风清胜复同，同正宫。己丑（太一天符）、己未（太一天符），其运雨风清。

少宫　太商　少羽（终）　少角（初）　太徵。

太阴　少商　太阳，热寒胜复同。乙丑、乙未，其运凉热寒。

少商　太羽（终）　太角（初）　少徵　太宫。

太阴　少羽　太阳，风雨胜复同，同正宫。辛丑（同岁会），辛未（同岁会），其运寒雨风。

少羽（终）　少角（初）　太徵　少宫　太商。

凡此太阴司天之政，气化运行后天。阴专其政，阳气退辟，大风时起，天气下降，地气上腾，原野昏霿，白埃四起，云奔南极，寒雨数至，物成于差夏。民病寒湿，腹满身䐜愤胕肿，痞逆，寒厥拘急。湿寒合德，黄黑埃昏，流行气交，上应镇星辰星。其政肃，其令寂，其谷黔玄。故阴凝于上，寒积于下，寒水胜火，则为冰雹；阳光不治，杀气乃行。故有余宜高，不及宜下，有余宜晚，不及宜早。土之利，气之化也。民气亦从之，间谷命其太也。

初之气，地气迁，寒乃去，春气正，风乃来，生布万物以荣，民气条舒，风湿相薄，雨乃后。民病血溢，筋络拘强，关节不利，身重筋痿。

二之气，大火正，物承化，民乃和。其病温厉大行，远近咸若，湿蒸相薄，雨乃时降。

三之气，天政布，湿气降，地气腾，雨乃时降，寒乃随之，感于寒湿，则民病身重、胕肿、胸腹满。

四之气，畏火临，溽蒸化，地气腾，天气否隔，寒风晓暮，蒸热相薄，草木凝烟，湿化不流，则白露阴布，以成秋令。民病腠理热，血暴溢疟，心腹满热胪胀，甚则胕肿。

五之气，惨令已行，寒露下，霜乃早降，草木黄落，寒气及体，君子周密，民病皮腠。

终之气，寒大举，湿大化，霜乃积，阴乃凝，水坚冰，阳光不治。感于寒，则病人关节禁固，腰脽痛，寒湿推于气交而为疾也。

必折其郁气，而取化源，益其岁气，无使邪胜。食岁谷以全其真，食间谷以保其精。故岁宜以苦燥之温之。甚者发之泄之，不发不泄，则湿气外溢，肉溃皮拆而水血交流。必赞其阳火，令御其寒，从气异同，少多其判也。同寒者以热化，同湿者以燥化；异者少之，同者多之。用凉远凉，用寒远寒，用温远温，用热远热，食宜同法。假者反之，此其道也。反是者病也。

【原文出处】

《素问·六元正纪大论》。

【经典及作者简介】

见前。

【经典原文】

丑未之岁，太阴湿土司天，太阳寒水在泉，气化运行后天。初之气，厥阴风木加风木，民病血溢，筋络拘强，关节不利，身重筋痿；二之气，大火正，乃少阴君火加君火，民病温疠盛行，远近咸若；三之气，太阴土加少阳火，民病身重胕肿，胸腹满；四之气，少阳相火加太阴土，民病腠理热，血暴溢，疟，心腹膜胀，甚则浮肿；五之气，阳明燥金加阳明燥金，民病皮肤寒气及体；终之气，太阳寒水加寒水，民病关节禁固，腰脽痛。治法用酸以平其上，甘温治其下，以苦燥之，温之，甚则发之，泄之。赞其阳火，令御其寒。

备化汤

治丑未之岁，太阴湿土司天，太阳寒水在泉。病者关节不利，筋脉拘急，身重，痿弱，或温疠盛行，远近咸若。或胸腹瞒闷，甚则浮肿，寒疟血溢，腰脽痛。

木瓜干　茯神去木，各一两　牛膝酒浸　附子炮，去皮脐 各三分

熟地黄　覆盆子　各半两　甘草一分　生姜三分

上为锉散。每服四大钱。水盏半。煎七分。去滓。食前服。

自大寒至春分，依正方；自春分至小满，去附子，加天麻、防风各半两；自小满至大暑，加泽泻三分；自大暑直至大寒，并依正方。

【原文出处】

宋，陈言，《三因极一病证方论·六气时行民病证治》

【文义医理解析】

凡是岁支是丑未的年份，均是太阴湿土司天之年。也就是在一个甲子六十年中，有丁丑、丁未、癸丑、癸未、己丑、己未、乙丑、乙未、辛丑、辛未一共十年。换句话说，每六年就有一个太阴司天的年份。而这十年的六步客气的排列顺序是完全一致的，客气都是初之气为厥阴风木，二之气为少阴君火，三之气为太阴湿土（司天），四之气为少阳相火，五之气为阳明燥金，终之气为太阳寒水（在泉）。而各年主气的排列恒定不变，均为初之气为厥阴风木，二之气为少阴君火，三之气为少阳相火，四之气为太阴湿土，五之气为阳明燥金，终之气为太阳寒水。

《六元正纪大论》在对太阴司天的共同运气格局及物候病候特点介绍之前，先具体解析了同一天干的丑未两年的运气格局。由于上述六气周期律的关系，同一天干的丑、未两个不同地支年，其五运六气格局是基本一样的。下面仅对丁丑、丁未这两年进行解读。其余从略，具体解读方法参见这两年的相关内容。

丁丑、丁未这两年，太阴湿土司天，太阳寒水在泉，岁运（又称"中运"）是木运不及，少角。所以按照"司天—岁运—在泉"排列为"太阴 少角 太阳"，可以读为"太阴湿土司天，太阳寒水在泉，中见木运不及"。在《六元正纪大论》中，另云："丁丑丁未岁：上太阴土，中少角木运，下太阳水"即为此意。

在客运排列上，初运同当年岁运，是少角，二运是太徵，三运是少宫，四运是太商，终运是少羽。

言下之意，当年的主运排列也是：初运是少角，二运是太徵，三运是少宫，四运是太商，终运是少羽。由于主客运相同，所以这两年是"正年"。

由于木运不及，燥金之气则乘虚克伐，此为清燥，即凉燥（或叫清气，成为邪气时，则名为清邪）。清燥为胜气，故当年应温之时可能不温，反而出现凉燥的气候。若清燥气太盛，则又会产生火热之气报复，则此时热气为复气。故原文云"清热胜复同"。所以从岁运的胜复来看，是风木，清燥，火热。另外，木运不及，太阴司天，其运气格局类似于土的平气（正宫）。以下癸丑、癸未等八年的运气格局不做详细解析，有兴趣的可自行推导理解，特别要注意太阴司天之年的特殊运气格局，包括太一天符（或称太乙天符）、同岁会，这种特殊运气类型提示运气相合，具有特殊的临床意义。

从共性角度来讲，太阴司天的十年（五个丑年和五个未年）都是气化运行后天的年份，也就是实际气候与季节的时点不完全一致，气候的出现多是迟于相应的理论季节时点。

在暂不考虑各间气客主加临，只考虑司天在泉因素的前提下，丑未年会有以下的气候，物候及病候特点。因为这十年初之气主客气均为厥阴风木，正得其令，故大风时起。由于这十年，是太阴湿土司天（主管上半年的特殊气候影响因素），太阳寒水在泉（主管下半年的特殊气候影响因素），全年寒、湿为主，寒湿均属阴，故阴气用事，阳气如退缩回避一样。也就是说，阳象不能彰显。故可见到自然界出现天昏地暗，湿气浓重而烟雾迷蒙，夏天常有阴云密布，难得见到阳光，天气偏冷，雨水绵绵，特别是南方雨水很多（岭南地区应该更加明显）。总之，就是这些年可能整年阴天与下雨的时候较多。《素问·阴阳应象大论》"故清阳为天，浊阴为地。地气上为云，天气下为雨，雨出地气，云出天气"即属此意。

由于夏天雨水太多，阳光不足，这些年植物在夏天的长势较差，生长速度缓慢，成熟也较晚。由于五行属土、黄色的谷物生长环境要求偏于潮湿，五行属水、黑色的谷物生长环境要求偏于寒冷，反而能够适应这种寒湿的气候特点，相应地生长较好，成为当年主要的收成作物。相应地，临床上可见到部分人为寒湿之邪侵袭为病，出现腹部胀满，身体肿胀，足背浮肿，上腹部痞满气逆而嗳气呃逆，甚至恶心呕吐，肢体四肢逆冷，拘急不利。这都是湿气与寒气交互抟结，所形成的气候、物候和病候。与土星和水星相对于地球的运行规律有关。

由于寒湿凝结，阳气衰微，有可能阴寒太盛，凝结成冰雹，对农作物的生长有非常不利的影响。因此，运气学说强调要根据岁运的有余还是不足，来确定耕种作物土地的高下，和种植时间的早晚，以充分发挥天时地利的因素，获得更好的收成。

《六元正纪大论》从司天在泉角度对丑未各年的全年共性气候物候和病候进行了论述后，下文就对六步气的每一步进行具体描述。

初之气，是指自大寒后至春分（约在1月19~21日到3月19~22日）这段时间（每步气均为六十日八十七刻半，下同），客气为厥阴风木，与主气相同。"地气迁"，有两种解释。第一种，"地气"，指上一年的在泉之气（丑、未岁前一年为子、午年，少阴君火司天，阳明燥金在泉）。迁，指年与年之间，客气位置的移动。也就是说，随着前一年的在泉之气阳明燥金正常迁到今年的五之气上（前移一步）。另一种解释是，上一年的初之气，迁移为今年的终之气（在泉）的位置。也就是说，前一年子、午年的初之气太阳寒水迁移一步到了今年的在泉位置上。这两种解释都是正确的，移动的结果是，厥阴风木成为了本年初之气的客气，六步客气依次是"①厥阴风木—②少阴君火—③太阴湿土（司天）—④少阳相火—⑤阳明燥金—⑥太阳寒水（在泉）"。

由于主客气都是厥阴风木，正当其令，所以春天的气候十分正常。气候由寒转暖，大地回春，和暖的春风吹来，带来蓬勃的生机，万物欣欣向荣。相应地，由于春天气候正常，人体也相应健康。

需要再次说明的是：主气是维持气候正常的因素，是年年不变的；客气是六年一周期，是影响异常气候变化的因素。一年中，六步气的客主加临，共同影响着全年不同季节的气候情况。丑未岁初之气均为厥阴风木，二之气均为少阴君火，五之气均为阳明燥金，终之气均为太阳寒水。就单从客主加临的角度分析，全年这四步气的时段，气候比较正常，季节特征十分明显。

理论上太阴湿土司天之年，一般上半年气候偏湿，降雨量应该偏多，但是由于初之气主客气同，风气偏盛，风可胜湿，雨水不但不多，反而相对减少，降雨推迟。相应地，临床上可以看到部分人出现肝风偏胜，疏泄太过，动血伤血，筋络失养的症状。如皮下等部位出血，筋络拘急绷紧。关节活动不利，身体困重，肢体痿弱不用（或者宗筋痿弱的阳痿）的症状。

二之气，是指自春分后到小满（约在3月19~22日到5月20~22日）这段时间。此时客气与主气均为少阴君火，故称："大火正"。正常地讲，气候偏热，生物生长良好，欣欣向荣，人体健康亦相对良好。然而，临床上有部分人（尤其是素有火热之邪伏于体内的，或者是冬伤于寒，或者是冬不藏精的）不能耐受这种火热偏胜的气候，而得病。相应地，火热性质的温疠疫情就有大流行的可能条件。因此，不排除出现各地症状相似的时行疾病，甚至传染性疾病。而此时，风气已经过去，火气用事，火能生土，热能生湿，空气湿度大了，雨量就多起来了。虽然，这种雨是当其时的，但若真有温疠流行，当要重点考量是否夹有湿邪。

三之气，是指小满后到大暑（约在5月20~22日到7月22~24日）这段时间。此时的客气为当年司天之气，太阴湿土主令，所以称为天政，其与主气少阳相火，相互作用，地气蒸腾上升为云，天气下降为雨，故气候偏湿，时有阵雨。由于阴雨较多，相应地此时的天气较往年阳光偏少，气温偏低，加上在泉之气太阳寒水在三四之气交接时，可能会影响到上半年，所以这段时间部分人容易感伤寒湿，而出现身体酸乏沉重、足背或下肢浮肿、胸腹胀满的症状。

四之气，是指大暑后到秋分（约在7月22～24日到9月22～24日）这段时间。此时的客气为少阳相火。因少阳相火对于少阴君火来说，更为酷热，所以称为"畏火"。而主气为太阴湿土，湿热交蒸。同样会出现前述三之气时的地气蒸腾上升为云的，白天气温炎热，多云或阴，雨水偏多。但同时，因为时间已经到了下半年，在泉之气太阳寒水开始用事，水土互克，司天之气太阴湿土的作用会受到影响，又出现天气痞隔阻塞不通的情况。因而早晚的气温偏凉，出现丝丝寒风，而且由于湿气聚积，湿不流动产生白露，草木处于烟雾迷蒙之中，出现了好像秋天提早到来的气候和物候。由于此时，热湿寒三气交夹，不同人感受不同的邪气，可能出现不同的症状。若单感热邪则肌表腠理热，血暴溢；若感湿热，则"疟"（古代指有发热恶寒有时间规律的一种病症），"心腹满热"，若感寒湿，则腹部肿胀，全身水肿。

五之气，是指秋分后到小雪（约在9月22～24日到11月22～23日）这段时间。此时的客气为阳明燥金，主气也为阳明燥金，主客同气，秋令明显，可见天寒有露，秋霜早降，叶落草黄，一派凄惨之象。人们也会感到寒意明显，懂得养生的人就会添衣保暖、部分人会因感受凉燥而出现皮腠感寒的皮肤斑疹，或者寒热鼽涕，甚至咳喘等肺卫症状。

终之气，是指小雪后到大寒（约在11月22～23日到第二年1月20～22日）这段时间。此时的客气为在泉之气太阳寒水，主气同样也是太阳寒水，两寒相得，其冷尤甚。本年的司天之气为太阴湿土，一般而言，司天之气主要影响上半年的气候，但也可能全年包括下半年的气候变化，故此终之气时，阴雨潮湿的天气也可多见。因此这段时间因存在寒盛湿重的可能因素，而出现阴云密布，不见阳光，寒霜厚积成冰，水凝成坚冰，或寒雨夹雪的异常寒冷的气候和物候。相应地，部分人就会感受寒邪，因寒主收引主痛，而人之身肾主寒，则出现关节屈伸受限，如被紧固，腰臀骶骨部位的疼痛。这些症状与当年的太阳湿土司天与太阳寒水在泉之气是密切相关的。

由于甲子干支相配的关系。丑未属阴支，相配的天干均是阴干（均为偶数），这样的年份，大都是岁运不及之年（己未己丑两个年份属于"太乙天符"，当除外），也就是所谓的"气化运行后天"，容易导致邪气偏胜。因此，需要在适当的时候（多选择与岁运相同的主运或主气当值之时），补益岁气（与岁运相同的气）。同时，也可以适当进食相应的"岁谷"（即感受司天在泉之气所生长的谷物）、进食相应的"间谷"（感受间气所生长的谷物）以保存元真精微之气，以抵御驱除邪气。

若感受了当年的邪气（主要是湿，其次为寒）发病，用药治疗时，应该用苦燥的药物，温运湿邪，必要时用发汗和利尿的药物驱除湿邪。倘若不借用发汗利尿的药物之力，使湿从汗孔水道而出。单靠人体正气作抗邪，正邪交争，湿邪就会郁发，导致肌肉溃烂，皮肤损裂；而出现水血交流的情况。

更重要的是，由于湿气从本，性属阴邪，且这十年又是湿土司天寒水在泉，故常常寒湿互结，寒伤阳气，阳微则湿盛。故治湿，必须同时防寒甚伤阳，同时温阳助火，这是一个通用的原则。至于用药的轻重多少，程度如何，必须结合当年的岁运的阴阳属性与虚实，以及岁气之间的协同或拮抗的不同关系而具体判定。性质协同的年份，用药偏重一些，性质拮抗的年份，用药轻一些。病症以寒凉偏胜为主时，则寒凉药少用些；病症温热偏胜为主时，则温热药少用些。总之，使偏向于寒则得以热化，或者使偏向于湿者得以燥化。用药和饮食都是这样的原则，违反了就会有致病的危险。

《六元正纪大论》在此对治疗湿病的大法进行了总结，即苦燥温运，发汗，利小便，扶阳御寒。这四个大法，直接指导着后世对湿病的临床治疗。从张仲景在《金匮要略》的"痉湿暍病脉证并治第二"及"痰饮咳嗽病脉症并治第十二"中，叙述广义湿病（包括痰饮水气）治法的众多条文，可见一斑。如"湿痹之候，小便不利，大便反快，但当利其小便"；"湿家身烦疼，可与麻黄加术汤，发其汗为宜"；"风湿相搏……桂枝附子汤主之。……夫桂加白术汤主之。……甘草附子汤主之"；"病痰饮者，当以温药和之"；"夫短气，有微饮，当从小便去之。""病溢饮者，当发其汗，大青龙汤主之，小青龙汤亦主之"等。

而陈言在《三因极一病证方论·六气时行民病证治》中，推荐用备化汤（以土之平气命名的方剂）以调平丑未之年，太阴湿土司天，太阳寒水在泉，湿邪寒邪为患的上述见证。该方的治法除了体现《六元正纪大论》的"以苦燥之，温之，甚则发之，泄之。赞其阳火，令御其寒"之精神外，还突出了"酸以平其上，甘温治其下"的原则。换句话说，就是以酸助风，以治其湿，甘温助火，以散其寒，清代医家缪问对此方用药心法解析时盛赞不已。（具体参看【扩展选读】部分）。

【扩展选读】

缪问《三因司天方》备化汤相关论述

"丑未之岁，太阴司天，太阳在泉，气化运行后天，民病关节不利，筋脉痿弱，或湿厉盛行，远近咸若，或胸膈不利，甚则浮肿，寒疟，血溢，腰脽痛，宜备化汤。

木瓜　茯神各一钱五分　牛膝　附子炮，各一钱二分半　熟地　覆盆子各一钱　甘草七分

上锉，入姜五片，水煎服。

初之气，厥阴加临厥阴，主春分前六十日有奇，民病血溢，筋络拘强，关节不利，身重筋痿。依正方。

二之气，少阴加临少阴，主春分后六十日有奇，民乃和，其病瘟疠大行，远近咸若。去附子，加防风、天麻。

三之气，太阴加临少阳，主夏至前后各三十日有奇，民病身重，胕肿，胸腹满，加泽泻。

四之气，少阳加临太阴，主秋分前六十日有奇，民病腠理热，血暴溢，疟，心腹满热，胪胀甚则胕肿。依正方。

五之气，阳明加临阳明，主秋分后六十日有奇，民病皮腠。依正方。

终之气，太阳加临太阳，主冬至前后各三十日有奇，民病关节禁固，腰脽痛。依正方。

缪问曰：丑未之岁，阴专其令，阳气退避，民病腹胀胕肿，血溢，寒湿等症，寒湿合邪可知。夫寒则太阳之气不行，湿则太阴之气不运，君以附子大热之品通行上下，逐湿除寒，但阴极之至，则阳必伸，湿中之火逼血上行，佐以生地，凉沸腾之血，并以制附子之刚。覆盆味甘平，补虚续绝，强阳益阴。牛膝、木瓜，治关节诸痛，即经所谓赞其阳火，令御其寒之大法也。茯苓除满和中，生姜、甘草，辛甘温土，且兼以制地黄之腻隔，甘草并可缓附子之伤阴，谓非有制之师耶。

初之气，厥阴风木加厥阴风木，民病血溢，筋脉拘强，关节不利，身重筋痿，依正方；

二之气，少阴君火加少阴君火，民病温厉，故去附子之热，加防风甘温以散邪，天麻息风以御火；

三之气，太阴湿土加少阳相火，民病身胕肿满，故加泽泻，以逐三焦停湿；

四之气，少阳加太阴；

五之气，阳明加阳明；

终之气，太阳加太阳，俱依正方。

抑其太过，扶其不及，相时而定，按气以推，非深心于阴阳之递嬗、药饵之工劣，乌足以语此。"

王旭高《运气证治歌诀》备化汤相关论述

"治丑未之岁，太阴司天，太阳在泉，气化运行先天。初之气，厥阴风木加临厥阴风木，民病血溢，经络拘强，关节不利，身重脚弱。二之气，少阴君火加临少阴君火，民病温疠盛行，远近咸若。三之气，太阴湿土加临少阳相火，民病身重胕肿，胸腹满。四之气，少阳相火加临太阴湿土，民病腠理热，血暴溢，心腹胀满，寒疟，甚则胕肿。五之气，阳明燥金加临阳明燥金，民病皮肤寒气及体。终之气，太阳寒水加临太阳寒水，发病关节禁固，腰䯒痛。治法宜酸苦以平其上，甘温以治其下，以苦燥之、温之，甚则发之、泄之，赞其阳火，令御其寒。

木瓜（酸温）茯神（甘淡）牛膝（苦酸）附子（苦辛、热）地黄（甘寒）覆盆子（甘温）甘草（甘平）生姜（辛温）

自大寒至春分，依原文。

自春分至小满，去附子，加天麻、防风。

自小满至大暑，加泽泻。

自大暑至秋分、小雪、大寒，并依原方

歌诀：备化汤年临丑未，司天湿土太阴居，覆盆茯膝瓜甘地，赞火御寒姜附胥。

方解：《内经》：太阴司天，湿淫所胜，太阳在泉，寒淫所胜。为病与此大不同。其治司天之湿淫，主以苦温，佐以酸辛。湿上甚而为热，则佐以甘辛，以汗为故而止也。其治在泉之寒淫，主以甘热，佐以苦辛。而此云，酸苦以平其上、甘温以治其下，正与经文相合处。"

陈言《三因极一病证方论》六气叙论及本气论

陈言在《三因极一病证方论》中，把六首用于对应六气司天所产生的症征的方剂，汇编为一小节。名为《六气时行民病证治》，并在介绍方剂的文字前，写了两段总纲性的话，名为《六气叙论》及《本气论》，对于这六首方剂的临床应用，具有指导的作用。原文抄录如下：

六气叙论："夫阴阳升降，在天在泉，上下有位，左右有纪，地理之应，标本不同，气应异象，逆顺变生，太过不及，悉能病人，世谓之时气者，皆天气运动之所由也。今先次地理本气，然后以天气加临为标，有胜有复，随气主治，则悉见病源矣。"

本气论：

"自大寒后至春分厥阴风木为一主气；

春分至小满少阴君火为二主气；

小满至大暑少阳相火为三主气；

大暑至秋分太阴湿土为四主气；

秋分至小雪阳明燥金为五主气；

小雪至大寒太阳寒水为六主气；

凡一气所管六十日八十七刻半为本气，后以天之六气临御，观其逆从，以药调和，使上下合德，无相夺伦。此天地之纪纲，变化之渊源，不可不深明之。"

二、巳亥岁"厥阴司天"相关气候物候病候及治法方药

【经典原文】

帝曰：善。厥阴之政奈何？

岐伯曰：巳亥之纪也。

厥阴、少角、少阳，清热胜复同，同正角，丁巳天符、丁亥天符，其运风、清、热。少角（初正）、太徵、少宫、太商、少羽（终）。

厥阴、少徵、少阳、寒雨胜复同，癸巳（同岁会），癸亥（同岁会），其运热、寒、雨。少徵、太宫、少商、太羽（终）、太角（初）。

厥阴、少宫、少阳、风清胜复同，同正角，己巳，己亥，其运雨，风清。少宫、太商、少羽（终）、少角（初）、太徵。

厥阴、少商、少阳、热寒胜复同，同正角，乙巳，乙亥，其运凉，热寒。少商、太羽（终）、太角（初）、少徵、太宫。

厥阴、少羽、少阳、风雨胜复同，辛巳、辛亥，其运寒，雨风。少羽（终）、少角（初）、太徵、少宫、太商。

凡此厥阴司天之政，气化运行后天，诸同正岁，气化运行同天，天气扰，地气正，风生高远，炎热从之，云趋雨府，湿化乃行，风火同德，上应岁星荧惑。其政挠，其令速，其谷苍丹，间谷言太者。其耗文角品羽。风燥火热，胜复更作，蛰虫来见，流水不冰，热病行于下，风病行于上，风燥胜复形于中。

初之气，寒始肃，杀气方至，民病寒于右之下。

二之气，寒不去，华雪水冰，杀气施化，霜乃降，名草上焦，寒雨数至。阳复化，民病热于中。

三之气，天政布，风乃时举。民病泣出，耳鸣，掉眩。

四之气，溽暑湿热相薄，争于左之上。民病黄瘅而为胕肿。

五之气，燥湿更胜，沉阴乃布，寒气及体，风雨乃行。

终之气，畏火司令，阳乃大化，蛰虫出现，流水不冰，地气大发，草乃生，人乃舒。其病温厉。

必折其郁气，资其化源，赞其运气，无使邪胜。岁宜以辛调上，以咸调下，畏火之气，无妄犯之。用温远温，用热远热，用凉远凉，用寒远寒，食宜同法。有假反常，此之道也。反是者病。

【原文出处】

《素问·六元正纪大论》。

【经典及作者简介】

见前。

【经典原文】

巳亥之岁，厥阴风木司天，少阳相火在泉，气化运行后天。初之气，阳明金加厥阴木，民病寒于右胁下；二之气，太阳水加少阴火，民病热中；三之气，厥阴木加少阳火，民病泪出，耳鸣掉眩；四之气，少阴火加太阴土，民病黄瘅肘肿；五之气，太阴土加阳明金，燥湿相胜，寒气及体；终之气，少阳火加太阳水；此下水克上火，民病瘟疠。治法，宜用辛凉平其上，咸寒调其下，畏火之气，无妄犯之。

敷和汤

治巳亥之岁，厥阴风木司天，少阳相火在泉，病者中热，而反右胁下寒，耳鸣，泪出，掉眩，燥湿相搏，民病黄瘅，浮肿，时作瘟疠。

半夏汤洗　枣子　五味子　枳实麸炒　茯苓　诃子炮，去核　干姜炮　橘皮　甘草炙，各半两

上为锉散。每服四钱，水盏半，煎七分，去滓，食前服。自大寒至春分，加鼠粘子一分；自春分至小满，加麦门冬去心、山药各一分；自小满至大暑，加紫菀一分；自大暑至秋分，加泽泻、山栀仁各一分；自秋分直至大寒，并依正方。

【原文出处】

宋，陈言，《三因极一病证方论·六气时行民病证治》。

【文义医理解析】

凡是岁支是巳亥的年份，均是厥阴风木司天之年。也就是在一个甲子六十年中，有丁巳、丁亥、癸巳、癸亥、己巳、己亥、乙巳、乙亥、辛巳、辛亥一共十年。即每六年就有一个厥阴司天的年份。而这十年的六步客气的排列顺序是完全一致的，客气都是初之气为阳明燥金，二之气为太阳寒水，三之气为厥阴风木（司天），四之气为少阴君火，五之气为太阴湿土，终之气为少阳相火（在泉）。而各年主气的排列恒定不变，均为初之气为厥阴风木，二之气为少阴君火，三之气为少阳相火，四之气为太阴湿土，五之气为阳明燥金，终之气为太阳寒水。

《六元正纪大论》在对厥阴司天的共同运气格局及物候病候特点介绍之前，先具体解析了同一天干的巳亥两年的运气格局。由于六气周期律的关系，同一天干的巳、亥两个不同地支年，其五运六气格局是基本一样的。至于这十年中每两年一对的五个具体运气格局的解析，此处仅在下文简单介绍一下丁巳、丁亥两年，其余从略，具体解读方法请参见这两年的相关内容。

丁巳、丁亥这两年，厥阴风木司天，少阳相火在泉，岁运（又称"中运"）是木运不及，少角。所以按照"司天—岁运—在泉"排列为"厥阴　少角　少阳"，可以读为"厥阴风木司天，少阳相火在泉，中见木运不及"。在《六元正纪大论》中，另云："丁亥（天符）丁巳岁（天符）：上厥阴木，中少角木运，下少阳相火"即为此意。

在客运排列上，初运同当年岁运，是少角，二运是太徵，三运是少宫，四运是太商，终运是少羽。

言下之意，当年的主运排列也是：初运是少角，二运是太徵，三运是少宫，四运是太商，

终运是少羽。由于主客运相同，所以这两年是"正年"。

因为丁巳、丁亥与丁丑、丁未的年干相同，故此处五运客运排列顺序、太少及主运太少与前一节"丑未之岁，太阴湿土司天"完全相同。由于木运不及，燥金之气则乘虚克伐，此为清燥，即凉燥（或叫清气，成为邪气时，则名为清邪）。清燥为胜气，故当年应温之时可能不温，反而出现凉燥的气候。若清燥气太盛，则又会产生火热之气报复，则此时热气为复气。故原文云"清热胜复同"。所以，从岁运的胜复来看，是风木，清燥，火热。另外，木运不及，厥阴司天，其运气格局类似于木的平气（正角，也就是五行三纪中的敷和）。同时，岁运（又称中运、大运）与司天的五行属性相同（此处都是木），这种运气格局叫"天符"。

【扩展选读】

从共性角度来讲，单从岁运上讲，厥阴司天的十年（五个巳年和五个亥年）都是气化运行后天的年份，也就是实际气候与季节的时点不完全一致，气候的出现多是迟于相应的理论季节时点。但是，丁巳、丁亥两年因为运气相合而运同正岁，也就是五行平气的年份。《六元正纪大论》篇的后文提到："运非有余，非不足，是谓正岁，其至当其时也"。也就是，这种运气相合的年份其气候变化与季节基本相应。

教材前面提过，运气学说有所谓"五运三纪"或"三气之纪"的提法，把各个年份区分成平气、不及、太过三类。但如果只按年干的阴阳来计算，那么，各个年份只有太过和不及两类，而没有平气。而当运气相合，综合判断时，其中属于"运太过而被抑"，或"运不及而得助"或"岁会"及"同岁会"之年，就出现了平气之年。平气之年也就是这里所谓的"正岁"。

有关概念解析如下：

天符：一年的中运（又称"岁运"、俗称"大运"）之气，与司天之气相符而同化的，叫作"天符"。即《素问·六微旨大论》言："土运之岁，上见太阴；火运之岁，上见少阳、少阴；金运之上，上见阳明；木运之岁，上见厥阴；水运之岁，上见太阳。奈何？岐伯曰：天之与会也，故《天元册》曰天符"。

岁会：通主一年的中运之气，与岁支之气相同，这叫"岁运"。即《素问·六微旨大论》言："木运临卯，火运临午，土运临四季（即"辰、戌、丑、未"），金运临酉，水运临子，所谓'岁会'，气之平也"。

太乙天符：既是天符，又是岁会，便叫作"太乙天符"，又称为"太一天符"。即《素问·六微旨大论》言："天符岁会何如？岐伯曰：太一天符之会也"。

以上各种特殊运气格局的致病特点如《素问·六微旨大论》所言："天符为执法，岁位为行令，太一天符为贵人。帝曰：邪之中也，奈何？岐伯曰：中执法者，其病速而危；中行令者，其病徐而持；中贵人者，其病暴而死。"

【文义医理解析】

因为这十年司天之气为厥阴风木，又运同正角（木的平气），所以，上半年乃至全年的风气都偏胜，对风力、气温影响比较明显。这有两种可能存在：除了多风或者有大风、气温偏高的气候表现外，还因为风主动、善行数变，所以全年之中各种快速变化的特殊甚至极端气候也不罕见。

另外，上半年受司天之气的影响为主，气温偏高，多风或有大风为主。又因为风可胜湿，雨水就可能偏少。而下半年，在泉之气是少阳相火，气候将会变得炎热，尤其是冬天所处的六之气，正是在泉少阳相火当令用事之时，故会出现暖冬，气温不足以让水结冰，虫子也不用蛰伏越冬了。年末之时，还有两种可能的天气。其一，若司天之气风性仍盛，则会开泄冬藏之气，风从火化，风火相煽，则冬天可能出现相对酷热的时段。其二，若风相对较弱，少阳相火太强，则主气太阳寒水之气被强火所明显压抑，此时弱风又不能胜湿，则湿土趁机来乘寒水，此时综合的结果就是湿度就会明显升高。假如，再没有其他特殊因素的影响，这个时段就可能会出现雨季才有的阴云密布，雨湿流行的短暂极端天气情况。

而巳、亥年的天气，对于农作物来讲，对青色与红色谷物的收成相对比较有利。对于生物的生育繁殖而言，则是属于木类的毛虫（文角）在上半年繁殖有利，在下半年尤其是少阳在泉之冬天反倒不利。属于火类的羽虫在这种炎热的冬天繁殖比较活跃。

对于人而言，这样的天气导致的就是上半年比较容易患风病，下半年比较容易患热病。由于还存在木气过亢时，金气来报复的可能，所以也有患燥病的可能。也就是说，巳亥年会出现风气—燥气—火热之气，相互胜克的致病可能。

总而言之，这种由于厥阴风木司天，少阳相火在泉的运气格局，可导致风火同德，风从火化的气候、物候和病候，而这都是与木星、火星相对于地球的运动规律有关的。

《六元正纪大论》从司天在泉角度对巳、亥各年的全年共性气候物候和病候进行了论述后，下文就对六步气的每一步进行具体描述。

初之气，是指自大寒后至春分（约在1月19～21日到3月19～22日）这段时间（每步气均为六十日八十七刻半，下同）。客气为阳明燥金，主气为厥阴风木，客气胜主气。"寒始肃，杀气方至"是指：由于阳明燥金主寒凉清肃，这样的客气克制了主温暖生发的厥阴风木主气，使得春天里气候偏凉，生机受到抑制，应生不生，反而出现清凉如秋的肃杀气象。即所谓的"春行秋令"生机萎靡之象。

因此，部分人会感受寒凉之邪而得病。原文中"右之下"，指的是巳亥岁六气图中初之气的阳明燥金方位处在司天之气厥阴风木的右方，在右间气（二之气）的太阳寒水之下，故云右之下；与下文四之气的"左之上"相对，并不一定是指寒凉之气侵袭了人体的右下部位。有医家认为是指人体右下部或右下肢为寒所病，临证亦可参考。

需要再次说明的是：主气是维持气候正常的因素，是年年不变的；客气是六年一周期，是影响异常气候变化的因素。一年中，六步气的客主加临，共同影响着全年不同季节的气候情况。假如客主加临是相克，那么该时段的天气就可能会反常，如春应暖反凉，夏应热反冷，秋冬应冷反热等等。

巳亥岁初之气为阳明燥金加临厥阴风木，二之气为太阳寒水加临少阴君火，终之气为少阳相火加临太阳寒水，均是相克。就单从客主加临的角度分析，全年这三步气的时段气候的性质是比较异常的，固有的季节特征可能不太明显。

二之气，是指自春分后到小满（约在3月19～22日到5月20～22日）这段时间。此时客气太阳寒水，主气是少阴君火。虽然，正常的气候因素主气君火值令，但被寒水所克制（还是客胜主），阳气被郁结在内，不能用事，所以气候仍然偏寒，可能比初之气更为寒冷，甚至出现天降寒霜雪花，地上水凝成冰的"春行冬令"的严重倒春寒现象，出现了名贵的植物不但不能发芽生长，反而焦枯干萎的杀气更为明显的物候。同样，部分人，也可能因为体内阳气为外寒所困遏，不得宣通而出现表寒里热的病症。

另外，如果寒水压制君火的程度过于严重，由于胜复的关系，接下来可能会有湿土之气报复寒水的现象，而出现冷雨频频。当寒水之气被报复而减弱之后，里热炽盛的表现会更加明显。同样，不排除部分病人也会出现因为感受寒湿，或者湿热互结而患病的可能。

三之气，是指小满后到大暑（约在 5 月 20~22 日到 7 月 22~24 日）这段时间。此时的客气为当年司天之气，厥阴风木主令，所以称为天政，主气为少阴君火。因为木生火，客生运为相得，两者相互作用，且风气偏胜，故时作大风，气温转为温热。相应地，部分人会感受风邪和热邪，而出现风从火化，风火相煸所致的流泪，耳鸣，肢体振掉（动摇震颤）抽搐，头目眩晕的病症。

四之气，是指大暑后到秋分（约在 7 月 22~24 日到 9 月 22~24 日）这段时间。此时的客气为少阴君火，主气为太阴湿土，暑热之气与潮湿之气互相搏结，气候湿热，相应地，部分人就会感受湿热之邪，而出现皮肤黄疸、浮肿的症状。此处"左之上"，指巳亥六气图中，少阴君火的方位，在其左间，相对在上，并不一定是指湿热之邪交争于人体左上部位。有医家认为是伤及"升于左"之肝气，临证亦可参考。

五之气，是指秋分后到小雪（约在 9 月 22~24 日到 11 月 22~23 日）这段时间。此时的客气为太阴湿土，主气为阳明燥金，此时为客生主，为相得。正常的气候应该转入秋凉干燥（实际是由温燥过渡到凉燥），但由于湿气的加临，会出现燥与湿交替出现，或者燥湿相兼的气候变化反复的情况。若客气太阴湿土发挥作用之时，则可见到本该秋高气爽的日子，会出现乌云密布，雨水偏多，气温下降的气候。相应地，此时容易出现寒邪（夹湿）侵袭人体致病的情况。

值得指出的是：湿燥不是相克关系，而是相生，故不存在谁压制谁的问题，临床上常常同时并见，或此起彼伏，或互为因果。尤其是从六气标本中气化来说，湿土从本，阳明从中，不从标本，燥往往会湿化，显现出湿象，但其病因还是燥。因此，在治湿病之时，必须考虑燥邪是否存在。

终之气，是指小雪后到大寒（约在 11 月 22~23 日到第二年 1 月 20~22 日）这段时间。此时的客气为在泉之气少阳相火，主气是太阳寒水，主胜客。教材前面已经介绍过，"畏火"，即少阳相火。少阳相火在泉，为司地之气。下半年，尤其终之气这段时间，阳气亢盛，不能潜藏，应冷不冷，气候偏热。本应入冬蛰伏的小虫也不蛰藏了，水也不结冰了，冬行春令，甚至冬行夏令，植物如同在春夏天一样萌芽生长。对于属于裸虫的畏寒喜暖的人类来讲，反倒觉得舒服了，往往同"蛰虫"一样，喜欢外出活动，伸展气机。但这种气候、物候都属于严重的反常，人们若真行为如此，绝非养生，反而害生。因为冬天气温过于暖热，本就导致冬不藏精，若过度运动，疏于调摄，又容易受寒，这两者都容易导致温病的发生甚至流行。尤其是在这一年的岁末与第二年的年初，有可能有大面积流行的温疠（急性热性传染病）的发生。

对于巳亥年，厥阴风木司天，少阳相火在泉这样的运气格局所导致的病症，在临床治疗上，要遵循以下的原则。首先，要处理导致某气被压郁的偏胜之气（致郁之气）；其次，要滋养人体自身气血；再次，要扶持可能被郁之气，以防止偏胜邪气为害。用药上，上半年可以用味辛性凉的药物助金，以调平司天过亢的风气；下半年可以用味咸性寒的药物助水，以调平在泉过亢的火气。尤其要注意的是，对于在泉少阳相火的治疗，不能过用苦寒直折火邪的药物，一来，此时为主气为寒水，若用药过寒，外寒加内寒，更使火邪闭郁，不能发散，里热更为炽烈；二来，因为苦寒伤阴败胃，容易反伤正气，变生他乱。所以，建议用咸凉咸寒之品调之。另外，寒凉偏胜为主的情况则寒凉药少用些，温热偏胜的情况则温热药少用些。用药和饮食都是这样的原则，违反了就会有致病的危险。

而陈言在《三因极一病证方论·六气时行民病证治》中，推荐用敷和汤（以木之平气命名的方剂）以调平巳亥之年司天风邪、在泉火邪为患的上述见证。缪问对此方用药心法解析时，认为该方治疗思路颇符合《内经》的精神。具体参考【扩展选读】内容。

【扩展选读】

缪问《三因司天方》中，与敷和汤相关的论述如下：

"巳亥之岁，厥阴司天，少阳在泉。气化运行后天，民病中热，而反右胁下寒，耳鸣，掉眩，燥湿相胜，黄疸、浮肿、时作温厉，宜敷和汤。

半夏　五味子　枳实　茯苓　诃子　干姜炮　陈皮　甘草炙，各一钱　枣仁

上锉，入枣二枚，水煎服。

初之气，阳明加临厥阴，主春分前六十日有奇，民病寒于右之下。加牛蒡子。

二之气，太阳加临少阴，主春分后六十日有奇，民病热于中。加麦冬、山药。

三之气，厥阴加临少阳，主夏至前后各三十日有奇，民病泣出，耳鸣、掉眩。加紫菀。

四之气，少阴加临太阴，主秋分前六十日有奇，民病黄疸而为胕肿。加泽泻、山栀。

五之气，太阴加临阳明，主秋分后六十日有奇，寒气及体。依正方。

终之气，少阳加临太阳，主冬至前后各三十日有奇，人乃舒，其病温疠。依正方。

缪问曰：风木主岁，《经》谓热病行于下，风病行于上，风燥胜复形于中，湿化乃行，治宜辛以调其上，咸以调其下，盖辛从金化，能制厥阴，咸从水化，能平相火。揆厥病机，或为热，或为寒，耳鸣、浮肿、掉眩、温厉，病非一端，方如庞杂，然其用药之妙，非具卓识，何从措手哉？此方是配合气味法，论其气，则寒热兼施；论其味，则辛酸咸合用。有补虚，有泻实，其大要不过泻火平木而已。

半夏辛能润下，合茯苓之淡渗，祛湿除黄。枣仁生用，能泻相火。甘草功缓，厥阴风在上，以甘酸泄之，火在下，以五味子之酸以制之。《别录》载五味有除热之功，非虚语也。炮姜温右胁之冷；枳实泄脾藏之湿；橘皮、诃子，醒胃悦脾，无邪不治矣。

初之气，阳明燥金加厥阴风木，民病右胁下寒，加牛蒡辛平润肺，导炮姜至右胁以散其寒；

二之气，太阳寒水加少阴君火，民病热中，加麦冬以和阳，山药以益土；

三之气，厥阴风木加少阳相火，民病泣出、耳鸣、掉眩，木邪内肆也，加紫菀清金平木；

四之气，少阴君火加太阴湿土，民病黄疸，胕肿，加泽泻以逐湿，山栀以清湿中之热；

五之气，太阴加阳明；

终之气，少阳加太阳，并从本方。"

王旭高《运气证治歌诀》中与敷和汤相关的论述如下：

"敷和汤

治巳亥之岁，厥阴司天，少阳在泉，气化运行后天。初之气，乃阳明燥金加临厥阴风木，民病寒，于右胁下痛。二之气，太阳寒水加临少阴君火，民病热中。三之气，厥阴风木加临少阳相火，民病泪出，耳鸣掉眩。四之气，少阴君火加临太阴湿土，民病黄疸，胕肿。五之气，太阴湿土加临阳明燥金，燥湿相胜，寒气及体。终之气，少阳相火加临太阳寒水，此下水克上火，民病温疠。治法宜用辛凉平其上，咸寒调其下，畏火之气，无妄犯之。

半夏（辛温）　枣仁（甘酸）　五味子（甘酸）　炮姜（苦辛）　枳实（苦辛）　茯苓（甘淡）　诃子（苦温）　橘皮（辛甘）　炙甘草（甘平）

自大寒至春分，加牛蒡子。

自春分至小满，加麦冬、山药。

自小满至大暑，加紫菀。

自大暑至秋分，加泽泻、山栀。

自秋分至小雪，大寒，并依原方。

歌诀：厥阴巳亥用敷和，风木司天土病多，《内经》：厥阴风木司天，脾胃之病为多。橘半草苓姜味枳，枣仁诃子九般哦。

方解：《内经》："厥阴司天，风淫所胜，治以辛凉，佐以苦甘"。"少阳在泉，火淫所胜，治以咸冷，佐以苦辛。"此方辛凉咸寒，在加减法中，而不入正方，正方九味，多是温中补土益肺之药。盖木盛者土必衰，培土生金，正所以抑木也。"

三、辰戌岁"太阳司天"相关气候物候病候及治法方药

【经典原文】

帝曰：太阳之政奈何？

岐伯曰：辰戌之纪也。

太阳、太角、太阴、壬辰、壬戌、其运风，其化鸣紊启拆；其变振拉摧拔；其病眩掉目瞑。

太角（初正）、少徵、太宫、少商、太羽（终）。

太阳、太徵、太阴、戊辰、戊戌同正徵，其运热，其化暄暑郁燠；其变炎烈沸腾；其病热郁。

太徵、少宫、太商、少羽（终）、少角（初）。

太阳、太宫、太阴、甲辰岁会（同天符）、甲戌岁会（同天符），其运阴埃，其化柔润重泽；其变震惊飘骤；其病湿下重。

太宫、少商、太羽（终）、太角（初），少徵。

太阳、太商、太阴、庚辰、庚戌，其运凉，其化雾露萧瑟；其变肃杀雕零；其病燥背瞀胸满。

太商、少羽（终）、少角（初）、太徵、少宫。

太阳、太羽、太阴、丙辰天符、丙戌天符，其运寒，其化凝惨栗冽；其变冰雪霜雹；其病大寒留于溪谷。

太羽（终）、太角（初）、少徵、太宫、少商。

凡此太阳司天之政，气化运行先天，天气肃、地气静。寒临太虚，阳气不令，水土合德，上应辰星镇星。其谷玄黅，其政肃，其令徐。寒政大举，泽无阳焰，则火发待时。少阳中治，时雨乃涯。止极雨散，还于太阴，云朝北极，湿化乃布，泽流万物。寒敷于上，雷动于下，寒湿之气，持于气交，民病寒湿，发肌肉痿，足痿不收，濡泻血溢。

初之气，地气迁，气乃大温，草乃早荣，民乃厉，温病乃作，身热、头痛、呕吐、肌腠疮疡。

二之气，大凉反至，民乃惨，草乃遇寒，火气遂抑，民病气郁中满，寒乃始。

三之气，天政布，寒气行，雨乃降，民病寒，反热中，痈疽注下，心热瞀闷，不

治者死。

四之气，风湿交争，风化为雨，乃长、乃化、乃成。民病大热少气，肌肉痿、足痿、注下赤白。

五之气，阳复化，草乃长，乃化、乃成，民乃舒。

终之气，地气正，湿令行。阴凝太虚，埃昏郊野，民乃惨凄，寒风以至，反者孕乃死。

故岁宜苦以燥之温之，必折其郁气，先资其化源，抑其运气，扶其不胜，无使暴过而生其疾。食岁谷以全其真，避虚邪以安其正，适气同异，多少制之。同寒湿者燥热化，异寒湿者燥湿化，故同者多之，异者少之，用寒远寒，用凉远凉，用温远温，用热远热，食宜同法，有假者反常，反是者病，所谓时也。

【原文出处】

《素问·六元正纪大论》。

【经典及作者简介】

见前。

【经典原文】

辰戌之岁，太阳司天，太阴在泉，气化运行先天。初之气，乃少阳相火加临厥阴风木，民病瘟，身热头痛，呕吐，肌腠疮疡；二之气，阳明燥金加临少阴君火，民病气郁中满；三之气，太阳寒水加临少阳相火，民病寒，反热中，痈疽注下，心热瞀闷；四之气，厥阴风木加临太阴湿土，风湿交争，民病大热少气，肌肉痿，足痿，注下赤白；五之气，少阴君火加临阳明燥金，民气乃舒；终之气，太阴湿土加临太阳寒水，民乃惨凄孕死。治法用甘温以平水，酸苦以补火，抑其运气，扶其不胜。

静顺汤

治辰戌岁太阳司天，太阴在泉，病身热头痛，呕吐，气郁中满，瞀闷少气，足痿，注下赤白，肌腠疮疡，发为痈疽。

白茯苓　木瓜干　各一两　附子炮，去皮脐　牛膝酒浸　各三分　防风去叉　诃子炮，去核　甘草炙　干姜炮　各半两

上为锉散，每服四大钱，水盏半，煎七分，去滓，食前服。

其年自大寒至春分，宜去附子，加枸杞半两；自春分至小满，依前入附子、枸杞；自小满至大暑，去附子、木瓜、干姜，加人参、枸杞、地榆、香白芷、生姜各三分；自大暑至秋分，依正方，加石榴皮半两；自秋分至小雪，依正方；自小雪至大寒，去牛膝，加当归、芍药、阿胶炒，各三分。

【原文出处】

宋，陈言，《三因极一病证方论·六气时行民病证治》。

第四章 《黄帝内经》五运六气学说与相关方药在岭南湿病中的临证应用要点

【文义医理解析】

凡是岁支是辰戌的年份，均是太阳寒水司天之年。也就是在一个甲子六十年中，有壬辰、壬戌、戊辰、戊戌、甲辰、甲戌、庚辰、庚戌、丙辰、丙戌一共十年。换句话说，每六年就有一个太阳司天的年份。而这十年的六步客气的排列顺序是完全一致的，客气都是初之气为少阳相火，二之气为阳明燥金，三之气为太阳寒水（司天），四之气为厥阴风木，五之气为少阴君火，终之气为太阴湿土（在泉）。而各年主气的排列恒定不变，均为初之气为厥阴风木，二之气为少阴君火，三之气为少阳相火，四之气为太阴湿土，五之气为阳明燥金，终之气为太阳寒水。

《素问·六元正纪大论》在对太阳司天的共同运气格局及物候病候特点介绍之前，先具体解析了同一天干的辰戌两年的运气格局。由于上述六气周期律的关系，同一天干的辰、戌两个不同地支年，其五运六气格局是基本一样的。下面仅对壬辰、壬戌这两年进行解读。其余从略，具体解读方法参见这两年的相关内容。

壬辰、壬戌这两年，太阳寒水司天，太阴湿土在泉，岁运（又称"中运"）是木运太过，太角。所以按照"司天—岁运—在泉"排列为"太阳 太角 太阴"，可以读为"太阳寒水司天，太阴湿土在泉，中见木运太过"。在《六元正纪大论》中，另云："壬辰壬戌岁：上太阳水，中太角木运，下太阴土"即为此意。

在客运排列上，初运同当年岁运，是太角，二运是少徵，三运是太宫，四运是少商，终运是太羽。

言下之意，当年的主运排列也是：初运是太角，二运是少徵，三运是太宫，四运是少商，终运是太羽。由于主客运相同，所以这两年是"正年"。

由于木运太过，风木之气偏于亢盛，尤其是在春令当值之时，风多风大，天气温暖。在动植物都生机勃发，到处呈现一片盎然的春意。鸣，风吹草木摇动之声。紊，张隐庵解释为：繁盛。启拆，把封闭的物件开启拆封，即植物发芽抽条，动物从蛰伏处外出的景象。但木运太过，也可能由于风气过亢为灾变，出现狂风大作，摇动摧毁房屋，连根拔起大树，严重的甚至地震的情况。相应地，部分人就会感受风邪，出现头目眩晕，四肢振掉（动摇震颤）抽搐的病症。以下戊辰、戊戌等八年的运气格局不做详细解析，有兴趣的可自行推导理解。

从共性角度来讲，太阳司天的十年（五个辰年和五个戌年）都是气化先天的年份。

在暂不考虑各间气客主加临，只考虑司天在泉因素的前提下，辰戌年会有以下的气候，物候及病候特点。

因为这十年受到司天之气太阳寒水的影响，天气偏冷，由于在泉之气，为太阴湿土，故尔全年阳气不足，正常导致生物生长速度减慢，活动相对减少，而呈现出天地肃静的冷清感觉。倘若气候明显寒凉，阳气会被严重压抑，似乎失去了火焰一般。因为司天影响上半年更明显，所以这种情况上半年特别容易出现，不但主气的初之气厥阴风木，二之气少阴君火为寒水之气所压制。而应温不服，应热不热。即便是应该酷热的三之气，也由于主气少阳相火，正对司天寒水之气，也偏冷不热。直到下半年，在泉太阴湿土之气用事，雨水增多时，寒冷的天气才到尽头。下半年，由于太阴湿土用事，所以常常阴云密布，雨水连绵，潮湿的天气对万物都有影响。而此前被压抑的温热之气并未消失，实际上是郁而待发，如有合适的时候，就会发作，所以下半年也会有天气闷热，甚至打雷的天气。大体来说，整年的气候还是偏寒湿为主。相对地五行属水、黑色的谷物以及五行属土、黄色的谷物生长较好。相应地，部分人就会感受寒湿而患病，表现为肌肉痿缩无力，下肢痿软瘫痪，大便溏泄，以及各种出血等病症。这都是寒气与湿气相互抟结，所形成的气候、物候和病候。与水星和土星相对于地球的运行规律有关。

《六元正纪大论》从司天在泉角度对辰戌各年的全年共性气候物候和病候进行了论述后，下文就对六步气的每一步进行具体描述。

初之气，是指自大寒后至春分（约在1月19~21日到3月19~22日）这段时间（每步气均为六十日八十七刻半，下同），客气为少阳相火，主气为厥阴风木，主生客，为相得。少阳相火之热偏盛，而风温火热协同，司天寒水离当令正位尚远，力量不足以压制温热，故气温明显升高，草木生长比正常的要旺盛。相应地，部分人就会感受温热之邪，发生温病，甚至出现中小规模的急性热性传染病，表现为身热发烧、头痛呕吐，肌肤皮肤生疮溃疡。

二之气，是指自春分后到小满（约在3月19~22日到5月20~22日）这段时间。此时客气为阳明燥金，主气为少阴君火，主克客。由于燥气偏寒，加上太阳寒水司天，少阴君火的温热又比较柔和，无力克制燥寒，反而受到燥寒之气压制。于是，春夏之交这段时间，气温会从"大凉"到"寒"过渡，司天寒气的力量就会显现出来了。初之气的火气就会受到抑制，草木因此生机放慢，而人们前一阶段的蓬勃的生机也受到打压，情绪凄惨，甚至因为肝气郁结，而出现中满的症状。

三之气，是指小满后到大暑（约在5月20~22日到7月22~24日）这段时间。此时的客气为当年司天之气，太阳寒水，所以称为天政，主气为少阳相火，客胜主。且此时寒水当令，力量强大，与往年同时期比较气温寒冷明显，不时下雨，相应地，部分人会感受到寒邪，体内阳气被郁，不得疏泄，反而出现寒包火郁，里热壅盛的情况，或者出现痈疽肿毒，大便暴注下利，头目不清、心中闷热的情况，严重的病例如不能得到及时治疗，预后不良。

四之气，是指大暑后到秋分（约在7月22~24日到9月22~24日）这段时间。此时的客气为厥阴风木，主气为太阴湿土。客克主。风湿交争，风可胜湿，此时雨水还不至于太过，气候相对正常。因此，植物的生长成熟相对比较正常。由于此时，司天寒水之气已经减弱，天地及人体在上半年被压抑的阳气，会在此时郁发化热。若部分人感受了湿邪，与热相合，则可出现大热、少气、肌肉痿缩，下肢痿弱，大便注下，赤白痢疾的病症。

五之气，是指秋分后到小雪（约在9月22~24日到11月22~23日）这段时间。此时的客气为少阴君火，主气为阳明燥金，客胜主。由于寒气已经减退，阳气又因此得到恢复，气温相对温暖，小草可继续生长，作物继续成熟。相应地，由于秋天的悲凉之意相对不浓，人体阳气得以舒展。

终之气，是指小雪后到大寒（约在11月22~23日到第二年1月20~22日）这段时间。此时的客气为在泉之气太阴湿土，主气是太阳寒水，寒湿互结，阴气隆盛。在泉当令，天空阴云密布，郊野雨雾迷蒙，加上寒风凛冽，气温低湿度大，人们的生活艰苦，心情凄惨。此时，适应这种天气的生物的繁殖情况比较好，不适应的生物若此时怀孕，就比较容易死亡。

对于辰戌之年，太阳寒水司天，太阴湿土在泉这样的运气格局所导致的病症，在临床上治疗寒湿之病，宜用苦味的药物温寒燥湿。同时，要遵循以下的原则。首先，要滋养人体自身气血；其次，要处理导致某气被压郁的偏胜之气（致郁之气）；最后，要扶持可能被郁之气，以防止偏胜邪气为害。适当进食当年的岁谷，以保全真气，谨避虚邪贼风以安定正气。同时，要根据岁运与司天在泉之气的关系（异同生克），考察分析致病邪气的轻重（如丙辰、丙戌年是天符年，寒气更重，甲辰甲戌年是同天符，湿气更甚。其余类推），决定用药的分量来组方。假如是寒湿甚的年份,则需要用药燥而偏热;假如是有湿热的,则需要用药燥而偏凉。另外,病症以寒凉偏胜为主时,则寒凉药少用些;病症温热偏胜为主时,则温热药少用些。时病往往与当时对应的实际气候密切相关,用药和饮食都是这样的原则,违反了就会有致病的危险。

陈言在《三因极一病证方论·六气时行民病证治》中,推荐用静顺汤(以水之平气命名的方剂)以调平辰戌之年,太阳寒水司天,太阴湿土在泉,寒邪湿邪为患的上述见证。其治法乃"甘温以平水,酸苦以补火,抑其运气,扶其不胜"。对此清代医家缪问有详细的解读,有兴趣者可参见本章相关【扩展选读】内容。

【扩展选读】

缪问《三因司天方》中,与静顺汤相关的论述如下:

"太阳司天之岁,寒临太虚,阳气不令,正民病寒湿之会也。防风通行十二经,合附子以逐表里之寒湿,即以温太阳之经。木瓜酸可入脾之血分,合炮姜以煦太阴之阳。茯苓、牛膝,导附子专达下焦。甘草、防风,引炮姜上行脾土。复以诃子之酸温,醒胃助脾之运,且赖敛摄肺金,恐辛热之僭上刑金也。

初之气,少阳相火加临厥阴风木,故去附子之热,且加枸杞之养阴;

二之气,阳明燥金,加少阴君火,大凉反至,故仍加附子以御其寒;

三之气,太阳寒水加少阳相火,民病寒,反热中,痈疽,注下,不宜酸温益火,故去姜、附、木瓜。热伤气,加人参以益气;热伤血,加地榆以凉血;枸杞益营,生姜悦卫,白芷消散外疡;

四之气,厥阴风木加太阴湿土,风湿交争,民病足痿,痢下赤白,加石榴皮甘酸温涩,且治筋骨腰脚挛痛,并主注下赤白;

五之气,少阴君火加阳明燥金,民病乃舒,舒之为言徐也,无有他害,故依正方;

终之气,太阴湿土加太阳寒水,民病惨凄,一阳内伏,津液为伤,去牛膝破血之品,加归、芍入肝以致津,阿胶入肾以致液,丝丝入扣,世谓司天板方,不可为训,冤哉。"

王旭高《运气证治歌诀》中,与静顺汤相关的论述如下:

"治辰戌之年,太阳司天,太阴在泉,气化运行先天。初之气,乃少阳相火加临厥阴风木。民病瘟疠,身热头痛,呕吐,肌腠疮疡。二之气,乃阳明燥金加临少阴君火,民病气郁中满。三之气,乃太阳寒水加临少阳相火,民病寒,反热中,身热瞀闷。四之气,厥阴风木加临太阴湿土,风湿交争,民病肉痿足痿,注下赤白。五之气,少阴君火加临阳明燥金,民病郁郁不舒。终之气,太阴湿土加临太阳寒水,民病凄惨。治法宜用甘温平其水,酸苦补其火,折其郁气,资其化源,抑其运气,扶其不胜也。

附子(辛甘热) 炮姜(苦辛温) 木瓜(酸温)

茯苓(甘淡) 牛膝(苦酸) 甘草(甘平) 诃子(苦温) 防风(甘辛温)

自大寒至春分,去附子加杞子。

自春分至小满,依原方加杞子。

自小满至大暑,去附子、木瓜、炮姜,加人参、杞子、地榆、白芷、生姜自大暑至秋分,依原方加石榴皮。

自秋分至小雪,依原方不加减。

自小雪至大寒,去牛膝,加当归、白芍、阿胶。

歌诀：静顺汤医辰戌年，太阳寒水是司天，附姜茯膝木瓜草，诃子防风八味全，随气初终加减服，扶气不胜抑其偏。

方解：按《内经》运气篇：太阳司天，寒淫所胜。太阴在泉，湿淫所胜。为病与此不同，其治司天之寒淫，平以辛热，佐以甘苦。治在泉之湿淫，主以苦热，佐以酸淡。立方大意即本之，此后俱仿此。"

【临证医案举例】

1. 许叔微医案

医案原文：

己未岁，一时官病伤寒，发热，狂言烦躁，无他恶证。四日死。或者以为两感，然其证初无两感证候。是岁得此疾，三日四日死者甚多，人窃怪之。予叹曰："是运使然也：己为土运，土运之岁，上见太阴，盖太乙天符为贵人。中执法者，其病速而危；中行令者，其病徐而持；中贵人者，其病暴而死，谓之异也。又曰臣位君则逆，逆则其病危，其害速。是年少宫土运，木气大旺。邪中贵人，故多暴死。气运当然，何足怪也！"

医案解析：

本案摘自许叔微《伤寒九十论》，医案原题为：伤寒暴死证第十一。己未年，为太乙天符，因土气大旺，可能成为独亢的土邪，亦可能次生其他邪气，从而出现不少的伤寒暴死病证。许叔微的本案的论述要点在于以下文字："是运使然也……盖太乙天符为贵人，……中贵人者，其病暴而死，谓之异也……邪中贵人，故多暴死。气运当然，何足怪也。"许氏记述本案的主要目的在于提醒后人辨别运气的常变，尤其需要重视特殊运气情况对疾病的影响作用。考医案之己未年，乃南宋高宗绍兴九年，公元1139年。根据张志斌撰写的《中国古代疫病流行年表》所载，"1139年陈言《三因极一病证方论》卷6《料简诸疫证治》[北京：人民卫生出版社，1957.74]；（绍兴九年）'京师大疫'"。可见当年至少在局部地区确实出现了严重疫情。比许叔微年少，但也共同经历过1139年己未疫情的南宋医家陈言（时年约18岁）在其著作《三因极一病证方论》中提到此事时深有体会地说道："既有寒温二疫，风湿亦宜备论，如己未年，京师大疫，汗之死，下之死，服五苓散遂愈，此无他，湿疫是也。"由此可证，己未年发生太乙天符，确因土气大旺，成为独亢湿邪，产生了大疫。病者除了使用通阳利气，运脾除湿的五苓散能治愈外，误为寒温二疫，而作汗下，导致的暴死症当不在少数。

医家简介：

许叔微，字知可，约生活于1080—1154年，宋代真州白沙（今江苏仪征）人，因曾任翰林集贤院学士，后世多以"许学士"称之。他不仅是宋代研究伤寒的著名大家，而且在杂病证治方面的见解，对后世临床医学的发展也产生了极大影响。其《伤寒九十论》，载有九十则伤寒医案，被誉为我国的第一部医案学专著。

2. 老鹰荣医案

医案原文：

邹某某，女，主治中医师。

初诊：2015年11月6日。

当时年龄：34岁。

主诉：听力下降伴耳胀耳鸣10天。

问诊：患者曾于2009年9月中旬因工作压力大、长时间熬夜，现第一次发作性听力下降，伴明显耳鸣、耳胀感；当时住院电测听诊断为"突聋"，经"强的松、前列地尔、金纳多（银杏叶）、巴曲酶"及针灸、脑反射、辨证中药健脾益肾，治疗后痊愈。10天前无明显诱因下，患者又突然出现听力下降，伴耳胀感，次日耳胀感加重，并出现明显耳鸣。遂在本院住院，再次电测听仍诊断为："突聋"，予"巴曲酶、血栓通注射液、弥可保（甲钴胺）"等治疗。治疗过程中，耳胀感、耳鸣症状时轻时重，总体效果不佳。故转用中药汤剂治疗。

当时住院治疗已经10天，听力下降，耳鸣、耳胀感，诸症回复住院治疗前程度。平素急躁，易生气，情绪不畅时右胁肋部胀闷不适，腰酸明显，痰多色白稀稠不一，晨起口干口苦，平素喜食辛辣、酸及煎炸食物，喜喝汤及肉食、海鱼螃蟹，时有暴饮暴食，嗳气多，长期大便溏稀或黏腻不爽，常有腹胀及矢气，便后可缓解。近半年来痛经明显，以刺痛为主，经量少，伴血块，怕冷，得热敷稍缓解。

望闻切诊：面微黄，语音高，语速快，舌淡胖暗，齿印明显，舌下脉络迂曲，苔白腻微黄，脉沉细弦，尺脉虚。

中医诊断：厥聋。

辨证分型：湿寒阻窍，脾肾两虚。

西医诊断：突发性耳聋。

辨治思路：

传统辨证论治思路：综合四诊，本病为脾肾两虚，湿寒阻窍，肝风上扰所致，本在湿寒标在风。

运气辨治思路：

初发时运气格局：首次发病之时，2009年9月中旬，己丑岁四之气；是年岁土气不及，太阴湿土司天，太阳寒水在泉，四之气少阳相火加临太阴湿土，为土虚湿盛。是岁天干地支均属土，且司天之气为太阴湿土，故为"太乙天符。（《素问·六微旨大论》言："天符为执法，岁会为行令，太乙天符为贵人。邪之中也，奈何？曰：中执法者，其病速而危；中行令者，其病徐而持；中贵人者，其病暴而死。"）

病邪定性：此年土气纯而湿亢盛，湿最易成为致病的主要邪气，其发病暴。本体正气：患者本人饮食不节，暴饮暴食，加之情绪急躁，是饮食及情志内伤，脾阳受损为本。

复发时运气格局：复发于2015年10月底，乙未年五之气；此年亦太阴湿土司天，太阳寒水在泉，五之气阳明燥金加临阳明燥金。

初发及复发年均为上（司天）湿下（在泉）寒之岁，故其病脾湿肾寒为本无疑。

本体正气如前所述，无太大变化。

治疗方药：方用陈无择著，缪问注《三因司天方》备化汤（司天气方）合六己年白术厚朴汤（六己岁运方），以健脾固土扶正，祛湿散寒祛邪。

木瓜15g　生甘草10g　厚朴10g　茯神15g　天麻5g　法半夏10g　牛膝10g　藿香（后下）10g　防风10g　熟附子5g　青皮5g　生地15g　泽泻15g　覆盆子15g　桂枝10g　白术15g　干姜5g

上方中药除藿香外，清水6碗，泡一小时，煮成两碗，后下藿香2分钟，取汁，上下午各一碗温服。嘱清淡饮食，忌食奶、鱼、汤及辛辣、酸、煎炸等食物，忌暴饮暴食。

二诊：2015年11月27日。

诉如法煎服上方，首日服药后约半小时解稀水样便，味道带馊，伴便不尽感，但便后腹胀改善，当天大便4次。用第一剂后，即自觉耳鸣及耳胀感改善五成。

翌日服用第二剂时，半小时到1小时左右解大便，大便转为软烂便，日4行，仍伴有腹胀。当天自觉听力恢复近七成，耳鸣及耳胀感基本消除。

第三天服用第三剂，大便次数减少为3次，变为软便，便后腹胀明显减轻，当天自觉听力基本完全恢复，无耳鸣、耳胀感等不适。

第四天后继续服用上方，自此耳鸣耳聋耳胀未再发作。大便减为每天2～3次，软便，腹胀轻微，口干明显减轻。共服用10剂后，月经将来，遵嘱上方加香附10g继服，来经时疼痛明显改善。继续服用中药，每天一剂。

刻下，听力如常，无耳鸣耳胀，痰白量中，口微干，大便日2行，质软，少许腹胀，弯腰洗头时腰酸明显，纳可，眠安，心情较前明显好转。

面微黄，语音不高，语速稍快，舌淡胖暗，齿印明显，舌下脉络迂曲，苔薄白腻，脉沉细，略弦，尺脉仍虚。

辨治思路：药已中病，故可见浊阴得降，湿邪外泄，清阳得升，脾运自复诸象。

虽三剂药即得除标证，然病本犹在，仍调脾肾，温寒化湿，时仍属乙未岁，运气当值，故效不更方，仍用备化汤合六己年白术厚朴汤，并加强益肾强腰之药。

木瓜15g 生甘草10g 厚朴10g 茯神15g 天麻5g 法半夏10g 牛膝20g 藿香10g（后下） 防风10g 熟附子5g 青皮5g 生地15g 泽泻15g 覆盆子20g 桂枝10g 白术15g 干姜5g 香附10g

嘱如天气无特别异常变化，上方如前法煎煮，每日一剂，继服至大寒。

随访：

2016年1月26日随访，大寒（1月20日）已经停药，耳聋耳鸣未再发作。

2018年10月29日再次随访，耳聋耳鸣至今三年未再发作。因2019年为己亥岁，六己年岁土不及，告知当注意调养，防止复发。

2019年复发。

首诊：2019年6月6日。

问诊：

主诉：耳鸣耳胀2天。

现病史：2009年、2015年两次左耳突发性耳聋，治后缓解，2天前出现左耳鸣响耳胀，烦躁，胁肋胀，夜眠易醒梦多，晨起神疲口苦，痰多白黏，近一个月咽痒咳嗽痰稀，动辄汗多，不耐寒热，早饭后到午饭前，口干饮水多早饭后夜睡前明显，纳可，喜欢吃辣，不耐饥饿，腹胀，矢气多，大便溏，日1～3次，小便白天调，夜尿1～2次，月经疼痛明显，血块多，色暗。

既往史：子宫腺肌症。

经带胎产史：G4P2A2。

望闻切诊：面色青，唇淡暗，舌淡红稍暗，苔白腻，舌下脉络延长，脉细缓，右寸浮滑。

西医诊断：耳鸣。

中医诊断：耳鸣。

辨证分型：1. 脾虚肝旺；2. 气虚痰湿。

运气格局：2019己亥岁，岁运：少宫，司天：厥阴风木；在泉：少阳相火。气克运。三之气：客气：厥阴风木，主气：少阳相火。

处理原则：健脾祛湿，平肝息风，利咽化痰。

治疗方药：白术厚朴汤合敷和汤化裁。

白术 20g　厚朴 10g　法半夏 10g　桂枝 10g　广藿香 10g（后下）　青皮 10g　干姜 10g　甘草 10g　五味子 5g　茯苓 10g　诃子 10g　枳实（蒸）10g　蒸陈皮 5g　酸枣仁 10g　紫菀 10g　紫苏叶 10g（后下）

共 5 剂，上方中药除藿香、苏叶外，清水 6 碗，泡 1 小时，煮成两碗，后下藿香、苏叶 2 分钟，取汁，白天少量多次频频温服，勿于夜间服用中药汤剂。

嘱咐禁忌寒湿生冷水产甜腻等助湿伤脾之品。注意放松心情，放慢节奏，减少思虑，加强休息。

二诊：2019 年 6 月 10 日。

问诊：服上方 2 天后左耳鸣响耳胀明显减轻，前天吃冷饮、螃蟹且自行夜间加服一碗中药成三碗后症状增加，今晨又有所减轻。烦躁大减，胁肋胀缓解，夜眠易醒梦多，晨起神疲，口苦减轻，痰少咽痒气逆，动辄汗多，口干饮水多，纳可，腹胀，矢气多，大便溏，日 1-3 次，小便白天调，夜尿 1 次，月经疼痛明显，血块多，色暗。

望闻切诊：面色青，唇淡暗，舌淡红稍暗，舌缨线，苔薄白腻，舌下脉络延长，脉细缓。

处理原则：药已中病，调摄失宜，仍用白术厚朴汤合敷和汤化裁。

上方干姜加大到 15g，五味子加大到 10g，其余同前，再如前所叮嘱之法服五剂，并遵各种饮食禁忌、情志调整医嘱后。服药后耳鸣耳胀症状消失。

医案解析：

本案以现代诊疗的书写习惯，记录了一例时间跨度达 3 年余的典型岭南湿证的临证辨治过程。从详尽的问诊资料可知，湿邪为患始终贯穿于病之所起及其所复。本例患者湿邪的产生与其饮食、情志以及五运六气因素均密切相关。应用五运六气知识及方药进行临证辨治、日常预防，效果理想。

3. 老鹰荣医案

医案原文：

叶某某　性别：男　年龄：31 岁

一诊（上半年）：2019 年 5 月 23 日

主诉：反复饭后疲劳思睡 2 周。

现病史：近 2 周以来反复午饭、晚饭后疲劳思睡，容易睡着，饭前不耐饥饿，口稍干，饮水多，口臭，无痰，汗常，大便溏，小便频，熬夜多，1 点后上床入睡，夜眠尚可，时有头晕腰痛，心情尚佳，多思用脑。

既往史：无特殊病史。

过敏史：未发现。

望闻切诊：形体肥胖，面白，舌淡，苔薄，脉沉细缓。

初步诊断：

中医诊断：湿阻病。

辨证分型：脾肾不足。

运气格局：

发病运气格局：2019 年 5 月 10 日前后，为己亥岁，岁土不及，风乃大行，厥阴风木司天，二之气太阳寒水加临少阴君火。

就诊运气格局：2019 年 5 月 23 日，为三之气，厥阴风木加临少阳相火。

病机归属：饭前神疲思睡，头晕多饮，不耐饥饿，便溏，舌淡，苔薄，脉沉细缓均脾虚气弱，太阴无力升清之象，腰痛尿频乃肾虚寒水之象，主要见证与运气病机岁土不及相符。病机归属，本在土，标在水。

处理：必要时查糖尿病2项。

中医治则：健脾益肾，益气化痰，祛湿和胃。

运气方药：备化汤合白术厚朴汤化裁。

中药不拘时，6碗清水浸泡一小时，煮成两碗，后下藿香5分钟，少量多次频频温含咽服；如非外感需要发汗，或有特殊嘱咐，请勿晚上服中药汤剂。

中药处方：

川木瓜10g　茯神10g　盐牛膝10g　熟附子5g　生地黄20g　覆盆子10g　生甘草10g　生白术10g　姜厚朴10g　法半夏10g　桂枝10g　广藿香10g（后下）　青皮10g　干姜5g　紫菀10g

煎服，共5剂。

二诊（下半年）：2019年11月21日

主诉：手足汗多1月。

现病史：病史见前。2019年5月反复午饭、晚饭后疲劳思睡，容易睡着，饭前不耐饥饿，头晕腰痛，就诊服药5剂后完全缓解。近1月来出现手足汗多，近2周加重，时咽痛身热脚凉，口干口臭，饮水多，无痰，大便溏，小便常，熬夜多，常凌晨1点后上床，入睡容易，夜眠尚可，心情尚佳，多思用脑。

望闻切诊：形体肥胖，舌淡胖，苔白微黄，脉沉细缓。

初步诊断：

中医诊断：汗证（病）。

辨证分型：脾肾不足。

西医诊断：多汗症。

运气格局：

二诊发病运气格局：2019年10月，岁土不及，风乃大行，少阳相火在泉，五之气，太阴湿土加阳明燥金。

二诊就诊运气格局：同发病格局。

病机归属：手足汗多，咽痛身热，口干口臭，苔白微黄乃在泉相火用事之象。病机归属，标在火，本在土。

治则治法：前症服药虽解，然脾肾虚弱之本未改，仍当从运气病机岁土不及，健脾益肾，益气化痰，祛湿和胃。

运气方药：备化汤合白术厚朴汤化裁。

中药不拘时，6碗清水浸泡一小时，煮成两碗，少量多次频频温含咽服。

中药处方：

川木瓜10g　茯神10g　盐牛膝15g　生地黄20g　覆盆子10g　生甘草10g　土炒白术30g　姜厚朴10g　法半夏10g　肉桂5g　制香附10g　青皮5g　炮姜5g　紫菀10g　明天麻10g

煎服，共5剂。

医案解析：

本例患者在同一干支年份的上下半年因不同主诉来诊，通过运气辨治思维分析，其所苦之患（湿邪所致）均与就诊当时运气因素（土运不及，风乃大行）密切相关，可以选择相应的三因司天方进行治疗。然一年之中，岁运相同，气则有异；具体包括客气分司天在泉分管上下半年，以及具体的六步客主加临。在临证用药时需要考虑司天在泉及六步气的客主加临，必要时应该根据病机及标本虚实进行调整，切不可呆板套用。

【经典知识点的当代临证应用提示】

（1）五运六气学术不是艰涩空洞无法与临床结合的理论，结合《三因极一病证方论》等书籍，解读《黄帝内经》五运六气相关内容，有助于较快形成临证运气辨治思维。

（2）学习五运六气必须明晰运气的整体观，经典中对于运气规则的讲述是以单因素讲授的，而每一年的运气格局，无论是理论常态还是实际情况，都是多个因素综合作用的结果。所谓整体大于各部分之和，因此，临证应用时，必须以多元融合的整体思维去分析判断。

（3）经典中所谓"民病"中的"民"，只是部分对当年理论常态的运气格局易感的人群。"病"则是指当某部分人的体质与当年的运气格局相对应，运气成为致病因素，而可能所发生的典型病候。也就是说民非全民，病也非所有的病证。这一点，在岭南湿病临证时尤其需要注意。

（4）临证应用三因司天方时，必须养成对照运气实情与理论常态，审查运气病因病机的习惯。在此基础上，再考量患者的体格气质之不同，同时结合岭南地区的气候地域特点，而选用或者合用恰当的方药化裁，切不可落入按图索骥、刻舟求剑的误区。

（5）十六首干支司天方除运气辨治使用外，也可以方证对应使用，病机对应使用，不必过分拘泥。

（6）经典知识点速记歌：甲己化土音为宫，壬木辛水湿见中，单凭天干寻五运，各年常候实不同；丑未太阴司天气，巳亥厥阴脾感风，辰戌在泉当湿土，六气尤观客主逢；干支运气方十六，岭南应用可无穷，刻舟求剑非其法，病机气宜须理通！

【学术传承脉络】

五运六气学说的形成，可溯源到上古三皇五帝至先秦时期。《黄帝内经》中的七篇大论是运气理论成形的标志。虽自古以来，学界对这七篇大论是否为《素问》中原有篇章的争议从未停止，但对运气学说的学术传承与研究，却一直在延续。唐代王冰把来自于其师藏"张公秘本"的《素问》七篇大论补入了《黄帝内经》。两宋金元时期，对运气学说的应用与研究十分昌盛。卑湿刘温舒编著了《素问入式运气论奥》，对运气学的基本术语概念、推算规则、运气脉象、运气病治进行了阐述和发挥，首创图表解释理论的先河。宋代把运气学说列入官方编撰的《圣济总录》中，并作为太医局重要的考试内容。林亿等在校订《素问》时，确定运气七篇为古医经。许叔微在《伤寒九十论》中记录了运气思路分析的医案，指出了运气知识在临床实践的重要作用。陈言在《三因极一病证方论》编写了《五运时气民病证治》《六气时行民病证治》，创作了十一首治运气致病的方剂，形成了运气辨治的临床方药体系，影响至今。金元时期，医家对运气学说的研究更加深入，刘完素著《素问玄机原病式》《素问病机气宜保命集》等书籍，指出了医家学习掌握运气学说的重要性。成无己著《注解伤寒论》，运用运气理论解释伤寒学说。张元素、李东垣、张从正、朱丹溪等医家也在其著述中对运气学说进行解读发挥。明代医家汪机著《运气易览》系统梳理运气理论、阐述相关学术要点，并在"六气主病治例"一节中论述了"复气"的生克制化关系，并创立了六首生克复气之方。张介宾

（景岳）在《类经》《类经图翼》中，有专门研究论述运气学说的文字。李梴《医学入门》强调运气学说的作用，他引"张子和云：不诵十二经络，开口动手便错；不通五运六气，检尽方书何济？经络明，认得标；运气明，认得本。求得标，只取本，治千人，无一损。"更引"张子和曰：病如不是当年气，看与何年运气同，只向某年求活法，方知都在至真中"。楼英《医学纲目》、王肯堂《医学穷源集》等著作均有专篇论述运气相关的知识与临床应用要点。清代医家王丙、陆懋修等提出和运用六气大司天理论对既往医家学术主张及用药风格进行了分析，指出存在比六十年甲子周期更大的运气节律。清代温病学家如叶桂、薛雪、吴瑭、余霖、雷丰等人在创立温病学说过程中，都重视辨识运气因素在温病疫症发病中的作用。吴谦主持修编的《医宗金鉴·运气要诀》专门讨论运气学说。之后，张志聪、高士宗师徒等人也致力研究阐发运气理论。需要指出的是，发源于江苏无锡江阴及其周边地区，自清代以后影响日广的龙砂医学流派，其中一个重要的学术特色是重视和善于运用《黄帝内经》的五运六气学说。清代的龙砂医家缪问将另一位龙砂名医姜体乾所藏的宋版陈言《三因方》进行整理，加上前人及自己的心得体会、应用经验刊为《三因司天方》一书。后来，王旭高编撰了《运气证治歌诀》，对相关的治方进行了解释。龙砂医学流派传承至今获得国家中医药管理局首批立项资助，在流派代表性传承人顾植山教授的推广下，运气学说在临床诊疗中的作用得到了前所未有的重视。岭南地区近年也掀起了学习、应用、研究五运六气学说的热潮。

【相关学术争鸣】

自古以来，医家对五运六气学术的应用价值已产生了许多的学术争鸣。教材节选了部分医家的观点，供读者参考。至于针对运气学说的理论解读与临床应用具体要素的学术争鸣，教材不做介绍。

明代医家李梴在《医学入门》中云："由此观之，经络、脏腑、脉病、药治，无非运气之所为也。非只一岁也，虽一时一刻之短，而五行之气莫不存；非特一物也，虽一毫一芒之细，而五行之化莫不载。上达于天，则有五星倍减之应；下推于地，则有草木虫育之验。奈何俗医不知医之源者，全然不识运气为何物；不知医之变者，又泥时日执钤方以害人。要之，有在天之运气，有在人之运气。天时胜，则舍人之病而从天之时；人病胜，则舍天之时而从人之病。张子和曰：病如不是当年气，看与何年运气同，只向某年求活法，方知都在至真中，扁鹊曰：阴淫寒疾，即太阳寒水之令太过。阳淫热疾，相火之令太过，风淫末疾，木令太过．雨淫腹疾，湿令太过，晦淫惑疾，燥令太过，久晴不雨，当为疫疠风痹．明淫心疾。君火之令太过。经曰：必先岁气，勿伐天和。又曰：不知年之所加、气之盛衰，不可以为工。学者合而观之，更精于脉证，乃自得之。噫！儒之道，博约而已矣；医之道，运气而已矣，学者可不由此入门而求其蕴奥耶！"

明代医家缪希雍在《神农本草经疏》中有"论五运六气之谬"云："原夫五运六气之说，其起于汉魏之后乎？何者？张仲景，汉末人也，其书不载也。华元化，三国人也，其书亦不载也。前之则越人无其文，后之则叔和鲜其说。予是以知其为后世所撰，无益于治疗，而有误乎来学，学者宜深辨之。予见今之医师，学无原本，不明所自，侈口而谈，莫不动云五运六气，将以施之治病，譬之指算法之精微，谓事物之实有，岂不误哉！殊不知五运六气者，虚位也。岁有是气至则算，无是气至则不算。既无其气，焉得有其药乎？一言可竟已。其云'必先岁气'者，譬夫此年忽多淫雨，民病多湿，药宜类用二术苦温以燥之，佐以风药，如防风、羌活、升麻、葛根之属，风能胜湿故也。此必先岁气之谓也。其云'无伐天和'者，即春夏禁用麻黄、桂枝，秋冬禁用石膏、知母、芩、连、芍药之谓。即春夏养阴、秋冬养阳之义耳。乃所以遵养天和之道也。昔人谓'不明五运六气，检遍方书何济'者，正指后人愚蒙，不明五运六气之所以，而误于方册所载，依而用之，动辄成过，则虽检遍方书，亦何益哉！予少检《素问》中载有是说。既长游于四方，见天下医师与学士大夫，在谈说其义，于时心窃疑之。又见性理所载，元儒草庐吴氏，于天之气运之中，亦备载之。予益自信其为天运气数之法，而非医家治病之书也。后从敝邑见赵少宰家藏宋版仲景《伤寒论》，皆北宋善版，始终详检，并未尝载有是说。六经治法之中，亦并无一字及之。予乃谛信予见之不谬，而断为非治伤寒外感之说。予尝遵仲景法治一切外邪为病，靡不响应。乃信非仲景之言，不可为万世法程。杂学混滥，疑误后人，故特表而出之，俾来学之所抉择云。"

清代吴又可在《温疫论·杂气论》言："日月星辰，天之有象可睹；水火土石，地之有形可求；昆虫草木，动植之物可见；寒热温凉，四时之气往来可觉；至于山岚瘴气，岭南毒雾，咸得地之浊气，犹或可察。而唯天地之杂气，种种不一，亦犹草木有野葛巴豆，星辰有罗计荧惑，昆虫有毒蛇猛兽，土石有雄硫砒信，万物各有善恶不等，是知杂气之毒亦然。然气无形可求，无象可见，况无声复无臭，何能得睹得闻，人恶得而知？是气也，其来无时，其着无方，众人有触之者，各随其气而为诸病焉。其为病也，或时众人发颐；或时众人头面浮肿，俗名为大头瘟是也；或时众人咽痛，或时音哑，俗名为蛤蟆瘟是也；或时众人疟痢；或为痹气；或为痘疮；或为斑疹；或为疮疥疔肿；或时众人目赤肿痛；或时众人呕血暴亡，俗名为瓜瓤瘟、探头瘟是也；或时众人瘿痿，俗名为疙瘩瘟是也。为病种种，难以枚举。大约病偏于一方，延门阖户，众人相同，此时行疫气，即杂气所钟。为病种种，是知气之不一也。盖当其时，适有某气专入某脏腑经络，专发为某病，故众人之病相同，非关脏腑经络或为之证也。不可以年岁四时为拘，盖非五运六气所能定者，是知气之所至无时也。或发于城市，或发于村落，他处安然无有，是知气之所着无方也。疫气者亦杂气中之一，但有甚于他气，故为病颇重，因名之疠气。虽有多寡不同，然无岁不有。至于瓜瓤瘟、疙瘩瘟，缓者朝发夕死，急者顷刻而亡，此又诸疫之最重者，幸而几百年来罕有之，不可以常疫并论也。至于发颐、咽痛、目赤、斑疹之类，其时村落中偶有一二人，所患者，虽不与众人等，然考其证，甚合某年某处众人所患之病纤悉相同，治法无异。此即当年之杂气，但目今所钟不厚，所患者稀少耳，此又不可以众人无有，断为非杂气也。杂气为病最多，然举世皆误认为六气。假如误认为风者，如大麻风、鹤膝风、痛风、历节风、老人中风、肠风、疠风之类，概用风药，未尝一效，实非风也，皆杂气为病耳。至又误认为火者，如疔疮、发背、痈疽、流注、流火、丹毒，与夫发斑、痘疹之类，以为诸痛痒疮皆属心火，投芩、连、栀、柏，未尝一效，实非火也，亦杂气之所为耳。至于误认为暑者，如霍乱、吐、泻、疟、痢、暴注、腹痛、绞肠痧之类，皆误认为暑，作暑证治之，未尝一效，与暑何与焉！至于一切杂证，无因而生者，并皆杂气所成。盖因诸气来而不知，感而不觉，唯向风寒暑湿所见之气求之，既已错认病原，未免误投他药。刘河间作《原病式》，盖祖五运六气，百病皆原于风、寒、暑、湿、燥、火，是无出此六气为病者。实不知杂气为病，更多于六气。六气有限，现在可测，杂气无穷，茫然不可测。专务六气，不言杂气，岂能包括天下之病欤？"

清代龙砂医家高思敬在其著作《运气指掌》"自序"中言道："医家之读内难，犹士子之读五经。士子不读五经，无以知天人之理；医家不明内难，无以探阴阳之奥。医与儒分则二，而合则一也。夫所谓阴阳之奥者何？不外五运六气、五行生克之理。近之业医者，类皆谓运气不足凭，生克不必信，讲实验而废理想，甚至欲废五行辟运气，不几将岐黄之道湮没无存乎！仆也幼未读书，学识浅陋，仅于外科一门一知半解，而于逐年运气时时体验，确有可凭而可信者。爰将运气编辑浅明歌括，并摘录六元正纪，逐年胜复，邪正对化为之图说，大概以公诸同好，不敢谓有功于世，亦力挽狂澜，保存经训之愚意也。但期海内同道指我瑕疵，匡我不逮则幸甚！"

（老膺荣　周　薇）

参 考 文 献

陈大舜，周德生. 2014. 最好的中医名著公开课. 名师解读历代名医临床必读医论. 长沙：湖南科学技术出版社.

陈无择著. 缪问释. 陶国水，周扬校注. 2019. 三因司天方. 北京：中国医药科技出版社.

高思敬著. 老膺荣，宾炜，蔡云校注. 2019. 运气指掌. 北京：中国医药科技出版社.

黄帝内经素问. 2012. 北京：人民卫生出版社.

老膺荣，宾炜，吴新明. 2018. 许叔微《伤寒九十论》伤寒暴死证的运气解读及其对疫病预测作用的思考. 中医文献杂志，36（1）. 37-40

李经纬，林昭庚. 2000. 中国医学通史·古代卷. 北京：人民卫生出版社.

李梴著. 金嫣莉等校注. 1995. 医学入门. 北京：中国中医药出版社.

缪希雍撰. 2017. 神农本草经疏（上）. 北京：中医古籍出版社.

王象礼. 2005. 陈无择医学全书. 北京：中国中医药出版社.

吴有性. 2016. 温疫论, 中华传统医药经典古籍. 南宁：广西科学技术出版社.

第五章　张仲景《伤寒论》治湿辨治要点

《伤寒论》湿邪病证要点

【经典原文】

若酒客病，不可与桂枝汤，得之则呕，以酒客不喜甘故也。（条文编码按宋本《伤寒论》顺序，下同）（17）

太阳病，桂枝证，医反下之，利遂不止，脉促者，表未解也，喘而汗出者，葛根黄芩黄连汤主之。（34）

葛根（半斤）甘草（二两 炙）黄芩（三两）黄连（三两）

上四味，以水八升，先煮葛根，减二升；内诸药，煮取二升，去滓，分温再服。

发汗后，腹胀满者，厚朴生姜半夏甘草人参汤主之。（66）

厚朴（半斤 炙，去皮）生姜（半斤 切）半夏（半升 洗）甘草（二两）人参（一两）

上五味，以水一斗，煮取三升，去滓，温服一升，日三服。

伤寒八九日，风湿相搏，身体疼烦，不能自转侧，不呕不渴，脉浮虚而涩者，桂枝附子汤主之；若其人大便硬，（一云脐下心下硬。）小便自利者，去桂加白术汤主之。（174）

桂枝附子汤方

桂枝（四两，去皮）附子（三枚，去皮，破，炮）生姜（三两，切）大枣（十二枚，擘）甘草（二两，炙）

上五味，以水六升，煮取二升，去滓，分温三服。

去桂加白术汤方

附子（三枚，去皮，破，炮）白术（四两）生姜（三两，切）甘草（二两，炙）大枣（十二枚，擘）

上五味，以水六升，煮取二升，去滓，分温三服。初一服，其人身如痹，半日许复服之，三服都尽，其人如冒状，勿怪，此以附子、术，并走皮内，逐水气未得除，故使之耳，法当加桂四两。此本一方二法，以大便硬，小便自利，去桂也；以大便不硬，小便不利，当加桂，附子三枚恐多也，虚弱家及产妇，宜减服之。

风湿相搏，骨节疼烦，掣痛不得屈伸，近之则痛剧，汗出短气，小便不利，恶风不欲去衣，或身微肿者，甘草附子汤主之。（175）

甘草（二两，炙）附子（二枚，炮，去皮，破）白术（二两）桂枝（四两，去皮）

上四味，以水六升，煮取三升，去滓，温服一升，日三服。初服得微汗则解，能食，汗止复烦者，将服五合，恐一升多者，宜服六七合为始。

伤寒脉浮而缓，手足自温者，是为系在太阴。太阴者，身当发黄，若小便自利者，不能发黄。至七八日大便硬者，为阳明病也。（187）

伤寒脉浮而缓，手足自温者，系在太阴。太阴当发身黄，若小便自利者，不能发黄。至七八日，虽暴烦下利日十余行，必自止，以脾家实，腐秽当去故也。（278）

阳明病，无汗，小便不利，心中懊憹者，身必发黄。（199）

阳明病，被火，额上微汗出，而小便不利者，必发黄。（200）

伤寒发汗已，身目为黄，所以然者，以寒湿在里不解故也。以为不可下也，于寒湿中求之。（259）

阳明病，发热汗出者，此为热越，不能发黄也。但头汗出，身无汗，剂颈而还，小便不利，渴引水浆者，此为瘀热在里，身必发黄，茵陈蒿汤主之。（236）

茵陈蒿（六两）栀子（十四枚，擘）大黄（二两，去皮）

上三味，以水一斗二升，先煮茵陈减六升；内二味，煮取三升，去滓，分三服。小便当利，尿如皂荚汁状，色正赤，一宿腹减，黄从小便去也。

伤寒七八日，身黄如橘子色，小便不利，腹微满者，茵陈蒿汤主之。（260）

伤寒瘀热在里，身必黄，麻黄连轺赤小豆汤主之。（262）

麻黄（二两，去节）连轺（二两，连翘根是）杏仁（四十个，去皮尖）赤小豆（一升）大枣（十二枚，擘）生梓白皮（一升，切）生姜（二两，切）甘草（二两，炙）

上八味，以潦水一斗，先煮麻黄再沸，去上沫，内诸药，煮取三升，去滓，分温三服，半日服尽。

伤寒身黄发热，栀子柏皮汤主之。（261）

肥栀子（十五个，擘）甘草（一两，炙）黄檗（二两）

上三味，以水四升，煮取一升半，去滓，分温再服。

太阴中风，四肢烦疼，阳微阴涩而长者，为欲愈。（274）

热利下重者，白头翁汤主之。（371）

白头翁（二两）黄柏（三两）黄连（三两）秦皮（三两）

上四味，以水七升，煮取二升，去滓，温服一升，不愈，更服一升。

下利欲饮水者，以有热故也，白头翁汤主之。（373）

【原文出处】

汉，张仲景，《伤寒论》。

【经典及作者简介】

张机，字仲景，约生活于150—219年，南阳郡涅阳人。少时随同郡张伯祖习岐黄术，后医术超越其师，因其对临证医学的卓越贡献，而被后世医家尊为"医圣"。

《伤寒论》原为《伤寒杂病论》，成书于东汉末年建安年号中后期。后因战乱流轶，但散乱不久，就由王叔和撰次整理，将《伤寒杂病论》整理为《伤寒论》、《金匮要略》两部分。至北宋年间，由朝廷指令学者整理《伤寒论》，后成为当今最流行的版本，即"宋本"《伤寒论》。

【文义医理解析】

湿邪自中土而生，中土虚羸，化生湿邪，于虚寒之体，则易化生寒湿而转为太阴病，以"腹满而吐，食不下，自利益甚，时腹自痛"等太阴表现为主；于阳盛之躯，则易见不恶寒、但恶热、烦躁等阳明实热见症。然除太阴、阳明单纯见症外，还可兼夹太阳表邪不解，表现为太阳、太阴合病，或太阳、阳明合病。故此处条文以太阴、阳明、太阳太阴、太阳阳明进行分类。

1. 太阴

发汗后，腹胀满者，厚朴生姜半夏甘草人参汤主之。（66）

在本章"经典原文"中，所有条文均引自钱超尘、郝万山整理之《伤寒论》，由人民卫生出版社 2020 年 12 月出版。此条方药中有甘草二两，而《伤寒学》七版教材中，为炙甘草。此方中应为健脾益气之炙甘草，而甘草仅见于《伤寒论》的甘草汤、桔梗汤。出于对版本学的尊重，仍按此版本抄录。本章其余条文，均按此原则处理。

虚人伤寒建其中，中焦虚弱，无有汗源，强行发汗，变证丛生。此处不当发汗而汗之，治疗失当——腹胀满，为汗后损伤脾阳。太阴中阳不足，易生䐜胀——寒湿、痰浊、痰饮均可生胀。以方测证，此处不用茯苓、白术等药，说明病邪尚未成水饮，而只是单纯湿邪为患。又因脾虚不运，出现气滞不通。仲景用量亦为亮点，其中厚朴半斤，生姜半斤，半夏半升，用量很大，而炙甘草二两、人参一两则用量很小，可见此方以消为主，以补为辅。因腹胀气滞，此时如果炙甘草、人参用量过大，则会导致更加壅满不通，此方证属虚中夹实。但为何此处要用小剂量人参、炙甘草反添壅滞之虞？因方中厚朴、生姜、半夏均为辛热之品，用量极大，恐行气伤及阴津，故予小剂量参、草顾护气阴，此处也体现了仲景顾护中土的学术思想。

本方与理中汤比较，理中汤主治太阴病虚多而寒甚，故其方温补力较强，祛寒力较大；本方主治太阴病虚少而湿滞者，故其方温补力较弱，而燥湿力较大。正由于本证湿滞中焦较甚，故其腹胀满甚。由此可见，两方虽然都主治太阴阳虚而有寒湿之证，但理中汤补多于攻，本方攻多于补，有所不同。

【扩展选读】

《伤寒论》与《金匮要略》乃后人从仲景《伤寒杂病论》中拆分而成，因此，要了解仲景湿邪辨治学术思想的全貌，可把伤寒金匮两书的相关知识点比较互参。

厚朴生姜半夏甘草人参汤与枳术汤比较：枳术汤为《金匮要略》中治疗"心下坚大如盘，边如旋盘"的方剂，为治疗脾虚气滞饮停的方剂。从部位上看，枳术汤偏重于胃脘部，而厚朴生姜半夏甘草人参汤偏重于下腹部；从病邪来讲，枳术汤侧重于祛水饮，而厚朴生姜半夏甘草人参汤侧重于行气化湿。枳术汤以化饮为主，而厚朴生姜半夏甘草人参汤以行气为主。

厚朴、半夏为仲景常用行气除湿组合，如《金匮要略》半夏厚朴汤，主治"咽中如有炙脔"，厚朴麻黄汤治疗"咳而脉浮者"。后世的除湿方剂多用此二药，如藿朴夏苓汤，三仁汤，藿香正气散……脾虚则生湿，此方在健护脾胃基础上兼清湿邪。

【文义医理解析】

伤寒脉浮而缓，手足自温者，是为系在太阴。太阴者，身当发黄，若小便自利者，不能发

黄。至七八日大便硬者，为阳明病也。（187）

伤寒脉浮而缓，手足自温者，系在太阴。太阴当发身黄，若小便自利者，不能发黄。至七八日，虽暴烦下利日十余行，必自止，以脾家实，腐秽当去故也。（278）

此二条论述太阴发黄，当对仗来看，187条言太阴发黄，日久转为阳明里实热证；278条言太阴发黄，日久脾阳渐复，寒湿之邪随大便而去，是为佳兆。

以脉测证，脉浮而缓，此处浮为表，缓主内湿，手足不热而温，是脾阳不足，表热与太阴脾湿相搏，湿中夹热，就会出现发黄，故为"系在太阴"。因小便自利，湿热之邪得以外出，故不能发黄。由此反推，若小便不利，则此处即为黄证。黄疸病，还当辨别太阴寒湿与阳明燥热孰多孰少，以分别阴黄、阳黄，从而随证治之。

接下来论述湿热之邪的两种转归——若热留于中，胃热渐盛，至七八日阳明主气而燥气偏盛，邪热化燥，大便干结，便转为阳明病；若脾阳渐盛，至七八日出现烦躁，下利，此时腐秽之邪排出，因"脾家实"，可自愈。

【扩展选读】

关于手足温，伤寒其他条文亦有出现——98条，得病六七日，脉迟浮弱，恶风寒，手足温，医二三下之，不能食，而胁下满痛，面目及身黄，颈项强，小便难者，与柴胡汤，后必下重；本渴饮水而呕者，柴胡汤不中与也，食谷者哕。99条，伤寒四五日，身热恶风，颈项强，胁下满，手足温而渴者，小柴胡汤主之。228条，阳明病，下之，其外有热，手足温，不结胸，心中懊憹，饥不能食，但头汗出者，栀子豉汤主之。《金匮要略》中虚劳小建中汤证也可见到手足温——男子黄，小便自利，当与虚劳小建中汤。

98条，得病虽久，但表证仍在，如"恶风寒"，但其人素体太阴寒湿为盛，故本底脉迟，出现太阳表证故在迟的基础上出现了"脉迟浮弱"，"迟"指体质状态，"浮弱"为表邪未解，此时手足温而非厥冷，可见病位未及少阴、厥阴，只是表邪内陷合太阴寒湿，发为手足自温，此时应当顾护太阴而解表，可用桂枝人参汤等类方，而此却误用攻下之法，出现不能食，胁下满痛，面目身黄，小便难，此时仍有颈项强，可见误下伤及脾阳，同时表证仍在，此时仍当温脾除湿，"于寒湿中求之"，却二次误治，投以小柴胡汤，从而出现阳气下陷，导致"后必下重"。此条最后又叮嘱：口渴欲饮，饮后又呕，此为太阴阳气不足，水饮内停，治疗当温阳而化饮，诸如五苓散类方，而不宜再投柴胡剂治疗。本条小便难是抓手，这说明水液代谢已出现问题，治当化湿除饮。

99条，症状与98条看似相似，如均有表证颈项强，胁下满，手足温，实则大不相同。此条为太阳、少阳、阳明同病，水饮症状不重，故无小便难。太阳依据，为颈项强，恶风寒，脉迟中见浮数；少阳依据，胁下满；阳明依据，渴，伤寒97条在论述小柴胡汤证病机时，最后提出"服柴胡汤已，渴者，属阳明，以法治之。"故此处，为阳明初起见症，尚未完全转化为阳明燥实证。此时太阳虽仍未解，但已转入少阳，同时又有阳明化热之趋势，故予小柴胡汤和解少阳为主，其中小柴胡汤中参草枣可顾护中土气阴，虽有太阳见症，亦不需去掉，若渴甚，临证可视情形加入石膏。

228条，此处之"手足温"不同于太阴病之"手足自温"，此处手足温与周身热同现，阳明证，身热、手热，一派热象，此时当用下法，若病重药轻，症状虽可缓解，但未究竟，故手足温强调热势程度较前缓解，但"其外有热"，提示阳明热势仍在。此时因下法不彻底，出现了热郁胸膈之证，故见"心中懊憹"，热郁上焦，火性炎上，蒸腾逼迫津液外泄，故见但头汗出，此时用栀子豉汤清泻胸膈郁热。

《金匮要略》之黄疸篇小建中汤，其方证可见虚弱体质，腹痛，手足烦热，小便自利者。当黄疸病已进入后期，周身黄染退而未净，目黄消退不明显，困惫乏力，心悸怔忡，脉细缓或细数，甚至结代。心电图出现心律失常，肝功能常见轻度损害，每每缠绵难愈。揣其病机，当是肝病传脾，胆邪及心。以小建中汤建立中气，而和营卫，即可治心。此处点出"小便自利"，诚然，湿热发黄小便恒不利，萎黄则小便自利，但若黄疸已至后期，邪少虚多，小便未尝不自利也。

太阴病之手足自温，当与少阴证阴虚内热相鉴别——太阴病手足自温，不至于发烫发烦，而少阴心肾阴虚之证，则见五心烦热，手足心发烫难耐，同时伴见心烦不寐；其次太阴病多口中和，或口干而不欲饮水，或饮少量水即可，这是因为太阴本脏多寒痰饮，即使口干也是津液不化所致，机体本不缺水，而少阴阴虚之证，则见口干欲饮，饮后得舒，这是因为少阴阴虚耗伤津液，机体津液不足，故需要补充水分；太阴证之手足自温，还可见舌淡胖，齿印，水滑，脉沉等见症，而少阴阴虚则多见舌瘦红，少苔，脉细数等见症。

关于脾家实，腐秽当去，临证中，若患者服药后出现腹泻，此时当辨证看待，如询问腹泻后是否不舒服，有无胃口变差，有无精神变差，结合脉象，若患者觉得腹泻后更舒服，则不是误治，而是脾阳恢复、疾病向愈的佳兆。类似情形，还有伤寒服用桂枝附子汤后的"其人如冒状，勿怪，此以附子、术并走皮内，逐水气未得除，故使之耳。"以及《金匮要略》中防己黄芪汤方后注："服后当如虫行皮中"，以及桂枝去芍药加麻黄附子细辛汤方后注："当汗出，如虫行皮中"。故服药后出现的各种反应，要综合分析，不可一刀切。

【文义医理解析】

伤寒发汗已，身目为黄，所以然者，以寒湿在里不解故也。以为不可下也，于寒湿中求之。（259）

259条出现在阳明病篇，实则非阳明病，而为太阴病。此条论述阴黄，为寒湿内蕴所致，故其脉应沉细，黄为熏黄。脾虚生湿，寒湿不化，久则郁而发黄，此时脾阳已虚，不可再用下法，方剂可选茵陈五苓散或后世茵陈术附汤、四苓加木瓜草果厚朴汤等方。

【扩展选读】

此条可与《金匮要略》"黄疸病脉证并治"篇条文互参——寸口脉浮而缓，浮则为风，缓则为痹。痹非中风，四肢苦烦，脾色必黄，瘀热以行。金匮此条论及太阴寒湿体质之人中风表现，脉浮，浮脉主表，为太阴中风，脉缓，是由于汗出津液丧失所致，若单论太阴中风之脉浮，可予桂枝汤。但仲景明言"缓则为痹"，这是由于湿痹于里，津液不充于外，所以明确提出"痹非中风"。此处之"四肢苦烦"，可与187条、278条之"手足自温"互参，两种表述，均为太阴湿邪与表寒夹杂化热的表现。通过"脾色必黄，瘀热以行"的描述，可知此处应有小便不利，这是太阴发黄的前提条件，此处之"瘀热"，指的是太阴寒湿转化为郁热，并非瘀血所致之发热。

【文义医理解析】

太阴中风，四肢烦疼，阳微阴涩而长者，为欲愈。（274）
太阴脾胃虚寒、脾阳虚弱的患者，素体内有湿邪，感受风寒后，出现四肢烦疼，这是因为脾主四肢，风寒之邪夹湿与脾阳相搏，故出现四肢烦疼。此处提到脉之阴阳，此阴阳为针对脉的浮沉而言，阳微是轻取之而微，说明风邪已不猛烈，邪气渐微。阴涩指沉取之而涩，说明正气尚虚，脾虚夹湿，气血不畅，无有足够力量抗邪于外。脉由涩转长，说明正气来复，长则气治，正盛邪微，所以表明"为欲愈。"脉涩与长不是并见，而是由涩转长，清代医家柯韵伯言，"涩本病脉，涩而转长，故病始愈耳。"

2. 阳明

若酒客病，不可与桂枝汤，得之则呕，以酒客不喜甘故也。（17）

好酒之人，湿热在中，因桂枝汤甘温，故服用后则呕。服桂枝汤除注意方证相应外，尚需了解患者体质、平素嗜好，故此条以酒客不喜甘为例，阐明禁用桂枝汤的另一种机制。

平素好酒之人，多见湿热内蕴体质。桂枝汤辛温助热，湿热蕴结于里之人，虽患太阳中风证，也不可服用，否则湿热壅滞，胃气上逆导致呕吐。"得之则呕"亦是举例说明酒客误服桂枝汤后的变证，而湿热内蕴者误用辛甘温热之剂，其变证常不止呕吐一端，仲景常用呕代指此一类的症状，如小建中汤条下言，"呕家不可用建中汤，以甜故也。"此条可用辛凉透解，或施以化湿清热之法。

此条可与《金匮要略》中"黄疸病脉证并治"篇之酒疸条文互参——"心中懊憹而热，不能食，时欲吐，名曰酒疸。"嗜酒之人，为湿热体质代词，因湿热内蕴，故心中懊憹而热，因里有湿，则时时欲吐，称为酒疸。酒客病，发为酒疸之几率高，故时时均应注重清热化湿，此又与"虚人伤寒建其中"对仗，可称为"酒客伤寒清湿热"。

阳明病，无汗，小便不利，心中懊憹者，身必发黄。（199）

阳明病，被火，额上微汗出，而小便不利者，必发黄。（200）

此两条论述阳明发黄，可与187、278两条太阴发黄证对仗来看。199条，阳明病热盛津伤，本应小便数，汗多，津液丢失，使得火热之象更盛。此处言及无汗，且小便不利，这是湿热内蕴，气机不利，使得汗出不来，小便不利，湿热交阻，无以宣泄，故导致心中懊憹，烦躁，日久发为黄疸。

200条，阳明证已具备，此时应清泻阳明，然却误治，用了火法，如艾灸、火熏等法，火与热合，阳热更盛。内迫血分，熏蒸肝胆，出现发黄。

阳明病，发热汗出者，此为热越，不能发黄也。但头汗出，身无汗，剂颈而还，小便不利，渴引水浆者，此为瘀热在里，身必发黄，茵陈蒿汤主之。（236）

伤寒七八日，身黄如橘子色，小便不利，腹微满者，茵陈蒿汤主之。（260）

此二条论述茵陈蒿汤应用指征，236条，阳明燥实内结发热汗出，而兼湿热黄疸者，治宜攻里燥湿清热，但因湿邪并非燥实痞满相间，故无须大泻下，予以茵陈蒿汤。虽为阳明病，但湿热之邪得以从汗而解，称之为"热越"，邪有出路，故不能发黄。此处之"发热、汗出"，当指全身而言。接下来，论述阳明病发黄情况，是其另一种转归——发黄。"但头汗出，身无汗"，此处强调"身无汗"，可以反推前文叙述应存在身有汗的情况。缘何汗出"剂颈而还"，此为湿热之邪结聚，气机不畅，一方面逼迫津液由上外泄，一方面津液丢失使得湿热更为炽盛，互为因果。津液丢失，导致"渴引水浆"，然而湿热之邪不除，虽饮水亦为枉然。最后仲景点出病机——瘀热在里。予茵陈蒿汤清除湿热。

260条，"伤寒七八日"，言阳明热盛体质之人，感受寒邪后，日久外热入里，出现湿热互结于内，小便不利；同时，湿热之邪不能从汗而泄，又不能从小便而走，湿热结于里则可见腹微满；邪无出路，久而发为黄疸。此条点出"身黄如橘子色"，此与太阴寒湿体质形成熏黄的黄疸不同，说明此为阳黄，当以清热利湿为主，方予茵陈蒿汤。

茵陈蒿汤证相当于急性黄疸型肝炎的黄疸期。

【扩展选读】

茵陈蒿汤与茵陈五苓散的鉴别。茵陈蒿汤针对湿热俱盛之黄疸，方中用大黄泻热，茵陈清利湿热，使湿热之邪从小便、大便而去；茵陈五苓散出自《金匮要略》，"黄疸病，茵陈五苓散主之。"以方测证，茵陈五苓散主要以清利水湿为主，为茵陈加五苓散，兼以退黄，临证可见舌胖大，齿痕，苔厚腻，腹泻，小便短少或不利，口干口渴，烦躁。

茵陈蒿汤与茵陈四逆汤的鉴别。茵陈四逆汤出自《伤寒微旨论》，为茵陈加四逆汤，此方针对少阴阳衰之阴黄，不同于茵陈蒿汤之阳黄。临证可见皮色黄而晦暗，手足逆冷过肘膝，乏力，没精神，脉沉细无力，方中四逆汤回阳救逆，加茵陈退黄。

【文义医理解析】

伤寒身黄发热，栀子柏皮汤主之。（261）

栀子柏皮汤主治热重于湿之黄疸，为阳黄。因湿热郁遏于里，证见身黄、目黄、小便黄，黄色鲜明，小便滞塞，心烦，口渴，恶心欲吐，发热，舌红苔黄，脉数。方中以栀子、柏皮清热行湿，甘草培土。其中栀子苦寒，可清内热结气，泻肝胆或阳明湿热，使之从小便而走。黄柏泻热，与栀子相配，可清泻湿热而退黄。炙甘草调和药性，避免黄柏、栀子苦寒伤中土，以达泻热除湿退黄的效果。

茵陈蒿汤与栀子柏皮汤的鉴别。茵陈蒿汤与栀子柏皮汤同样可以治疗肝胆湿热的黄疸，但茵陈蒿汤所治为湿热并重，以腹微满，身热并重为特征；栀子柏皮汤在于热重于湿，症状可见身热、渴欲饮水。

【扩展选读】

酒疸栀子大黄汤证。在《金匮要略》黄疸篇还有栀子大黄汤——酒黄疸，心中懊憹，或热痛，栀子大黄汤主之。方由栀子十四枚，大黄一两，枳实五枚，豉一升组成。上四味，以水六升，煮取二升，分温三服。栀子大黄汤是由栀子豉汤合半张小承气汤组成，也可看成半张茵陈蒿汤的底方。其功用为清利肝胆，理气退黄。

酒疸，特指酒热为盛，指平素喜酒之人，其体质状态为湿热内盛，正如前文所指之桂枝汤禁忌——得之则呕，以酒客不喜故也。方中大黄、栀子功用近茵陈蒿汤，可以除烦清热，分消上下。枳实与大黄相配，行气荡涤邪热，推陈致新，使酒热从二便而出。栀子与豆豉相合，为栀子豉汤，可治疗心中懊憹，清热除烦。栀子、豆豉相对于大黄、枳实，为上下分消之法。栀子大黄汤临证中，除肝胆湿热表现外，还有气滞诸症，临证见身黄，目黄，尿黄，腹胀，小便短少，大便偏干，发热，无汗，或仅头汗出，胃脘热痛。因酒热熏蒸肝胆，还可见胁痛，脘腹胀闷，头晕目眩，舌红，苔黄，脉弦数。

女劳疸硝石矾石散。此方亦为《金匮要略》之方药。黄家日晡所发热，而反恶寒，此为女劳得之。膀胱急，少腹满，身尽黄，额上黑，足下热，因作黑疸。其腹胀如水状，大便必黑，时溏，此女劳之病，非水也。腹满者难治。硝石矾石散主之。

硝石，矾石（烧）等份。上二味，为散，以大麦粥汁，和服方寸匕，日三服。病随大小便去，小便正黄，大便正黑，是候也。

诸黄证表现均有胃热，到傍晚阳明经主时，会发热，但女劳疸不但不热，反而恶寒，这并非本底太阴少阴虚寒，而是阴虚及阳，从而出现了阳虚的表现。阳无以化气，出现"膀胱急""少腹满"，水色外现，故额上黑。湿热下注，则足下热。其腹胀如水气状，但此处并非水气结聚，而是瘀血导致湿热不化，故仲景言"非水也"。硝石味苦咸寒，入血分消瘀活血；矾石入气分化湿兼活血，大麦粥养胃，防止二石伤及胃气。晚清医家张锡纯对于硝石矾石散有如下论述，可以为鉴：特别是方中矾石，释者皆以白矾当之，不无遗议？……白矾之功效，诚不如皂矾。盖黄疸之证，中法谓由脾中蕴蓄湿热；西法谓由胆汁溢于血中。皂矾退热燥湿之力不让白矾，故能去脾中湿热，而其色绿而且青，能兼入胆经，借其酸收之味，以敛胆汁之妄行。且此物化学家原可用硫酸水化铁而成，是知矿中所产之皂矾，亦必多含铁质。尤可借金铁之余气，以镇肝胆之木也。硝石性寒，能解脏腑之实热，味咸入血分，又善解血分之热。且其性善消，遇火即燃，又多含氧气。人身之血，得氧气则赤。又借硝石之消力，以消融血中之渣滓，则血之因胆汁而色变者，不难复于正矣。矧此证大便难者甚多，得硝石以软坚开结，湿热可从大便而解。而其咸寒之性，善清水腑之热，即兼能使湿热自小便解也。至用大麦粥送服者，取其补助脾胃之土以胜湿，而其甘平之性，兼能缓硝矾之猛峻，犹白虎汤中之用粳米也。

大黄硝石汤。大黄硝石汤出自《金匮要略》——黄疸腹满，小便不利而赤，自汗出，此为表和里实，当下之，宜大黄硝石汤。

大黄硝石汤，大黄、黄柏、硝石各四两，栀子十五枚。上四味，以水六升，煮取二升，去滓，内硝，更煮取一升，顿服。

大黄硝石汤中之硝石，有文献考证即为芒硝。湿性黏滞趋下，且易与热结蕴于中焦，湿热黄疸多伴有湿热郁滞、热势弥漫的征象。大黄硝石汤组成药物，皆为性寒清泻之品，而又各有所偏。大黄、芒硝性大寒而趋下，善清泻阳明胃腑瘀热内结。黄柏苦寒而燥，且入于足少阴经，善清下焦湿热且不伤阴，为三阴湿热之专药。栀子苦寒而入血分，且其性屈曲下行，善清胃脘血分结热，故能解三焦之郁火及使小肠瘀热从小便而出。

【文义医理解析】

热利下重者，白头翁汤主之。（371）

下利欲饮水者，以有热故也，白头翁汤主之。（373）

此二条为阳明热证下利，因肝经湿热下迫大肠，导致热利下重。本方为清热解毒，凉血止利之方剂。白头翁苦寒，清热解毒，凉血止痢；黄连、黄柏清热解毒，坚阴止痢；秦皮清肝泄热，收涩止痢，故对热痢或毒痢均有良好作用。

白头翁汤与葛根芩连汤二方均可治疗热性泄泻，如何鉴别？白头翁汤为肝经湿热下迫大肠，而葛根芩连汤为太阳表邪误下，致使邪气内陷于大肠出现利遂不止，故葛根芩连汤兼有表证未解。白头翁汤证涉及血分，而葛根芩连汤则无。白头翁汤为热毒熏灼血分，化为脓血，故临床可见下痢脓血便，热毒阻滞气机可见腹痛里急后重。

白头翁汤与白头翁加甘草阿胶汤。白头翁加甘草阿胶汤出自《金匮要略》"产后下利虚极，白头翁加甘草阿胶汤主之。"白头翁加甘草阿胶汤较白头翁汤多加入了甘草、阿胶，说明除可见白头翁汤的热毒下利外，还有阴伤，故用阿胶、甘草救护阴津。

3. 太阳太阴

伤寒八九日，风湿相搏，身体疼烦，不能自转侧，不呕不渴，脉浮虚而涩者，桂枝附子汤主之；若其人大便硬，（一云脐下心下硬。）小便自利者，去桂加白术汤主之。（174）

风湿相搏，骨节疼烦，掣痛不得屈伸，近之则痛剧，汗出短气，小便不利，恶风不欲去衣，或身微肿者，甘草附子汤主之。（175）

此两条论述风湿之邪的论治，太阳之表外受风邪，故出现恶风怕冷等症；太阴寒湿于里，与在表之寒邪相搏，故出现身体疼痛。故此二条为太阳、太阴合病。

桂枝附子汤证，病位偏于表，风湿相搏，出现身体疼烦，难以转动，不呕不渴，提示病位不在少阳、阳明，脉浮虚而涩，亦言病位，脉浮，为表有风寒，风湿相搏于经脉，故其脉浮；脉涩，是湿邪滞阻，导致脉失流畅。太阴轻症多兼湿邪，重症向少阴、厥阴转化，多兼水湿。临证凡太阳表证见证者，多存在着一定程度的太阴虚衰。如《伤寒论》276条，"太阴病，脉浮者，可发汗，宜桂枝汤。"太阴病兼有表证，而且以表证为主，即脉浮之外，还有恶寒、发热、无汗等表证，而太阴本证当不重。若太阴虚寒本证为重，则当用桂枝人参汤，一方面散寒祛湿暖脾，一方面解表邪。因太阴中风病证仍偏于表，故仍从表治，可发其汗。

本条桂枝附子汤解表寒除湿而止痛。此方搭配甚为巧妙，附子逐湿痹，配以桂枝使得寒湿之邪以汗而解。生姜、甘草、大枣既可顾护脾胃，资以汗源，生姜又可助桂枝发表。

白术附子汤，易桂枝附子汤之桂枝为白术，如果病证见大便硬，小便自利，可知脾升清之力不足，以大剂量白术升发脾气，脾气得升，则胃腑之气得降，大便得解，此处其人大便虽硬，但无所苦，不同于承气汤之不大便而兼见腹胀、腹痛、烦躁，舌干等见症。四两白术，这里提示我们临证中如果用白术通便，非大剂无以建功。临证中对于大便先干后溏，虽便秘而无腹痛，按之无压痛的情况，可以使用白术通便。附子配白术，使得寒湿从内而消。

甘草附子汤证较桂枝附子汤证更为严重，其寒湿不仅困表，而且还伤及于里。以甘草附子汤益气健脾，温经散寒除湿。甘草附子汤为桂枝附子汤去生姜、大枣加白术。方中附子辛热，用量三枚，可见用量之大，可温里之阳，散寒除湿止痛；桂枝辛温，走表入里，温通阳气，祛风散寒。白术甘苦温，健脾益气，除表里之湿。此方以甘草附子汤命名，突出炙甘草补中益气，扶正祛邪。清代医家陈修园在《伤寒论浅注》言，"此方甘草只用二两而名方，冠各药之上，大有深意。余尝与门人言，仲师不独审病有法，处方有法，即方名中药品之先后，亦寓以法，所以读书当于无字处著神也。受业门人答曰：此方中桂枝视他药而倍用之，取其入心也。盖此证原因心阳不振，以致外邪不撤，是以甘草为运筹之元帅，以桂枝为应敌之先锋也。"

此二条提示三点，第一，治疗风湿在表，不可只顾发汗而不祛湿，且发汗不能太过猛烈，此在《金匮要略·痉湿暍病脉证》中提及——"若治风湿者，发其汗，但微微似欲出汗者，风湿俱去也。"第二，白术通便，"若其人大便硬，小便自利者，去桂加白术汤主之"，白术升清，脾升则胃降，胃腑一降，大便自然得通，第三，附子的用量，对于风湿寒重的患者，可以酌情加用附子用量，但也要斟酌体验，如仲景告诫，"附子三枚恐多也，虚弱家及产妇，宜减服之。"临证中当小剂量酌加，以患者耐受为度，不可孟浪。

【扩展选读】

桂枝附子汤与桂枝去芍药加附子汤。二方组成相同，只是剂量不同，桂枝附子汤中桂枝四两，炮附子三枚；而桂枝去芍药加附子汤中桂枝三两，炮附子一枚。桂枝去芍药加附子汤为太阳病误用下法，损伤胸阳，临证可见脉微，胸满，怕冷，此时当在解肌祛风的基础上，温经复阳，因芍药阴寒，阻碍胸阳，故去之。以桂枝去芍药加附子汤温经复阳。而桂枝附子汤证因风寒郁闭较重，疼痛为甚，故加大桂枝、附子用量，三枚炮附子，也为《伤寒论》中炮附子用量之最。

白术附子汤与《近效方》术附汤。二方组成相同，只是剂量不同。《近效方》术附汤记载于

《金匮要略》"中风历节病脉证并治"篇——治风虚头重眩，苦极，不知食味，暖肌补中，益精气。白术二两，炙甘草一两，炮附子一枚半。上三味，锉，每五钱匕，姜五片，枣一枚，水盏半，煎七分，去滓，温服。

白术、炙甘草、炮附子用量，白术附子汤较《近效方》术附汤用量多一倍，白术附子汤用大枣十二枚，生姜三两；而《近效方》术附汤仅用生姜五片，大枣一枚。且《近效方》术附汤为锉成散，每次用五钱匕，水盏半，可见服用量也远比白术附子汤少。用量少，服用量亦少，一方面，说明《近效方》术附汤寒湿之象并无白术附子汤重，另一方面，也说明《近效方》术附汤证脾胃较弱，养脾胃，需小剂量调养，故无需大量。《金匮要略论注》言，"肾气空虚，风邪乘之，漫无出路，风挟肾中浊阴之气，厥逆上攻，致头中眩苦至极。兼以胃气虚，不知食味，此非轻扬风剂可愈……。"可见《近效方》术附汤之主治症状以眩晕为主，此眩晕为寒湿停滞不化，根源在脾，又不同于《内经》之"诸风掉眩，皆属于肝"。方中附子辛热，温经复阳，白术、甘草甘缓，能补脾胃，生姜、大枣顾护中土，姜、枣、草合用，又可顾护土之气津。故可知《近效方》术附汤与白术附子汤之着力点不同。《近效方》术附汤与苓桂术甘汤、真武汤同治眩晕，又有何异同？《近效方》术附汤为治痰湿轻症，并未形成水饮，而苓桂术甘汤、真武汤已非痰湿，已成水饮。苓桂术甘汤重点在太阴脾，而真武汤则重点在少阴肾，又当仔细甄别。

【文义医理解析】

4. 太阳阳明

太阳病，桂枝证，医反下之，利遂不止，脉促者，表未解也，喘而汗出者，葛根黄芩黄连汤主之。（34）

太阳病，桂枝证见发热，恶风，汗出，脉浮缓，本应发汗解表，调和营卫，却误用下法，使得表邪内陷化热，热遗于大肠，故见利遂不止，此处应注意，虽泄泻，必不同于下利清谷、手足厥冷、食冷更甚之太阴、少阴下利，此处下利可见大便臭秽、偏黏。此为太阳阳明合病。因湿热之邪为患，脉现促象。至于"表未解""喘而汗出"，则为表邪未解，而里热壅盛，肺胃之气不得清肃下降，发为咳喘汗出。此时予葛根黄芩黄连汤解表清里，和中止利。

【扩展选读】

葛根芩连汤与三泻心汤证。三泻心汤指《伤寒论》之半夏泻心汤，甘草泻心汤，生姜泻心汤。葛根芩连汤与三泻心汤均可见下利，如何区别？葛根芩连汤实证明显，而三泻心汤除阳明实热证表现外，还兼有太阴虚寒表现，所以仲景才有甘草泻心汤证"此非结热，但以胃中虚，客气上逆"的论述，才有生姜泻心汤"胁下有水气""腹中雷鸣"的论述，才有半夏泻心汤证中"但满而不痛者，此为痞"的论述，从方药来看，三泻心汤除用到黄连，黄芩清热的药物外，还用到人参，甘草，干姜，大枣顾护脾胃的药物，可见三泻心汤证存在太阴虚寒的一面，此时一方面要清热，一方面应兼顾内寒，所以三泻心汤成为寒热平调、辛开苦降的代表方剂。

葛根芩连汤与芍药汤。芍药汤出自金代刘完素《素问病机气宜保命集》——芍药汤，下血调气，经曰：溲而便脓血。气行而血行，行血则便脓自愈，调气则后重自除。芍药一两，当归、黄连各半两，槟榔二钱，木香二钱，甘草二钱炙，大黄三钱，黄芩半两，官桂一钱半。上㕮咀，每服半两，水二盏，煎至一盏，食后温服。如血痢则渐加大黄，如汗后脏毒，加黄柏半两，依前服。

芍药汤中有芍药，黄芩，甘草，其组成与葛根芩连汤相同。且黄芩、芍药、甘草三药，在

《素问病机气宜保命集》中命名为黄芩芍药汤（黄芩、芍药各一两，甘草五钱），"治泄利腹痛，或后重身热，久而不愈，脉洪疾者，及下痢脓血稠黏。"刘完素在黄芩芍药汤方后还备注"如痛则加桂少许"。充分理解刘完素的方剂，对于掌握和运用葛根芩连汤乃至含黄芩、芍药方剂之类方会有帮助。

芍药汤证黄连、黄芩苦以燥湿，寒以清热，二药可清肠中之热，芍药养血和营，柔肝缓急，当归养血和血，槟榔、木香可以导气行滞，方中用少量肉桂可以防止黄连、黄芩苦寒伤阳，甘草配芍药又可缓急止痛。芍药汤较之葛根芩连汤，并无外证，故无需用葛根，也无项背僵表现，且芍药汤因气机不畅而导致泄泻不止，所以方中有木香、槟榔等调气之药，而葛根芩连汤只是太阳表邪未解入里化热，并无气机滞塞之表现。

【文义医理解析】

伤寒瘀热在里，身必黄，麻黄连轺赤小豆汤主之。（262）

此条文提示湿热发黄的另外一种病机，即湿热偏表。这是湿热发黄的另一种治法，即开鬼门散湿热。本证本方与茵陈蒿汤证相对而列述，以提示湿热发黄的两种治法。茵陈蒿汤证属湿热偏里，里之湿热，表散无益，内泄为要。而内泄之路，只有两途，无非前后二阴（病位在中焦，故不用吐法），故用栀子利小便，大黄通肠腑，体现前后分消湿热的治法。而本方则以麻黄、连轺、生姜外散，以赤小豆、生梓白皮利下，体现上下分消湿热的治法。治黄为什么要前后、上下分消？缘凡黄疸多为湿邪为患，而湿邪具有重浊黏腻，缠绵难祛的致病特点，故必以分消之治，方可迅速祛除湿邪，湿邪一祛，则黄疸易退（《伤寒论释难》）。

【扩展选读】

麻黄连轺赤小豆汤与麻杏苡甘汤。麻杏苡甘汤出自《金匮要略》"痉湿暍病脉证治"篇，"病者一身尽疼，发热，日晡所剧者，名风湿。此病伤于汗出当风，或久伤取冷所致也。可与麻黄杏仁薏苡甘草汤。"麻黄（去节）半两（汤泡），甘草一两（炙），薏苡仁半两，杏仁十个（去皮尖，炒）。上锉麻豆大，每服四钱匕，水盏半，煮八分，去滓，温服。有微汗，避风。麻杏苡甘汤为外湿犯表之实证，风湿犯表后化热，表证轻微，热势增加，在日晡所阳明主经之时，身疼、发热等症增剧，故以薏苡仁祛湿清热。麻黄连翘赤小豆汤与麻杏苡甘汤组成均有麻黄、杏仁、甘草，所不同者，麻黄连翘赤小豆汤有连翘、赤小豆、生姜、大枣、生梓白皮，而麻杏苡甘汤用薏苡仁，通过药物分析，不难得出，麻黄连翘赤小豆汤证治在表湿热较重，故需用到连翘，同时除在表之湿热外，里湿热证同样较麻杏苡甘汤证为重，故用赤小豆清湿热，杏仁、生梓白皮宣肺祛湿，在使用大量清湿热的药物时，还注重顾护中土的气津，应用生姜、大枣、炙甘草，以防祛湿太过伤及中土气津。

【扩展选读】

仲景开治湿理法方药之先河、桂枝附子汤、白术附子汤、甘草附子汤、茵陈蒿汤、栀子柏皮汤、麻黄连翘赤小豆汤均为治湿代表方剂，后世医家在此基础上，多有方剂发挥。

1. 足太阴寒湿——四苓加木瓜草果厚朴汤

四苓加木瓜草果厚朴汤出自清代吴鞠通《温病条辨》，此方即为对《伤寒论》259条的扩展，259条言寒湿在里导致的身目为黄，此时不可以用下法，只能于寒湿中求之，然仲景并未出方。

四苓加木瓜草果厚朴汤方药组成为：生于白术三钱，猪苓一钱五分，泽泻一钱五分，赤苓块五钱，木瓜一钱，厚朴一钱，草果八分，半夏三钱。水八杯，煮取八分三杯，分三次服。阳素虚者，加附子二钱。此方为苦热兼酸淡法，原文所治如下：足太阴寒湿，四肢乍冷，自利，目黄，舌白滑，甚则灰，神倦不语，邪阻脾窍，舌謇语重，四苓加木瓜草果厚朴汤主之。

此方为五苓散之变通，去五苓散桂枝，改为厚朴、木瓜、草果、半夏，吴鞠通言"以四苓散驱湿下行，加木瓜以平木，治其所不胜也。厚朴以温中行滞，草果温太阴独胜之寒，芳香而达窍，补火以生土，祛浊以生清也。"此方四苓散淡渗利湿，木瓜疏肝和脾，厚朴苦温燥湿行滞，草果辛热除寒温脾，半夏和胃化痰，对于寒湿伤脾，上呕下利，用之较为契合。

2. 手太阴湿热——三仁汤

三仁汤（杏仁、滑石、通草、白蔻仁、竹叶、厚朴、薏苡仁、半夏）源自清代吴鞠通《温病条辨》，功效清利湿热，宣畅气机。主要用于治疗湿温初起，症见头痛恶寒，面色淡黄，身重疼痛，午后身热，胸闷不饥等。《温病条辨》卷一，"头痛恶寒，身重疼痛，舌白不渴，脉弦细而濡，面色淡黄，胸闷不饥，午后身热，状若阴虚，病难速已，名曰湿温。汗之则神昏耳聋，甚则目瞑不欲言，下之则洞泄，润之则病深不解，长夏深秋冬日同法，三仁汤主之。"本方功效宣畅气机，清利湿热。主治湿温初起及暑温夹湿之湿重于热证，症见头痛恶寒，身重疼痛，肢体倦怠，面色淡黄，胸闷不饥，午后身热，苔白不渴，脉弦细而濡。本方是治疗湿温初起，邪在气分湿重于热的常用方剂。究其病因，一为外感时令湿热之邪；一为湿饮内停，再感外邪，内外合邪，酿成湿温。吴鞠通在《温病条辨》中明示"三戒"，一，不可见其头痛恶寒，以为伤寒而汗之，汗伤心阳，则神昏耳聋，甚则目瞑不欲言；二，不可见其中满不饥，以为停滞而下之，下伤脾胃，湿邪乘势下注，则为洞泄；三，不可见其午后身热，以为阴虚而用柔药润之，湿为胶滞阴邪，再加柔润阴药，两阴相合，则有锢结不解之势。故治疗之法，唯宜宣畅气机、清热利湿。

3. 阳明太阴湿邪——苓甘栀子茵陈汤

苓甘栀子茵陈汤出自清代黄元御《四圣心源》，此方针对太阴中土虚寒，日久化热，湿热下注的情况。其药物组成为：茵陈蒿三钱，栀子二钱，甘草二钱，茯苓三钱。煎大半杯，热服。其主治为：治小便黄涩，少腹满胀者。服此小便当利，尿如皂角汁状，其色正赤，一宿腹减，湿从小便去矣。

湿家腹满尿涩，是木郁而生下热，法当利水泻湿，而加栀子，以清膀胱。若湿热在脾，当加大黄、芒硝。如湿热但在肝家，而脾肾寒湿，当加干姜、附子。若膀胱无热，但用猪苓汤，利其小便可也。

此方以栀子清下焦湿热，茵陈清湿热退黄，为半张茵陈蒿汤，不加大黄，而改为茯苓、甘草，茯苓淡渗利湿，使湿从小便走；栀子、甘草又为半张栀子柏皮汤，可见此方证介于茵陈蒿汤与栀子柏皮汤之间，既有茵陈蒿汤证的湿热蕴结，又有栀子柏皮汤的小便不利，但无腑气壅滞；又无须黄柏之苦寒清热。原方言病因为"木郁生下热"，指肝木郁滞舒发条达不畅，日久湿热内生，壅滞下焦，故此为针对腹满尿涩之症状之方，为对症之方，非对因之方。

4. 太阳阳明湿邪——桂苓甘露饮

桂苓甘露饮出自《黄帝素问宣明论方》，为清解暑热，化气利湿之方剂。此方为五苓散加石膏、滑石、寒水石、炙甘草，方药组成为：茯苓去皮一两，甘草炙二两，白术半两，泽泻一两，桂半两去皮，石膏二两，寒水石二两，滑石四两，猪苓半两。上为末，每服三钱，温汤调下，新汲水亦得，生姜汤尤良。小儿每服一钱，同上法。

《黄帝素问宣明论方》言此方，"治伤寒中暑，冒风饮食，中外一切所伤，传受湿热内甚，头痛口干，吐泻烦渴，不利间小便赤涩，大便急痛，湿热霍乱吐下，腹满痛闷，及小儿吐泻惊风。"

石膏、滑石、寒水石为至寒之药，清热祛暑，《金匮要略》治"热瘫痫"之风引汤，便用到此三药，清热之力尤强。五苓散化湿利水，为膀胱气化不利之代表方，方中还有炙甘草，与滑石相配，为六一散，六一散清暑利湿，为小便滞塞不利之方剂。桂枝甘露饮较之五苓散，后者温阳化气利水，而前者在化气行水基础上加用寒药，使方向倾向于清热化湿。此方临证可见发热头痛，烦渴引饮，小便不利。

5. 太阴湿痹下焦——壮骨去湿丹

壮骨去湿丹出自清代医家陈士铎《石室秘录》——"两腿酸痛，又不如是治法。此湿气入于骨中，而皮外无湿也。此病不止骨内而受湿气，或被褥中得之也。方用薏仁二两，芡实一两，茯苓三钱，肉桂一钱，牛膝二钱，草薢一钱，水煎服。此方之妙，妙在薏仁能入骨而去水，加芡实健脾以去湿，不使湿以增湿，而牛膝、草薢又是最利双足之品，又加肉桂，引经直入于骨中，湿有不去，酸疼有不止者乎。但脚中之病，乃人身之下流，一有病，不易去之。况湿气在骨，如陆地低洼之处，久已成潭，如何能车水即干，必多用人功，而后可以告竭。故此方必须多服、久服，正是此意。"

湿性沉滞，易于下行。湿邪久困于下肢，故而出现两腿酸痛。此方不同于仲景之桂枝附子汤，桂枝附子汤为风湿在表，里证不明显，而此方表邪全无，湿邪在里，且病位明确，在于双腿，临证见双腿酸痛肿胀。故以芡实健脾祛湿，薏苡仁止痛祛湿，牛膝、草薢功在于下焦之湿邪，湿为阴邪，非温不化，故加入肉桂通阳止痛。陈氏也坦言，治久湿痹阻之证，并无近功，故需多服、久服，方可见效。

6. 太阴湿困——白术散

白术散出自宋代医家钱乙之《小儿药证直诀》——人参二钱五分，白茯苓五钱，白术五钱，炒，藿香叶五钱，木香二钱，甘草一钱，葛根五钱，渴者加至一两。上咬咀。每服三钱，水煎，热甚发渴，去木香。

白术散为治疗脾虚久泻的方剂，是在四君子汤基础上加葛根、木香、藿香叶而成。四君子汤健脾益气，强壮脾胃，葛根可升阳止泻，《伤寒论》葛根芩连汤中葛根便有升阳引邪出表之意，葛根又可生津止渴。藿香芳香之品，可化浊气，化湿方剂多用之，如半夏藿香汤（《瘟疫论》）、藿香平胃散（《医学正传》）。木香行气温中止泻。白术散可以治疗脾胃虚弱引起的呕吐泄泻。脾胃主运化，若脾胃虚弱，运化不调，则津液不化而成湿，湿蕴中土而升降失调，表现为上吐下泻。内经言"诸湿肿满，皆属于脾"，"湿盛则濡泻"，故还当从脾论治。白术散在健脾胃的同时，用到升清降浊的方法，使得久泻之证得以解除。

7. 白术散与《外台》茯苓饮

《外台》茯苓饮记载于《金匮要略》"痰饮咳嗽病脉证并治"篇——治心胸中有停痰宿水，自吐出水后，心胸间虚气，满不能食，消痰气，令能食。茯苓，人参，白术各三两，枳实二两，橘皮二两半，生姜四两。上六味，水六升，煮取一升八合，分温三服，如人行八九里，进之。

《外台》茯苓饮主要治疗水饮兼气滞停聚中焦，其着重点为水饮，不同于白术散之湿。方中同样人参、茯苓、白术，但《外台》茯苓饮用生姜，配合茯苓，为祛除胃中水饮常用方剂，如《伤寒论》之茯苓甘草汤——"伤寒，汗出而渴者，五苓散主之；不渴者，茯苓甘草汤主之"，"伤寒厥而心下悸，宜先治水，当服茯苓甘草汤，却治其厥。不尔，水渍入胃，必作利也。"茯苓配生姜，重在化胃中之水。《外台》茯苓饮中的枳实、陈皮，为针对气滞所设，同时，枳实、陈皮与生姜同用，又有《金匮要略》橘枳姜汤的含义。橘枳姜汤治疗"胸痹，胸中气塞，短气"，方中用橘皮一斤，枳实三两，生姜半斤，用量更大，行气之力更强。另外，枳实、白术同用，又有《金匮要略》枳术汤之意——心下坚，大如盘，边如旋盘，水饮所作，枳术汤主之。方中用枳实七枚，白术二两。

本篇因《伤寒论》与《金匮要略》互参，因此，教材在"文义医理解析"中插入了较多的"扩展选读"，作了伤寒、金匮部分方剂的横向对比，诚然，此尚难以复原《金匮要略》治湿法度之全貌，如治疗"目赤如鸠眼"的赤豆当归散、治疗"诸肢节疼痛，身体魁羸，脚肿如脱"的桂枝芍药知母汤、治疗"胸痹缓急"的薏苡附子散、治疗"腰以下冷痛，腹重如带五千钱"的甘姜苓术汤、治疗"腹内有痈脓"的薏苡附子败酱散。有兴趣的读者可参阅相关文献。

【临证医案举例】

1. 王旭高医案

医案原文：

周，伏暑湿热为黄疸，腹微痛，小便利，身无汗。用麻黄连翘赤小豆汤表而汗之。麻黄，连翘，杏仁，淡豆豉，茵陈草，赤苓，川朴，枳壳，通草，六神曲炒，赤小豆一两，煎汤代水。

医案解析：

此医案出自《王旭高医案》，王氏此案，以仲景麻黄连翘赤小豆汤发越湿邪（连轺多用连翘代），同时淡渗利湿，体现了"开鬼门""散湿热"的原则。

医家简介： 王旭高，字泰林，江苏无锡西门外梁溪坝桥下人，清代医家。其学术思想为注重师古明理，切合时宜，临证尤擅治肝病。

2. 姜春华医案

医案原文：

康某，男，32岁。患者于1周前，中脘胀满，发热，体温38.5℃，本厂医务室治疗，服西药无效。4天后热退，巩膜及皮肤即出现黄疸。ALT300U/L，黄疸指数80μmo/L。诊为黄疸型肝炎，住院治疗。不思饮食，泛泛欲吐，小便色深似浓茶，大便3日未解，舌红，苔黄。此湿热重，以栀子柏皮汤合茵陈蒿汤加减：生大黄18g，田基黄、山栀各15g，木通、黄柏各9g，鲜茅根、茵陈各30g，黄连6g。服1剂后，大便即通，小便亦利，照原方治疗1周后，黄疸大减，呕恶亦除，ALT下降至70U/L，黄疸指数下降为40μmol/L。减大黄，加强健脾利湿，服药7剂后，黄疸全退，黄疸指数为10μmo/L，ALT下降至30U/L，住院3周后，康复出院。

按： 本案黄疸系阳黄，湿热俱重，故重用大黄、黄柏、黄连、山栀清热解毒；田基黄亦为姜老治疗肝炎常用的主药，有清热解毒利湿作用；利胆用大黄、山栀、茵陈，且大黄能通大便；利湿用茵陈、木通及鲜茅根，这样可以使湿热之邪从二便中分消。

医案解析：

本医案出自《安徽中医学院学报》的《姜春华教授治疗黄疸验案五则》。姜氏此案，为急性期黄疸的诊疗经过。急性期发作，湿热之象较重，故当加大清利湿热力度，使得病情很快缓解。后期则当要兼顾脾胃治疗。

3. 柴瑞霁医案
医案原文：

张某，男，66岁，2016年3月17日初诊。水肿半月。患者半月前因感冒出现腿肿，继而颜面浮肿，项背发紧，血压：180/100 mmHg*，平素血压：110/70 mmHg，入我院治疗诊为急性肾小球肾炎。现症：双腿微肿，眼睑仍肿，身微发紧，畏寒，发汗，口干，小便有泡沫，夜间偶有盗汗，晨起血压140/90 mmHg，午后正常。查：24h尿蛋白定量：1368 mg，尿素氮7.28 mmol/L，隐血（3+），蛋白（2+）。舌质暗微红、苔厚腻，脉浮紧微滑。西医诊断：急性肾小球肾炎；中医诊断：水肿，证属风寒束肺，水气不利。药用：麻黄、杏仁、生姜各10g，赤小豆、桑白皮、白茅根各30g，连翘15g，甘草5g。6剂，日1剂，水煎，分早晚空腹温服。

3月24日二诊：水肿减轻多半，小便利，恶寒减轻。合五苓散，即上方加茯苓25g，猪苓、泽泻、桂枝各10g，白术20g。6剂。

患者三诊自述浮肿、乏力均减轻。化验24h尿蛋白：678mg，尿素氮6.16 mmol/L，隐血（+），蛋白（+）。加陈皮10g，桑白皮、茯苓皮、大腹皮各15g，生姜皮5g。6剂。药尽患者自述浮肿、恶寒等症状全部消失。

按：此案属于中医风水病的证治范畴。柴老治疗本病，注重辨病与辨证相结合，强调早期治疗、循序渐进的原则，提出早期宣肺解表，恢复期健脾补肾，利水消肿贯穿始终的阶段性辨治方法。此案病机关键为：风寒束肺，水气不利。以麻黄连翘赤小豆汤为主方宣肺解表后患者临床症状均消失，西医指标均改善。

医案解析：

本案出自《山西中医》的《柴瑞霁运用麻黄连翘赤小豆汤治疗肾病水肿3则》。柴氏此案，为风水医案，采用了发汗、利小便的综合治法，最后取得良好疗效。

4. 岳美中医案
医案原文：

姬某，男性，45岁，干部，患慢性肾炎。诊其脉，大而数，视其舌，黄而腻，问其起病原因，8年前患皮肤湿疹，下肢多，鼠蹊部尤多，痒甚，时出时没，没时腰部有不适感，且微痛，久治不愈。作尿常规检查，蛋白（4+），红细胞25～30个/高倍视野，有管型，为慢性肾炎。中医辨证认为是湿疹之毒内陷所引起之肾脏病。中西医向以普通之肾炎法为治，历久无效，因根据病情，投予仲景麻黄连轺赤小豆汤以祛湿毒：麻黄6g，连轺12g，赤小豆24g，杏仁9g，甘草6g，生姜9g，桑白皮9g，大枣（擘）4枚。服4剂，未有汗。加麻黄量至9g，得微汗。服至10剂后，湿疹渐减，虽仍出，但出即落屑，而鼠蹊部基本不出，小便见清，易见汗，唯舌中心仍黄，脉数象减而大象依然。改用人参败毒散，服数剂后，湿疹基本消失，虽膝外侧有时出一二颗，搔之即破而消。化验尿蛋白（2+），红细胞1～15个/高倍视野。

按：仲景《伤寒论》麻黄连轺赤小豆汤中之连轺，系连翘根，今用连翘。梓白皮药店多不备，代以桑白皮。此方原治瘀热在里之发黄症，《类聚方广义》用治疥癣内陷，一身瘙痒，发热喘咳，肿满者。今用以医治湿疹内陷之慢性肾炎，亦初步取到效果。方中麻黄疏通经络肌表之瘀滞，连翘泻经络之积热，赤小豆、桑白皮均能利水消肿，杏仁利肺透表，甘草奠定中州，姜、枣调合营卫，以助祛湿排毒。

3年前，曾用此方治疗一过敏性紫癜肾炎，治疗中兼用甘麦大枣汤加生地黄、紫草、女贞

---

* 1 mmHg=0.133kPa，后同。

子、旱莲草，3个月余痊愈。

医案解析：

本案出自《岳美中医案集》。岳氏此案，患者表邪不解，日久挟湿内陷化热，治疗仍以解表祛湿为主，起效后，又以人参败毒散托邪外出，取得佳效。

5. 谢映庐医案

医案原文：

风湿相搏

高汉章，得风湿病，遍身骨节疼痛，手不可触，近之则痛甚，微汗自出，小水不利。时当初夏，自汉返舟求治，见其身面手足俱有微肿，且天气颇热，尚重裘不脱，脉象颇大，而气不相续。其戚友满座，问是何症。予曰：此风湿为病。渠曰：凡祛风利湿之药，服之多矣，不唯无益，而反增重。答曰：夫风本外邪，当从表治，但尊体表虚，何敢发汗？又湿本内邪，须从里治，而尊体里虚，岂敢利水乎？当遵仲景法处甘草附子汤，一剂如神，服至三剂，诸款悉愈。可见古人之法，用之得当，灵应若此，学者可不求诸古哉。

甘草附子汤

甘草，附子，桂枝，白术。

医案解析：

本案出自《谢映庐医案》。谢氏此案，应用仲景原方无加减，可见辨证准确，其效若神，无须加减。

医家简介：

谢映庐，名星焕，字斗文，清代医家。祖居江西南城，三世为医。著有《得心集医案》，其学术思想为重视脾土，长于对病证机理进行深入分析。

【经典知识点的当代临证应用提示】

1）临证中诸黄症治疗，当分阴黄、阳黄，在阴黄辨治中，当把握局部与整体的关系，虽局部见湿热蕴蒸等热象表现，但整体多见寒湿阳虚之证，此时以整体为主而兼顾局部，不可贸然攻下，当于寒湿中求之。

2）对于患者服药后可能出现的变化，临证中当事先告知患者，如"脾家实，腐秽当去"，对于服药后腹泻，又当整体分析，如精神状态、胃口等方面不受影响，则为佳兆，反之亦然。

3）湿邪困阻，缠绵难愈，故临证中治疗无近功，当长期治疗，方可痊愈。

4）遣方用药的剂量，往往决定治疗效果，如桂枝附子汤与桂枝去芍药加附子汤、白术附子汤与《近效方》术附汤组成完全相同，其不同者，在剂量，在诊疗要点，故剂量、剂量配比在临证中应予以重视。

5）临证应用速记歌：仲景治湿法多端，湿分寒热仔细看。风湿在表微发汗，湿邪入里当化参。六经辨证搭框架，方证要点记心间。

（刘　奇）

参 考 文 献

曹颖甫.2004.伤寒发微.北京：中国医药科技出版社.

戴克敏. 1987. 姜春华教授治疗黄疸验案五则. 安徽中医学院学报，6（2）：19-20.
高丽萍，柴瑞霁. 2017. 柴瑞霁运用麻黄连翘赤小豆汤治疗肾病水肿3则. 山西中医，33（3）：31, 34.
黄煌. 2016. 药证与经方——常用中药与经典配方的应用经验解说. 北京：人民卫生出版社.
黄煌，杨大华. 2017. 经方100首. 2版. 南京：江苏科学技术出版社.
孔祥鹏，裴妙荣，邓亮，等. 2014. 大黄硝石汤组成药物君臣配伍意义探析. 中成药，36（1）：175-177.
罗良涛，刘伟. 2013. 难病奇方系列丛书——三仁汤. 北京：中国医药科技出版社.
王旭高. 2010. 王旭高医案. 上海：上海科学技术出版社.
谢映庐. 2010. 谢映庐医案. 上海：上海科学技术出版社.
熊曼琪. 2011. 伤寒论. 2版. 北京：人民卫生出版社.
于永敏. 2013. 张锡纯临证处方《医学衷中参西录》处方选. 沈阳：辽宁科学技术出版社.
岳美中. 2012. 岳美中经方研究文集. 北京：中国中医药出版社.
朱良春. 2011. 国医大师朱良春. 北京：中国医药科技出版社.

第六章　伤寒派腹诊在湿证（病）辨识中的运用

岭南一域，地处五岭（大庾岭、骑田岭、都庞岭、萌渚岭、越城岭）以南，包括现今广东、香港、澳门、海南及广西部分（"三省二区"）北接五岭、南濒海洋、遥长的海岸线等特殊的地理环境使该地域深受亚热带季风气候影响。在地形上以山丘多、平原少为特点，在气象上以气温高、空气湿度大为特点，这些鲜明且与中原内地迥异的环境气候特点，对当地人群体质、民俗文化、易感病证，对中医辨证施治、遣方用药，均有着重要影响。该地域夏半年受东南季风的影响，自 5 月份起开始进入台风活跃季节，台风积雨云在南海西太平洋面形成，为该地域带来充沛的降雨和持久的炎热。岭南为我国的高湿地区，年平均相对湿度在 75%以上，"晨夕雾昏，春夏淫雨，一岁之间，蒸湿过半"（《岭南卫生方》），时而降雨时而阳光明媚，加之以山岚丘陵为主的地形使地表水气不易消散，形成了以潮湿炎热为特征的气候环境。人居岭南，最大的身体感受便是有"蒸湿""上蒸下煮"之感，这是一种闷热、潮湿、汗出不彻、黏腻不爽的身心体验。这种蒸湿郁积并伴有冷热的变化，常被视作导致人体不适的致病因素。

停滞的痰饮水湿、失常的气机，是中医湿证的基本病机，系外湿或内湿致病的后果。湿邪致病有千般，头身困重、瘙痒渗液、脘腹胀闷、舌苔滑腻、脉象细濡等症状皆被视为湿证的常见证候。证有寒热之分、虚实之别、表里之辨，医者需根据证候，四诊合参才能作出丝丝入扣、精当无误的辨证。人体胸腹部为脏腑居所，是水液代谢、气机活动的主要场所，于此处施以诊察，能更直接、高效地掌握湿邪致病的具体、准确的病证与病机。

腹诊，系医者运用望、闻、问、切等手段来诊察患者胸腹部的病变征象，以判断内在脏腑、经脉、气血津液的病理变化，进而指导临床治疗的诊断方法。它与舌诊、脉诊等其他诊法一样，也是一种通过局部来诊察整体的诊病法，又有"胸腹诊"之名。通过腹诊方法所获得的胸腹部病变征象（包括自觉症状和他觉征象）则称为"腹候"，常有痞、悸、胀、痛、满、硬、急、结等。"伤寒派"腹诊，以腹诊方法（主要是切诊）所获得的证候与《伤寒杂病论》中所记载的腹候进行比对，并以此为起点，寻找与之密切联系的舌象、脉象和症状，进而形成环环相扣的证据链，从而指导遣方用药。这一特色诊法，肇始于中国，传承兴盛在日本，是中日两国医家将《伤寒杂病论》的知识点应用于临证过程中而系统总结梳理形成的。举例而言，高等中医药院校现行《方剂学》教材中为温化寒湿代表方的茯苓桂枝白术甘草汤（以下简称：苓桂术甘汤）、真武汤在其原文中便含有"心下""腹"等胸腹部位的描述，更有"痰饮""水气"等病性信息的记载；又如在现行《方剂学》教材中属于清热化痰代表方的小陷胸汤，在其原文中既含有"心下"等胸腹部位的描述又以脉象"浮滑"与腹候相联系。立足于此，我们有理由认为，腹诊所及的征象，能够联系病机与方药，为临证诊断、鉴别湿证（病）及遣方用药提供有益的参考。

一、腹诊概述

【经典原文】

尺内两傍，则季胁也，尺外以候肾，尺里以候腹。中附上，左外以候肝，内以候膈；右外以候胃，内以候脾。上附上，右外以候肺，内以候胸中；左外以候心，内以候膻中。前以候前，后以候后。上竟上者，胸喉中事也；下竟下者，少腹腰股膝胫足中事也。

【原文出处】

战国至秦汉，《素问·脉要精微论》。

【经典及作者简介】

《黄帝内经素问》简称《素问》，与《灵枢》合称为《黄帝内经》，其成书于战国至秦汉，作者不详，托名黄帝所著，书名首见于东汉末年张仲景《伤寒杂病论·自序》，该书载"撰用《素问》《九卷》。"全书九卷，八十一篇，历经战乱，《隋书》所载仅八卷，缺第七卷。经唐代王冰整理，根据其师"张公秘本"，补入运气七篇大论。宋代林亿等校正为《增广补注黄帝内经素问》，即现在通行的版本。书中内容丰富，阐述了阴阳、脏象、经络、病因、病机、诊法、治则等丰富的医学理论。

【经典原文】

黄帝问于岐伯曰：余欲无视色持脉，独调其尺，以言其病，从外知内，为之奈何？岐伯曰：审其尺之缓急、小大、滑涩，肉之坚脆，而病形定矣。……尺肤滑其淖泽者，风也。尺肉弱者，解㑊安卧。脱肉者，寒热不治。尺肤滑而泽脂者，风也。尺肤涩者，风痹也。尺肤粗如枯鱼之鳞者，水泆饮也。

【原文出处】

战国至秦汉，《灵枢·论疾诊尺》

【经典及作者简介】

《灵枢》又称《灵枢经》《针经》《九针》，与《素问》合称《黄帝内经》，本书约成书于战国至秦汉时期，由众多医家文章汇编而成，共九卷八十一篇。自汉魏后，由于长期抄传，《灵枢》出现不同名称的多种传本，直至南宋医家史崧，将《灵枢》九卷八十一篇参照诸古书，重编为二十四卷，重新校正，《灵枢》传本基本定型并流传至今。本书着重论述了经络、穴位的分布，脏腑之间的密切联系等内容，是中医经络学、针灸学及其临床的理论渊源。

【文义医理解析】

诊尺，又有诊尺肤之名，相关的内容，除《灵枢·诊疾诊尺》篇专论外，《素问》《灵枢》

中的其他各篇也有相关论述。然而，上述《素问·脉要精微论》篇中的文字在学界是有争议的，焦点在尺肤。张登本在《白话通解黄帝内经》中指出："这段文字在隋·杨上善所编撰《黄帝内经太素》中缺无，故有人疑为错简；丹波元简按王冰指'尺泽之内'解，并附有尺肤候诊图；张介宾、马莳等人按寸、关、尺三部解（表 6-1）。当今的认识亦未能统一。按上述解释，无法把尺肤与所候部位的诊断统一起来。……只有按全身遍诊法（包括望、问、按、循）来理解，'尺内两傍则季胁'才能落在实处。句中有'前以候前，后以候后'语，按全身遍诊法解释，即前面的病从前面检查，后面的病从后面检查。这样去认识理解，既明确地表示出原文精神，同时也有实际临床的价值。理解该段时还有两点请注意：其一，这里所讲的内脏在体表所'候'的部位，是指内脏在体表的特定诊断区域，如心肌缺血或梗死时，心前区、左肩、左上肢尺侧可发生疼痛，但谁也不会因此而认为心就在左肩或左上肢尺侧等。因此，我们同样也不能认为，文中所示的候脏部位就是该脏所在之处。其二，由于原文中未指出尺内两旁、中附上、上附上、上竟上、下竟下 5 个大区划分的体表标志，所以只能将躯干部大致等分为五部分理解。"

表 6-1　《白话通解黄帝内经》与《腹证奇览》释"诊尺"对比表

经文	《白话通解黄帝内经》	《腹证奇览》
尺内两傍，则季胁也	尺肤之内两边的部位，可诊察季胁的病情	鸠尾至脐作一尺，其两旁则胁肋下缘也
尺外以候肾	尺肤之外，可以诊察肾脏的病情	脐上称尺内，脐下称尺外，盖指气海、丹田，故曰候肾
尺里以候腹中	尺肤之内，可诊察腹部的病情	泛指心下至脐之域者称腹，尺里皆腹也，故曰候腹
中附上	尺肤从中间往上的地方	躯干分三部分，鸠尾至脐称中，中附上，由脐向上，附于中部也
上附上	尺肤上部之上的地方	鸠尾上至天突之下也
上竟上	尺肤上部尽处之上的地方	上部之上也，即天突以上
下竟下	尺肤下部尽处之下的地方	下部以下也，谓自横骨、髀关以下至足

区别于张登本及其团队的注释与理解，日·稻叶克文礼及其弟子和久田寅叔虎认为，诊尺即诊腹，上述《素问·脉要精微论》篇中的棘手争议，若置于人体腹部加以理解与探讨则可迎刃而解。《腹证奇览》中载："'尺内两傍，则季胁也'，鸠尾（穴）至脐作一尺，其两旁则胁肋下缘也。内与外为相对之词，相对脐下称尺外，故曰尺内、尺中为其义也。'尺外以候肾'，脐上称尺内，脐下称尺外，盖指气海、丹田，故曰候肾。'尺里以候腹'，尺里即尺内也，泛指心下至脐之域者称腹，尺里皆腹也，故曰候腹。'中附上，左外以候肝，内以候鬲；右外以候胃，内以候脾'，躯干分三部分，鸠尾至脐称中，中附上，由脐向上，附于中部也。中附上分为左右，左右又各分内外，下亦同。鬲者，膈也，乃胸腹分界之名。'上附上，右外以候肺，内以候胸中；左外以候心，内以候膻中'，膻中者，两乳之间也。'前以候前，后以候后'，前者，前阴及面部七窍也。后者，肛门及颈项背也。候通塞、利不利、凝结之类。'上竟上者，胸喉中事也'，上竟上者，上部之上也，即天突以上，故谓候胸、喉中事。喉者，咽喉也。事者，以候为事也。'下竟下者，少腹腰股膝胫足中事也'，下竟下者，下部以下也，髀自横骨、髀关以下至足。古之所谓三部九候，即分身体为三段，候上中下，各左中右之事也。天突至鸠尾一尺，鸠尾至脐一尺，脐至横骨一尺，分指而度之，此自然之法度也。"

显然，日·稻叶克文礼师徒以"鸠尾至脐"为中心、标尺，划分、测量身体的区域，将人体分为"尺内两傍""中附上""上附上""上竟上""下竟下"等 5 个区域。《腹证奇览》中对相关区域的划分井然有序，这与《白话通解黄帝内经》中的观点截然不同。

上述《灵枢·诊疾诊尺》篇中的文字，中日两国医家的理解也是存在差异的。张登本在《白话通解黄帝内经》中指出："'尺'为尺肤，为血气之行于脉外者，从手阳明之大络，循经脉之五里而散行于尺肤，也就是说，尺肤位于手臂，与手阳明大肠经脉密切相关。医者通过望诊和按诊来诊察尺部的皮肤、肌肉、络脉等的不同变化，以了解病情。"

区别于张登本及其团队的注释与理解，日·稻叶克文礼及其弟子和久田寅叔虎认为，这段文字与腹诊密切相关。《腹证奇览》中载："'调'者，调也，或按或循，审诸形状，乃调也。此弃色脉，独调其腹尺而言病情，自外知腹内情况之问也。'审'者，审也，细辨其情况也。'缓'者，弛也，皮肤松弛。'急'者，紧张也。大小滑涩之解见前。'坚'者，硬也，牢固不动也。'脆'者，不坚固也，犹言易碎。审明其腹皮之缓急、形态之大小、肌肤之滑涩、肉之坚脆，而病形定矣。'定'者，反复斟酌而定其条理也。兹就仲景用于病家腹诊之法，言其大略。如腹缓者，桂枝去芍药汤证、桂枝附子汤证、栀子豉汤证、四逆汤证类是也；其急者，小建中汤证、芍药甘草汤证、甘麦大枣汤证是也。形之大小之在胸者，为大小陷胸汤证；在胸胁者，为大小柴胡汤证；在腹者，大小承气汤证类是也。肌肤润泽者，为桂枝汤证；涩滞者，大黄䗪虫丸、薏苡附子败酱散证是也。黄芪诸剂，亦当有肌肤枯燥涩滞之证。坚，诸心下痞硬，坚、硬、满之类皆坚也。脆，诸水气之腹，如有物，按之即散之类是也。凡此等腹证，不胜枚举，在此仅例其一二，各方之证不再赘述。是故若细审腹证，足可于切脉、望色、问病之先预知其病，辨其吉凶。且所谓未病者，即知其毒伏于内，未发于外也。又示人以与汤药之后，病毒之尽否，信如斯言。于是，古诊尺之法，取仲景腹诊，足以证之。"又载"同篇亦曰：'尺肤滑，其淖泽者，风也。'淖泽者，润而黏也，谓微汗出，乃太阳中风之桂枝汤证，故曰风也。'懈㑊'者，疲乏倦怠也。'安卧'者，静寝也。大凡阴证之腹，按如熟瓜（不紧张），其人多精气衰而疲乏，安静平卧，如四逆汤证是也。'脱肉者，寒热皆不治。'喻腹皮薄可捏起，按之如棉絮。与其说禀赋不足，莫如说精气脱甚，此证无论寒热，皆为不治。'尺肤滑而泽脂者，风也。'脂者，油亮也，谓汗出油亮，此亦太阳中风证。'尺肤涩者，风痹也。'痹者，麻木也，肤涩者，气血不足也，感邪而痹，乃身体不仁之病。'尺肤粗如枯鱼之鳞者，水泆饮也。'粗者，粗糙也，如枯鱼之鳞，指干燥而不润滑。此水气留饮溢于皮肤。泆失者，鼓动也，犹言溢饮。"

对比中日两国医家关于《素问·脉要精微论》和《灵枢·诊疾诊尺》的解释，我们不难发现，稻叶克文礼师徒的观点一以贯之，诊尺即腹诊，腹壁的色调、营养状态，腹壁的形状、或膨隆、或平坦、或凹陷，腹壁汗出，腹壁的皮肤温度，腹壁的紧张度（腹力），腹直肌的紧张度等腹部皮肤、肌肉、络脉等信息与变化，对判断病情至关重要。

【临证医案举例】

杨志敏医案
医案原文：
患者，男，48岁，既往甲亢病史，此次以疲倦乏力半年为主诉于2019年9月就诊。症见：疲劳，眠差，夜间口咽干苦，既怕热汗多又膝关节以下怕冷，腹胀，矢气多，大便质软，小便多，色偏黄，夜尿2～3次/晚，余无诉明显不适。查：形体高大，舌色郁红，苔少。脉细滑。腹诊：腹平，胸胁密布浮血络，腹力较充足，心下、胃脘、胁下、脐周触之胀满，胃脘如石硬，脐周触之痛。

西医诊断：疲劳综合征，胃肠功能紊乱；中医辨证：里热证。
方药：大柴胡汤合桂枝茯苓丸，柴胡20g，黄芩10g，白芍10g，半夏10g，生姜15g，枳实 12g, 大枣 10g, 大黄 6g, 桂枝 10g, 茯苓 10g, 桃仁 10g, 牡丹皮 10g, 10 剂, 5/2 服法, 吃 5 天停 2 天, 共服用 2 周。

随访: 2 周后复诊, 疲劳、眠差较前好转 5 成, 守方再予 10 剂, 症状逐渐缓解而无复发。

医案解析:

一般情况下, 我们常将疲劳、大便质软、夜尿多、膝下畏寒等证候考虑为虚寒; 将夜间口咽干苦、怕热汗多、小便色偏黄等证候考虑为实热。就本案而言, 患者的证候有寒有热, 是否可径直考虑为寒热错杂证、上热下寒证或外热里寒证呢? 应如何辨识, 该怎么理解, 是本案的关键。

在腹候上, 患者心下、胃脘、胸胁等部位触之胀满, 切按胃脘处更是犹如石硬, 密密麻麻的浮血络沿着胁肋分布, 此腹候多提示存在气滞血瘀。"呕不止心下急, 呕止小安, 郁郁微烦者, 为未解也, 与大柴胡汤, 下之则愈。"(《伤寒论·辨太阳病脉证并治中》)"按之心下满痛者, 此为实也, 当下之, 宜大柴胡汤。"(《金匮要略·腹满寒疝宿食病脉证治》)"伤寒发热, 汗出不解, 心中痞硬, 呕吐而下利者, 大柴胡汤主之。"(《伤寒论·辨发汗后病脉证并治》) 无论是心下急、心下按之满痛还是心中痞硬, 这些腹候描述均定位在心下, 可知心下为大柴胡汤的主治部位。心下急, 指剑突下三角部位拘急或闷窒感; 心中(下)痞硬, 指按压见腹肌紧张; 心下按之满痛, 医生在按压上腹部及胁下时常有比较明显的抵抗感和压痛, 病情轻时可出现腹胀嗳气, 严重时可见腹痛拒按。患者的腹候与大柴胡汤原文中所载的诊腹信息相近, 具备使用大柴胡汤的辨识要点。

那么, 既虚寒又实热的证候信息该如何理解呢? 仔细分析, 除疲倦乏力外, 夜尿频、下肢酸软、膝下怕冷等不适均集中在肌表和下焦, 而口咽干苦、腹胀矢气等证候均以胸腹部为主。腹候、舌象、脉象等相关客观的诊查信息共同说明患者存在里热, 这种里热应为湿热内阻, 影响气机升降出入, 使阳气内郁, 无法温煦下焦与四末。因此, 疲倦乏力、夜尿频、下肢酸软、膝下怕冷等证候看似与热结在里相矛盾, 实为阳气内郁所致, "热深厥亦深""大实有羸状"便是此理。

腹诊的范围大, 体征明确, 判断简单, 是便于掌握和学习的断病良法。本例患者的所急所苦实为"大实有虚象", 若不明其本质, 则难免陷入"虚虚实实"之误。腹诊则为其虚实真假的鉴别提供了有力的支持和证据。"胆欲大而心欲小, 智欲圆而行欲方", 仅依据腹诊来判断证的想法又是值得警惕的, 只有进行腹候、脉象、舌象、症状等证候间的互参, 才能完成对证的正确判断。

【经典知识点的当代临证应用提示】

1. 腹诊内容

(1) 望诊: 主要是医者运用视觉对胸腹部的形态、色泽、心尖搏动(虚里)、腹形、肚脐及腹部动悸(腹主动脉搏动)等情况进行有目的的观察, 以了解人体胸腹体表的正常和异常状态及脏腑经络、气血津液的生理功能和病理变化, 为临床辨证提供客观依据。例如大承气汤、小承气汤、调胃承气汤、厚朴大黄汤、厚朴七物汤、柴胡加龙骨牡蛎汤等条文中关于"胸腹满"的描述是可借助望诊发现的。

(2) 闻诊: 主要是医者运用听觉来了解胸腹部的情况, 必要时可借助听诊器。诊察内容包括脏腑自然发出的声音和叩诊、按压胸腹时所出现的音响, 前者如呼吸咳喘、呕吐呃逆、嗳气、太息、虚里动等, 后者主要根据对不同部位叩击和触压后所反映出来的鼓音、实音、浊音等,以判断内在脏腑组织的胀气、肿块、水饮、瘀血等不同病变。例如半夏泻心汤、甘草泻心汤、生姜泻心汤等原文中的"肠鸣""腹中雷鸣"等描述是可借助闻诊发现的。

（3）问诊：主要是医者在腹诊过程中，通过与患者的交流，达到了解患者对腹候的自我感觉、发展变化情况、加剧或缓解的因素及各种伴随症状等，常与切诊配合运用，了解患者对切诊的反应，诸如疼痛、胀满、拘急等。例如，在结胸病与痞病进行鉴别时，在"心下满"的条件下，"满而疼痛"是结胸，"满而不痛"是痞，询问患者对疼痛与否的感受，对辨治有重要的参考。

（4）切诊：是指医者用手抚按、切压胸腹不同部位以了解腹候的一种腹诊方法，其在腹诊中较其他三种诊法重要，诊断意义也更加突出。因此，古今不少医家、学者曾认为腹诊即是腹部的切诊，虽然这种认识未必全面，但亦从侧面反映了切诊在腹诊诸诊法中的重要地位。例如"痞硬""满而硬痛""胸胁苦满""心下濡"等腹候，常需切诊腹部予以探明和确认。

2. 腹诊部位

内容见图 6-1。

3. 常见腹候

（1）腹力：切诊时应首先探查腹力，通过手掌按压腹部，评估腹壁的紧张度。医者操作时，张开手掌，用整个手掌接触患者的腹壁，以适当的力度巡按整个腹部，确认腹力的状态。诊查时应先确认腹力的强弱，即腹之虚实。腹部的有力、无力是判断正气盛衰、病证虚实的重要方法。实证患者腹力多充实、紧张，按压腹壁有底力；虚证患者多腹壁张力低、腹壁松弛，按之无底力。腹力等级可做 5 分和 7 分的划分，以 5 分法为例，明显充实者为 5/5，常见于适合使用防风通圣散、大陷胸汤、大承气汤的人群；中等程度者为 3/5，常见于适合使用半夏泻心汤的人群；明显软弱者为 1/5，常见于适合使用理中丸、四逆汤的人群；介于上述腹力之间者为 4/5，常见于适合使用大柴胡汤的人群；2/5 者，常见于适合使用小柴胡汤的人群。

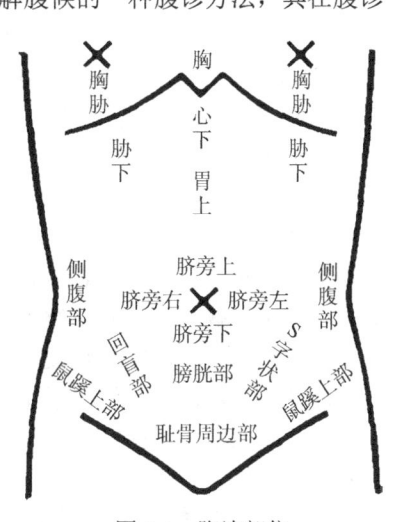

图 6-1　腹诊部位

（2）心下：多指以剑突下端为顶点、连接两侧乳腺与季肋弓交叉两点之线为等边三角形区域；也有医家认为从剑突下鸠尾穴至肚脐神阙穴间的区域也属心下。

诊察方法：使用食指、中指、无名指三指并拢，从胸骨剑突的下部至脐部，用指腹连续按压正中部位，观察有无抵抗和硬结，询问患者有无压痛或痞满不适感觉。常见腹候有心下痞（硬/坚/硬而满）、心下满（痛/硬痛）、心下支结、心下悸等。

1）心下痞与满：心下痞，指患者自觉此部位憋闷、堵塞但按之濡软、无抵抗及压痛；心下满，此部位存在膨满与胀满；心下痞满，此部位既有憋闷、堵塞感又有膨满、胀满；心下痞硬，此部位存在抵抗与压痛；心下痞坚，触之此部位坚硬如板状；心下石硬，触之此部位抵抗与压痛呈最大强度的状态。例如"呕而肠鸣，心下痞者，半夏泻心汤主之。"（《金匮要略·呕吐哕下利病脉证治》）"伤寒，汗出解之后，胃中不和，心下痞硬，干噫食臭，胁下有水气，腹中雷鸣下利者，生姜泻心汤主之。"（《伤寒论·辨太阳病脉证并治下》）"伤寒中风，……腹中雷鸣，心下痞硬而满，……此非结热，但以胃中虚，客气上逆，故使硬也，甘草泻心汤主之。"（《伤寒论·辨太阳病脉证并治下》）"伤寒六七日，结胸热实，脉沉而紧，心下痛，按之石硬者，大陷胸汤主之。"（《伤寒论·辨太阳病脉证并治下》）痞是一种脘宇不舒的自我感觉，是一种气机升降异常、水湿停滞的状态，常与痛、满、硬、坚等自他（即患者与医生）感觉相伴。

2）心下支结：在脐和右乳头之间连线与右侧腹直肌的交点附近所出现的肌肉挛缩和压痛称为心下支结。例如，"伤寒六七日，发热，微恶寒，支节烦疼，微呕，心下支结，外证未去者，柴胡桂枝汤主之。"（《伤寒论·辨太阳病脉证并治下》）不同的医家对心下支结常有不同的认识与理解。日·藤平健认为"极其轻微的心下痞硬，从太阳病踏入少阳病位最初出现的腹候"，胡希恕则认为"心下支结是胸胁苦满的另一种说法"。

3）心下悸：腹部大动脉的搏动明显，可以在心下部位视见，或者他觉很容易触及的悸动。例如"太阳病发汗，汗出不解，其人仍发热，心下悸，头眩，身𥆧动，振振欲擗者，真武汤主之。"（《伤寒论·辨太阳病脉证并治中》）日·大塚敬节认为"正常人的这些悸动，在腹底处于沉静状态，若触诊，则呈现为若有若无的程度，所以即使用手轻轻地触诊，也基本上无感觉。"

（3）胸胁：胸胁是指单侧或双侧肋弓上下的胁部及胁下部。

诊察方法：使用食指、中指和无名指三指并拢，以指腹从季肋游离端向内上方向巡按。

1）胸胁苦满为患者自觉该部位的窒闷不适，或胀满、或堵塞感；或切诊该处时，医生感到明显的抵抗感，此时患者多有疼痛或苦满的反馈。值得注意的是，少阳病腹征并非局限于胁下，在某种病态下，其腹候也可以连及其他部位，如胸中、心中、心下、腹中等；具体描述除苦满外，尚有满痛、痞硬、硬满、痛、悸等；均对遣方用药有重要的指导作用。日·龙野一雄认为"沿肋弓下缘的紧张，于肋弓下缘向胸廓内按压，看手指能否轻松地按压至胸廓内，或者有无紧张和抵抗感，或者有无痛苦或疼痛，以此来确认胸胁苦满的有无"；日·寺泽捷年认为"胸胁苦满明显者用大柴胡汤，中等度者用小柴胡汤，轻型者用柴胡桂枝干姜汤，胸胁苦满明显者属实证，轻型者为虚证。"此腹候被认为是肝胆经的病变所引起，为柴胡类方的使用指征。

2）胸胁苦满是大剂量使用柴胡的依据，对小柴胡汤、大柴胡汤、柴胡桂枝干姜汤等汤方的使用，均具有提示作用。如"在涉及大剂量使用柴胡（量为半斤）的23条原文中，（含有）胸胁及上腹部症状13条，或胸胁苦满，或胸满胁痛，或胁下硬满，或心下满痛，或心中痞硬等，其中又以胸胁苦满为特点。"（《张仲景50味药证·柴胡》）

（4）腹部：心下、胸胁位于脐上，常称为中、上腹部，又有大腹之名，脐周、脐下常被称为下腹、少腹部，又有小腹之名。

诊察方法：使用食指、中指、无名指三指，以肚脐为中下，按照脐旁、小腹、回盲、乙状结肠、腹股沟等相对固定的顺序，进行按压，观察有无抵抗和硬结，询问患者有无压痛。常见的腹候有脐旁、回盲部（右下腹部）、乙状结肠部（左下腹部）、腹股沟（鼠蹊）部的抵抗与压痛，小腹不仁与拘急等。

1）小腹不仁/正中芯：小腹，指腹部脐以下的领域；不仁，指内里不充实；即该部位的腹壁紧张程度与其他部位相比，较为软弱，常常伴有表面知觉低下的状态。正中芯，多指在小腹脐下正中可触及到竖状（纵向）的条索状物，常伴有小腹不仁，脐上方也会出现类似条索状物。此腹候多提示肾与脾之功能的虚弱状态，对肾气丸系列方剂的使用，有提示作用。如"治脚气上入，少腹不仁。"（《金匮要略·中风历节病脉证并治》）

2）小腹拘急：腹直肌在耻骨联合附着部附近出现的异常紧张或肌张力亢进，其临床意义与小腹不仁相似，对肾气丸系列方剂和桂枝甘草龙骨牡蛎汤方的使用有提示作用。例如"虚劳腰痛，少腹拘急，小便不利者，八味肾气丸主之。"（《金匮要略·血痹虚劳病脉证并治》）"夫失精家少腹弦急，阴头寒，目眩，发落，脉极虚芤迟，为清谷，亡血，失精。脉得诸芤动微紧，男子失精，女子梦交，桂枝加龙骨牡蛎汤主之。"(《金匮要略·血痹虚劳病脉证并治》)

3)脐旁的抵抗与压痛：脐的斜外方约2横指处与腹直肌交叉点上可触及肌肉的硬结，若用指端向脊柱方向按压此部位，患者会有放射性剧痛。有的时候，这种压痛与抵抗也会出现在正中线的脐下部。此腹候多见于脐旁左侧，多提示血瘀证的可能，对使用桃核承气汤、桂枝茯苓丸、当归芍药散等汤方，均具有提示作用。如"妇人宿有癥病，经断未及三月，而得漏下不止，胎动在脐上者，为癥痼害。妊娠六月动者，前三月经水利时，胎也。下血者，后断三月衃也。所以血不止者，其癥不去故也，当下其癥，桂枝茯苓丸主之。"(《金匮要略·妇人妊娠病脉证并治》)凡腹内有形之肿块为癥。"妇人腹中诸疾痛，当归芍药散主之。"(《金匮要略·妇人杂病脉证并治》)"妇人怀娠，腹中㽲痛，当归芍药散主之。"(《金匮要略·妇人妊娠病脉证并治》)，㽲即疞，腹中急也，腹中拘急作痛。

4)回盲部(右下腹部)抵抗与压痛：手指轻触到回盲部腹直肌硬结处时，压迫该部位出现的放射性疼痛，此腹候定位在人体右下腹部，多提示血瘀证的可能，对大黄牡丹皮汤、薏苡附子败酱散等汤方的使用，均具有提示作用。例如"肠痈者，少腹肿痞，按之即痛如淋，小便自调，时时发热，自汗出，复恶寒，其脉迟紧者，脓未成，可下之，当有血。脉洪数者，脓已成，不可下也，大黄牡丹汤主之。"(《金匮要略·疮痈肠痈浸淫病脉证并治》)"肠痈之为病，其身甲错，腹皮急，按之濡，如肿状，腹无积聚，身无热，脉数，此为腹内有痈脓，薏苡附子败酱散主之。"(《金匮要略·疮痈肠痈浸淫病脉证并治》)众所周知，转移性的右下腹痛是急性阑尾炎的典型症状。

5)乙状结肠部(左下腹部)抵抗与压痛：手指轻触到左下腹的乙状结肠部的腹直肌硬结处时，压迫该部位出现的放射性疼痛。此腹候定位在人体左下腹部，多提示血瘀证的可能，对桃核承气汤、芎归胶艾汤等汤方的使用，均具有提示作用。例如"师曰：妇人有漏下者，有半产后因续下血都不绝者，有妊娠下血者。假令妊娠腹中痛，为胞阻，胶艾汤主之。"(《金匮要略·妇人妊娠病脉证并治》)

6)腹股沟(鼠蹊)部抵抗与压痛：用手指按压腹股沟处的髂嵴前沿时出现的疼痛与抵抗。日·寺泽捷年认为"此腹候对当归四逆加吴茱萸生姜汤、四物汤及其加减方的使用多具有提示作用。"

4. 作用与意义

(1)找出病因："太阳病六七日，……以热在下焦，少腹当硬满，……所以然者，以太阳随经，瘀热在里故也，抵当汤主之。"(《伤寒论·辨太阳病脉证并治中》)可见少腹硬满可归咎于瘀血和湿热相互搏结，是患抵当汤方证患者的病因。"大下后，……腹满痛者，此有燥屎也。所以然者，本有宿食故也，宜大承气汤。"(《伤寒论·辨阳明病脉证并治》)可见腹满而痛可归咎于燥屎与宿食，是患大承气汤方证患者的病因。"心下有痰饮，胸胁支满，目眩，苓桂术甘汤主之。"(《金匮要略·痰饮咳嗽病脉证并治》)可见胸胁支满可归咎于痰饮停于心下，是患苓桂术甘汤方证患者的病因。"伤寒表不解，心下有水气，干呕发热而咳，或渴，或利，或噎，或小便不利，少腹满，或喘者，小青龙汤主之。"(《伤寒论·辨太阳病脉证并治中》)可见少腹满可归咎于水气停于心下，是患小青龙汤方证患者的病因。

(2)确定病位："水在心，心下筑坚，……水在肝，胁下支满，……水在肾，心下悸。"(《金匮要略·痰饮咳嗽病脉证并治》)可见水饮停聚在不同部位可通过诊察胸腹部予以明确。"卒呕吐，心下痞，膈间有水，眩悸者，小半夏加茯苓汤主之。"(《金匮要略·痰饮咳嗽病脉证并治》)

可见水饮停聚膈间，常会有心下痞的腹候。"太阳病，外证未除，而数下之，遂协热而利，利下不止，心下痞硬，表里不解者，桂枝人参汤主之。"（《伤寒论·辨太阳病脉证并治下》）可见外证未除、表里同病时，常会有心下痞硬的腹候。

（3）判断病性："胁下偏痛，发热，其脉紧弦，此寒也，以温药下之，宜大黄附子汤。"（《金匮要略·腹满寒疝宿食病脉证治》）当病家患腹满宿食病时，胁下痛的腹候并见发热、弦紧脉，病性多为寒。"产后七八日，无太阳证，少腹坚痛，此恶露不尽，不大便，烦躁发热，切脉微实，再倍发热，日晡时烦躁者，不食，食则谵语，至夜即愈，宜大承气汤主之。热在里，结在膀胱也。"（《金匮要略·妇人产后病脉证并治》）当病家患产后病时，少腹坚痛的腹候并见发热烦躁，日晡为甚，脉实等证候时，病性多为热。"五劳虚极，羸瘦腹满，不能饮食，食伤、忧伤、饮伤、房室伤、饥伤、劳伤、经络荣卫气伤；内有干血，肌肤甲错，两目暗黑。缓中补虚，大黄蟅虫丸主之。"（《金匮要略·血痹虚劳病脉证并治》）当病家患虚劳病时，腹满的腹候并见羸瘦、胃纳差、肌肤甲错，病性多为虚。"病腹中满痛者，此为实也，当下之，宜大承气、大柴胡汤。"（《伤寒论·辨可下病脉证并治》）"按之心下满痛者，此为实也，当下之，宜大柴胡汤。"（《金匮要略·腹满寒疝宿食病脉证治》）当病家患腹满宿食病时，腹中满痛、心下按之满痛的腹候，病性多为实。

（4）诊断病证："太阳病，……医反下之，动数变迟，膈内拒痛，胃中空虚，客气动膈，短气躁烦，心中懊恼，阳气内陷，心下因硬，则为结胸，大陷胸汤主之。"（《伤寒论·辨太阳病脉证并治下》）病程在太阳病阶段，心下硬、心中懊恼、膈内拒痛的腹候并见短气烦躁等症状，有助于诊断结胸病。"伤寒六七日，结胸热实，脉沉而紧，心下痛，按之石硬者，大陷胸汤主之。"（《伤寒论·辨太阳病脉证并治下》）病程为伤寒六七日，心下痛且按之石硬的腹候并见脉沉紧等证候，有助于诊断结胸病热证。"小结胸病，正在心下，按之则痛，脉浮滑者，小陷胸汤主之。"（《伤寒论·辨太阳病脉证并治下》）心下按之则痛的腹候并见浮滑脉象，有助于诊断小结胸病。"谷疸之为病，寒热不食，食即头眩，心胸不安，久久发黄，为谷疸，茵陈蒿汤主之。"（《金匮要略·黄疸病脉证并治》）心胸不安、视之黄染的腹候并见胃纳欠佳、头晕等症状，有助于诊断谷疸病。"若心下满而硬痛者，此为结胸也，……但满而不痛者，此为痞。"（《伤寒论·辨太阳病脉证并治下》）触按心下疼痛与否，有助于鉴别诊断结胸与痞病。

不难发现，腹候是诊断和鉴别某些疾病的重要依据，尤其是在胸腹部疾病的诊断方面有其他诊法无法替代的作用。

【扩展选读】

风土，是一个地方特有的自然环境和风俗习惯的总称，今多泛指地理环境与风俗习惯。

岭南地域的自然风土：

（1）全年暖热：从全年来说，岭南是我国最暖热、能量最多的地域，该域气温偏高的特点主要体现在冬半年，在冬季获太阳辐射能比我国其他地区明显居多。全年只有凉季而无冷季，回南天多发的3～4月间，日间温度在17℃上下，明显比中原内地温暖。值得注意的是，相较南昌、武汉、长沙、杭州、福州等"火炉城市"，珠三角区域在夏日极端高温上相较于有所逊色。"人言南中炎暑，然暑非有甚也，但多时耳"，这段话明确点出岭南的炎热是胜在"数量上"而非高温极值上。同时，域内相当大的地区没有真正意义上的冬天存在。

（2）高湿多雨：岭南，受海洋与大陆性气候深刻影响，夏半年受东南季风的影响，自5月份起开始进入台风活跃季节，常呈"来得早去得迟"趋势，台风积云雨在南海西太平洋面形成，为该地域带来充沛的降雨和持久的炎热，每年7、8、9月份三个间间后汛期的降水量，可占年降水量的40%~50%，岭南因此成为我国的高湿地区，年平均相对湿度在75%以上。资料表明：当气温在15.5~26.5℃，静风时，不论相对湿度情况，人体感觉舒适；当气温在27.1~32℃，静风时，如果相对湿度＞70%，人体则有"湿热"的不适感，如若有2~3级的风，人体仍觉舒适；当气温在32.1~35℃，静风或微风时，如果相对湿度＞60%，人体就会感到闷热，小于60%则感到热；当气温在35.1℃以上，相对湿度＞60%，不论风速情况，人体均感闷热，38℃以上时为酷热，当相对湿度小于60%时，身体感觉为炎热。

岭南人群传统中医体质状态：当代岭南医学专家郑洪教授指出，立足于"异病同治"，前人在古籍中"阳浮阴闭，元气不固"的论断虽多就瘴病而发挥，但对粤人体质状态的划分亦有裨益。郑氏在认可旧说的基础上，认为粤人体质状态常有如下特点。

上焦多浮热，"阳燠既泄，则使人本气不坚，阳不下降，常浮而上，故病者多上脘郁闷，胸中虚烦。"（《岭南卫生方》）阳热耗散难藏，则容易使人元气不固，阳气疏于潜降则浮越在上，因此人们多易有胸闷心烦、上腹胀满等不适。粤地百姓常将头面五官的红肿热痛，诸如口咽干苦、咽喉肿痛、目赤眼眵、头痛头昏、胸闷心烦等不适归咎为"上火"，喜以凉茶调理祛疾。粤人今日调理养生，寻医问药，仍喜言"上火""燥热"。

中虚多蕴湿，明代郑全望言："发瘴之地，其地多山，其土卑薄。方其晴明，天气热蒸，地下生水；及其阴雨，地下多湿。人生其间，常履于湿土之上。经曰谷气通于脾，湿伤脾内，故脾胃之虚，多由阳气浮于上，阴湿之气伤于下而然，非若内伤之主于饮食劳倦也。"岭南低洼的地势，炎热与潮湿的气候，人长期处于"蒸湿"环境中，是引起脾胃虚弱的主要环境因素。人居其间，易于出现以四肢倦怠，脘腹胀满，疲劳气短，胃纳不佳，小便黄短，大便黏腻等脾（胃）虚湿（热）盛为表现的病理状态。时至今日，粤人寻医问药，张口伸胴后，便问"湿气会不会很重呢"，喜以靓汤祛湿（热）养（脾）胃相袭。

下元多寒湿，"凡阳气常泄得疾者，虽身热而亦多内寒""阴湿之气常盛……人居其间，类多中湿，肢体重倦，又多脚气之疾，盖阴常偏盛而然……阴湿既盛，则使人下体多冷，阴不上腾，常沉而下，故病者多腰膝重痛，脚足寒厥""南方之地……人居其中，因寒湿之气盛，故下体重湿，生痰又多。"（《岭南卫生方》）人体阳气失于封藏，长期处于耗散状态，则容易导致肾气不足，元气不固，适值湿性趋下，则容易造成肢体尤其是下肢的沉重、酸软、痿弱，易有关节酸软、肌肤肿胀、皮肤瘙痒等不适。百姓除以靓汤祛湿外更适量饮（药）酒、二至（夏至和冬至）进补以应对寒湿痹痛。

以上进补举措既是环境所致，又是民俗相袭，更是体质相传。

稻叶克文礼、和久田寅叔虎与《腹证奇览》：18世纪下叶，稻叶克文礼撰写了《腹证奇览》一书，继之，其入室弟子和久田寅氏又撰写了《腹证奇览翼》，以羽翼其师之所著。两书总结了经方腹证的各自特点及其诊察方法，在客观上给人以腹证辨证论治之规矩，因而为日本汉方医学家奉为圭臬而研读效法。李文瑞主编的《伤寒派腹诊》分别收录了《腹证奇览》与《腹证奇览翼》，而由梁华龙翻译的《腹证奇览》则是译者按照一定的体例将两书合订而成。

日·稻叶克文礼，？—1805年，文礼为其名，文礼于1775年拜师于鹤泰荣门下。鹤泰荣为云州人，生殁年月不详。文礼之著作：早期为《腹候辨略》（1786年），次为《腹证图汇》（1795年），再次为《腹证奇览》（1800年），共3部著作。

日·和久田寅叔虎，生殁年不详。文礼、叔虎二人于日宽政五年（1793）在静冈县相会，叔虎当即拜师于文礼门下，从此学腹诊术。文礼临终前嘱叔虎，深入研究腹诊术，完成古方腹诊术。于是，叔虎为修订与羽翼《腹证奇览》，精心核对《腹证奇览》与《内经》《难经》和《伤寒杂病论》，对腹证之论前后相违、论述不清以及语病等加以修正和补缀。前后历40余年的精耕细作，终于完成了《腹证奇览翼》的编撰与整理。

中日医家论腹诊：

清代张振鉴在《厘正按摩要术》中言："胸腹者，五脏六腑之宫城，阴阳气血之发源，若欲知其脏腑如何，则莫如诊胸腹。……诊胸腹，轻手循抚，自鸠尾至脐下，知皮肤之润燥，可以辨寒热。中手寻扪，问疼不疼者，以察邪气之有无。重手推按，更问疼否，以察脏腑之虚实。"

黄煌认为"很多方证是藏在肚子里的，用经方，腹诊不可缺。"

梁华龙在《腹证奇览·自序》中言"腹诊之术，肇基于岐黄，函载于《灵》《素》，《难经》中，扁鹊承其源，《伤寒杂病论》内，仲景广其流。晋隋以降，能倡其说且有建树者，鲜矣。至唐季，鉴真东舶瀛洲，斯术滥觞扶桑，逮今名见经传者，七十余家矣。《诊病奇侅》，师《内》《难》以凿先河；《腹证奇览》，法仲景而成开山。今之日，凡为医者，须谙此术；每诊病家，必察腹证。"

李文瑞在《伤寒派腹诊》中指出"日本诸腹诊家之学说和论证以及操作方法，对中医诊断疾病确有实用价值。……国人之医者，宜学习彼之长，补我之阙，重视腹诊，学习腹诊，应用腹诊，将其作为临证诊断手段之一。"

日·龙野一雄提出"可以依据脉象和症状来推测心下部位会呈紧张状态或者下腹部会呈松弛状态，但是如果不去进行腹诊操作，这些推测便得不到确认。有时，依据腹诊才能完成对证的确定，需要从这个层位来认识腹诊所具有的重要诊断价值。"

日·藤平健强调，"在《伤寒论》中，出现了许多如果不做腹诊便不可能理解的证候名，《伤寒论》的作者们是做了腹诊的，这一点无可怀疑。""中医理论繁杂的原因可能是摒弃了腹诊。"

医理精深而腹诊之法也不可能尽善尽美。日·龙野一雄中肯地指出，"(日)古方派医家……努力尝试用腹诊替代脉诊来进行证的把握，很大程度上开拓了新的知识与体会，但是，无论怎样精详地进行腹部诊察，腹诊仍然有其限度，它不是一个替代脉诊的存在。在这个意义上，脉诊也具有作为脉诊的限度。""仅仅依据腹诊来判断证的想法是走过了头，只有进行脉象、症状间的相互限定，才能完成真正正确的判断。"

以《伤寒杂病论》中的方剂为桥梁，联系腹候与湿病、湿证，我们可以发现许多仲景原文既包含了痰饮水湿（瘀）等病性信息又包括了腹候信息。立足于此，笔者认为腹诊作为一种诊察手段，真实存在且盛行于中国历史上的某个时期，于水液代谢、气机升降的场所、五脏六腑的居所予以探查，将能更直接、高效地用于湿病、湿证的诊断与鉴别，用药和遣方。

二、《伤寒杂病论》中湿证（病）的常见腹候

【经典原文】

伤寒厥而心下悸，宜先治水，当服茯苓甘草汤，却治其厥；不尔，水渍入胃，必作利也。

少阴病，二三日不已，至四五日，腹痛，小便不利，四肢沉重疼痛，自下利者，此为有水气，其人或咳，或小便利，或下利，或呕者，真武汤主之。

伤寒表不解，心下有水气，干呕发热而咳，或渴，或利，或噎，或小便不利，少腹满，或喘者，小青龙汤主之。

【原文出处】

汉代，张仲景，《伤寒论》。

【经典及作者简介】

见上一章。

【经典原文】

假令瘦人，脐下有悸，吐涎沫而癫眩，此水也，五苓散主之。

卒呕吐，心下痞，膈间有水，眩悸者，（小）半夏加茯苓汤主之。

心下坚大如盘，边如旋盘，水饮所作，枳术汤主之。

心下有痰饮，胸胁支满，目眩，苓桂术甘汤主之。

【原文出处】

汉代，张仲景，《金匮要略》。

【经典及作者简介】

作者简介见前。

《金匮要略》为张仲景所撰的《伤寒杂病论》中有关杂病的部分，曾一度散佚，直至宋代，从翰林院所存的蠹简中发现《金匮玉函要略方》的残简，再经林亿等整理校订，将其中杂病部分分厘为三卷，上卷为辨伤寒，中卷则论杂病，下卷记载药方。全书共25篇，方剂262首，列举病证60余种。所述病证以内科杂病为主，兼有部分外科、妇产科等病证。

【文义医理解析】

痰饮水湿同源而异流，都是病理产物，又是致病因素。湿聚为水，水积为饮，饮凝成痰，痰饮作用于机体，可成为致病因素而阻滞气机。痰饮停滞，阻遏气机，使脏腑气机升降出入失常，而影响水液代谢。《中医诊断学》认为，水湿内停（证）是指体内水液停聚，常以肢体浮肿、小便不利，或腹大胀满、舌质淡胖等为主要表现的证。

在《伤寒杂病论》中，人体水湿内停时，常见心悸、下利、咳嗽咯痰、头晕目眩、腹胀腹痛、小便不利等证候，而条文中有关心下悸、脐下悸、心下痞、心下坚、胸胁支满、腹痛、少腹满等腹候的描述也说明除上述症状外，胸腹区域的悸、痞、坚、满、痛等腹候信息也不容忽视，这些诊察反馈也应作为判断水湿内停、遣方用药的重要依据。

茯苓甘草汤、五苓散、小半夏加茯苓汤、枳术汤、苓桂术甘汤、真武汤、小青龙汤等方剂均有调节人体水液代谢的作用，均可以用于湿证的治疗。其中，有些汤方会使用到半夏，有些会应用茯苓，有些会两者同用，各自的运用要点如何，所针对的湿证有何不同，笔者将在下文探讨。

三、《伤寒杂病论》中湿瘀互结的常见腹候

【经典原文】

妇人经水不利下，抵当汤主之。亦治男子膀胱满急，有瘀血者。

妇人少腹满如敦状，小便微难而不渴，生后者，此为水与血并结在血室也，大黄甘遂汤主之。

问曰：妇人年五十所，……少腹里急，腹满，手掌烦热，唇口干燥，何也？师曰：……瘀血在少腹不去。何以知之？……当以温经汤主之。

肠痈者，少腹肿痞，按之即痛如淋，……大黄牡丹汤主之。

【原文出处】

汉代，张仲景，《金匮要略》。

【经典原文】

太阳病六七日，表证仍在，脉微而沉，反不结胸，其人发狂者，以热在下焦，少腹当硬满，小便自利者，下血乃愈。所以然者，以太阳随经，瘀热在里故也。抵当汤主之。

伤寒六七日，结胸热实，脉沉而紧，心下痛，按之石硬者，大陷胸汤主之。

【原文出处】

汉代，张仲景，《伤寒论》。

【文义医理解析】

瘀血，是离经之血积瘀于经络，或热迫血溢，血运不畅，痹阻经脉而成。它既可以是病变过程中形成的病理产物又可成为致病因素，引起血液循行、水液代谢障碍，造成因瘀致湿。湿性黏腻停着，亦可因湿滞阻络，而致血瘀。因瘀致湿，或因湿致瘀，在临床上可形成恶性循环而加重病情。《中医诊断学》认为，血瘀（证）是指瘀血内阻，以疼痛、肿块、出血、瘀血色暗为主要表现的证，根据湿瘀搏结的部位不同，证候也有所差别。

在《伤寒杂病论》中，湿瘀互结于人体时，常见月经不调、小便不利、手掌烦热、口唇干燥、腹痛、脉沉紧、寒热往来、头汗出等证候，而条文中关于少腹（硬）满（急）、少腹肿痞（痛）、心下痛按之石硬、心下满而硬痛等腹候的描述也说明除上述症状外，少腹、心下、胸胁等胸腹部位的胀满、肿痛、坚硬、急迫等腹候信息也不容忽视，这些诊察反馈也可作为判断湿瘀互结、遣方用药的重要依据。

抵当汤、大黄甘遂汤、温经汤、大黄牡丹汤、大陷胸汤等方剂具有泻热、除湿、化瘀的作用，均可以用于湿瘀互结证的治疗。其中，许多汤方会使用到大黄，该药的运用要点如何，所针对的湿瘀互结有怎样的证候特点，可循着半夏、茯苓的研究路径，开展相关研究。

四、《伤寒杂病论》中应用半夏的腹候

【经典原文】

卒呕吐，心下痞，膈间有水，眩悸者，半夏加茯苓汤主之。小半夏加茯苓汤方：半夏一升，生姜半斤，茯苓三两（一法四两）。上三味，以水七升，煮取一升五合，分温再服。

胃反呕吐者，大半夏汤主之。《千金》云：治胃反不受食，食入即吐。《外台》云：治呕心下痞硬者。大半夏汤方：半夏二升（洗完用），人参三两，白蜜一升。上三味，以水一斗二升，和蜜扬之二百四十遍，煮取二升半，温服一升，余分再服。

呕而肠鸣，心下痞者，半夏泻心汤主之。半夏泻心汤方：半夏半升（洗），黄芩、干姜、人参各三两，黄连一两，大枣十二枚，甘草三两（炙）。上七味，以水一斗，煮取六升，去滓，再煮，取三升，温服一升，日三服。

妇人咽中如有炙脔，半夏厚朴汤主之。《千金》作胸满，心下坚，咽中帖帖，如有炙肉，吐之不出，吞之不下。半夏厚朴汤方：半夏一升，厚朴三两，茯苓四两，生姜五两，干苏叶二两。上五味，以水七升，煮取四升，分温四服，日三夜一服。

【原文出处】

汉代，张仲景，《金匮要略》。

【文义医理解析】

1. 小半夏加茯苓汤

"卒呕吐，心下痞，膈间有水，眩悸者，半夏加茯苓主之。"此原文在《金匮要略译释》中译为"突然呕吐，心下痞满，为膈间有水饮，症见头晕目眩和心下悸的患者，用小半夏加茯苓汤治疗。"苏世屏在《金匮要略原文真义》中指出"上文呕家本渴，则属久病，本条猝然呕吐，心下痞，则属新病。"然下文有云"呕而肠鸣，心下痞者，宜半夏泻心汤。与此大同小异。何以知是膈间支饮化为有水？以水气荡漾，而风挟之上冒于头则眩，水气迫于心下，为心所恶则悸者，宜以小半夏原方，止其呕吐，加茯苓汤以下渗其水，可以主之。"日·大塚敬节在《金匮要略研究》中则认为"突然呕吐，心窝部痞塞，胸部水邪积聚，出现悸动和眩晕，为小半夏加茯苓汤主治之证。《千金方》'卒'为'诸'，较为适宜该方。用卒字，容易理解为似乎仅仅对突然的呕吐证有效，但实际上该方对诸种呕吐均有效，所以应从《千金方》。"

小半夏汤与小半夏加茯苓汤所涉原文共 5 条，除见于《金匮要略·痰饮咳嗽病脉证并治》外，尚见于呕吐哕下利病篇、黄疸病篇。由生姜和半夏构成的小半夏汤，治疗以痰饮为主要和次要病机的急性或各种呕吐，有良好的效果，因此，呕吐前冠以"卒"或"诸"字均可。心下有支饮、膈间有水、水停心下等病性信息，共同说明腹候心下痞的形成是水饮或痰饮所致。无论是心下痞满还是心窝部痞塞，共同说明腹候心下痞可由望诊和切诊予以发现和确认，腹候虽膨满但触之抵抗感不强，整体腹力以偏软弱为主。

2. 大半夏汤

"胃反呕吐者，大半夏汤主之。《千金》云：治胃反不受食，食入即吐。《外台》云：治呕心下痞硬者。"此原文在《金匮要略译释》中译为"因胃反引起呕吐的，用大半夏汤主治。"苏世屏在《金匮要略原文真义》中指出，"胃反者何？反者转也，言胃痉挛而转动也，亦犹妇人杂病之有转胞而已。胃何以能反？以胃脉挟脐，下入气街，冲气则从气街挟脐上行，两脉相触，则胃气不降而上逆，故先见胃反而致呕吐者，以大半夏汤主之。（方解）半夏长于降逆止呕，故用至二升以为主药，冲气既降，胃自不反。唯呕吐既多，气液两伤，故用人参以补气增液，白蜜以滋其燥干。白蜜原为百花之精，最善化气生水，更以水和而扬之，则内涵空气，水质轻浮，入胃则化气尤速。"日·大塚敬节在《金匮要略研究》中则认为，"胃反，后世称反胃，亦称翻胃，表现为早上摄入的饮食，至傍晚吐出，傍晚所进饮食翌日吐出，与五苓散证、小半夏汤证等饮食入后不适而吐出的呕吐不同。该药方及煎煮方法具有'治其急迫'与'补虚'两方面意思。此时的呕吐证，患者应为虚弱疲惫状态，例如患有胃溃疡等疾病，体质极弱，呕吐不止，这种场合则不适宜小半夏加茯苓汤，而是如大半夏汤样具有补益作用的方药则为妥当。大半夏汤的应用指征应为患有某种慢性疾病而出现呕吐不止的情况。方中加入人参、白蜜为其特征……白蜜为上等蜂蜜。加入后扬之二百四十遍，使水变得柔软。"

大半夏汤所涉原文为1条，见于《金匮要略·呕吐哕下利病脉证治》篇，方中重用半夏量至2升，为该药在《伤寒杂病论》中用量之最，说明病势的严重与急迫。半夏与人参的药对是大半夏汤的核心，也是诸如半夏泻心汤、小柴胡汤、温经汤、麦门冬汤、厚朴生姜半夏甘草人参汤等汤方的重要组成。日·吉益为则在《药征》中论及人参时指出"人参主治心下痞坚、痞硬、支结也。旁治不食呕吐、喜唾、心痛、腹痛、烦悸。"黄煌在《张仲景50味药证》中进一步指出，"人参主治气液不足，张仲景多用于汗、吐、下之后出现以下四种情况，……心下痞硬，为上腹部扁平而按之硬，且无底力（按之有中空感）与弹性，……体形，逐渐消瘦，古人所谓的虚羸，就是对身体极度消瘦的一种描述。消瘦之人，其上腹部才变得扁平而硬。"因此，相关腹候可由气液不足、阴虚液少所形成，这应是一种始硬而久按中空、无弹性，虚极而实的状态，阴液虚少且有痰湿所阻，所谓"虚痰并见"是也。

3. 半夏泻心汤

"呕而肠鸣，心下痞者，半夏泻心汤主之。"此原文在《金匮要略译释》中译为"病人呕吐而肠鸣有声，心下痞满，用半夏泻心汤主治。"苏世屏在《金匮要略原文真义》中指出"《伤寒论》半夏泻心汤，其主证是呕而发热，心下但满而不痛者，以为痞，加入生姜一味，则名生姜泻心汤；去人参加重甘草一味，则名甘草泻心汤。二方均能治腹中雷鸣，无非从原方生出，特综合其见证，以为论呕证之比类参观，曰呕而肠鸣，心下痞者，以中焦不和，痞塞不通，上下之气不能升降也，以半夏泻心汤主之。"日·大塚敬节在《金匮要略研究》中则认为"呕吐，腹部咕噜咕噜肠鸣，心下部位痞满，此为半夏泻心汤主治之证。半夏泻心汤也用于心下痞硬、腹中雷鸣而泻利者，还适宜于无呕吐无泻利、心下痞硬而食欲不振者。痞，是指窒塞胀满，痞硬则是指窒塞胀满而硬。（应用）半夏泻心汤虽然可以止泻利，但也有服用后出现腹泻者，甚至也有使用甘草泻心汤而导致泻利者，此时可给予人参汤等针对虚证的药方，《伤寒论》中有清楚的记述。对较半夏泻心汤证而虚者，我一般均给予人参汤。如果使用人参汤也泻利的场合，便当用真武汤了，对于人参汤无效者使用真武汤多有好转。"

半夏泻心汤及其加减方，如生姜泻心汤、甘草泻心汤所涉原文5条，可见于《伤寒论》和《金匮要略》。虽然小半夏加茯苓汤、半夏泻心汤的条文中均明确提及"心下痞"，但是二者心下痞的指下感觉是不同的，半夏泻心汤的腹候更偏于硬满。两方伴随的腹候与舌象也不尽相同，小半夏汤的心下痞，多伴偏软弱的腹力，色淡白或淡红、苔滑腻的舌象，而半夏泻心汤的心下痞，多伴适中或较偏软弱而强的腹力，色淡红或红，苔黄腻的舌象。

4. 半夏厚朴汤

"妇人咽中如有炙脔，半夏厚朴汤主之。《千金》作胸满，心下坚，咽中帖帖，如有炙肉，吐之不出，吞之不下。"此原文在《金匮要略译释》中译为"妇人自觉咽中如有烤肉块梗阻不适，用半夏厚朴汤主治。"苏世屏在《金匮要略原文真义》中指出"其咽中亦如有炙脔，炙脔即炙肉之变词。其肉吞吐不下，此何故？以心脉挟咽，脾气通于嗌，脾为涎而主肉，女子善怀，思则气结，《黄帝内经》云：'思则心有所存，神有所归，正气留而不行故气结矣'，气结在咽，则脾涎挟肉气而奔至，为心火所炙，故如有炙脔也，治当开其郁结，并涤其痰涎，宜半夏厚朴汤主之。"日·大塚敬节在《金匮要略研究》中则认为"妇人，咽中如有炙肉片样感觉者，为半夏厚朴汤主治之证。该症状不是实际存在炙肉片，而是犹如有的感觉，多用于不安定性神经官能症，也有以眩晕、发作性悸动等症状为主诉者。经常有害怕心脏骤停猝死而不敢独自外出的情况。不仅为女性，也可见男性患者。该证至后来（江户时代）则写作梅核气，如梅核挂滞于咽部的感觉。在半夏厚朴汤方之处有'千金作胸满，心下坚'文字，这是重要的一点，但在《金匮要略》中未曾提及，即，对于腹部软弱无力、腹壁贴脊背样无力的病例，即使有咽中如有炙脔的症状，而使用半夏厚朴汤，也不会有好的效果，相反会出现疲劳加重、食欲更差的结果。所以我想，这种胸满、心下坚的情况应该很重要，应当成为使用半夏厚朴汤时的腹证之一。可以推测，咽中如有炙脔感是从心窝部痞满而来的。"

不少业内人士认为，"方证对应"就是患者症状与《伤寒杂病论》中的原文相比对，若两者相似或一致则选用此方。大塚敬节有关半夏厚朴汤的解读恰恰说明，这是一种误读，一种简单化的倾向，应该予以警惕。"在半夏厚朴汤方之处有'千金作胸满，心下坚'文字，……对于腹部软弱无力、腹壁贴脊背样无力的病例，即使有咽中如有炙脔的症状，而使用半夏厚朴汤，也不会有好的效果，相反会出现疲劳加重、食欲更差的结果。"也就是说，仅依据症状用方是不可靠和不可取的，只有症状、腹候、舌脉间的相互限定，形成环环相扣的证据链，才有助于遣方用药的精准。可以想象，在历史上的某个时期，或是北宋的高保衡、孙奇等人，或是明万历年间的隐逸人，他们认可《千金方》中关于半夏厚朴汤腹候的记载，将这段文字补充进去，以便自己与后人能更好地理解和使用此方。

【临证医案举例】

1. 矢数道明医案

医案原文：

妊娠呕吐（妊娠恶阻），23 岁妇女，妊娠第 3 个月消瘦衰弱来医院就诊。（患者）结婚当月受孕，第 2 个月开始恶心、呕吐，服药已 1 个半月，同时也注射了 15 支药，但呕吐越来越严重，只能吃很少量的火腿面包，愈加消瘦。（医生）处理此情况只有人工流产别无他法，但患者还希望保胎。（查）胃内停水明显，全腹柔软，予小半夏加茯苓汤，每次 1 杯冷服，第 3 天呕吐停止，能吃 2 碗饭。（随访）一般症状好转，能做日常家务。

医案解析：

患者若胃内停水明显必常伴胃部振水音，即用手指轻叩胸骨剑突至脐的中部或脐周围腹壁所听到的水的振荡音，又有心窝部拍水音之名。这是腹壁肌张力低下、气体、胃液、十二指肠液等积于胃内所致。由此可知，患者"全腹柔软"即腹力触之偏软弱，心下痞但多无硬满。《素问·六元正纪大论》中言"黄帝问曰：妇人重身，毒之何如？岐伯曰：有故无殒，亦无殒也。"此原文译为，黄帝问道：妇女怀孕，若用毒攻伐会怎样呢？岐伯回答说：只要有应攻伐的疾病存在，孕妇及胎儿就不会受到伤害。母婴不会受到伤害源于"有病则病受之"，当人体有病时，疾病承担药物的药性和毒性，不会损伤人体；"有是证必用是药"，该妇女属小半夏加茯苓汤证，故可服之而愈。此外，热药冷服以"偷渡"上焦亦是临证技巧也十分巧妙。

2. 矢数道明医案

医案原文：

44岁男子，素体健康，嗜酒，经常暴饮暴食，因胃不佳曾忌酒，但此次过食甜食。

主诉昨日黄昏开始，心下不快，烧心，至傍晚则欲呕吐，呃逆频发，带臭味。内科医生诊断为胃扩张症、幽门狭窄症。

体格中等，但体瘦而衰，颜面发青，似烟熏样。脉平，舌苔白。主诉口中不爽，呕吐后口渴。

余诊疗中，反复闻及带臭味之嗳气。腹诊：心下部至脐旁有块，犹如横放团扇，坚硬而紧张，按之如石硬；幽门有明显抵抗；微见胃之蠕动膨隆，时时肠鸣，大便日1行，小便如常。

余对该患者，予半夏泻心汤加茯苓。服药10日，主诉大半消失，1个月后，可以从事轻工作。尽管本证似生姜泻心汤证，但以半夏泻心汤加茯苓奏效。

医案解析：

患者以脘宇不舒、恶心欲呕、泛酸烧心为所急所苦，以口中异味、口中不和、呕吐后口渴、时有肠鸣为兼证就诊。病案中所载的腹候信息值得关注，团扇，是一种圆形有柄的扇子，可以想象，在腹部，心下、胃脘甚至胸胁等脐上部位，视之、触之坚硬而紧张，按之如石硬。面对上述证候信息，为何矢数道明不选用柴胡剂、小半夏加茯苓汤而以半夏泻心汤加茯苓，甚至认为生姜泻心汤也可以获效呢？"呃逆频发且带臭味，反复闻及带臭味之嗳气。"说明患者有热，单纯使用小半夏加茯苓汤之类的偏温性的方药恐怕与病证不符合。"脉平"而非脉弦且无往来寒热、口苦咽干的证候信息，因此"柴胡不中与之，宜半夏泻心汤。"事实上，心下痞满而硬的腹候，常见于柴胡剂、大陷胸汤、半夏泻心汤等方药，症状、舌象、脉象等腹候以外的诊察信息，常有助于医者作出精当的判断。

3. 大塚敬节医案

医案原文：

患者为38岁男性，曾患肺结核，现已愈。

这次所患疾病是胃下垂，手足颤抖，腹部的力量如被抽去一般。易疲劳，悸动，眩晕，食欲一般，大便1天1次。腹诊：左侧腹直肌拘挛，脐上悸动显著。我投予了半夏厚朴汤治疗，服药：2个月余，腹部力量增加，手足震颤、悸动、眩晕诸症均减轻。

半夏厚朴汤用于胃下垂、胃迟缓症等，并且对于这些疾病所伴随的神经症状有良效，但对于腹部软弱无力者则不宜使用，也可以这么认为，使用半夏厚朴汤应以存在一定程度的腹力为指征。总而言之，有厚朴配伍的方剂，重度虚证是禁忌。该患者虽然自觉腹部力量如被抽去，但腹诊切得腹部仍有一定程度的力量，又因腹直肌处于拘挛状态，便使用了半夏厚朴汤。当然，即使无腹直肌拘挛，腹部并不是软弱无力的状态时，也可以使用该方。

医案解析：

《汉方诊疗三十年》《金匮要略研究》等2本书均是大塚敬节所著，显然前者的行文风格缺少修饰，更偏于口语化。简而言之，大塚先生的按语无非想说明，腹部软弱无力的重度虚证者是不宜使用此方的；适宜使用此方者，具有一定的腹力状态，以五分法为例，大致在 2/5～3/5 间；腹直肌拘挛与否对该方药的使用并没有决定性的作用。事实上，半夏厚朴汤并非只用于"妇人喉中有炙脔"，凡见腹候心下痞满，常有或伴心慌心悸、头晕目眩者，多有使用半夏厚朴汤的可能。

【经典知识点的当代临证应用提示】

半夏，天南星科植物半夏的块茎，性味辛温，有毒，长于燥脾湿而化痰浊，温脏腑而化寒痰，降胃气而止呕吐，为治湿痰、寒痰及呕吐的要药，具有燥湿化痰、降逆止呕、消痞散结的功效。在《中药学》教材中，半夏隶属于"化痰止咳平喘药"篇章，为"温化寒痰"的代表性药物，广泛用于痰湿、痰饮、痰浊等与湿密切相关病证的治疗。半夏在《伤寒论》中入方 18 次，《金匮要略》中入方 36 次，所涉方剂约 43 个，涉及原文 85 条，其中 44 条（>50%）含有与腹诊相关信息。相关腹候特点如表 6-2 所示：

表 6-2　含半夏方剂的腹候信息

胸腹部位	频次	腹候描述
心下	21	心下痞硬（满痛、急、支结、满而硬痛、按之则痛、痞坚）×13；心下痞×4；心下悸、心下有水气
胸胁	16	胸胁苦满（胸满胀、胸胁满、胸胁逆满、胁下满、胁下硬满、胁下痞硬）×12；胁下痛（胸满胁痛、胁膈中痛、胁下满痛）×5
腹部	11	腹满（少腹满、少腹里急、腹都满、腹胀满）×6；腹痛（腹中急痛、腹中痛）×5

明确提及部位心下的 21 次，痞、痞硬等为主要腹候描述，将满痛、急、支结、满而硬痛、按之则痛、痞坚等描述均归置入心下痞硬，共出现 13 次，心下痞则出现 4 次。明确提及部位胸胁的 16 次，胸胁苦满、胁下痛等为主要腹候描述，将胸满胀、胸胁满、胸胁逆满、胁下满、胁下硬满、胁下痞硬等描述均归置入胸胁苦满，共出现 12 次；将胸满胁痛、胁膈中痛、胁下满痛等描述均归类入胁下痛，共出现 5 次。明确提及部位为腹的 11 次，腹满、腹痛等为主要腹候描述，将少腹满、少腹里急、腹都满、腹胀满均归置入腹满，共出现 6 次；将腹中急痛、腹中痛均归类入腹痛，共出现 5 次。

半夏入方治疗以心下不适为特征的病证时，常有以下药物组合（或称"方干""方根""药基""药对"等）值得重视，半夏与生姜相配伍，用于治疗以"心下有支饮""膈间有水""水停心下"为特点的痰饮证，如小半夏汤、小半夏加茯苓汤、半夏厚朴汤等方剂多用于治疗以痰饮为主要病机的病证；而小柴胡汤、大柴胡汤、柴胡桂枝汤等方剂则多用于治疗以痰饮为相兼或次要病机的病证。半夏与人参配使用，用于治疗症见"心下痞硬"、呕吐或噫气不止为特点的痰兼阴液虚证（以下简称为"虚痰并见"），如大半夏汤、干姜人参半夏丸等方剂多用于治疗以虚痰并见为主要病机的病证；而半夏泻心汤、生姜泻心汤、甘草泻心汤、旋覆代赭汤则多用于治疗虚痰并见为相兼或次要病机的病证。

半夏入方治疗以胸胁不适为特征的病证时，仍是半夏与生姜的药对、半夏与人参的方干值得关注，搭配柴胡、黄芩、甘草等药物，常用于治疗以痰饮、虚痰并见为相兼或次要病机的复杂病证，如小柴胡汤、柴胡加龙骨牡蛎汤、柴胡加芒硝汤等。生理状态下，心下与胸胁相近、相连；病理情况时，胸胁、心下并见不适常见于柴胡类方，也就是说，罹患柴胡汤方证的患者，常虚、痰、热相搏，表和里同病。

半夏入方治疗以腹部不适为特征的病证时,半夏与生姜的药对,常搭配或厚朴、或柴胡等药物,构成诸如小柴胡汤、厚朴生姜半夏甘草人参汤、柴胡桂枝汤、奔豚汤等方剂用以治疗以痰饮为相兼或次要病机的病证。半夏与人参的药对,则常搭配麦冬、黄连等药物,组成诸如温经汤、黄连汤、小柴胡汤等方剂,可用于虚痰并见为相兼或次要病机证型。

半夏,《神农本草经》载"治伤寒,寒热,心下坚,下气,喉咽肿痛,头眩,胸胀,咳逆,肠鸣,止汗";《本经别录》载"心腹、胸中、膈痰热满结,咳嗽上气,心下急痛坚痞,时气呕逆,消痈肿,胎堕,治痿黄,悦泽面目。"日•吉益为则在《药征》中指出"半夏,主治痰饮呕吐也。旁治心痛,逆满,咽中痛,咳悸,腹中雷鸣。"清代邹澍在《本经疏证》中指出"半夏之用,唯心下满及呕吐为最多,然心下满而烦者不用,呕吐而渴者不用,……半夏所治之喉痛,必有痰有气阻于其间,呼吸食饮有所格阂,非如甘草汤、桔梗汤、猪肤汤,徒治喉痛者可比矣。"由此观之,心下不适,无论是急、痛还是痞、坚、满,均是使用半夏及相关方剂的常见腹候,相关腹候的形成,历代医家的观点虽不尽相同但多责之湿邪、以痰为主,为痰饮、痰湿、痰热作祟为患所致。

黄煌在《中医十大类方》中言"半夏所治的痰,不仅是指咳嗽咯出的痰液,还指滞留在体内的肉眼无法看见的痰涎。根据停留部位的不同,临床所见的症状也不一样。精神错乱、癫痫、烦躁不安、失眠等多为'痰迷心窍';咳嗽咯痰、胸闷痰多为'痰滞在肺';恶心呕吐、咽喉异物感等为'痰气阻膈';眩晕、头痛、四肢麻木、或痉挛为'风痰上扰';半身不遂、四肢麻木为'痰瘀痹阻经络';皮肤无名肿块、不痛不痒、不红不热者为'痰块';体形肥满、不孕、闭经、带下多者为'痰阻胞宫'。痰证伴见面红、烦躁、口干、便秘、舌红者为'痰火';伴面黄、身体困重、腹胀便溏、苔白腻者为'痰湿'。'百病多由痰作祟',半夏大致能用于以上所有的痰病,特别是精神神经系统、消化系统、呼吸系统等各科病证。"

1. 半夏泻心汤

方剂概述:古代治疗痞病的专方,传统的降逆和胃止呕除痞方。具有调节胃肠功能、保护胃黏膜、抗溃疡发生、抑制幽门螺杆菌等作用,适用于以心下痞、呕吐、下利而烦为表现的疾病。

一般用量与煎服法:姜半夏15g,黄芩15g,干姜15g,党参15g,炙甘草10g,黄连3~5g,大枣20g。以水1000mL,煮取汤液300mL,分2~3次温服。

方证提要:上腹部满闷不适,按之无抵抗,恶心呕吐腹泻肠鸣,食欲不振者。

适用人群:营养状况较好,唇红,舌红苔多黄腻,大多数为青壮年患者;容易出现口腔黏膜溃疡,女性月经期溃疡多发或加重;伴有消化道症状,如上腹部不适或疼痛、腹泻或有腹泻倾向等;有焦虑倾向,大多伴有睡眠障碍,情绪多急躁,或心悸、早搏、胸闷等。

适用病症:①以上腹部满闷不适、恶心为表现的疾病,如胃炎、胃及十二指肠溃疡、胆汁反流性胃炎、功能性胃病、慢性胆囊炎等。②以腹泻为表现的疾病,如慢性肠炎、消化不良、肠易激综合征、醉酒呕吐或腹泻。

2. 半夏厚朴汤

方剂概述:古代治疗咽中异物感的专方。有理气除胀、化痰利咽的功效,具有抗焦虑、抗抑郁、镇静、催眠、促进胃肠蠕动、抑制喉反射等作用,适用于以咽喉异物感乃至躯体感觉异常、腹胀、恶心为特征的疾病。

一般用量与煎服法:姜半夏或法半夏25g,茯苓20g,厚朴15g,干苏叶10g,生姜25g。以水700mL,煮取汤液300mL,分3~4次温服。汤液呈淡褐色,稍辛辣。通常采用服3天停2

天的方法。

方证提要：咽喉异物感，或口腔、鼻腔、胃肠道、皮肤等躯体有异常感觉者。

适用人群：形体中等，营养状况较好，毛发浓密，肤色滋润或油腻，眨眼频繁，表情丰富，常眉头紧皱；话语滔滔不绝，表述细腻怪异夸张，不断地诉说躯体的不适感和异样感，咽喉常有异物感，或黏痰多；舌质无明显异常或舌尖有红点，或舌边见齿痕，舌苔多黏腻；多疑多虑，大多有较长的求诊史，女性多见；有精神刺激、情感波动、烦劳等诱因。

适用病症：以下病症符合上述人群特征者，可考虑使用本方：①以咽喉异物感为特征的多种神经症，如梅核气、舌觉异常、抑郁症、焦虑症、强迫症、恐惧症、胃神经症、心脏神经症、神经性呕吐、神经性尿频、神经性皮炎、肠易激综合征、心因性勃起功能障碍等。②咽喉疾病，如咽炎、扁桃体炎、喉源性咳嗽、声带水肿等。③以吞咽困难、呕吐、上腹胀为表现的疾病，如厌食症、化疗后呕吐、食管痉挛、急慢性胃炎、胃下垂、功能性消化不良等。④以胸闷咳嗽为表现的呼吸道疾病，如慢性支气管炎、哮喘、气胸、胸腔积液等。

【扩展选读】

生姜的药证发挥：主治恶心呕吐。生姜、干姜同为一物，只是嫩老之别，故干姜主治的多涎唾而不渴，同样适用于生姜。生姜所主治的恶心呕吐，多伴有口内多稀涎，或吐出清水，患者口不干渴，甚至腹中有水声漉漉，就如《伤寒论》生姜泻心汤条下所谓的"胁下有水气，腹中雷鸣"。

恶心呕吐可出现在许多疾病过程中，能食者有之，不能食者也有之；腹痛者有之，心下痞者有之；发热者有之，往来寒热者有之；脉微下利者有之，脉弱悸动者有之；强壮者有之，柔弱者也有之。所以，生姜的使用，很少单独应用，仲景配伍很多。生姜配桂枝健胃止痛，心悸羸瘦而胸腹痛者多用之。配半夏止呕，吐水者多用之。配橘皮亦止呕，对嗳气腹胀者宜之。配厚朴除满，恶心腹胀满者用之。配吴茱萸止痛，腹痛、头痛而吐涎沫者多用之。配大枣理虚和胃，一可增加食欲，以恢复体力，如桂枝汤类方必用姜枣；二可防止苦药败胃，故仲景方中用之甚频，不仅含有黄连、黄芩的生姜泻心汤使用，就是泻下剂的大柴胡汤及厚朴七物汤，姜枣依然不忌。但是，胃中空虚以及机体缺乏津液的呕吐，是不适合使用生姜的。如治疗热病伤津的竹叶石膏汤和因反复呕吐不得食而有脱水的大半夏汤，用半夏而不用生姜。

生姜的用量，凡专用于呕吐者，量宜大，仲景常用5两至半斤，甚至1斤，方如生姜半夏汤、橘皮竹茹汤、大柴胡汤、吴茱萸汤、半夏厚朴汤；若用于和胃理虚，则常用2～3两，方如小建中汤、温经汤、炙甘草汤、桂枝汤、小柴胡汤；若用于治疗腹痛热利或黄疸，则仅用2两以下，如麻黄连轺赤小豆汤用2两，黄芩加半夏生姜汤用1.5两。

生姜与干姜虽同属一物，但干姜为老姜之干燥品，故使用上稍有不同。生姜偏于呕吐，干姜偏于腹泻。生姜可发汗，如民间对冒雨受寒者，常饮用生姜汤，可一汗而解；干姜可化饮，如干姜配合五味子、细辛，对与咳嗽气喘，痰多清稀如水者，也常取效甚速。

人参的药证发挥：主治气液不足。张仲景多用于汗、吐、下之后出现以下4种情况者：

1）心下痞硬、呕吐不止、不欲饮食者：心下痞硬，为上腹部扁平按之硬，且无底力（按之有中空感）和弹性。呕吐不止者，指呕吐的程度比较严重，时间长，患者体液和体力的消耗都相当严重，尤其在无法补液的古代，反复的呕吐对机体造成的伤害是相当重的。故患者必食欲不振，精神萎靡，消瘦明显。

2）身体疼痛、脉沉迟者：在汗、吐、下以后体液不足的状态下，其疼痛多为全身的不适感，似痛非痛，烦躁不安。其脉多沉迟而无力。

3）烦渴、舌面干燥者：大汗出后其人必精神萎靡，头昏眼花，气短乏力，口干舌燥，烦躁不安，其舌质必嫩红而不坚老，舌色不绛。

4）恶寒、脉微者：其人多有呕吐、食欲不振、下利不止等症。虽恶寒而身凉有汗，脉象微弱或沉伏，精神萎靡不振，反应迟钝。

根据典籍应用人参的经验，使用人参有以下客观指征：第一是脉象，由大变小，由浮转沉，由弦滑洪大转为微弱；第二是体形，逐渐消瘦，古人所谓的虚羸，就是对身体极度消瘦的一种描述。消瘦之人，其上腹部才变得扁平而硬，所谓"心下痞硬"；第三是面色和舌象，舌面多干燥，患者有渴感，其舌苔多见光剥，舌体多瘦小而红嫩；面色萎黄或苍白，并无光泽。

总的来看，人参多用于消瘦或枯瘦之人。瘦人腹肌本偏紧张，又兼心下部疼痛不适；瘦人本不干渴，而反见烦渴而舌面干燥；瘦人的脉搏本来应该浮大，而反沉伏微弱者，则应当考虑人参证。其人不仅肌肉痿缩，而且肤色干枯而缺乏弹性，没有健康人的红光。若是肥胖体形，舌体大而舌苔厚腻、面色红润或晦暗或腻滞者，虽有心下痞硬、口干渴、脉沉迟者，亦非人参证。

苏世屏（1894—1961），号离尘，广东新会人，今广东省江门市新会区人。苏氏生于清末，成长于民国，原欲读书科举，后转念拜师从医，于1920～1924年间师从黎公庇留得入长沙门下，生性寡言，唯喜读书，苦学得志，深得真传。学成后，苏老于江门、新会、开平等地悬壶济世，感中医之圣道尘封，虽历战争颠沛流离，仍历时十二年，数易其稿，著有《伤寒论原文真义》八卷，《金匮要略原文真义》四卷，《古今方韵合编》二卷。建国后，苏氏参与创办新会中医研究院，以常务副院长的身份参与医疗与教学工作，直至病逝，以"悬壶、著述、育人"来概括苏老一生的努力与付出，当不为过。

大塚敬节（1900～1980），日本当代著名汉方医学家，也是引领20世纪日汉方医学走向复兴的最重要医家。大塚先生在青年时代学习并从事现代医学临床，后接触汉方医学，并被深深地吸引，遂入当时汉方名家、《皇汉医学》作者汤本求真门下，钻研《伤寒杂病论》，开始了汉方医学研究。在此后50年的学术生涯中，学宗仲景，勤求古训，博采众长，精于临证，著作编写，并且参与创建汉方研究组织和机构，致力于后继人才培养，成为日本汉方医学一代宗师。大塚先生一生勤于著述，除了与矢数道明先生合作，系统整理、编注大量中古时期以来日医学著作，出版了《近世汉方医学书集成》外，仅他亲自撰写的学术著作就多达30余部，如《临床应用伤寒论解说》《金匮要略讲话》《从证候论治—汉方临床治疗的实际》《汉方诊疗三十年》等，在日本汉方医学界有深远影响，为许多汉方学习者的必读之书。

五、《伤寒杂病论》中应用茯苓的腹候

【经典原文】

发汗后，其人脐下悸者，欲作奔豚，茯苓桂枝甘草大枣汤主之。苓桂甘枣汤方：茯苓半斤，桂枝四两（去皮），甘草二两（炙），大枣十五枚（擘）。右四味，以甘澜水一斗，先煮茯苓，减二升，内诸药，煮取三升，去滓，温服一升，日三服。作甘澜水法：取水二斗，置大盆内，以杓扬之，水上有珠子五六千颗相逐，取用之。

少阴病，二三日不已，至四五日，腹痛，小便不利，四肢沉重疼痛，自下利者，此为有水气，其人或咳，或小便利，或下利，或呕者，真武汤主之。真武汤方：茯苓

三两，芍药三两，白术二两，生姜三两（切），附子一枚（炮，去皮，破八片），右五味，以水八升，煮取三升，去滓，温服七合，日三服。若咳者，加五味子半升、细辛一两，干姜一两；若小便利者，去茯苓；若下利者，去芍药，加干姜二两；若呕者，去附子，加生姜，足前为半斤。

【原文出处】

汉代，张仲景，《伤寒论》。

【经典原文】

心下有痰饮，胸胁支满，目眩，苓桂术甘汤主之。苓桂术甘汤方：茯苓四两，桂枝，白术各三两，甘草二两。上四味，以水六升，煮取三升，分温三服，小便则利。

【原文出处】

汉代，张仲景，《金匮要略》。

【文义医理解析】

1. 茯苓桂枝甘草大枣汤

"发汗后，其人脐下悸者，欲作奔豚，茯苓桂枝甘草大枣汤主之。"此原文在《伤寒论译释》中译作"发汗之后，病人自觉脐以下跳动，这是将要发作奔豚的先兆，可用茯苓桂枝甘草大枣汤主治。"苏世屏在《伤寒论原文真义》中指出"发于标阳，其机为开，误以麻黄汤发汗后，汗伤心阳，心阳虚不能镇压下焦之水气，其人脐下悸动者，乃水气内动，势欲上凌，欲作奔豚而未作也，奔豚为海中水畜，每奔先蓄势悸动也。以茯苓桂枝甘草大枣汤主之。按心下悸，则有欲得按者，唯脐下悸则无之，此何故？以脐悸不关内虚，皆为水气内动而然也。"日·大塚敬节在《临床应用伤寒论解说》中则认为"《金匮要略》有条文：'奔豚病，从少腹起，上冲咽喉，发作欲死，复还止'，详细说明了奔豚的病状。……茯苓桂枝甘草大枣汤应用指征为，脐周部位出现明显悸动，自觉有物向胸部突起而上冲。（此方）经常应用于歇斯底里、小儿自体中毒症、神经症等疾病，时有脐部悸动向上突起上冲至心下部，引发一时的失神状态，或者引起痉挛，导致人事不省的出现。有时悸动伴有腹痛，剧烈时整个腹部均有悸动、脐下胀满、上冲至心下部，伴随头痛、眩晕等症状，或者出现气郁状态，主诉肩背拘强，腰痛，这些均为此方的应用指征。"

苓桂甘枣汤所涉原文1条，重在描绘脐下悸的不适，"欲作奔豚"多提示悸动的严重性。此方重用茯苓至半斤，为《伤寒杂病论》中该药用量之最。《汉方入门讲座》中对此腹候有如下描述"肠蠕动显著，如拳之大出没于下腹，或左或右，且上冲于心下。其气冲皮，恰如鼠居于囊中，按之如胖墩墩，肠鸣作声，且移动不停。"《古方药囊》中对此腹候有如下形容"脐下动悸剧，时时上冲，或胸中塞滞而满，或心下腹部剧痛，或发为呕吐，或头痛者，其主要目标为下腹动悸。"结合两书的认识，我们可知此方多应用于形瘦之人，腹候除外下腹动悸外，也常并见腹部振水音、肠鸣、少腹拘急等候。

2. 茯苓桂枝白术甘草汤

"心下有痰饮，胸胁支满，目眩，苓桂术甘汤主之。"此原文在《金匮要略译释》中译作"心下有痰饮停留，胸胁支撑胀满，眼目晕眩，用苓桂术甘汤主治。"苏世屏在《金匮要略原文真义》中指出"心下有痰饮，心下为膈，膈上连胸，下连两胁，故胸胁支满，肝脉贯膈布胁，上入颃颡（háng sǎng，咽上上腭与鼻相通的部位，亦即软口盖的后部），系两目。痰气从肝脉上窜目系，目系急，则目眩以转，以苓桂术甘汤主之。此即温药和之之法，令痰饮下降，从水道而出。本方治伤寒吐下后，阳虚于下，起则头眩，而此则治痰气上窜而为目眩。变通用方，理原一致，与少阳风火相煽而目眩者，则当别论也。"日•大塚敬节在《金匮要略研究》中则认为"心下有水，胸胁部痞塞膨满，眩晕，为苓桂术甘汤主治之证。……该方用于水毒积蓄于胃部，出现膨满、眩晕、悸动等症状者。小便排出少者可视为正常。我曾治疗一位妇人，卧床不起，起则眩晕发作，甚至如厕都困难，腹诊时心下部有'哗啦哗啦'的振水音，遂使用苓桂术甘汤，服药不到一周，便可以起床走路了。……该方药以心下部位水停滞、胸胀满、眩晕为应用指征，易于使用而副作用少。"

苓桂术甘汤所涉原文 3 条，心下逆满、胸胁支满、气上冲胸为此方证相关腹候。除外上述腹候描述，结合"夫短气有微饮，当从小便去之，苓桂术甘汤主之。肾气丸亦主之。"的论述，我们有理由认为，当患者出现与肾气丸相关的腹候，如"少腹拘急""少腹不仁"时，也有使用苓桂术甘汤的可能。结合《神农本草经》《别录》对茯苓、白术主治的记载，即"主胸胁逆气""除心下急满"，苓术相配能治由痰水引起的心下逆满、胸胁支满，至于气上冲胸便是桂枝所及。综上所述，笔者认为，苓术所主的胸胁、心下满，更多的是一种患者自觉、医者视觉下的满，总体腹力以软弱为主，触之也多无硬满、坚硬的情况。

3. 真武汤

"少阴病，二三日不已，至四五日，腹痛，小便不利，四肢沉重疼痛，自下利者，此为有水气，其人或咳，或小便利，或下利，或呕者，真武汤主之。"此原文在《伤寒论译释》中译作"患少阴病二三日没有好，到了第四、第五日，有腹痛、小便不通畅、四肢感觉重滞疼痛，未经攻下而自动腹泻的，这不但是阳虚，而且挟有水气，所以病人又有或咳嗽，或小便通利，或腹泻，或呕吐等症状，宜用真武汤主治。"苏世屏在《伤寒论原文真义》中指出"少阴病，本从太阳伤寒而来，以但欲寐为特征，得之二三日，不得阳热之化，而病不已。至四五日，寒邪与肾水混为一家，则水气愈形泛滥，水挟其寒，则水为主动，其行柔缓，浸于中土，阳气受伤而腹痛。阻于三焦，气化不行而小便不利，淫于筋节，阳气被郁而四肢沉重疼痛，渐渍入胃，顺流而下，而自下利者，此为有水气。若寒挟其水，则寒为主动，其行急激，其人或水气射肺而咳；或水压膀胱而小便利；或水注入肠不为自利而为下利；或水逆动膈，不为吐而为呕者，统以真武汤补肾阳，镇水气加减主之。"日•大塚敬节在《临床应用伤寒论解说》中则认为"患少阴病，经过二三日，未见好转，至四五日，出现腹痛、小便减少、四肢重滞疲惫而疼痛、自然出现泻利，这种状态为真武汤主治之证。此时，也会出现咳嗽，或者小便增多，或者不出现泻利，或者有恶心症状，这种场合仍然是真武汤主治之证。这种证候是因为里有水气，以真武汤去其水气，诸证候即可消散。在配伍以附子的药方中，真武汤与在《金匮要略》中出现的八味肾气丸，是应用最为频繁的。特别是对于平素胃肠虚弱、容易出现泻利、肢冷证者，使用该方的机会较多。"

真武汤所涉原文 2 条，心下悸、腹痛为此方证相关腹候。当患者以头晕目眩、震颤、咳嗽、呕吐、腹泻、小便不利、发热等各系统不适为主诉就诊时，如若并见上述腹候且腹力软弱或膨满而软弱时，要考虑应用真武汤。原文中的或然症，说明此方临床运用十分广泛，同时也说明，由于人体阳气虚弱，失去对水液代谢的有效调控，导致水气为患，弥漫三焦，病证丛生。

【临证医案举例】

1. 矢数道明医案

医案原文：

32岁妇女，数日来因感冒卧床不起，汗出，微热。3日前在床上与其夫发生口角，而兴奋不已。翌日脐下紧张且动悸，鸠尾隆起，心跳欲止，咽塞不通，已似窒息而又骚动不宁。于是，发生恐惧症而不眠。翌日往诊，观其病情而告之，此为中医之奔豚病。令其服苓桂甘枣汤，服药3日病症治愈。

医案解析：

就病史特点而言，"汗出、微热"与发汗后的原文描述接近。"心跳欲止，咽塞不通"的描述，说明存在心跳、呼吸停止的窒息或濒死感，这样的体验常常让人感到恐惧。"脐下紧张"当为少腹拘急，"动悸"当为脐下悸，"鸠尾隆起"当为心下痞满，因此患者的腹候应具有心下痞满、脐下悸、少腹拘急的特征，其腹力等级虽作者未言明，想来腹力多偏软弱，上述腹候是苓桂枣甘汤的应用要点。

2. 刘渡舟医案

医案原文：

陆某，男，42岁。因患冠心病心肌梗死住院，经治疗两月，病情未减。症状为心前区疼痛，憋气，心悸，恐怖欲死，每当心痛发作，自觉有气上冲于喉，气室殊甚，周身出冷汗。脉弦而结，舌淡苔白。证系心阳虚衰，坐镇无权，水气上冲，阴来搏阳，而使胸阳痹塞，则心胸作痛；水气凌心，则心悸而动；心律失调，则脉弦而结；阴霾密布，胸阳不振故胸中憋气而喉中窒塞；水邪发动，肾阳失于约束（肾之志为恐），其人所以恐怖欲死。故主通阳下气，利水宁心。

药用：茯苓18g，桂枝10g，白术、炙甘草各6g，龙骨、牡蛎各12g。服三剂，心神转安，气逆得平。但脉仍结，自觉畏寒而腿冷，这是心脾之阳得复，水气亦减，今肢冷畏寒，肾阳之虚使然，当扶阳消阴，祛寒镇水。

药用：附子、白术、生姜、白芍、桂枝各10g，茯苓12g，炙甘草6g。服三剂，下肢转温，已不畏寒，但脉结与心悸未复，胸痛有时发。证属心阳不足，血脉不利，是以脉结而心悸。宜补心阳之虚，兼化水饮。

药用：茯苓12g，桂枝10g，肉桂2g，炙甘草、五味子各6g。连服六剂，脉不结，心不悸，胸痛止，经心电图检查，已大有好转，出院服药调理。

医案解析：

黄煌在《张仲景50味药证》中指出"桂枝，主治气上冲，桂枝甘草茯苓：主治脐下悸、心下悸、气从小腹上冲胸、气冲等，方如苓桂甘枣汤、茯苓泽泻汤、苓桂术甘汤、桂苓五味甘草汤、茯苓甘草汤、防己茯苓汤。"此案，刘老前后使用了三个方子，说明其每次欲解决的侧重点是不一致的，但均使用到了桂枝、茯苓与甘草，即水饮、水气所引发的动悸不适需要足够的疗程，有个逐渐缓解的过程。在《伤寒杂病论》中，若要方剂发挥安神定悸、平冲降逆的功效，在用量上，常茯苓用量等同或大于桂枝，以利小便之法排泄多余的水湿。

3. 大塚敬节医案

医案原文：

55岁妇女，大约40天前出荨麻疹，虽已经注射20针，但全然无效。此患者除荨麻疹之外，夜间有咳嗽，亦有下利，无食欲，手足冷，脉沉，脐上动悸亢进。因有以上症状，故与真武汤。

服用1周，荨麻疹未出，下利与咳嗽亦止，耐心服用3周而痊愈。

医案解析：

患者是以急性荨麻疹为所急所苦来求诊的，然为何急性发作的皮肤病可用温化寒湿的代表方剂真武汤治疗且取得令人满意的疗效呢？患者身上的其他证候应是遣方用药的依据，"夜间有咳嗽"为"其人或咳"，"亦有下利"为"自下利"，"脐上动悸亢进"为"心下悸"，结合脉沉，考虑为阳虚水泛证的可能性大，因此考虑使用真武汤。广东省中医院欧阳卫权医生也有使用真武汤治疗荨麻疹等皮肤病的治验，其在《经方辨治皮肤病心法》中指出"真武汤在皮肤科应用非常广泛，如荨麻疹、湿疹、带状疱疹、瘙痒症等诸多皮肤病，均有适用之机会。不论何种皮肤病，无论皮疹如何，但见以下之突出证候如：……舌淡暗、舌体胖大、苔白厚，或白滑润，脉沉细等，均当考虑为阳虚水盛之真武汤证。不必因疹色鲜红，或肌肤灼热，或瘙痒、疼痛剧烈而一叶障目，或有所顾忌，不敢用此温热之剂。"水气充斥表里，郁遏气机，因此可用真武汤宣涤内外水饮。事实上，心下悸、腹痛等原文腹候，常需要与沉脉，暗淡、滑润或白厚的舌象等构成环环相扣——阳虚水泛的证据链，以此来确认对真武汤的使用。

【经典知识点的当代临证应用提示】

茯苓，多孔菌科真菌茯苓的干燥菌核，性味甘淡平，长于甘补淡渗，作用平和，无寒热之偏，利水而不伤正气，善治各种水肿，为利水渗湿要药。在现行《中药学》教材中，茯苓隶属于利水渗湿药，为利水消肿的代表性药物，广泛用于痰饮、水湿等与湿密切相关病证的治疗。茯苓在《伤寒论》中入方15次，《金匮要略》中入方30次，所涉方剂40个，涉及原文67条，其中32条（47.8%）含有与腹诊相关信息。相关腹候特点如表6-3所示：

表6-3 含茯苓方剂的腹候特点

感觉	频次	腹候描述
悸	9	心下悸×3，脐下悸×2，气上冲×2，脐上筑×1
满	7	胸满×4，心下满×2，少腹满×1
痛	6	腹痛×5，腰以下冷痛×1

明确提及感觉为悸的9次，将"气从小腹上冲胸咽""冲气"等描述归置入悸，心下、脐下、脐上是悸动发生的主要部位，气上冲是一种发作时以自我感觉严重，医者触之悸动的体验和感觉。明确提及感觉为满的7次，胸胁、心下、少腹是满发生的主要部位。明确提及感觉为痛的6次，将"腹中诸疾痛""腹中疠痛"等描述归置入腹痛，中下腹部，腰部及以下是疼痛发生的主要部位。

茯苓入方治疗以悸为特征的病证时，常有以下药物组合值得重视，茯苓与桂枝相配伍，在剂量上，茯苓用量等同或大于桂枝，用于治疗以"心下悸""脐下悸""气上冲"为特点的水饮、水气病，如五苓散、桂枝茯苓丸、桂苓五味甘草汤、苓桂甘枣汤、茯苓甘草汤等方剂。

茯苓入方治疗以满为特征的病证时，常有以下药物组合值得重视，一是茯苓与白术相配伍，在剂量上，茯苓用量等同或大于白术，用于治疗以"胸满""胸胁支满""心下逆满"为特点的水饮、水气病，如苓桂术甘汤、茯苓饮、桂枝去桂加茯苓白术汤等方剂；二是茯苓与半夏相配伍，用于治疗以"胸满心下坚""胸满烦惊""少腹满"为特点的痰饮病，如小柴胡汤、柴胡加龙骨牡蛎汤、小青龙汤、半夏厚朴汤等方剂。

茯苓入方治疗以痛为特征的病证时，常有以下药物组合值得重视，茯苓常与白术、芍药相配伍，用以治疗以"腹痛"为表现的水饮、水气病，如当归芍药散、附子汤、甘姜苓术汤、真武汤等方剂。

茯苓，《神农本草经》载"治胸胁逆气，忧患，惊邪，恐悸，心下结痛，寒热，烦满，咳逆，止口焦，舌干，利小便。久服安魂魄，养神。"《名医别录》载"止消渴，好睡，大腹，淋沥，膈中痰水，开胸府，调藏气，伐肾邪。"日•吉益为则在《药征》中指出"主治悸及肉瞤筋惕也。旁治小便不利，头眩，烦躁。"清代邹澍在《本经疏证》中指出"其所以用茯苓者，仍不离乎悸眩，是悸眩究系用茯苓之眉目矣。"由此观之，心下悸、胸胁支满等腹候应归咎于水饮、水气，茯苓主膈中痰水、开胸府，利小便，因此茯苓常和白术、桂枝、半夏等药配伍，以治疗相应的水气病。

1. 苓桂术甘汤

方剂概述：古代水饮病的专方，有利水、定悸、通阳的功效，适用于以眩悸为特征的疾病。

一般用量与煎服法：茯苓 20g，桂枝 10g，肉桂 5g，白术 10g，炙甘草 10g。以水 600mL，煮取汤液 300mL，分 2～3 次温服。

方证提要：心下逆满，气上冲胸、目眩、短气、心悸、口渴、震颤者。

适用人群：消瘦，面色黄，轻度浮肿貌或眼袋明显；舌淡红胖大、有齿痕，脉多沉缓或浮弦；易胸闷气短、心悸眩晕、腹泻、吐水或胃内有振水声，多有口渴而不能多饮水，小便少。

适用病症：①以眩晕为表现的疾病，如耳源性眩晕、高血压性眩晕、神经衰弱性眩晕、低血压、椎-基底动脉供血不足等。②以心悸、胸闷、气短为表现的循环系统疾病，如风湿性心脏病、冠心病、高血压心脏病、肺源性心脏病、心律失常、心脏神经官能症、心脏瓣膜病、心肌炎、低血压等。③以胃脘不舒为表现的疾病，如胃下垂、消化性溃疡、慢性胃炎、神经性呕吐、胃肠神经官能症等。④以咳嗽、痰多、胸闷、短气为表现的呼吸道疾病，如急慢性支气管炎、支气管哮喘、百日咳、胸膜炎等。⑤以目眩为表现的眼科疾病，如白内障、结膜炎、病毒性角膜炎、视神经萎缩、中心性浆液性脉络膜炎、视网膜病变等。⑥以小便不利、浮肿为表现的疾病，如特发性水肿、睾丸鞘膜积液等。

2. 真武汤

方剂概述：古代水气病用方，经典的温阳利水方，适用于以精神萎靡、畏寒肢冷、脉沉细无力、浮肿或震颤为特征的疾病。

一般用量与煎服法：熟附子 15g，白术 10g，白芍或赤芍 15g，茯苓 15g，生姜 15g 或干姜 5g。以水 1000mL，先煎附子 30～60min，再放入其他药物，煮取汤药 300mL，分 2～3 次温服。

方证提要：心下悸，头眩，身瞤动，振振欲擗地者；腹痛，小便不利，四肢沉重疼痛，自下利者。

适用人群：面色黄或苍白，无光泽，反应迟钝，或浮肿貌，或有肢体震颤，步态不稳，甚至无法站立；或有头晕、心悸、乏力、多汗等；或腹大如鼓，或下肢按之如泥，或乏力困重，或腹痛腹泻；脉沉细，舌胖大，苔滑；大多患有脑心肾疾病、消化系统及内分泌系统疾病，重要脏器功能常有损害。中老年人多见。

适用病症：①以虚脱为表现的疾病，如休克、心力衰竭、低血压、发汗过多等。②以眩晕震颤为表现的疾病，如高血压病、脑动脉硬化症、共济失调等。③以浮肿、体腔积液为表现的疾病，如慢性肾病、肝硬化腹水、充血性心力衰竭等。④以功能低下为特征的疾病，如甲状腺功能低下、更年期腹泻、更年期疲劳、更年期失眠等。⑤以腹泻为表现的疾病，如更年期腹泻、溃疡性结肠炎、慢性肠炎、结核性腹膜炎、慢性阑尾炎、慢性盆腔炎等。

【扩展选读】

白术的药证发挥：主治渴而下利者，兼治冒眩、四肢沉重疼痛、短气、心下逆满、汗出、小便不利。

所谓渴，指自觉的渴感，想饮水，想饮热开水，但喝不多，或漱口而已。心下部常常痞满不适，喝水后更难受，胃内发胀，有水声，甚至吐水，或多喝水以后常常出现面部轻度浮肿。舌面并不像白虎加人参汤证那样干燥无津或苔糙舌裂，而是舌面常有薄白苔，舌质也不红，舌体较大而且胖，常常舌边有齿痕。下利，即腹泻，大便呈水样，或大便溏薄不成形、粪体松散而不黏臭，或先干后溏。渴而下利，是使用白术的必见证。如口渴而大便干结如栗，或烦渴引饮，均非白术主治。

冒眩，即身体困重，头晕眼花，视物昏暗，或如坐舟车，或呕吐清水，或腰腹沉重，或有关节疼痛。患者肌肉松软，常诉说身体困重，懒于活动，动则易出汗。短气，即气短无力，易于疲乏，稍动则气喘吁吁。心下逆满，指上腹部发胀，尤其是在喝水以后，食欲不振，甚至吐水或清涎。小便不利，是指小便的量少及排泄不畅，多伴有浮肿。

白术与黄芪的主治相似，均能利水，均可治疗浮肿、小便不利、口渴、眩晕等证，其区别在于，黄芪主治在表之水，故水肿、汗出比较明显，而白术主治在里之水，故以口渴、眩晕、身重、大便性状改变为明显。使用白术不论体形胖瘦，但患者多呈黄肿貌，肌肉松软，容易浮肿，特别是早晨尤为明显。

泽泻的药证发挥：主治冒眩而口渴、小便不利者。冒，为帽的古字，有戴、覆、盖、罩、蒙等意义在内。冒眩，即头晕目眩，并觉有帽在头，有重压感、沉重感，也有如物蒙罩，眼前发黑等。口渴，即有渴感，但不能多饮水，或只能饮热水，否则，上腹部发胀。小便不利，为小便量少，患者多见面目虚浮，或下肢水肿。其人面色多黄暗，肌肉松软，体形肥胖，动则气短。其舌体多偏大，质淡红。仲景用泽泻，多与白术、茯苓、猪苓合用，主治小便不利。四药的区别在于：泽泻主冒眩，白术主渴，茯苓主悸，猪苓主淋。泽泻配白术主治眩冒而渴，配茯苓治冒眩而悸，配茯苓猪苓治小便不利、眩悸而渴。

速记歌诀：腹者生之本，水湿胸腹查，望闻问与切，悸痞满与痛。半夏与茯苓，大黄和柴胡，指下有线索，链证定乾坤。

（管桦桦）

参 考 文 献

大塚敬节. 2011. 汉方诊疗三十年. 北京：华夏出版社.
大塚敬节. 山田光胤校订. 王宁元译. 2016. 中医师承学堂　金匮要略研究. 北京：中国中医药出版社.
大塚敬节著. 王宁元译. 2016. 临床应用伤寒论解说. 北京：中国中医药出版社.
稻叶克，和久田寅著. 梁华龙，陈玉琢，陈宝明译. 2017. 腹证奇览, 北京：中国中医药出版社.
黄煌. 2010. 中医十大类方. 南京：江苏科学技术出版社.
黄煌. 2018. 黄煌经方使用手册. 3版. 北京：中国中医药出版社.
黄煌. 2020. 张仲景50味药证. 4版. 北京：人民卫生出版社.
吉益为则撰. 陆翔等校注. 2016. 药征. 北京：中国中医药出版社.
李克光，张家礼. 2010. 金匮要略译释. 上海：上海科学技术出版社.

李璆，张致远原辑. 释继洪纂修. 张效霞校注. 2012. 100 种珍本古医籍校注集成：岭南卫生方. 北京：中医古籍出版社.
李文瑞，李秋贵. 2010. 伤寒派腹诊（上）. 北京：学苑出版社.
马继兴. 2013. 中医古籍整理丛书重刊：神农本草经辑注. 北京：人民卫生出版社.
南京中医药大学. 2010. 伤寒论释. 上海：上海科学技术出版社.
欧阳卫权. 2013. 伤寒论六经辨证与方证新探经方辨治皮肤病心法. 北京：中国中医药出版社.
矢数道明著. 李文瑞译. 2008.临床应用汉方处方解说. 校订版. 北京：学苑出版社.
苏世屏. 2017. 金匮要略原文真义. 广州：广东科技出版社.
苏世屏. 2017. 伤寒论原文真义. 广州：广东科技出版社.
王庆国. 2013. 刘渡舟医论医话 100 则. 北京：人民卫生出版社.
佚名. 2012. 黄帝内经素问. 北京：人民卫生出版社
佚名. 2012. 灵枢经. 北京：人民卫生出版社.
张登本. 2000. 白话通解黄帝内经. 西安：世界图书出版西安公司.
张筱衫. 1990. 厘正按摩要术. 北京：人民卫生出版社
张仲景. 2005. 金匮要略. 北京：人民卫生出版社.
张仲景. 2005. 伤寒论. 北京：人民卫生出版社.
郑洪. 2009. 岭南医学与文化. 广州：广东科技出版社
邹澍. 2015. 本经疏证. 北京：中国中医药出版社.

第七章　张仲景湿病病机及病传要点

湿病概述

【经典原文】

问曰：上工治未病，何也？师曰：夫治未病者，见肝之病，知肝传脾，当先实脾，四季脾旺不受邪，即勿补之。中工不晓相传，见肝之病，不解实脾，唯治肝也。

夫人禀五常，因风气而生长，风气虽能生万物，亦能害万物，如水能浮舟，亦能覆舟。若五脏元真通畅，人即安和。客气邪风，中人多死。千般疢难，不越三条：一者，经络受邪，入脏腑，为内所因也；二者，四肢九窍，血脉相传，壅塞不通，为外皮肤所中也；三者，房室、金刃、虫兽所伤，以此详之，病由都尽。

问曰：寸脉沉大而滑，沉则为实，滑则为气，实气相搏，血气入脏即死，入腑即愈，此为卒厥。何谓也？师曰：唇口青，身冷，为入脏即死；如身和，汗自出，为入腑，即愈。

问曰：脉脱入脏即死，入腑即愈，何谓也？师曰：非为一病，百病皆然。譬如浸淫疮，从口起流向四肢者，可治；从四肢流来入口者，不可治。病在外者可治，入里者即死。

太阳病，关节疼痛而烦，脉沉而细一作缓。者，此名湿痹。《玉函》云中湿。

湿痹之候，小便不利，大便反快，但当利其小便。

湿家之为病，一身尽疼，一云疼烦。发热，身色如熏黄也。

风湿相搏，一身尽疼痛，法当汗出而解，值天阴雨不止，医云此可发汗。汗之病不愈者，何也？盖发其汗，汗大出者，但风气去，湿气在，是故不愈也。若治风湿者，发其汗，但微微似欲出汗者，风湿俱去也。

湿家病身疼发热，面黄而喘，头痛鼻塞而烦，其脉大，自能饮食，腹中和无病，病在头中寒湿，故鼻塞，内药鼻中则愈。《脉经》云：病人喘，而无"湿家病"以下至"而喘"十三字。

湿家身烦疼，可与麻黄加术汤发其汗为宜，慎不可以火攻之。

麻黄加术汤方

麻黄三两，去节　桂枝二两，去皮　甘草二两，炙　杏仁七十个，去皮尖　白术四两

上五味，以水九升，先煮麻黄，减二升，去上沫，内诸药，煮取二升半，去滓，

温取八合，覆取微似汗。

病者一身尽疼，发热，日晡所剧者，名风湿。此病伤于汗出当风，或久伤取冷所致也，可与麻黄杏仁薏苡甘草汤。

麻黄杏仁薏苡甘草汤方

麻黄去节，半两，汤泡　甘草一两，炙　薏苡仁半两　杏仁十个，去皮尖，炒

上锉麻豆大，每服四钱匕，水盏半，煮八分，去滓，温服。有微汗，避风。

风湿，脉浮，身重，汗出，恶风者，防己黄芪汤主之。

防己黄芪汤方

防己一两　甘草半两，炒　白术七钱半　黄芪一两一分，去芦

上锉麻豆大，每抄五钱匕，生姜四片，大枣一枚，水盏半，煎八分，去滓，温服，良久再服。喘者，加麻黄半两；胃中不和者，加芍药三分；气上冲者，加桂枝三分；下有陈寒者，加细辛三分。服后当如虫行皮中，从腰下如冰，后坐被上，又以一被绕腰以下，温令微汗，瘥。

伤寒八九日，风湿相搏，身体疼烦，不能自转侧，不呕不渴，脉浮虚而涩者，桂枝附子汤主之。若大便坚，小便自利者，去桂加白术汤主之。

桂枝附子汤方

桂枝四两，去皮　生姜三两，切　附子三枚，炮，去皮，破八片　甘草二两，炙　大枣十二枚，擘

上五味，以水六升，煮取二升，去滓，分温三服。

白术附子汤方

白术二两　附子一枚半，炮，去皮　甘草一两，炙　生姜一两半，切　大枣六枚

上五味，以水三升，煮取水一升，去滓，分温三服。一服觉身痹，半日许再服，三服都尽，其人如冒状，勿怪，即是术附并走皮中逐水气，未得除故耳。

风湿相搏，骨节疼烦，掣痛不得屈伸，近之则痛剧，汗出短气，小便不利，恶风不欲去衣，或身微肿者，甘草附子汤主之。

甘草附子汤方

甘草二两，炙　附子二枚，炮，去皮　白术二两　桂枝四两，去皮

上四味，以水六升，煮取三升，去滓，温服一升，日三服。初服得微汗则解，能食，汗出复烦者，服五合，恐一升多者，取六七合为妙。

寸口脉沉而弱，沉即主骨，弱即主筋，沉即为肾，弱即为肝。汗出入水中，如水伤心。历节黄汗出，故曰历节。

少阴脉浮而弱，弱则血不足，浮则为风，风血相搏，即疼痛如掣。盛人脉涩小，短气，自汗出，历节疼，不可屈伸，此皆饮酒汗出当风所致。

诸肢节疼痛，身体魁羸，脚肿如脱，头眩短气，温温欲吐，桂枝芍药知母汤主之。

桂枝芍药知母汤方

  桂枝四两 芍药三两 甘草二两 麻黄二两 生姜五两 白术五两 知母四两 防风四两 附子二两，炮

  上九味，以水七升，煮取二升，温服七合，日三服。

  病历节，不可屈伸，疼痛，乌头汤主之。

乌头汤方 治脚气疼痛，不可屈伸。

  麻黄 芍药 黄芪各三两 甘草三两，炙 川乌五枚，㕮咀，以蜜二升，煎取一升，即出乌头

  上五味，㕮咀四味，以水三升，煮取一升，去滓，内蜜煎中更煎之，服七合。不知，尽服之。

  肺痿吐涎沫而不咳者，其人不渴，必遗尿，小便数，所以然者，以上虚不能制下故也。此为肺中冷，必眩，多涎唾，甘草干姜汤以温之。若服汤已渴者，属消渴。

  肾著之病，其人身体重，腰中冷，如坐水中，形如水状，反不渴，小便自利，饮食如故，病属下焦，身劳汗出，衣一作表。里冷湿，久久得之，腰以下冷痛，腹重如带五千钱，甘姜苓术汤主之。

甘草干姜茯苓白术汤方

  甘草 白术各二两 干姜 茯苓各四两

  右四味上四味，以水五升，煮取三升，分温三服，腰中即温。

  脉浮而洪，浮则为风，洪则为气，风气相搏，风强则为隐疹，身体为痒，痒为泄风，久为痂癞。气强则为水，难以俯仰。风气相击，身体洪肿，汗出乃愈，恶风则虚，此为风水。不恶风者，小便通利，上焦有寒，其口多涎，此为黄汗。

  少阴脉紧而沉，紧则为痛，沉则为水，小便即难。脉得诸沉，当责有水，身体肿重。水病脉出者死。

  风水，脉浮身重，汗出恶风者，防己黄芪汤主之。

  问曰：黄汗之为病，身体肿，一作重。发热汗出而渴，状如风水，汗沾衣，色正黄如柏汁，脉自沉，何从得之？师曰：以汗出入水中浴，水从汗孔入得之，宜芪芍桂酒汤主之。

黄芪芍药桂枝苦酒汤方

  黄芪五两 芍药三两 桂枝三两

  上三味，以苦酒一升，水七升，相和，煮取三升，温服一升，当心烦，服至六七日乃解；若心烦不止者，以苦酒阻故也。一方用美酒醯代苦酒。

  黄汗之病，两胫自冷；假令发热，此属历节。食已汗出，又身常暮卧盗汗出者，此劳气也。若汗出已反发热者，久久其身必甲错。发热不止者，必生恶疮。若身重，汗出已辄轻者，久久必身瞤，瞤即胸中痛，又从腰以上必汗出，下无汗，腰髋弛痛，如有物在皮中状，剧者不能食，身疼重，烦躁，小便不利，此为黄汗，桂枝加黄芪汤主之。

桂枝加黄芪汤方

桂枝　芍药各三两　甘草二两　生姜三两　大枣十二枚　黄芪二两

上六味，以水八升，煮取三升，温服一升，须臾饮热稀粥一升余，以助药力，温服取微汗；若不汗，更服。

诸病黄家，但利其小便。假令脉浮，当以汗解之，宜桂枝加黄芪汤主之。方见水病中。

师曰：病黄疸，发热烦喘，胸满口燥者，以病发时，火劫其汗，两热所得。然黄家所得，从湿得之。一身尽发热而黄，肚热，热在里，当下之。

脉沉，渴欲饮水，小便不利者，皆发黄。

伤寒瘀热在里，身必黄，麻黄连轺赤小豆汤主之。

麻黄二两，去节　连轺二两，连翘根是　杏仁四十个，去皮尖　赤小豆一升　大枣十二枚，擘　生梓白皮切，一升　生姜二两，切　甘草二两，炙

上八味，以潦水一斗，先煮麻黄再沸，去上沫，内诸药，煮取三升，去滓，分温三服，半日服尽。

太阴中风，四肢烦疼，阳微阴涩而长者，为欲愈。

少阴病，身体痛，手足寒，骨节痛，脉沉者，附子汤主之。

少阴病，二三日不已，至四五日，腹痛，小便不利，四肢沉重疼痛，自下利者，此为有水气，其人或咳，或小便利，或下利，或呕者，真武汤主之。

【原文出处】

汉，张仲景，《金匮要略》《伤寒论》。

【经典及作者简介】

张机（150—219），字仲景，东汉南阳郡涅阳（今河南）人。东汉末年著名医学家，被后人尊称为医圣。张仲景在临证基础上，将医经和经方熔为一炉，撰成《伤寒杂病论》，创立了理法方药完备的伤寒经方学术体系，为中医临床医学乃至中医多学科的发展奠定了基础。

《伤寒杂病论》原书含伤寒与杂病两部分，后因战乱而散失。原书伤寒部分在经过晋代王叔和广泛搜集后，整理编次为《伤寒论》10卷（22篇），至宋校正书局刊印而成定本。《伤寒论》是中国医学史上现存最早的一部完整系统的临床医学著作，阐述了多种外感病和杂病的辨证论治。原书杂病部分则被北宋时期的翰林学士王洙在馆阁整理残旧书籍时发现，经林亿等校订整理而成《金匮要略方论》，简称《金匮要略》。《金匮要略》是我国现存最早的一部论述诊治杂病的专书，在理论和临床实践上都具有很高的指导意义和实用价值，对于后世影响深远，被古今医家赞誉为方书之祖、医方之经。学习《伤寒论》和《金匮要略》，对于拓宽临床思路，提升中医思维、综合分析能力以及诊治疑难病证的能力有着重要作用。

【文义医理解析】

岭南雾露蒸腾、湿气弥漫，是湿病滋生和好发的土壤。纵观古今，以湿病作为独立病名且理法方药兼备者，当首推张仲景。《伤寒论》和《金匮要略》不仅详细地论述了湿病的发病机制，

而且根据表里观、病传病解法度揭示了湿病的传变规律，同时根据三阴三阳病位而立具体的治法治则，可谓是古今之典范，为后世医家治疗湿病提供了重要的理论指导。

1. 湿病病名

《金匮要略·痉湿暍病脉证治》中所提及之"湿病"，为感受外湿、兼夹风寒，病邪侵犯肌表、流注关节而出现以肢体骨节重着、疼烦、不安为主要表现的病证，属目前所称的痹证。因本篇的湿病以疼痛为主，易兼夹风寒，故条文中又有称"风湿""寒湿""湿痹"；至于多处指称湿家，则是对湿邪致病、滞痼难愈之性的形象概括。因本章的"风湿""寒湿""湿家""湿痹"内涵与"湿病"相同，故统称为"湿病"。同时，因湿病可传变为黄疸、黄汗、历节、肾着等疾病，而以上数者的病机往往又与湿邪关系密切，故本章在围绕湿病进行解析的基础上，同时旁及上述疾病，以使读者纲举目张，对湿邪致病有更全面、系统的认识。

2. 文义解析

（1）张仲景的表里观和病传病解法度

表里观和病传病解法度是张仲景认识疾病发生发展规律的重要理论基础，也是厘定疾病治法的重要依据。《金匮要略·脏腑经络先后病脉证》篇名中强调的"先后"，篇中的"见肝之病，知肝传脾，当先实脾"，以及《伤寒论》第4条"伤寒一日太阳受之，脉若静者，为不传，颇欲吐，若躁烦，脉数急者，为传也"、第5条"伤寒二三日，阳明少阳证不见者，为不传也"等论述，都是指出人体是有机整体，脏腑经络之间关系密切，发生病变时可互相影响，临床诊治需注意疾病的传变规律。《金匮要略·脏腑经络先后病脉证》的这段论述则从表里观阐述了疾病的发病过程："客气邪风，中人多死。千般疢难，不越三条：一者，经络受邪，入脏腑，为内所因也；二者，四肢九窍，血脉相传，壅塞不通，为外皮肤所中也；三者，房室、金刃、虫兽所伤，以此详之，病由都尽。"经络、四肢九窍、皮肤均为表，脏腑为里，"经络受邪，入脏腑"是在表的经络感受邪气，传入在里的脏腑而为病，即"内所因"的本质是感受表邪；"四肢九窍，血脉相传，壅塞不通"，四肢、官窍被邪气阻滞，气血壅塞不通，即"外皮肤所中"的本质也是感受表邪；至于房室、金刃、虫兽的危害，也都是外来致病因素。由此可见，《金匮要略》认为疾病大多是由外来致病因素引起的，当表邪循经入里，即可导致内伤杂病的发生。

同篇中以下条文进一步论述了张仲景的表里观和病传病解法度："问曰：寸脉沉大而滑，沉则为实，滑则为气，实气相搏，血气入脏即死，入腑即愈，此为卒厥。何谓也？师曰：唇口青，身冷，为入脏即死；知身和，汗自出，为入腑，即愈。""问曰：脉脱入脏即死，入腑即愈，何谓也？师曰：非为一病，百病皆然。譬如浸淫疮，从口起流向四肢者，可治；从四肢流来入口者，不可治。病在外者可治，入里者即死。"邪气从表入里（入脏）则窍闭、神昏、唇青、身冷，故曰"入脏即死"，是表邪入里的具体表现；邪气由里出表（入腑）则汗出、身和，转为顺证，故曰"入腑即愈"。后续又明确这种规律"非为一病，百病皆然"，并以浸淫疮为例加以说明。

可见，"表邪入里则病进，里邪出表则病退"这一病传病解法度是张仲景认识疾病发生发展规律的核心思想，是判断疾病预后的关键，也是内伤杂病治疗务求"里邪出表"的依据。因此，学习《伤寒论》和《金匮要略》除了要掌握疾病的病机，更要理解疾病的病传病解法度规律。

湿病的病传过程，同样符合上述表里观和病传病解法度。

（2）湿病病机

"太阳病，关节疼痛而烦，脉沉而细一作缓。者，此名湿痹。《玉函》云中湿。"湿病之病于三阳者，湿邪侵犯人体表位，气血郁阻在表，表现为关节疼痛而烦；由于湿性黏滞，阻碍脉道，故见脉沉细。《金匮玉函经》提到的"中湿"，"中"是"为外皮肤所中"之意，反映湿病的病因为自外而来，即病在三阳、病在表的病机特点。太阳寒湿的麻黄加术汤证以及太阳阳明风湿的麻黄杏仁薏苡甘草汤证，皆属三阳湿病。

"湿痹之候，小便不利，大便反快，但当利其小便。"湿病之病于三阴者，除了关节疼痛、身沉重等表现外，还会出现"小便不利，大便反快"的胃虚特点。《金匮要略·肺痿肺痈咳嗽上气病脉证治》当中指出："肺痿吐涎沫而不咳者，其人不渴，必遗尿，小便数，所以然者，以上虚不能制下故也。此为肺中冷，必眩，多涎唾，甘草干姜汤以温之。"虽论"肺痿""肺中冷"，但结合其"不渴""多涎唾"的中焦症状以及甘草干姜汤为温中化饮之剂，可知当中焦胃气虚弱（即"上虚"）时，水谷失于运化、浊阴失于制约而出现"不能制下"的"遗尿""小便数"。因此，"小便不利，大便反快"提示的病机是湿病病于三阴。治疗需要通过补益胃气而"利其小便"。太阴风湿的防己黄芪汤证以及少阴风湿的桂枝附子汤证、白术附子汤证、甘草附子汤证，均属三阴湿病。

（3）湿病治法

"风湿相搏，一身尽疼痛，法当汗出而解，值天阴雨不止，医云此可发汗。汗之病不愈者，何也？盖发其汗，汗大出者，但风气去，湿气在，是故不愈也。若治风湿者，发其汗，但微微似欲出汗者，风湿俱去也。"此条指出湿病在表的治疗总则为汗法。因湿性重着黏滞，若过汗易伤津耗气，使湿邪未去而气血已伤，则湿邪更易流连肌腠，故强调应"微发其汗"，切不可使"汗大出"。

治疗湿病在表，经方常用的药物的选择有二：实则麻黄、虚则黄芪。麻黄味苦辛、性温，苦能通泄水饮和瘀血，辛能发散之津液凝滞，辛温则能散表之风寒。经方中常用麻黄搭配桂枝、杏仁用于太阳寒湿，或搭配薏苡仁、梓白皮用于太阳阳明风湿。黄芪味甘、性温，甘能补益，温能散寒，能益气固表又能发散寒湿，可认为是太阴水证之麻黄，常搭配生姜、大枣、炙甘草等补益中焦、温养气血而解表。当太阴湿病病传少阴，阳虚里寒突出，此时治疗需以治里为主而兼顾表位寒湿，常用温里散寒、逐风寒湿邪的附子，同时根据表上寒湿以及里位胃虚轻重情况而搭配桂枝通阳散寒，白术燥湿利水，生姜、大枣、炙甘草以补益胃气。

对于三阳湿病的太阳寒湿，宜以宣泄寒湿的药物"内药鼻中"，或以麻黄加术汤微发其汗，"慎不可以火攻之"；若太阳寒湿不解，病传阳明化热，可发为太阳阳明风湿，需要轻清宣泄、解表祛湿，治以麻黄杏仁薏苡甘草汤。如太阳阳明风湿进一步入里，可病传黄疸，治以麻黄连轺赤小豆汤。

若湿病病入三阴，患者不仅具有在表"关节疼痛而烦"的症状，同时还具有"小便不利、大便反快"的胃虚特点，则需要表里同治。三阴湿病病位以太阴为主，治当驱散表之寒湿，同时补益胃气，代表方为防己黄芪汤。当太阴湿病进一步深入，出现在表的卫阳虚和在里的真阳虚证候时，则太阴风湿发展为少阴风湿，根据在表之寒湿轻重与里之阳气盛衰而选用桂枝附子汤、白术附子汤、甘草附子汤。当三阴湿病发生传变，则可根据寒热虚实以及病位情况而出现肾着、历节、黄汗等不同病传。当病机以里寒水饮停聚为主，同时伴有表位湿邪不解，则湿病可病传为肾着或历节；寒湿停聚腰部者为肾着，方用甘姜苓术汤；寒湿侵犯关节者，可由湿病病传寒湿历节，方用乌头汤；湿热侵犯关节者，则由湿病病传为风湿历节，方用桂枝芍药知母汤。太阴风湿不解，同时因太阴中风导致津液外泄、虚热熏蒸，则可病传为黄汗，治以芪芍桂酒汤或桂枝加黄芪汤。

1) 三阳湿病

①太阳寒湿："湿家病身疼发热，面黄而喘，头痛鼻塞而烦，其脉大，自能饮食，腹中和无病，病在头中寒湿，故鼻塞，内药鼻中则愈。《脉经》云：病人喘，而无'湿家病'以下至'而喘'十三字。"此条指出寒湿侵犯人体肌表，表现为太阳寒湿。湿邪和寒邪共同侵犯人体，停滞上焦，邪扰清窍，故表现为头痛、鼻塞；表窍郁闭，气不旁流而上逆，可表现气喘；阳气受寒湿所困不能外达，郁而发烦，此与麻黄汤证之"发烦目瞑"表现相似。此时寒湿客于头面部，病位属表；同时"自能饮食，腹中和无病"，提示寒湿未涉及脏腑，胃气也未受侵扰，因此只需"内药鼻中"，通过取嚏而发越寒湿，使寒湿去而气机宣通，诸证得解。条文中未列出所用之药，有医家认为可采用瓜蒂散（瓜蒂一味研末）吹鼻或搐鼻，但此药现已较少使用。亦有医家认为可用辛夷散（辛夷、细辛、藁本、白芷、川芎、升麻、防风、甘草、木通），可资参考。从此条"自能饮食，腹中和无病，病在头中寒湿"的症状特点以及"内药鼻中"的治法可知，湿邪并未侵及中下焦，同时亦没有化热的表现，不符合黄疸表病不解、小便不利同时湿热熏蒸的病机，故不应"面黄而喘"，因此当从《脉经》的批注，无"身疼发热，面黄而喘"的症状。

"湿家身烦疼，可与麻黄加术汤发其汗为宜，慎不可以火攻之。"此条为太阳寒湿的麻黄加术汤证。伤寒在表，本应骨节疼痛，然复受"中湿"（在表之湿邪），则发为太阳寒湿。寒性收引凝滞，故津血凝滞而身疼；湿性迟缓重着，故津液迟缓而肢烦。寒邪客表，本应以麻黄汤发其汗，但湿家不可大发其汗，否则"风气去，湿气在"。白术味苦性温，能健胃、燥湿、化饮，药势偏里。当麻黄汤配伍白术后，白术可牵制麻黄汤发表的药势而不至发越太过。正如喻嘉言所言："麻黄得术，虽发汗不至多汗；术得麻黄，并可行表里之湿。下趋水道，又两相维持也"（《医门法律》）。

上述条文均论述了太阳寒湿的治法。相对而言，前一条主要阐述寒湿侵犯头面清窍，故使用"内药鼻中"的局部外治法；后一条则因寒湿袭表的范围更广而"身烦疼"，故需服麻黄加术汤，通过微汗法使寒湿从表而解。

②太阳阳明风湿："病者一身尽疼，发热，日晡所剧者，名风湿。此病伤于汗出当风，或久伤取冷所致也，可与麻黄杏仁薏苡甘草汤。"人体感受寒湿之邪后，若邪气循经入里化热，则发为太阳阳明风湿。此条描述了太阳阳明风湿的病因、症状和方药。"汗出当风"是腠理开泄后风邪侵袭人体表位，"久伤取冷"是复受寒湿之邪，二者为病因。寒湿困表故一身尽疼；阳明里热被在外的寒湿困束而不得宣泄，湿热郁蒸，则日晡发热。太阳阳明风湿的主方是麻黄杏仁薏苡甘草汤。方中辛苦温的麻黄配甘寒的薏苡仁，共凑辛凉发表的药势，可解表、散寒、清热，使在表的寒湿蕴热得解。

麻黄加术汤和麻黄杏仁薏苡甘草汤，两者虽然都治湿在肌表，但麻黄加术汤用治太阳寒湿，需要发散表位的寒湿，故以麻黄搭配温散的桂枝；麻黄杏仁薏苡甘草汤用治太阳阳明风湿，则以"桂枝下咽，阳盛即毙"为戒，需要解表、祛湿、清热，故以麻黄搭配清热渗湿的薏苡仁。

③太阳阳明风湿病传黄疸："然黄家所得，从湿得之。""脉沉，渴欲饮水，小便不利者，皆发黄。"《金匮要略·黄疸病脉证并治》指出黄疸病与湿密切相关，具有里热、小便不利的特点。隋代巢元方在继承张仲景观点的基础上，进一步指出黄疸病是"此由寒湿在表，则热蓄于脾胃，腠理不开，瘀热与宿谷相搏，烦郁不得消，则大小便不通，故身体面目皆变黄色。"（《诸病源候论·黄病诸候》）可以认为，表病不解、小便不利同时湿热熏蒸，是黄疸病的基础病机。

"湿家之为病，一身尽疼，一云疼烦。发热，身色如熏黄也。"太阳阳明风湿若表邪不解同时入里化热,可病传黄疸。湿邪郁滞肌表,湿阻阳郁,则一身烦疼而发热;风湿病传入里,湿阻气化,小便不利而发身黄。

"伤寒瘀热在里,身必黄,麻黄连轺赤小豆汤主之。"此条文论述太阳阳明风湿病传黄疸,其病位由表入里,病性则逐渐转阳、转热,传变为麻黄连轺赤小豆汤证。"伤寒"代指表寒不解;"瘀热在里"虽论为"瘀",但从黄疸的病机推导以及麻黄连轺赤小豆汤中具有清热利湿之赤小豆、连轺、梓白皮等药可知,麻黄连轺赤小豆汤证必然出现小便不利和湿热熏蒸的证候。此时如使用太阳阳明风湿的主方麻黄杏仁薏苡甘草汤,则方中甘寒的薏苡仁利水和清热力度均不足以清解黄疸病内在的湿热。麻黄连轺赤小豆汤由麻黄、连轺、杏仁、赤小豆、梓白皮、生姜、大枣、炙甘草组成,方中麻黄、杏仁能发散表位湿邪,连轺、赤小豆、梓白皮能清泄湿热,再以生姜、大枣、炙甘草补益中焦胃气,避免邪气进一步病传入里。诸药共成宣散表邪,清热利湿之功。若失治误治,则可进一步病传黄疸之茵陈蒿汤证、茵陈五苓散证、栀子大黄汤证、大黄硝石汤证等湿热熏蒸乃至热盛里实等证候。

需要注意的是,目前学界以连翘及桑白皮分别代替方中连轺、梓白皮的用法值得商榷。连轺和连翘是木樨科植物连翘的两种不同药用部分:前者为根茎,清代名医喻嘉言记载其"气寒味苦,主下热气"(《尚论后篇》),主治伤寒瘀热在里之发黄证;后者是果实,性味苦凉,功能清热解毒、散结消肿。同时,梓白皮和桑白皮亦有区别:梓白皮是紫葳科植物梓树的根皮或树皮的韧皮部,性味苦寒,能清热解毒,《本经逢原》记载其"梓皮苦寒,能利太阳、阳明经湿热,仲景麻黄连翘赤小豆汤用之,其治温病复伤寒饮变为胃脘者,煮汁饮之,取其引寒饮湿邪下泄也";桑白皮则是桑科植物桑的干燥根皮,性味甘寒,能泻肺平喘、利水消肿。连轺和连翘、梓白皮和桑白皮性味作用俱异,应区别对待,不应混淆使用。

2)三阴湿病

①太阴风湿:"风湿,脉浮,身重,汗出,恶风者,防己黄芪汤主之。"此条文论述的是太阴风湿的症状特点及其方药。太阴风湿属于三阴湿病,其病位在太阴,是在胃虚的基础上复受寒湿侵袭而发,既有"脉浮""汗出""恶风"等风邪开泄腠理,导致津液外泄的症状,又有"身重"这一湿邪为患的特征表现,同时还具有"小便不利,大便反快"的三阴湿病特点。如按三阳湿病论治,以麻黄发散,可导致发汗太过而表位更虚。治疗需用防己黄芪汤补益胃气,渗利水湿,同时驱散表之寒湿。方中防己性寒、味辛苦,辛能散,配伍黄芪、生姜能发散寒湿;苦能泄,配伍白术能利小便而渗泄因胃虚不能运化水谷、制约浊阴而产生的水饮;生姜、大枣、炙甘草可补益胃气,以绝水饮产生之源,同时防范邪气乘虚入里。其中,黄芪与防己一补一泻,益气利水,是治疗太阴风湿的绝妙配伍。

"服后当如虫行皮中,从腰下如冰,后坐被上,又以一被绕腰以下,温令微汗,瘥。"当患者服药后出现"虫行皮中"的表邪外出表现时,通过"坐被上""以一被绕腰以下"的护理方法助之以温,远之以寒,有助微微发汗而使风湿俱去。

②少阴湿病:"少阴之为病,脉微细,但欲寐也。"少阴病基于太阴病的胃虚基础发展而成,而以阳虚为病机特点。具体而言,少阴病可分为在表的卫阳虚和在里的真阳虚:卫阳虚即人体表位的阳气温煦功能下降,真阳虚即人体里位的阳气温煦功能下降。根据表之寒湿轻重与里之阳气盛衰,少阴湿病可分为以下方证。

第一,桂枝附子汤。"伤寒八九日,风湿相搏,身体疼烦,不能自转侧,不呕不渴,脉浮虚而涩者,桂枝附子汤主之。""风湿相搏,身体疼烦,不能自转侧"提示在表的风寒湿俱盛,"不呕不渴"可排除少阳病、阳明病,"脉浮虚而涩"表明风寒湿邪袭表的同时,胃气亏虚、阳气不足而抗邪无力。桂枝附子汤为桂枝汤去芍药，重用桂枝为四两，加三枚附子而成。方中桂枝加量可增强解表散寒之力，重用附子可温里、散寒、祛湿，生姜、大枣、炙甘草则能补益胃气。因芍药酸苦微寒，能"主邪气腹痛，除血痹，破坚积寒热，疝瘕止痛"（《神农本草经》），被称为"小大黄"，如《伤寒论》第280条"太阴为病，脉弱，其人续自便利，设当行大黄芍药者，宜减之，以其人胃气弱，易动故也"，其攻逐之性有悖于少阴湿病的解表散寒、温阳祛湿，故不用之。

第二，白术附子汤。"若大便坚，小便自利者，去桂加白术汤主之。"白术附子汤可看作桂枝附子汤去桂枝，同时剂量减半，加白术二两。"若大便坚，小便自利"，说明湿在表而不在里。以方测证，方中仍有生姜、大枣、炙甘草，可知存在胃气虚弱；白术、附子皆能发表、祛湿、散寒，同时附子又能温阳，可知存在表位寒湿及里虚寒。为免过汗而"风气去，湿气在"，故不用桂枝发表，而用"术附并走皮中逐水气"，同时全方剂量减半，以微发其汗。

第三，甘草附子汤。"风湿相搏，骨节疼烦，掣痛不得屈伸，近之则痛剧，汗出短气，小便不利，恶风不欲去衣，或身微肿者，甘草附子汤主之。""骨节疼烦，掣痛不得屈伸，近之则痛剧""身微肿"，可知甘草附子汤比桂枝附子汤、白术附子汤的寒湿困束更重，以至于不可触碰以及出现身体肿胀；"汗出""恶风不欲去衣"说明在表的卫阳虚不能固摄、温煦；"小便不利"提示在里的真阳虚，不能推动、蒸腾津液，以致湿邪为患。总括而言，为风湿并重，表里阳气皆虚之证。甘草附子汤由炙甘草、附子、白术、桂枝组成，方中桂枝甘草汤能温煦卫阳，附子助桂枝以散寒解表，附子合白术温阳化湿，同时炙甘草可和缓药性，诸药合用而使湿邪"微汗得解"。因表位寒湿困束的同时内有湿邪为患，需以祛邪为要，故不用生姜、大枣补益，以免牵制发表透邪的药势。

桂枝附子汤、白术附子汤、甘草附子汤的区别：桂枝附子汤、白术附子汤、甘草附子汤三方都有附子，都可用治少阴湿病，但各有特点，应根据表之寒湿轻重与里之阳气盛衰选择使用。桂枝附子汤风邪大于湿邪，故用桂枝而无白术；白术附子汤湿邪大于风邪，故用白术而无桂枝；甘草附子汤风湿并重，故桂枝、白术、附子同用。

太阴风湿与少阴风湿的区别："太阴中风，四肢烦疼，阳微阴涩而长者，为欲愈。"（《伤寒论·辨太阴病脉证并治》）太阴风湿属于太阴病的范畴，具有太阴病胃虚的特点以及典型的太阴病疼痛特征——四肢烦乱、疼痛不安。这种烦疼为胃虚而不能化生气血，气血不能濡养四肢百骸而成，需要黄芪、生姜、大枣等甘温药补益而解表。"少阴病，身体痛，手足寒，骨节痛，脉沉者，附子汤主之。""少阴病，二三日不已，至四五日，腹痛，小便不利，四肢沉重疼痛，自下利者，此为有水气，其人或咳，或小便利，或下利，或呕者，真武汤主之。"（《伤寒论·辨少阴病脉证并治》）少阴风湿属于少阴病的范畴，其特征是阳虚，疼痛的典型特点是寒而痛，以寒为主，表现为骨节冷痛、极度的恶风寒、四末清冷，治疗需要在温养营血的基础上破阴散寒，常以生姜、大枣、炙甘草搭配附子。

③三阴湿病病传肾着：若胃气进一步亏虚，太阴风湿进一步深入，由不能制约、固摄下焦水饮发展为不能温化水饮，病机从湿邪困束肌表伴胃虚津液不化，传变为以里寒水饮停聚为主，则由湿病病传肾着。

"肾著之病，其人身体重，腰中冷，如坐水中，形如水状，反不渴，小便自利，饮食如故，病属下焦，身劳汗出，衣一作表。里冷湿，久久得之，腰以下冷痛，腹重如带五千钱，甘姜苓术汤主之。"肾着以腰冷、疼痛为主要表现，在脏腑经络学说中，"腰为肾之府"，故冠以"肾着"之名。肾着与三阴湿病均以肢体或骨节的疼痛为主要表现，但肾着的病位是里病及表，与三阴湿病表里合病有本质区别。由于下焦虚寒不能分清别浊，故肾着可出现津液在下焦丢失过度的"小便自利"，甚至表现为小便频数；与三阴湿病所具有的中焦胃虚特点不同，肾着病位在下焦，因此"饮食如故"；寒湿外溢于腰，则见"腰中冷、如坐水中、形如水状"；寒湿下趋于下肢，则腰以下冷痛。虽然肾着病位在表，但其病机为下焦寒湿泛溢冲逆体表，为里病及表之寒湿证，需要温化、温渗寒湿而使其不再冲逆，而不可用麻黄、桂枝、黄芪等发散寒湿，否则易发越阳气、引动寒湿。甘草干姜茯苓白术汤方中的干姜能温化寒湿，甘草能补益胃气，茯苓配白术是经方治疗虚寒水饮的基础方干，能利小便而除水湿。全方可温中散寒，利水化湿，使得下焦之寒湿解除，不再泛溢冲逆体表，则表位之寒湿亦可随之而解。

④三阴湿病病传历节：若患者素体三阴虚寒而见气血虚弱、水饮停聚，同时表位湿邪缠绵困重，则湿邪易侵袭筋骨关节而成历节。《金匮要略·中风历节病脉证并治第五》曰："盛人脉涩小，短气，自汗出，历节疼，不可屈伸，此皆饮酒汗出当风所致。""盛人脉涩小"提示为形盛气衰之体；饮酒生内湿，再加之酒后汗出当风，外风内湿相合，留滞筋骨关节，阻滞气血运行，痛不可屈伸而成历节。同篇还有"少阴脉浮而弱，弱则血不足，浮则为风，风血相搏，即疼痛如掣"之论，提示血不足者，外风可趁虚而入，则关节牵掣疼痛。可见无论是气不足之"盛人"或少阴脉弱血不足者，均可因风邪外侵关节而致历节病。湿热侵犯关节者，则由湿病病传为风湿历节，方用桂枝芍药知母汤；寒湿侵犯关节者，则由湿病病传寒湿历节，方用乌头汤。

第一，风湿历节。"诸肢节疼痛，身体尪羸，脚肿如脱，头眩短气，温温欲吐，桂枝芍药知母汤主之。"患者素体三阴虚寒，气血生化乏源，日久而见"身体尪羸"；因寒湿日久侵犯关节，故疼痛以"诸肢节"为主；胃虚不能运化水谷、制约水饮，水饮上冲则"温温欲吐""头眩短气"。桂枝芍药知母汤由桂枝、芍药、甘草、麻黄、生姜、白术、知母、防风、附子组成。方中重用生姜五两以温胃化饮止呕，配伍白术、附子以温化内外寒湿；以桂枝、麻黄、防风解表祛风、温散表湿，芍药甘草汤缓急止痛；同时，以能"主消渴，热中，除邪气，肢体浮肿，下水，补不足，益气"（《神农本草经》）的知母与芍药相合而利小便、生津液，避免麻黄、桂枝的发汗太过而损耗津液。诸药配伍，表里兼顾，有温散而不伤阴、清热而不伤阳之妙。

第二，寒湿历节。"病历节，不可屈伸，疼痛，乌头汤主之。"因里位阳气与营血不足，外在的风寒之邪直中脏腑，而见肢节疼痛、不可屈伸的症状。治疗需要温阳养血、祛湿散寒，方用乌头汤。乌头为大辛大热之品，能温经散寒、除湿止痛，搭配麻黄、黄芪，可发散表位的风寒湿邪；芍药与炙甘草搭配，可酸甘化阴、滋阴养血、缓急止痛。加上能"安五脏，诸不足，益气补中，止痛解毒"（《神农本草经》）的蜂蜜，诸药搭配，全方温阳养血而又能宣通阳气，使寒湿去而疼痛除。需要注意的是，附子和乌头均出自毛茛科植物乌头，附子是其子根，乌头则是其块根，两者均味辛性热，作用相似。附子长于补火助阳、温补脾肾；而乌头则长于温经散寒、除湿止痛，其破阴散寒的力强于附子，故乌头汤以其为君药。

第三，湿病与历节的区别。湿病日久，湿邪由表入里，可侵袭筋骨关节而成历节。两者均以疼痛为主证，湿病之痛遍于周身，历节之痛多在肢节；湿病之痛以寒痛为主，历节之痛常伴热痛；湿病病变较轻，实证较多，预后较好，而历节病变较重，虚证较多，预后较湿病差，易致关节变形。

湿病与历节的多个方证之间可以少阴湿病的甘草附子汤证为联系。如风湿历节之桂枝芍药知母汤证，其表位寒湿和里位津虚都较为突出，故方药组成较甘草附子汤多了麻黄、防风、生姜解表，又加知母清热生津，合芍药养营和血。寒湿历节之乌头汤证，因其表位寒湿更重，故较甘草附子汤去桂枝、白术，而加更为发散表位风寒的麻黄，同时以甘温的黄芪温养补益，芍药合炙甘草而成芍药甘草汤酸甘化阴、固护津液、缓急止痛。其中，少阴湿病与历节的病传常彼此关联，可出现在同一病人的不同临床时期。

⑤三阴湿病病传黄汗：太阴湿病与风水虚证具有同样的病理基础，两者常互相转化；风水虚证化热则可病传黄汗，根据化热程度轻重，可分为太阴阳明黄汗和太阴中风黄汗。

第一，太阴湿病与风水。"风水，脉浮身重，汗出恶风者，防己黄芪汤主之。"除太阴湿病以外，防己黄芪汤又见于《金匮要略·水气病脉证并治》水气病篇，为治风水虚证之方，其证候与越婢汤的风水实证相对，是联系湿病、风水与黄汗的桥梁。"脉浮身重"是表位津液凝滞而成水气，而"汗出恶风"则是津液外泄，这种既有津液凝滞又有津液外泄的状态称为风水，属于水气病的一种。因风水虚证以津液外泄和表位津液凝滞为特征，故与太阴风湿的湿邪困束在表、风邪开泄腠理具有相同的病机，故同样以防己黄芪汤为主方。

第二，风水与黄汗。风水化热，可进一步病传黄汗。"风气相击，身体洪肿，汗出乃愈，恶风则虚，此为风水；不恶风者，小便通利，上焦有寒，其口多涎，此为黄汗。""问曰：黄汗之为病，身体肿，一作重。发热汗出而渴，状如风水，汗沾衣，色正黄如柏汁，脉自沉，何从得之？师曰：以汗出入水中浴，水从汗孔入得之，宜芪芍桂酒汤主之。""汗出"提示为存在太阴中风津液涣散于表的基础；"水从汗孔入得之"，表示黄汗的外因为外湿侵袭；"风气相击"，即风邪与水气相合，水饮停滞在表而津液外泄导致"身肿而汗出""身体洪肿"；因阳明里热渐盛而出现口渴，湿热熏蒸可出现发黄；因黄汗的表证比风水轻，故不恶风。从上可知，黄汗的实质是水饮停滞在表、津液外泄，同时存在虚热或湿热熏蒸。根据化热的程度，可分为太阴阳明黄汗的芪芍桂酒汤证和太阴中风黄汗的桂枝加黄芪汤证。

太阴阳明黄汗来源于是风水虚证化热而水热偏重者，而风水虚证与太阴湿病具有同样的病理基础，可理解为太阴阳明黄汗是在太阴病胃虚的基础上逐步病传而来。因此，芪芍桂酒汤保留黄芪配桂枝这一太阴中风常用的药物配伍，同时加酸苦涌泄、清热生津、解表和营之苦酒以及养营和血的芍药，达到辛开苦降、祛风除湿的作用。

"黄汗之病，两胫自冷；假令发热，此属历节。食已汗出，又身常暮卧盗汗出者，此劳气也。若汗出已反发热者，久久其身必甲错；发热不止者，必生恶疮。若身重，汗出已辄轻者，久久必身瞤，瞤即胸中痛，又从腰以上必汗出，下无汗，腰髋弛痛，如有物在皮中状，剧者不能食，身疼重，烦躁，小便不利，此为黄汗，桂枝加黄芪汤主之。"此条论述的是太阴中风黄汗的桂枝加黄芪汤证。"若身重，汗出已辄轻者"，提示通过汗出后可缓解表位的寒湿之邪；然而因存在太阴胃虚，反复多次汗出后气血亏虚更甚，则见"两胫自冷""久久必身瞤，瞤即胸中痛""腰髋弛痛"等气血不能温煦、濡养肢体的表现；阳欲行而被郁、汗欲出而不能，故"如有物在皮中状"；甚者表病及里，进一步加重太阴胃虚，则见不能运化水谷的"剧者不能食"以及不能制约浊阴的"小便不利"。因其胃虚层面更重，阳明层面的热不如芪芍桂酒汤突出，故用生姜、大枣、炙甘草补益胃气；患者以多次汗出后气血亏虚为主要矛盾，"烦躁"并非实火实热，热势较芪芍桂酒汤证为轻，故方中以芍药生津养营，而不用酸苦涌泄之苦酒；搭配益气固表又能发散寒湿的黄芪，全方共奏补益温养而发散寒湿之功。

第三，黄汗与湿病的区别。黄汗病与湿病均以感受外来湿邪为病因，但二者有不同的发病基础：湿病以湿邪困束为主，黄汗以津液外泄为主；湿病具有胃虚的相关症状，而黄汗则在胃虚的基础上逐步病传而来，可因虚热或湿热熏蒸，表现出小便不利而口渴等症状。

第四，黄汗与风水的区别。芪芍桂酒汤证和防己黄芪汤证既有区别也有联系：两者均以黄芪、桂枝发散风邪；防己黄芪汤证以太阴胃虚伴有水湿困束为特点，治疗上以黄芪配生姜、白术温化水湿，生姜、大枣、甘草补益胃气；芪芍桂酒汤证则以水饮停滞在表、津液外泄伴虚热或湿热熏蒸，因已有热，故不用生姜以免辛温助热，不用大枣、甘草以免甘滋壅滞，而以芍药、苦酒酸寒养津、苦泄水湿。

第五，黄汗与黄疸的区别。黄汗表现为汗出色黄，而黄疸表现为身目小便发黄。黄汗病有小便不利而口渴的虚热或湿热互结症状，然而其病仍属太阴，病理基础仍是虚寒水饮故曰"黄汗之病，两胫自冷"，当其上焦有寒时多小便通利，中焦里虚明显则小便不利。黄疸病虽有表不解，但阳明层面实热明显，故小便不利同时湿热熏蒸。

（4）湿病治疗禁忌

①忌火攻："湿家身烦疼……慎不可以火攻之"，"以火攻之"是指运用熏蒸、艾灸、温针、热熨等方法强行发汗。对于风寒外袭而见太阳伤寒证者，火攻可使风寒得汗而解。但对湿病患者用火攻发汗，易致大汗淋漓，既损阴又损阳，且湿邪难去，病必难愈；若火热内攻，由气及血，亦可出现火热伤血等一类逆变证，即《伤寒论·辨太阳病脉证并治中第六》所言的"微数之脉，慎不可灸。因火为邪，则为烦逆；追虚逐实，血散脉中；火气虽微，内攻有力，焦骨伤筋，血难复也。脉浮，宜以汗解，用火灸之，邪无从出，因火而盛，病从腰以下，必重而痹，名火逆也。"若火热与湿相合，湿热熏蒸，可病传入里而发为黄疸。

②忌妄用下法：湿郁肌表，若误用攻下法，不仅湿邪不去，且会导致湿遏热伏，变证丛生，加重病情；湿病日久，若攻下太过，不但劫伤阴液，而且阳气衰败，下元更虚，浮阳无根而上脱，致阴阳离决而成危候。

③忌大发汗："汗之病不愈者，何也？盖发其汗，汗大出者，但风气去，湿气在，是故不愈也。"治湿病宜微微似欲汗出，已如前述。若用辛温峻汗，易燥伤津液，湿邪未去而气血已伤，致病情缠绵难愈或变证丛生。

【临证医案举例】

1. 曾月根医案

本医案出自《全国名医验案类编》。

医案原文：

病者：张幼文，年三十二岁，任县长，住广东五华城北门外。

病名：伤寒变痹。

原因：贵胄之子，素因多湿，偶感风寒。

证候：发热恶寒，一身手足尽痛，不能自转侧。

诊断：脉浮大而紧。风为阳邪，故脉浮大主病进，紧主寒凝。脉证合参，风寒湿三气合而成痹。

疗法：桂枝附子汤主之。方中桂、附辛热散寒，草、枣奠安中土，生姜利诸气，宣通十二经络，使风寒湿着于肌表而作痛者，一并廓清矣。

处方：桂枝四钱．附子钱半，甘草二钱，大枣六枚，生姜三钱。

效果：一日二服，三日举动如常，继服平调之剂痊愈。

廉按：

伤寒变痹，必挟风湿，长沙《伤寒论》曰："伤寒八九日，风湿相搏，身体疼烦，不能自转侧，不呕不渴，脉浮虚而涩者，桂枝附子汤主之。"今有是证，则用是药，确得仲景之心法。

医案解析：

风寒湿邪留于肌腠，阻滞气血，故见一身尽痛，不能转侧。桂枝附子汤可温经散寒，祛除风湿，故邪去而诸症俱失。

医家简介：

曾月根（1872—1931），广东省五华县中兴乡岌头村人。善治内科疾病，尤擅伤寒、温病和中风痹证。从医近40年，其累积公认的验方颇多，在粤东各县和广州等地极负盛名。

2. 萧琢如医案

本医案出自《全国名医验案类编》。

医案原文：

病者：黄君，年三十余，住本乡。

病名：伤湿兼寒。

原因：素因体肥多湿，现因受寒而发，医药杂投无效，改延予诊。

证候：手脚迟重，遍身酸痛，口中淡，不欲食，懒言语，终日危坐。

诊断：脉右缓左紧，舌苔白腻。此《金匮要略》所谓"湿家身烦疼，可与麻黄加术汤"也。

疗法：遵经方以表达之，使寒湿悉从微汗而解。

处方：带节麻黄八分，川桂枝七分，光杏仁钱半，炙甘草五分，杜苍术一钱。

效果：连投二剂，诸症悉平而愈。

廉按：

此为湿之属表无汗者而设，盖麻黄得术，虽发汗而不为多汗，术得麻黄，行里湿而并可行表湿。止此一味加入，所谓方外之神方，法中之良法也，宜其一方即愈。

医案解析：

寒性收引凝滞故身痛；湿性迟缓重着故手脚迟重。寒邪客表，本应以麻黄汤发汗而解，但因兼具湿邪，故而加白术一味，牵制发表的药势而表里同治。

医家简介：

萧琢如，名伯章，清末民初湖南湘乡人。具体生卒年不详。自幼随父学医，其学宗《内经》《难经》《伤寒杂病论》之旨，旁参李东垣、朱丹溪、叶天士、喻嘉言、陈修园等历代名医之学，著有《遯园医案》《喉科要义》《医学危言》等著作。

3. 许家栋医案

医案原文：

詹某，女，38岁，2019年8月18日初诊。

主诉：全身水肿1年。

现病史：患者2018年8月无明显诱因下出现双下肢水肿，后逐渐蔓延全身，当地医院诊断为"膜性肾病"，使用激素治疗，症状控制欠佳。症见：全身水肿、下肢硬肿，腰痛，右侧腹痛。怕冷怕风，手足凉，腹部凉。常喷嚏、流鼻涕，春天明显。痰多，色白。疲乏无力，记忆力差。时有头晕、心悸。纳一般，偶有恶心，眠可。大便一天2~3次，时不成型，小便淡黄，自觉尿等待、排尿不顺畅，夜尿2~3次。口干，饮水不多，喜温。平素汗不多，运动后汗多。月经22~23天一行，经期6~8天，经量可，血块多，经期腰酸、乳房胀，同时疲乏加重。查体：脉浮弦，舌淡紫红嫩苔薄润，边有瘀斑。面色萎黄，面部色斑，腹满膨隆，下肢硬肿、多发血络。

辅助检查：2019年8月18日血常规：血红蛋白95g/L；肝功能：总蛋白：44.9g/L，白蛋白：22.1g/L；尿常规：尿潜血（3+）。

处方一：防己茯苓汤：汉防己 18g，茯苓 36g，黄芪 18g，桂枝 18g，甘草 12g。处方二：防己黄芪汤：黄芪 30g，汉防己 24g，白术 18g，生姜 18g，甘草 12g，大枣 24g。各 15 剂，水煎服。先服处方一 5 剂，再服处方二 5 剂，如此交替服用三个循环。

2019 年 11 月 18 日复诊。服药后水肿明显减轻，腹部凉减轻，小便已无不适，夜尿 1 行。近期晨起腰痛明显，大便日一行、稍不成型，手脚麻。余症、舌脉同前。

处方一：千金桂枝知母加麻黄汤：桂枝 6g，知母 18g，黄芩 12g，芍药 12g，生甘草 6g，麻黄 6g；处方二：麻黄加术汤，麻黄 18g，桂枝 12g，杏仁 24g，炙甘草 6g，白术 24g。各 15 剂，水煎服。服用方法同前。

服药后腰痛明显减轻，下肢浮肿消失。2019 年 12 月 23 日复查：血常规：血红蛋白 125g/L；肝功：总蛋白：52.4g/L，白蛋白：25.9g/L；尿常规：尿潜血（1+）。

医案解析：

此案选方体现了《金匮要略》中湿病的病传病解法度规律。患者以水肿为主要表现，虽然有口干，但是痰多、尿频、大便烂，同时患者腹满、尿频、痰多、喷嚏、流鼻涕，呈现脾胃虚弱、水饮增多、冲逆到表位的太阴风湿证候。故第一诊以防己茯苓汤、防己黄芪汤治疗胃虚和水饮之余，兼顾发散在表之寒湿。服药后患者水肿减轻，同时出现里位病机减轻（大便烂好转）而表位症状（腰痛）加重，是里邪出表之时机，故二诊转用千金桂枝知母加麻黄汤以及麻黄加术汤，使寒湿从太阳之表而解，药后诸证好转。

【经典知识点的当代临证应用提示】

经方具有方证多维的特点，即由于药势和药证的多维，使一个方具备了多维度的方效，可纠正多种病势。故本章所述及的方药不仅可用于湿病的治疗，还可根据其方证多维的特性灵活运用于临床。例如麻黄加术汤中以辛温的麻黄配苦燥的白术，令寒湿发越而不至大汗，可治疗以"身烦疼"为主要表现的太阳寒湿证；因方中麻黄辛开苦泄，桂枝辛温宣通，杏仁苦温宣散，三者相合可宣泄表位停滞的溢饮，故麻黄加术汤也可以用于治疗以四肢肿胀或沉重为主要表现的太阳溢饮证。

同时，也正因为经方具有方证多维的特点，临床治疗湿病可选用的方药并不仅仅局限于本章所列举的范围。如《伤寒论》中治疗"腹痛，小便不利，四肢沉重疼痛，自下利者，此为有水气，其人或咳，或小便利，或下利，或呕者"的真武汤，处方组成为附子、芍药、茯苓、白术、生姜。方中生姜配附子辛温走表，可散表位寒湿；白术配茯苓走里，可除里位水饮；诸药相配，同样可以用于三阴湿病。又如《伤寒论》治疗蛔厥的乌梅丸，处方由乌梅、附子、桂枝、人参、当归、细辛、干姜、川椒、黄柏、黄连、苦酒、大米、蜂蜜组成。方中有温养表位卫阳的桂枝，温煦里位真阳的附子，温化里位虚寒水饮的干姜、川椒，补益中焦的人参、大米、蜂蜜，苦寒清热的黄柏、黄连，破阴散寒的细辛，酸敛降火而"主下气，除热烦满"（《神农本草经》）的乌梅，是属于半寒热、半虚实、半表里之厥阴病而火热偏重之方，对于三阴湿病中病入厥阴、寒热错杂的情况十分合适。

岭南地区雾露蒸腾、湿气弥漫、气候炎热，岭南人群体质具有"上焦多浮热，中虚多蕴湿，下元多寒湿"的特点，加之现代人常饮食不节、嗜食生冷，诸多因素相合，使岭南所见的湿病常风、寒、湿、热兼夹而缠绵难愈。在辨治湿病的过程中，医者必须细致分析患者病机特点而选方，切勿生搬硬套，而陷教条主义之弊。

【学术传承脉络】

自张仲景开湿病的辨证论治之先河后，后世医家遵其理法体系而深化拓展、继承创新，使得湿病治法丰富多样。

1. 治湿分表里

张仲景分湿病为三阳湿病、三阴湿病而治，对三阳湿病者"微发其汗"，对三阴湿病者则固护胃气、阳气而兼顾解表，其治湿分表里之法对后世多有启迪。如明代医家张景岳在《景岳全书·湿证》中指出"其为证也，有肌表为发热，为恶寒，为自汗；在经络则为痹，为重，为筋骨疼痛，为腰痛不能转侧，为四肢痿弱酸痛；在肌肉则为麻木，为胕肿，为黄疸，为按肉如泥不起；在脏腑则为呕恶，为腹满，为小水秘涩，为黄赤，为大便泄泻，为腹痛，为后重、脱肛、癥疝等证。凡肌表经络之病，湿由外而入者也；饮食血气之病，湿由内而生者也。此其在外者为轻，在内者为甚，是固然矣。然及其甚也，则未有表湿而不连脏者，里湿而不连经者。此其湿病之变，不为不多。"将表湿具体细分在肌表、经络、肌肉等不同情况，同时指出严重的湿病出现内外合病的情况较为普遍，提倡"凡治此者，必当辨表里，察虚实，而求其本也。"又如清代温病大家叶天士，其医案记录《临证指南医案·湿》中载有治湿医案52则，治湿之法丰富多样。叶氏倡导湿需分外感内湿分而治之，外湿"治法原宜于表散，但不可大汗耳"，内湿"治法总宜辨其体质阴阳，斯可以知寒热虚实之治"。历代诸多医家，对于治湿分表里也有众多阐述，大大丰富了湿证辨治的内涵。

2. 治湿分上下

张仲景治湿病，偏上偏表者，治以宣泄；偏下偏里者，治以渗利。历代医家基于这一基本法则，探索而成湿病三焦辨治的思想。

金元医家朱丹溪对湿病的治疗主张分上中下三焦进行，指出"湿在上焦，宜发汗而解表，此疏泄其湿也；湿在中焦，宜宽中顺气，调理脾胃，此渗泄其湿也；湿在下焦，宜利小便，不使水逆上行，此开导其湿也。"其后又在《丹溪心法·中湿》中进一步提出其三焦之湿的相应治法："上部湿，苍术功烈；下部湿，升麻提之。""去上焦湿及热，须用黄芩，泻肺火故也。又如肺有湿，亦宜黄芩。如肺有虚热，宜天门冬、麦门冬、知母，用黄芩多则损脾。去中焦湿与痛、热用黄连，泻心火故也；如中焦有实热，亦宜黄连；若脾胃虚弱不能运转而郁闷，宜黄芩、白术、干葛；若中焦湿热积久而痛，乃热势甚盛，宜黄连，用姜汁炒。去下焦湿肿及痛，并膀胱有火邪者，必须酒洗防己、黄柏、知母、龙胆草。"朱丹溪从三焦分治湿热的思想对后世三焦辨治湿热病产生重要影响。如清代医家叶天士辨治湿病，主张用三焦分化法："若湿阻上焦者，用开肺气，佐淡渗，通膀胱，是即启上闸，开支河，导水势下行之理也。若脾阳不运，湿滞中焦者，用术、朴、姜、半之属以温运之，以苓、泽、腹皮、滑石等渗泄之。亦犹低洼湿处，必得烈日晒之，或以刚燥之土培之，或开沟渠以泄之耳。"（《临证指南医案·湿》）及后薛生白、吴鞠通等温病医家，对三焦辨治湿病亦多有发挥，对于单纯的里湿证，总结开上、畅中、渗下的治则治法；对于湿温病，则将卫气营血辨证与三焦辨证相结合，从而完善了湿病的三焦辨治理论。

3. 治湿辨寒热

张仲景治湿病有三阳湿病、三阴湿病之分。宋代医家朱肱的《活人书》将湿病分类为中湿、风湿和湿温，并提出了一套相应的治法和方剂。其所言湿病不可发汗，汗出必不能言、耳聋等治禁，提出了新颖而独到的见解，从而为湿温病的治疗奠定了基础，而白虎加苍术汤更是一直为后世所习用。其从寒热分治湿病的思路对后世多有启迪。

金元医家朱丹溪认为"湿热相火，为病甚多""六气之中，湿热为病，十居八九"，尤其重视湿热病之治疗。张景岳指出"然湿证虽多，而辨治之法，其要唯二则一曰湿热，一曰寒湿而尽之矣。"清朝医家薛生白指出，有湿无热只能蒙蔽清阳，或阻于上、中、下；湿多热少，则蒙上流下；湿热俱多，则下闭上壅；湿热化燥，内陷营血，则现气血两燔、热入血室等危重证候。同时，薛氏又在湿温变证、类证、瘥后调理方面，每条均列有治法和方药，总结形成湿温辨证论治的规律。后世医家加以拓展，补充从寒热辨治湿病的相关治则治法，完善了湿病的辨治理论体系。

4. 治湿辨虚实

张仲景治湿病注重辨治虚实，其治湿过程中兼顾虚实的理念和具体方法为后世医家所重视。如以利小便为例，明代医家喻嘉言提出"凡治湿病，当利小便，而阳虚者一概利之，转至杀人，医之罪也。"（《医门法律》）指出治疗湿病需明辨患者虚实情况。张景岳则提出"然湿热之证多宜清利，寒湿之证多不宜利也。何也？盖凡湿而兼寒者，未有不由阳气之虚，而利多伤气，阳必更虚，能无害乎？但微寒微虚者，即温而利之，自无不可；若大寒大虚者，则必不宜利，此寒湿之证有所当忌者也。再若湿热之证，亦有忌利者，以湿热伤阴者也。阴气既伤而复利之，则邪湿未清，而精血已耗。"（《景岳全书·湿证》）清代医家叶天士更是在湿病治法中基于前人"治湿之法，不利小便，非其治也"的见解，提出"通阳不在温，而在利小便"，对于湿盛阳微者，不能滥用温补，需要通过渗利小便的方法，疏通被阻遏之阳气。进一步拓展了张仲景治湿辨虚实的理念。

【扩展选读】

《金匮要略》是我国现存最早论述诊治杂病的专书，而太阴中风则是最能代表杂病病传特点，同时也是杂病病传病解必不可少的环节，是解读《金匮要略》的重要线索。"中风"作为病因学概念，广泛存在于《伤寒论》和《金匮要略》的条文之中。外感表证可依津血之虚实而分为中风和伤寒两大方向。中风为外邪侵袭导致腠理疏松、营卫不和、津液涣散于表的病机状态，是邪气由表入里的开端。六经皆可见中风，而太阴中风是当中重要的串联环节。太阴中风由表及里的病传可以总结为三个层次：第一层邪风虚热，第二层水饮血痹，第三层风水黄汗。

"太阴中风，四肢烦疼，阳微阴涩而长者，为欲愈。"（《伤寒论·辨太阴病脉证并治第十》）脉"阳微"是脉象浮取微弱无力，是卫气不足而不能抗御外邪的表现；脉"阴涩"是里位气血不足的表现，而气血为胃气生化，可知胃气的生化和敷布功能亦存在异常，不足以制约在里的水饮。即太阴中风的基本病机是中焦胃虚导致气血生化不足，同时在表上风邪开泄腠理，导致津液外泄。治当补益津血而解表祛风，如《伤寒论》276条"太阴病，脉浮者，可发汗，宜桂枝汤"。同时，由于邪风的开泄，津液亏虚后不仅温煦不足，还会出现濡养不足而表现为虚热。桂枝汤中芍药酸苦而平，即为虚热所设。桂枝汤以生姜、炙甘草、大枣、热稀粥益胃气而养津血，故可治疗太阴中风之邪风虚热。

当邪风虚热日久不解，中焦胃虚进一步导致津液失于运化、浊阴失于制约，则为水饮；而水饮停聚可阻碍血脉，则发为血痹，此为太阴中风第二层水饮血痹的病机。"血痹，阴阳俱微，寸口关上微，尺中小紧，外证身体不仁，如风痹状，黄芪桂枝五物汤主之。"（《金匮要略·血痹虚劳病脉证并治第六》）"阴阳俱微"是表里津血均不足；中风当见脉缓，紧脉提示有水饮在表；水饮阻碍，经脉不能受血，故见"身体不仁"。此时用药需要较第一层的邪风虚热更为辛温宣散，因此去掉桂枝汤中的甘草，加大生姜的剂量为六两，加"太阴病之麻黄"——黄芪甘温补益而解表散水，即为黄芪桂枝五物汤。

若邪风继续不解，而里位多余之水饮泛溢肌肤而凝滞在表，则会形成中风加溢饮的风水状态；邪风进一步化热，则风水可病传黄汗。风水和黄汗的病机、治法在上文中已解。黄汗可再病传虚劳、痈脓、历节、黄疸等病，至此邪气由表入里，正气由实转虚，变证丛生。

杂病发生时，病邪沿太阴中风的病传规律逐层深入。因此临床治疗杂病，可依太阴中风的病解规律使病邪逐层透表，最终从表而解。

（许家栋　刘　畅　张晓轩）

参 考 文 献

巢元方. 2015. 诸病源候论. 太原：山西科学技术出版社.
陈熠. 2015. 喻嘉言医学全书. 北京：中国中医药出版社.
何廉臣. 1959. 重印全国名医验案类编. 上海：上海科学技术出版社.
瞿溢谦，林树元，刘佳佳等. 2018. 经方"中风"理论源流与证治. 中华中医药杂志，33（12）：5304-5307.
吴普等述. 孙星衍，孙冯翼辑. 1996. 神农本草经. 北京：科学技术文献出版社.
许家栋. 2020. 经方探源：经典经方理论概述. 北京：人民卫生出版社.
叶天士著. 宋白杨校注. 2011. 中医非物质文化遗产临床经典名著：临证指南医案. 北京：中国医药科技出版社.
喻昌著. 丁侃校注. 2017. 医门法律. 北京：中国医药科技出版社.
张景岳. 2017. 杂证谟. 北京：中国医药科技出版社.
张璐. 2007. 本经逢原. 北京：中国中医药出版社.
张仲景述. 王叔和撰次. 钱超尘，郝万山整理. 2005. 伤寒论. 北京：人民卫生出版社.
张仲景撰. 何任，何若苹整理. 2005. 金匮要略. 北京：人民卫生出版社.
朱丹溪著. 周琦校注. 2012. 中医非物质文化遗产临床经典读本：丹溪心法. 北京：中国医药科技出版社.
朱肱. 2009. 活人书. 北京：中国中医药出版社.

第八章　叶桂《温热论》湿热辨治要点

湿热邪留三焦气分辨治要点

【经典原文】

再论气病有不传血分，而邪留三焦，亦如伤寒中少阳病也。彼则和解表里之半，此则分消上下之势，随症变法，如近时杏、朴、苓等类，或如温胆汤之走泄。因其仍在气分，犹可望其战汗之门户，转疟之机括。大凡看法，卫之后方言气，营之后方言血。在卫汗之可也，到气方可清气，入营犹可透热转气，如犀角、玄参、羚羊等物，入血就恐耗血动血，直须凉血散血，如生地、丹皮、阿胶、赤芍等物。否则，前后不循缓急之法，虑其动手便错，反致慌张矣。且吾吴湿邪害人最广，如面色白者，须要顾其阳气，湿胜则阳微也。法应清凉，然到十分之六七，即不可过于寒凉，恐成功反弃。何以故耶？湿热一去，阳亦衰微也。面色苍者，须要顾其津液，清凉到十分之六七，往往热减身寒者，不可就云虚寒，而投补剂，恐炉烟虽息，灰中有火也。须细察精详，方少少与之，慎不可直率而往也。又有酒客里湿素盛，外邪入里，里湿为合。在阳旺之躯，胃湿恒多，在阴盛之体，脾湿亦不少，然其化热则一。热病救阴则易，通阳最难。救阴不在血，而在津与汗；通阳不在温，而在利小便。然较之杂症，则有不同也。

【原文出处】

清，叶桂，《温热论》。

【经典及作者简介】

叶桂（1667—1746），字天士，号香岩，别号南阳先生，晚号上津老人，江苏吴县（今苏州市）人。清代名医，是温病学派的主要代表性医家。

《温热论》为公认的温病学经典，是叶桂温病辨治思想的系统的记录，相传为叶桂口授，文字由其门人顾景文所整理。《温热论》有两个版本，一为华本，由华岫云收录于《续选临证指南医案》中，名为《温热论》。另一为唐本，由唐大烈收录于《吴医汇讲》，名为《温证论治》。唐本有引曰："先生游于洞庭山，门人顾景文随之舟中，以当时所语，信笔录记，一时未经修饰，是以辞多佶屈，语亦稍乱，读者未免眩目。不揣冒昧，窃以语句稍为条达，前后少为移掇。唯使晦者明之，而先生立论之要旨，未敢稍更一字也。"后来，另一位清代温病医家王孟英又把华本的文字，收录于其编撰的《温热经纬》一书中，改称为《叶香岩外感温热篇》。

叶桂除了是温病学派的代表性人物，同时是研究伤寒应用伤寒的大家，除了其临床常以伤寒经方化裁，更著有《类证普济本事方释义》一书，对宋代伤寒名家许叔微的专著进行了解读。

【文义医理解析】

《温热论》篇幅不长，言简意赅，观点鲜明，多有创新，被认为是温病学的纲领性文献。但由于不是叶桂亲手撰写，而是门人整理的口授笔记，故存在部分论述中过于简略，不容易理解的问题。因此，临床应用本经典时，不能仅停留于现有文字，当联系前后文，以及叶桂其他著作，尤其是《临证指南医案》的相关论述，参悟无字之处的含义，方能全面地传承叶桂的学术主张。

本章所节选的部分文字，是叶桂在《温热论》中对湿热证治的精辟论述。无论在《华本》还是《唐本》，从"再论气病有不传血分，而邪留三焦，亦如伤寒中少阳病也"一直到"然较之杂症，则有不同也"都是一整段的文字，中间并没有另外分条分段，这整段文字应该是对一个临证问题的综合论述。王孟英在《叶香岩外感温热篇》中，则把这段文字分成了三段进行解释评按，王氏把《温热论》进行了类似条文化处理的，共分36条，这种做法对后世医家解读研究叶桂原著起了很大的影响。王孟英把前述的这段文字的具体分段为：自"再论气病有不传血分，而邪留三焦，亦如伤寒中少阳病也。彼则和解表里之半，此则分消上下之势，随症变法，如近时杏、朴、苓等类，或如温胆汤之走泄。因其仍在气分，犹可望其战汗之门户，转疟之机括"为一段。从"大凡看法，卫之后方言气，营之后方言血。在卫汗之可也，到气方可清气，入营犹可透热转气，如犀角、玄参、羚羊角等物，入血就恐耗血动血，直须凉血散血，如生地、丹皮、阿胶、赤芍等物。否则前后不循缓急之法，虑其动手便错，反致慌张矣"为第二段。再从"且吾吴湿邪害人最广，如面色白者，须要顾其阳气，湿胜则阳微也。法应清凉，然到十分之六七，即不可过于寒凉，恐成功反弃。何以故耶？湿热一去，阳亦衰微也。面色苍者，须要顾其津液，清凉到十分之六七，往往热减身寒者，不可就云虚寒，而投补剂，恐炉烟虽息，灰中有火也。须细察精详，方少少与之，慎不可直率而往也。又有酒客里湿素盛，外邪入里，里湿为合。在阳旺之躯，胃湿恒多，在阴盛之体，脾湿亦不少，然其化热则一。热病救阴则易，通阳最难。救阴不在血，而在津与汗；通阳不在温，而在利小便。然较之杂症，则有不同也"为第三段。本教材对王孟英的做法持保留意见，仍按整段文字进行临证文义医理解析。

《温热论》开篇云："温邪上受，首先犯肺，逆传心包。肺主气属卫，心主血属营。辨营卫气血虽与伤寒同，若论治法，则与伤寒大异。"叶桂在这篇精练的经典中，开宗明义地阐述了温热病的发生发展规律，提出了其创立的卫气营血辨治的主张。接下来，叶桂较系统地介绍了其温热病辨治的学术观点。具体包括分析温病与伤寒受邪部位以及传变的区别；阐述温病经卫分、气分、营分、血分渐次从表入里传变；以及温热之邪在气分、三焦、形成里结的表现与治则治法。其中叶桂介绍了风邪、湿邪分别与温热邪气结合产生的症状与病机；进而更结合舌象、皮疹、牙齿，论述了各种临床见证下的具体用药原则及注意事项；最后对妇人胎前产后、经血适来适断时发生温热病的诊疗特殊性进行了论述。

《温热论》是温病学的纲领性文献，其中部分文字对湿热的临证辨治具有重要的指导意义，此处摘录的是温热病气分证中湿热邪气停滞三焦的治法。

"再论气病有不传血分，而邪留三焦"一句并未对"气病"的病邪性质作出具体解释。故后来的医家（如章虚谷）对本段文字有从温热之邪进行解读时，从医理上颇难讲通，似乎未得叶氏真意。而王孟英结合对叶桂《临证指南医案》中的湿温医案，对这段文字进行解读后认为，本段论述的应该是"气病"当指"湿温"，或者是"素有痰饮者"感受温热之邪后的情况。因此，此时留于三焦之邪当为湿热之气。

《温热论》在本段文字之前，详述了"若其邪始终留连在气分者，可冀其战汗透邪，法宜益肺，令邪与汗并，热达腠开，邪从汗出"。在此则言"再论气病有不传血分，而邪留三焦"，当予"分消上下"。两者治法不同，再以方药推测，可知本段所指之气病，当有湿邪的成分。加之段中又有"且吾吴湿邪害人最广，……湿胜则阳微也……湿热一去，又有酒客里湿素盛……里湿为合。……胃湿恒多"等语，更可证本段所述之病为湿热。再联系更前的文字中又言明在温病卫分表初阶段，挟风者当"透风于热外"，挟湿者当"渗湿于热下"的区别；当"营分受热"时，有"从风热陷入者""从湿热陷入者"之不同。可见"其邪始终留连在气分"当为温热或兼挟风邪，而"邪留三焦"则当系湿热之邪为患无疑。

温病湿热留滞三焦时，出现的病机病症与伤寒风寒侵袭少阳时有类似的特点，都由气机阻滞，升降出入枢机不利所致，故叶桂云："亦如伤寒中少阳病也"。

有一种观点认为：张仲景《伤寒论》辨三阴三阳病脉证并治诸篇，并没有把三阴三阳的太阳、少阳、阳明、太阴、少阴、厥阴每一个简单看作是手足两经的组合、没有把三阴三阳六气之病看作是六经（实际上应该是十二经）部位之病；而是把感受风寒（主要是寒邪）后，邪气影响了人体六气的正常功能后所呈现的症状，概括为六个系列的病症。而三阴三阳六气的正常功能的描述，来自《素问·阴阳离合论》：分别是太阳、太阴主开，少阳、少阴主枢，阳明、厥阴主阖。张仲景的辨证论治方药，首先是建立在六个系列病症的辨识基础上的。也就是说，在此六气功能的统领下，仲景临证辨证时先确立六气各病（包括合病、并病）的主方，再继续区分是否存在相应的手足十二经络功能失调，随证化裁治疗（如辨为少阳病，则选用主方小柴胡汤，具体药物可根据或然证等其他临床症征进行加减）。相对于其他五气的功能，"少阳主枢"得到了古今医家的大范围共识。目前主流的观点认为，少阳主司人体气机的升降出入，是气机的枢纽；对于少阳病主方小柴胡汤的作用，也理解为和解少阳枢机。

叶桂指出，湿热之邪留滞三焦，与风寒侵袭少阳既有类似的共性规律，也有不同的特殊机制，临证时不可把治疗少阳伤寒的思路与方药直接套用于湿热邪留三焦，而需要精准辨识病机，选用方药。

前文已述，叶桂非常重视温病与伤寒的鉴别与联系。开篇第一句"温邪上受"，实际上已经把温病与伤寒进行了鉴别，其隐含之意为"寒邪下受"。温邪上受，首先犯的是手太阴肺经。寒邪下受，首先犯的是足太阳膀胱经。须知《温热论》是叶氏口授门人记录笔记，而非叶桂亲撰，难免有些节略之处。

除了从文义上推断以外，这一观点还可从叶氏的其他著作中找到支持的证据。前文在作者介绍中提到，叶桂著有《类证普济本事方释义》，对宋代伤寒大家许叔微的《普济本事方》进行注释。许叔微对于伤寒的受邪及传变规律是有深刻的认识，在他的著作《类证普济本事方》以及《伤寒九十论》中，用了几乎完全相同的两段文字，明确指出：伤寒乃感受风寒之邪，只传足经，且六经传变次序与五运六气中六步客气的次序（厥阴-少阴-太阴-少阳-阳明-太阳）正好相反。其义大体可总结为："寒邪下受，只传足经，首犯太阳，次传阳明，……，最后厥阴。"这一观点早已经被后世医家所传承，而编撰《类证普济本事方释义》的叶桂也是遵循许氏观点的。因此，叶桂在《温热论》中未再明文提出，也在情理之中。另外，据《类证普济本事方释义》中叶桂的自序，该书写于乾隆十年（1745年），《温热论》成书于乾隆十一年（1746年），两书成书时间十分接近。因此，叶桂的弟子在记录老师口述关于温病辨治理论之时，对老师著作《类证普济本事方释义》中"伤寒下受"的观点，应该是非常熟悉的。弟子的笔记只记录"温邪上受"，而未言明"伤寒下受"也就不难理解了。对此有兴趣的读者，可详读接下来的扩展选读部分，以进一步加深理解。

【扩展选读】

许叔微在《普济本事方》与《伤寒九十论》中明确指出：伤寒乃感受风寒之邪，只传足经，且六经传变次序与五运六气客气次序相反。现摘录如下：

"有人问伤寒传人之序，自太阳、阳明、少阳、太阴、少阴、厥阴，所传有次第，何哉？予曰：仲景本论无说，古今亦无言者，唯庞安常谓阳主生，故太阳水传足阳明土，土传足少阳木，为微邪。阴主杀，故足少阳木传足太阴土，土传足少阴水，水传足厥阴木，为贼邪。予以为不然。足少阴水传足厥阴木，安得为贼邪？盖牵强附会，失之穿凿。胡不观《素问·阴阳离合论》云：太阳根起于至阴，结于命门，名曰阴中之阳。阳明根起于厉兑，名曰阴中之阳。少阳根起于窍阴，名曰阴中之少阳。太阴根起于隐白，名曰阴中之太阴。少阴根起于涌泉，名曰阴中之少阴。厥阴根起于大敦，阴之绝阳，名曰阴之绝阴。其次序正与此合。大抵伤寒始因中风寒，得之于阴，是以只传足经者。皆阴中之阳，阴中之阴也，不特此也，以六气在天者考之，厥阴为初之气，少阴为二之气，太阴为三之气，少阳为四之气，阳明为五之气，太阳为终之气。此顺也。逆而言之，太阳而后阳明，阳明而后少阳，少阳而后太阴，太阴而后少阴，少阴而后厥阴。伤寒为病，逆而非顺，故以是为序也。"（摘自《普济本事方·麻黄汤》）

"论曰：或问传入之次第，自太阳，阳明，少阳，太阴，少阴，厥阴，何哉？说者谓：阳主生，故足太阳水，传足阳明土，土传足少阳木为微邪。阴主杀，故太阴土传少阴水，水传足厥阴木为贼邪。少阴水传厥阴木，安得为贼邪也？故予以为不然。《素问·阴阳离合论》云：太阳根起于至阴，结于命门，名曰阴中之阳。阳明根起于厉兑，名曰阴中之阳，少阳根起于窍阴，名曰阴中之少阳。太阴根起于隐白，名曰阴中之阴。少阴根起于涌泉，名曰阴中之少阴。厥阴根起于大敦，名曰阴之绝阴。大抵伤寒，始因中之气得之于阴，是以止传足经者，是阴中之阳，阳中之阴，亦自然之次第也。故此篇因黄帝问三阴三阳之离合，岐伯自圣人南面而立，前曰广明而推之。且以太阳为开，阳明为阖，少阳为枢；太阴为开，厥阴为阖，少阴为枢，六经不得相失，则其序有授矣。不特此也，以六气在天而考之，厥阴为初之气，少阴为二之气，太阴为三之气，少阳为四之气，阳明为五之气，太阳为六之气，此顺也。逆而言之，则太阳而后阳明，阳明而后少阳，少阳而后太阴，太阴而后少阴，少阴而后厥阴。伤寒为病，在气则逆而非顺，自太阳而终厥阴也。"（摘自《伤寒九十论·第八十四》）

当代五运六气专家、龙砂医学流派代表性传承人顾植山教授认为：三阴三阳六气开阖枢理论对正确理解伤寒温病不同辨治体系的联系统一具有重要的意义。现摘录田原、赵中月主编的《中医人沙龙》丛书《古中医绝学专号》第8辑中《顾植山·运气与疾病 发现生命的时间密码》的部分文字，以供参考。"搞懂了三阴三阳的时空坐标，才知道万病的由来。有些人想把'伤寒'和'温病'给统一了。你中医的外感病，'伤寒'是'六经'辨证系统，你温病是'卫气营血'辨证系统，搞一个系统不就行了嘛，不要搞几个系统。其实，三阴三阳和卫气营血是一个体系，都是在讲开阖枢的问题。叶天士懂得这个道理，叶天士告诉大家，因为寒邪是在下的，从下而来，下受的；而温邪是在上的，从上而来，上受的。所以温邪上受，它就不侵犯太阳，而首先犯肺。为什么首先犯肺呢？温邪是阳邪，阳邪是要犯阴气的，要伤阴气的，初生的阴气是太阴，太阴从上往下犯的话，先犯手经还是足经？先犯手经！手太阴经是肺，所以温邪上受，先犯手太阴。而寒邪下受，先犯足经，足太阳膀胱经。"

【文义医理解析】

从脏腑经络配属上讲，三焦为手少阳经，胆为足少阳经。两者同属少阳，主枢。手在上，足在下。犯上则犯手经，犯下则犯足经。伤寒之寒邪犯足少阳，温病湿热邪犯手少阳，均可造成"少阳主枢"的功能异常，出现人体气机升降出入异常的症状，故治疗上都需要枢利气机。这是伤寒与温病相似之处，故曰："亦如伤寒中少阳病"。

然湿热之邪与寒邪性质有别，三焦与胆的主要功能不同，其病理变化自然各有特点。足少阳胆位于人体表里的中间，乃气机出入表里的枢机，寒邪侵袭，足少阳，则气机表里出入阻滞，即仲景所谓"半在表半在里"。临证除常见到"口苦、咽干、目眩"的少阳病提纲证外，尚可出现"往来寒热，胸胁苦满，嘿嘿不欲饮食，心烦喜呕"的小柴胡汤基本方证，及其"或胸中烦而不呕，或渴，或腹中痛，或胁下痞硬，或心下悸，小便不利，或不渴，或咳"等或然证，以及"胁下硬满，干呕不能食，往来寒热，尚未吐下，脉沉紧"的症状。此时，正确的治法"当和解表里之半"。手少阳三焦则贯通全身上中下，乃气机升降上下的枢机，主司阳气与水液的运行。湿热邪气搏结留滞手少阳，氤氲弥漫，阻滞气机，则出现气化失权，水道不通的变化。临证可见，寒热往来，目眩头晕，胸胁满闷，脘痞腹胀，呕吐恶心，饮食不思，小便不利等表现。其治疗应该从恢复三焦气化功能入手，通利水道，流通阳气，以祛湿除热。故叶桂提出"分消上下之势"的治法，具体方药，他列举了"如近时杏、朴、苓等类，或如温胆汤之走泄"。后人据此，命名为分消走泄法。

临证治疗湿热之邪留滞三焦的病症时，需要充分理解"分、消、走、泄"四个字的具体含义以及它们组合起来的临证思维。

对"分"字的临证解析，首先是指"分解"；这是叶桂本人的观点，其依据有二。

其一，在《临证指南医案》湿门中，载有岭南（粤地）李姓酒客一案，其病内外兼湿，郁而化热。叶桂在论述治疗思路时，明确指出：湿热交混必须"分消"，而其中的"分"，就是分解（邪气）。医案原文如下：

李　酒客中虚，粤地潮湿，长夏涉水，外受之湿下起。水谷不运，中焦之湿内聚。治法不以宣通经腑，致湿阻气分，郁而为热，自脾胃不主运通，水湿横渍于脉膜之间，二便不爽。湿热浊气，交扭混乱。前辈治中满，必曰分消。此分字，明明谓分解之义。但乱药既多，不能去病。就是脾胃受伤于药，蔓延腿肢，肿极且痛。病深路远，药必从喉入胃，然后四布。病所未得药益，清阳先已受伤。此汤药难以进商也，议用丹溪小温中丸三钱，专以疏利肠中，取其不致流散诸经，亦一理也。小温中丸，八服。

其二，在《温热论》本段文字之前提到的治疗温邪在卫表，挟有风邪或湿邪时，叶桂就主张在辛凉清解的同时，应"或透风于热外，或渗湿于热下，不与热相结，势必孤矣"。可见，叶桂治疗温病时，十分强调分解邪气。

对"分"字的第三种临证解析，是分别湿邪在上中下三焦的不同，因势利导，综合采用"宣上""畅中""渗下"三法，宣通上、中、下三焦气机，分别从不同途径给湿邪以出路。叶桂以"杏、朴、苓"为例，正是这一观点的进一步表述。目前，业界主流在解释"分消走泄"的"分"字时，更强调三焦分治的意义，认为叶桂以"杏"宣开上焦肺气，使湿热可外从表解，以"朴"

通畅中焦脾胃，湿得燥化，以"苓"渗利下焦水道，湿从下泄。但不可不知，叶桂首先强调的是分解邪气。

"消"字是消除，消散，消化的意思。"消湿"是古代治疗湿病湿证的一种治则，如《圣济总录》载有消湿散，由牵牛子、赤茯苓、木香、陈皮组成，主治：伤寒瘀热在内，湿气郁而不散，熏发肌肉，小便不利，身体发黄。《石室秘录》载有消湿化怪汤，由白术、茯苓、薏仁、芡实、泽泻、肉桂、车前子、人参、牛膝、草薢、白矾、陈皮、白芥子、半夏组成。主治：脾经湿气，结成肿块，脚肚之上，忽长一大肉块，如瘤非瘤，如肉非肉，手不可按，按之而痛欲死。《辨证录》载有温胃消湿丹，由人参、黄芪、茯神、巴戟天、远志、肉桂、肉豆蔻、益智仁、甘草、防风组成，主治：寒湿结于胃，呕吐不宁，胸膈饱闷，吞酸作痛，两足亦痛者。可见消湿就是除湿、散湿、化湿的意思，包括了解表散湿，行气利湿、健脾燥湿、温阳除湿、散结化湿等多种治法。

叶桂此处推荐的"杏、朴、苓"三药，其实是三类药物的代表。提示湿热在上焦宜配用辛发肺气，芳香化湿之品；湿热在中焦宜配用苦温行气，畅中燥湿之品；湿热在下焦宜配用淡渗利湿，健脾运水之品。这些药品同时应用，有机配伍，并"随证变法"能有效治疗湿热留连三焦气分的病症。

在叶桂的原文中，"分"与"消"组合为"分消"，"走"跟"泄"组合为"走泄"，分别对应列举了两组不同的药物，解释了祛除湿邪的综合治法。对应"分消"一词的，《临证指南医案》里也有两个医案。

案一："江 脉缓，脐上痛，腹微膨，便稀，溺短不爽。此乃湿郁脾胃之阳，致气滞里急。宗古人导湿分消。

用桂苓散方。

生茅术 官桂 茯苓 浓朴 广皮白 飞滑石 猪苓 泽泻 炒楂肉"

案二："某 吸受秽邪，募原先病，呕逆。邪气分布，营卫皆受，遂热蒸头胀，身痛经旬，神识昏迷，小水不通，上中下三焦交病。舌白，渴不多饮，是气分窒塞。当以芳香通神，淡渗宣窍。俾秽湿浊气，由此可以分消。

苡仁 茯苓皮 猪苓 大腹皮 通草 淡竹叶 牛黄丸二丸。"

从以上两则医案可见，叶桂分消湿热之药，并不限于"杏、朴、苓"。

"走"，是指治疗湿邪留连三焦时，用药当注意灵动，宣畅气机，通阳化湿。

对于湿热，叶桂提出的"法应清凉"是最大的治疗原则。但清凉并不是大寒大凉，相反叶桂强调"不可过于寒凉"。对于这一点，教程将在解析下一段经典原文时详细论述。因为过用寒凉，可冰敷阳气，出现阳气不通，气滞不行的弊病，反不利于湿邪的驱除。所以，使用清凉药物的同时，还要配合畅气通阳之品。叶桂在本段文字中所列举的"杏、朴、苓"和"温胆汤"，就是这类的方药。叶桂顾护气机与通利阳气的这种临证治疗主张，在《临证指南医案》湿门的两个医案得到了很好的体现。

案一："某，二九，湿温阻于肺卫，咽痛，足胕痹痛。当清上焦，湿走气自和。（湿温阻肺）

飞滑石 竹叶心 连翘 桔梗 射干 芦根"

案二："韩（三一）冷酒水湿伤中，上呕食，下泄脂液，阳气伤极，再加浮肿作胀则危。（酒湿伤阳郁生胃痛）

人参 茯苓 熟附子 生于术 生白芍 生姜

又 酒湿类聚，例以分利。诊脉微，阳气已败。湿壅生热至胃痛脓，清热则阳亡即死，术苓运中祛湿,佐附迅走气分,亦治湿一法。

茯苓　熟附子　生白术　左牡蛎　泽泻　车前子"

上述两案,一以桔梗宣通肺气,一以附子通阳理气,体现了叶桂临证用药的理据章法。

王孟英注解《温热论》本段文字时,又进一步指出湿热用药需要避免两种错误:"彼一闻温病即乱投寒凉,固属可慨,而不辨其有无湿滞,概用枳、朴、亦岂无遗憾乎?"其论述颇有深意。

"泄",乃"宣泄""发泄""排泄""渗泄"之意。"走"针对的是人体正常的气机和阳气。"泄"针对的就是湿热邪气,要通过宣发渗利的手段,消除湿热之邪,使其泄出体外。其中,重点在于排泄湿邪。

叶桂以温胆汤作为"走泄"的方药范例。陈光淞对此方分析道:"半夏能化痰行水,发表开郁;陈皮能理气燥湿,导滞消痰,为宣通气分之药;茯苓渗湿;甘草入凉剂能泄热邪;竹茹能除上焦烦热;枳实破气行痰,止喘消痞,均属宣导之品,所以谓之走泄也"。实际上,叶桂临证治疗湿留三焦时,用药是十分灵活的,不仅限"杏、朴、苓"与温胆汤。华岫云在《临证指南医案》湿门总结云:"今观先生治法。若湿阻上焦者。用开肺气。佐淡渗。通膀胱。是即启上闸。开支河。导水势下行之理也。若脾阳不运。湿滞中焦者。用术朴姜半之属。以温运之。以苓泽腹皮滑石等渗泄之"。

而渗泄利湿则是最典型的排泄湿邪的方法,诚如华岫云解释道:"以苓泽腹皮滑石等渗泄之,亦犹低湿处,……开沟渠以泄之耳";又称叶桂"用药总以苦辛寒治湿热,以苦辛温治寒湿,概以淡渗佐之,或再加风药。甘酸腻浊,在所不用"。可见,叶桂治疗湿证时喜欢将其作为第一辅助治法与其他方法配合使用。其缘故,想是其推崇唐代王冰"治湿之病,不下小便,非其治也"的观点所致。

至于有人解读叶桂提出用药宜"走泄",是要提醒人们湿热流滞三焦,用药不可甘壅滋腻酸涩咸补,这也是正确的——从上一段文字可知,叶桂本人从不犯此类错误。而类似这样的用药,不仅不利于阳气流通,也不利于分消湿热,一般只有误诊的时候才会出现。后来,吴鞠通在《温病条辨》中论述湿温与阴虚的误诊误治时,对此有所阐发。

综上所述,"杏、朴、苓"与温胆汤均有宣上、畅中、渗下,分解邪气,排湿于外的作用,故从临床具体用药原则的层面讲,"走泄"与"分消"是同义词。后人把"分消走泄"作为一个固定的原则,用以指导湿热留连三焦气分的临证治疗,传承至今。诚然,湿热留连三焦,可有"湿重于热","湿热并重","热重于湿"的不同。叶桂提出的分消走泄原则,临证时更适合于前两者,对于"热重于湿",则并不完全相宜。故此,他特意指出需要"随症变法",不可一成不变。原文"因其仍在气分,犹可望其战汗之门户,转疟之机括",并不特指湿热邪留三焦气分必须要通过战汗而解。而是重点强调,湿热留滞三焦,仍在气分,并未传入营血,尚未进入危急阶段。如临证时通过分消走泄治疗后,患者出现战汗的表现,或者类似疟疾的往来寒热症状,而无营血分见证,这也是有可能的。这些表现乃阳气得以舒展,湿热纠结出现松动,正气起而驱邪,正邪反复交争的佳兆。对此,医者需要心中有数,临证时当"随证变法"相应治之。

叶桂紧接着下文提出"大凡看法,卫之后方言气,营之后方言血,在卫汗之可也,到气方可清气,入营犹可透热转气……入血就恐耗血动血……否则前后不循缓急之法,虑其动手便错,反致慌张矣"的观点,这实际上是对"仍在气分,犹可望其战汗之门户,转疟之机括"的进一步解释。王孟英版本把这两段话分成两个条文,一定程度上减弱了医理阐述上的连续性。读者若能把文字联系起来理解,可更能明白叶桂的用意。后世把自"大凡看法"起至"反致慌张矣"一段作为温病卫气营血辨治的总纲,为了更突显其学术价值,单独作为一条进行解读。诚然,此乃叶桂对温病分期辨治总则,但如果从原本的文字编排来看,这也是叶桂提醒门人:在湿热邪留气分三焦的临证时,需要保持清醒头脑。此时虽可能变症纷繁,但只要遵守卫气营血分期辨治的总则,也不难知道病仍属气分;切不可误诊为病已入营血,而套用了错误的治疗措施。

由此可见,叶桂"传道授业解惑"的两个鲜明特点,一是教学紧贴临证实践,二是教学不离学生的基础。同时,也反映了门人对老师知识记录的认真。

"入营犹可透热转气,如犀角、玄参、羚羊角等物,入血就恐耗血动血,直须凉血散血,如生地、丹皮、阿胶、赤芍等物"。此处叶桂给弟子讲述了病入营血的治疗方法。一般而言,湿热之邪从气分进入营分,有两种情况比较常见:一是热重于湿,二是湿除热炽。病传营血的治疗原则,原文浅白,医理直显,不必详解。

叶桂认为对于湿热停留三焦气分的辨治,不仅需要"随症变法",还需要根据患者的体质及临床表现进行思考。

叶桂当时通过临床观察,发现湿热证在其生活的吴地(现在苏州及附近的地区)发病甚多(最广)。而湿热一证,往往由于外湿入里,与内湿相合,继而化热所致。素体有湿(内湿)之人,则以嗜酒之人最为代表。体质不同之人,其内湿的兼夹情况不同:阳旺体质之人,平素多有胃湿,即内湿夹热;阴盛体质之人,平素多有脾湿,即内湿夹寒。但当外湿之邪侵袭人体,内外湿郁,化为湿热是一个共同的病机,可发展为"湿重于热"或"热重于湿"或"湿热并重"。因此,治疗上,湿热病证都要用清凉之法。

然而,不同体质之人,往往在治疗中有不同的临床预后。如面色白者,素体多为阳虚寒盛,应该考虑到其患湿热证时已经存在"湿胜阳微"的伤正因素;当使用清凉方药后,阳气更被攻伐,故这些药物只能用到湿热程度减到十分之六七的时候就应该停止,以避免出现"湿热虽去,阳亦衰微"的"成功反弃"的败局。而面色苍者,素体多属阴虚火旺,本自津液不足;当用清凉方药时,一方面需要防止过分苦寒或者过分渗利燥湿而伤及阴液,另一方面也要防止在热减未尽但见身凉之时误辨为虚寒,而改用温补的药物,出现反助热邪,更伤阴液的弊端。

叶桂临证时重视辨识患者体质的阴阳偏颇,进而推断感邪后的寒热转化,并据此而制定决策。读者可结合阅读《临证指南医案·卷五·湿》中其弟子的相关论述,对本段原文进行理解。论曰:"治法总宜辨其体质阴阳,斯可以知寒热虚实之治。若其人色苍赤而瘦,肌肉坚结者,其体属阳,此外感湿邪必易于化热,若内生湿邪,多因膏粱酒醴,必患湿热、湿火之症。若其人色白而肥,肌肉柔软者,其体属阴,若外感湿邪不易化热,若内生之湿,多因茶汤生冷太过,必患寒湿之症"。可见,叶桂对于患者体质的辨识,除了依据面色不同以外,更有形体肥瘦和肌肉坚柔之别,乃至饮食嗜好。需要注意的是《临证指南医案》中提到的"若其人色白而肥,肌肉柔软者,其体属阴,若外感湿邪不易化热",仅是一种概率上的估计,并非绝对情况。而上文提到的"面色白者,须要顾其阳气,湿胜则阳微也"则是外感湿邪已经入里化热,只是不宜过用寒凉。可见病情有常有变,临床上不可刻板拘泥于一般规律,当实事求是分析处理。

叶桂认为,对于包括湿热在内的这一类热病的救治过程中,与杂病一样,都需要重视救阴与通阳。但是,与杂病的扶阳容易救阴难不一样的地方是,热病救阴相对还是比较容易的,通阳才是难题。

叶桂此处说的热病,就是后世所指的温病。后世医家认为:叶桂这里把温病分为温热病与湿热病两个大类，对温病学的分类治疗提出了纲领性的指导意见，这种意见对理解原文有一定的帮助。

其中，温热病是外感温热之邪所发的温病（即原文所说的热病，下同），在其发生发展过程中，温热煎迫，耗津伤阴一直是主要的临床病机。而湿热病，则是外感湿热之邪所发的温病（最典型的湿热类温病是湿温），在其发生发展过程中，湿邪弥漫，阻滞气机，阳气不通，一直是重要的临床病机。因此，对这两大类温病的治疗要则就有所不同。

所谓热病救阴，是针对于温热病而言，而救阴的关键环节不在于杂病关注的耗血，而在于顾护津与汗，以缓解温热对阴液的煎迫。热病救阴顾护津液，比较好理解。热病救阴重在津与汗，可结合温病的卫气营血辨证，进行认真的考量：其一当温病初起（在卫分）时禁忌使用辛温发汗，以防助热伤阴，当用辛凉清解法、清透表热。其二当温热病进入气分，常见高热大汗，阴液大伤，此时当用辛凉清气或攻下泄热以存阴液。其三当温热邪深入（在营分、血分）后阴液大伤，常常有持续身热无汗的表现，此时当清热养阴，更不可辛温发汗或渗利伤阴。

所谓热病通阳，是针对于湿热病而言，而通阳也不是像杂病那样通过使用温热药扶阳而实现，而是采用通利小便的方法，使得阳气得以通达，解除湿热对气机的阻遏。对"通阳不在温，而在利小便"一语，陈光淞在《温证笺正》中有较为详尽的注释，可供参考，详见扩展选读部分。

当然，在温病的实际临床中，也不能完全排除出现在某些情况下，同一个病人的诊治过程分别需要救阴通阳的可能，因此，在具体使用救阴或者通阳的时候，上述原则仍具有参考意义。尤其是在湿热诊治中，阳气不通只是一个重要的方面，但往往也同时存在着的热邪伤阴。因此，不能忽视其中的任何一个方面。

若完整通读上一段原文，就不难发现，本段是在通论湿热病的治疗要点。具体描述注意事项的文字，之所以从顾护阳气起，到利小便通阳止，正说明叶桂的原义当是强调湿热类疾病的辨治要比温热类疾病更为复杂，在救阴的同时，也不可忘记通阳。

紧接着本段文字后，《温热论》下文另起一段云："再论三焦不得从外解，必致成里结。里结于何？在阳明胃与肠也，亦须用下法。不可以气血之分，就不可下也。但伤寒邪热在里，劫烁津液，下之宜猛。此多湿邪内搏，下之宜轻。伤寒大便溏为邪已尽，不可再下。湿温病大便溏为邪未尽，必大便硬，慎不可再攻也，以屎燥为无湿矣。……"可见，叶桂认为通下大便的治法应用在伤寒与湿温两种情况时，有不同的要点。这与他强调通阳法应用在湿热病与杂病两种情况时有不同要点的观点相似。读者可以通过阅读《温热论》及叶桂其他著作原文，来进一步理解同一个治则治法运用在不同病症中应用时的具体观点，以更好地形成临证思维。

【扩展选读】

湿热证是清代医家研究的热点之一。吴瑭受到叶桂学术观点的影响，在其著作中对湿热温病有大量论述。叶桂之后的医家如章虚谷、王孟英、陈光淞也对《温热论》进行了注解和争鸣，此处罗列了部分有代表性的文字，有兴趣者可以阅读，以帮助对原文的进一步理解。

与叶天士同时的清代另一著名医家薛生白，对湿热病研究最为深入，著有《湿热条辨》（又名《湿热病篇》或《湿热论》）一书。薛氏虽不曾受叶桂《温热论》的影响，但其某些学术观点与叶桂相合，可以互相参看。如："湿热症，始恶寒，后但热不寒，汗出，胸痞，舌白或黄，口渴不引饮。"其注文则指出："湿热之病不独与伤寒不同，且与温病大异。温病乃太阳、少阴同病；湿热乃阳明、太阴同病也。而提纲中反不及脉者，以湿热之症脉无定体，或洪或缓，或伏或细，各随症见，不拘一格，故难以一定之脉拘定后人眼目也。"

吴瑭在《温病条辨》中对湿温证治进行描述时，云："头痛，恶寒，身重疼痛，舌白，不渴，脉弦细而濡，面色淡黄，胸闷不饥，午后身热，状若阴虚，病难速已，名曰湿温。汗之则神昏耳聋，甚则目瞑不欲言；下之则洞泄；润之则病深不解。长夏、深秋、冬日同法，三仁汤主之。""湿为阴邪，自长夏而来，其来有渐，且其性氤氲黏腻，非寒邪之一汗而解，温热之一凉则退，故难速已。"吴瑭对叶天士"通阳不在温，而在利小便"的观点也十分拜服，他在《温病条辨》论述中焦寒湿的辨治时，提出使用"苦辛淡渗法"的半苓汤，方中重用通草，而且先煎，意欲借之甘淡渗湿而不伤脾之特性，很好地体现了叶氏的学术思想。

章虚谷：六气之邪，有阴阳不同。其伤人也，又随人身之阴阳强弱变化而为病。面白阳虚之人，其体丰者，本多痰湿。若受寒湿之邪，非姜、附、参、苓不能去。若湿热亦必黏滞难解，须通阳气以化湿，若过凉则湿闭而阳更困矣。面苍阴虚之人，其形瘦者，内火易动，湿从热化，反伤津液，与阳虚治法正相反也。胃湿、脾湿虽化热则一，而治法有阴阳不同，如仲景云：身黄如橘子色而鲜明者，此阳黄胃湿，用茵陈蒿汤。其云色如熏黄而沉晦者，此阴黄脾湿，用栀子檗皮汤。或后世之二妙散亦可。救阴在养津，通阳在利小便，发古未发之至理也。测汗者，测之以审津液之存亡，气机之通塞也。

王孟英："至面白体丰之人，既病湿热，应用清凉，本文业已明言，但病去六七，不可过用寒凉耳，非谓病未去之初不可用凉也。今云与面苍形瘦之人，治法正相反，则未去六七之前，亦当如治寒湿之用姜、附、参、术矣。阳奉阴违，殊乖诠释之体。若脾湿阴黄，又岂栀檗汤苦寒纯阴之药可治哉？本文云救阴不在血，而在津与汗，言救阴须用充液之药，以血非易生之物，而汗需津液以化也。""又按：茅雨人云：本文谓湿胜则阳微，其实乃阳微故致湿胜也。此辨极是，学者宜知之"。

陈光淞："通阳不在温，而在利小便，章虚谷、王孟英之说，均无分晓。盖此语专属湿温。热处湿中，湿蕴热外，湿热交混，遂成蒙蔽。斯时不开，则热无由达，开之以温，则又助其热。然通阳之药不远于温，今温药既不可用，故曰通阳最难。唯有用河间分消宣化之法，通利小便，使三焦弥漫之湿，得达膀胱以去，而阴霾湿浊之气既消，则热邪自透，阳气得通矣。较之杂证则有不同者，言杂证以补血为养阴，温为通阳，与此不同。又恐人误以利小便为通阳一定不易治法，误治寒湿火衰之证，则反损其肾气而阳愈微，此所以为叮咛也。上第六节（指自'且吾吴湿邪害人最广'到'则有不同也'这部分文字，陈氏定为一节进行解释）盖专为湿温而发。夫温邪为病，不外挟风挟湿两途。然风温热变虽速，但能辛凉透解，清热养阴，不失卫气营血先后之序，便无他误。至于湿温，则所感之气最杂，湿多热多，治法迥异；化热化燥，传变无定。清热太过，留湿致困，养阴不当，反成蒙蔽，见证施治，用药最难。故于此特揭其旨，以示学者，能即此而求之，则虽病情万变，治法不离其宗，于治湿温之术，思过半矣。"

【临证医案举例】

1. 叶天士医案

医案原文：

费 舌白渴饮，身痛呕恶，大便不爽，诊脉濡小。乃暑湿从口鼻入，湿甚生热。四末扰中，疟发脘痞胀痹。当以苦辛寒清上彻邪，不可谓遗泄而病，辄与温补助邪。

黄芩　知母　白蔻　郁金　蒌皮　厚朴　杏仁　半夏　姜汁　石膏

又 脉濡，口渴，余热尚炽。

人参　知母　石膏　竹叶　甘草　麦冬

又 热缓，不欲食，津液受烁。当和胃生津。

人参　五味　知母　橘红　炒白芍　半夏曲

医案解析：

本例用药体现了叶天士治湿热时，以寒凉为大法，顾护阴津，不妄温补的学术思想。

医家简介：

叶天士为叶桂的字，详见本章【经典及作者简介】内容。

2. 叶天士医案

医案原文：

曹　身痛，舌白口渴自利。此湿温客气为疟，不可乱投柴、葛，仲景有湿家忌汗之律。

飞滑石　杏仁　郁金　淡黄芩　白蔻仁　防己

医案解析：

本例用药体现了叶天士治湿热时以畅气通阳气为要，不妄用升提、发汗的学术观点。华岫云整理的《临证指南医案》中，记录了多例叶桂辨治湿热的验案，认真阅读，对理解叶桂的学术思想很有帮助。

3. 刘赤选医案

医案原文：

苏某，女，22岁，学生。1965年7月19日初诊。

患者于4天前游泳后开始发热，咳嗽，咯血痰，胸痛逐日加重。急诊入院。入院时发热41℃，呼吸急促，咯血，面色青紫，四肢厥冷，口渴无汗。检查脉搏140次/分，呼吸65次/分，血压140/60mmHg；两肺满布湿啰音，X线照片显示双肺呈点片状阴影；心电图示低电压，窦性心动过速，QT间期延长；血清凝集反应为1∶400（阳性）。西医诊断为钩端螺旋体病，肺出血型。采用青、链霉素肌肉注射，四环素静脉滴注及冰敷降温等措施，不仅未见病情好转，反而出现休克状态，遂请余会诊。会诊时症见高热，气促，咯血痰（色鲜红），口渴，无汗，四肢厥冷，尿黄短少，舌红白而垢浊，脉沉细弦数。中医临证：暑瘵（暑湿挟痰，闭塞于肺，灼伤阳络）。治宜清暑利湿，清热化痰。方用《伤寒论》之白虎汤合《千金方》之苇茎汤加减。处方：生石膏18g，知母12g，苇茎18g，苡米30g，冬瓜仁30g，桃仁12g，丝瓜络12g，旋覆花12g，川贝母9g，枇杷叶9g，竹茹9g，白薇9g，另用冬瓜、莲叶煎水代茶频饮，并多食西瓜（中医称西瓜为"天生白虎汤"）。

7月20日二诊：发热减退，四肢冷，仍有咳嗽，气促，咯血痰，口干欲饮，小便增多，未排大便，舌质淡红，苔灰白微带黄腻，脉濡数。血压66/33mmHg。继以清暑利湿，化痰通络。方用苇茎汤加减。处方：苇茎18g，苡米30g，冬瓜仁30g，北杏12g，滑石18g，川贝母12g，竹茹9g，枇杷叶9g，旋覆花9g，扁豆花9g，莲梗15g，瓜蒌壳9g，白薇6g，续用冬瓜、莲叶煎水作饮料，同时使用西药阿拉明等升压药物及抗菌素。

7月21日三诊：仍有发热（但不高），咳嗽，咯血痰，气促减轻，小便黄量较多，大便一次黄褐色，舌质淡红，苔白腻，脉细数无力，血压基本稳定于正常范围。邪势已大减，但肺中痰热未清。以清肺化痰为主。处方：旋覆花9g，浙贝母18g，瓜蒌仁9g，竹茹9g，白前9g，冬瓜仁30g，天花粉12g，白薇9g，知母12g，白茅根30g，天竺黄12g，二剂。

7月23日四诊：身微热，咳嗽、咯血痰减轻，咳引胸痛，神倦，心悸，舌质淡红，苔白，舌根部浊腻，脉细数，血压正常。此乃余热未清，心肺气弱。治宜清解余热，止咳化痰，益气养阴。方用《医方集解》之紫菀汤加减。处方：紫菀12g，知母12g，川贝母12g，白芍18g，阿胶（蛤粉炒）6g，旱莲草12g，苇茎12g，冬瓜仁30g，甘草6g，茜草根9g，二剂。

后按此方随症加减连服六剂获愈。

按：暑瘵乃夏季暑热伤肺，火烁肺金，使阳络受伤，迫血上溢而致咳吐痰血之症候。此病虽非"痨瘵"，但失血后可见潮热，咳嗽，形体瘦弱，脉细略数等症状，故名"暑瘵"。

本例患者于盛夏游泳后，感受暑湿，蒸迫于肺，灼伤肺络而致暑瘵。暑易伤气，湿邪也易阻滞气机，致使阳气不能外达，故症见高热而四肢厥冷。患者虽处于休克状态，但未用参、附、姜、桂等温阳药物，而是应用叶天士所提出之"通阳不在温，而在利小便"之法。以白虎汤清肃暑热，直折邪势；多食西瓜和服冬瓜、莲叶汤等利尿去湿之品，来达到通阳之目的，使病情逐渐化险为夷。

暑瘵后期，热势已退，则宜以甘寒益气养阴之法，以善其后。紫菀汤有益气养阴、化痰止咳之功，故常用之。此病危重，故采用中西医结合抢救方治愈。

医案解析：刘氏此案，为典型的岭南湿热证治医案。在救治过程中，刘氏的思路完全体现了叶天士《温热论》对湿热类温病法用清凉，顾护阴液、不妄发汗；通达阳气、利尿祛湿的学术观点。

医家简介：

刘赤选（1897—1979），广东省人。自1930年起，先后执教于广东省中医药专科学校、广州华南国医学院、广州汉兴中医学校。解放后，又任广东省中医进修学校教师与广州中医学院伤寒和温病教研室主任、教务处副处长、学院教授、学院顾问及中华全国中医学会广州市分会常务理事等职。

4. 叶天士医案

医案原文：

吴二四　单胀溺少，温通颇适，当用大针砂丸一钱二分，八服。

某　食下䐜胀，舌黄，当治脾阳。

生白术一钱半　广皮一钱　茯苓三钱　厚朴一钱　木瓜五分　淡附子七分

徐三九　攻痞变成单胀，脾阳伤极，难治之症。

生白术　熟附子　茯苓　厚朴　生干姜

钱　食入腹胀，已五十日，且痛必形攻动，头中微痛。夫痞满属气，痛因气滞，二便既通，其滞未必在乎肠胃。从太阴脾阳伤，以辛温开泄主之。

桂枝　生白芍　淡干姜　厚朴

又　照方去白芍，加生益智仁、茯苓。

杨五十　饮酒聚湿，太阴脾阳受伤，单单腹胀。是浊阴之气锢结不宣通，二便不爽。治以健阳运湿。

生茅术　草果　附子　广皮　厚朴　茯苓　荜茇　猪苓

吴四三　食下䐜胀，便溏不爽，肢木不仁。此脾阳困顿，不能默运使然。温通中阳为主。

白术三钱　附子一钱　炮姜一钱半　桂枝木一钱　茯苓三钱　荜茇一钱

孙二四　肾气攻背，项强，溺频且多，督脉不摄，腰重头疼，难以转侧。先与通阳，宗许学士法。

川椒（炒出汗），三分　川桂枝一钱　川附子一钱　茯苓一钱半　生白术一钱　生远志一钱

医案解析：

以上诸案的用药体现了叶天士治疗杂病（脾阳虚肿胀及肾阳不通背痛）时通阳用温法的学术思想。可见叶天士在通阳法的使用上，在杂病与温病上是有所区分的。

5. 刘赤选医案

医案原文：

杜某，女，40岁，工人。1972年6月25日初诊。

患者于20年前因跌扑震伤头部后，经常头晕，下肢浮肿（有冷痛感、屈伸困难），偶有胸闷气促，胃纳正常，大小便自调，舌淡红，苔薄白而滑，脉弦细而浮。证属脾胃阳虚，痰湿凝滞。治宜温补脾胃，除湿化痰。用五皮饮合小半夏加茯苓汤加减。处方：生姜18g，天花粉12g，大腹皮15g，橘皮4.5g，法半夏15g，茯苓24g，桑白皮18g，五加皮18g，三剂。

7月1日二诊。服三剂后病情好转，但停药后病又复发，胸闷腹胀，全身肿痛，胃纳欠佳，食下腹更满，大便每天一、二次，小便正常，微汗，头晕，脉弦细数。此属脾虚无力运化水湿，致痰湿停聚外溢为肿。治宜健脾化湿，除痰消肿。用二陈汤、平胃散、五皮饮三方加减合用。处方：桑白皮24g，茯苓皮30g，生姜皮30g，大腹皮24g，橘皮4.5g，厚朴12g，法半夏12g，苍术9g，花粉24g，三剂。

7月4日三诊。全身皮肤浮肿，胸闷气喘，胃纳欠佳，脚肿腹胀，大便秘结，小便不利，血压164/100mmHg，舌淡红，脉细而濡。此属脾胃虚弱，病已及肾。治宜温通脾肾，化湿利水。用苓桂术甘汤合五皮饮。处方：生姜皮30g，陈皮3g，大腹皮30g，桑白皮30g，五加皮30g，炙甘草6g，白术15g，茯苓21g，桂枝15g，三剂。

7月8日四诊。全身肿胀消减，胸闷、腹胀等症消失，气喘亦转顺，大便正常，唯小便不利，舌润脉弦，血压134/90mmHg。治宜温中通阳，化湿利尿。用五苓散加味。处方：桑白皮30g，生姜皮30g，法半夏15g，厚朴12g，苍术9g，桂枝15g，茯苓15g，猪苓15g，泽泻15g，白术15g，三剂。

7月12日五诊。诸症俱解，大小便正常，胃纳亦好转，唯晨间精神较疲乏，舌胖苔滑，脉细而弱，血压稳定。痰湿、水饮俱已消除，唯脾肾仍虚，气化未全，须防反复。仍守前法加减以巩固疗效。方用五苓散合二陈汤、平胃散加减。处方：法半夏12g，陈皮3g，猪苓15g，泽泻15g，茯苓30g，桂枝12g，白术15g，厚朴9g，苍术9g，三剂。

按： 本病治疗初期，症见胸闷腹胀，全身浮肿，大便不调，食后腹满甚，胃纳欠佳，知其病在脾，痰饮水湿，停滞不化，外溢于表而为肿。在治疗上，当温中利水，除痰化湿，才能切合病情，故用苓桂术甘汤合二陈汤、平胃散温里为主，以五皮饮行气利水为佐。至于三、四诊小便不利，则为脾虚及肾，改用五苓散为主，以通阳化气，使利水之力更强，故诸症俱解，恢复健康。

医案解析：

杂病通阳，往往需要温通阳气，化痰祛湿同时使用，仅利水之药而不加强温化，往往不能消除痰湿水饮，更不能防止再发，此案前两诊就是明证。第三诊起，刘老加用温通，先合苓桂术甘汤，继而用五苓散，病势乃减，终获全效。

【经典知识点的当代临证应用提示】

1）湿热之邪停留在三焦气分之时，临证治疗应当以"分消走泄"为总则。其中的关键点包括：分解邪气，让热邪孤立；同时，宣畅三焦气机，使湿邪从不同的渠道消除，最终达到祛湿清热的效果。

2）在某些内科杂病过程中，出现热盛伤阴或者湿遏气机的表现，需要救阴或者通阳的时候，可以对照或者参考温病辨治的相关原则，进一步确立完善处方遣药的思路。

3）对临床思路的提示：中医学的临床辨治思路，是以病邪致病特点为根据，结合患者体质，以判断疾病预后，在此基础上确立治疗原则，然后随证变法，以免考虑不周而导致误治或者失治。

4）经典知识点速记歌：湿热留三焦，分消走泄常，杏朴苓为宜，亦可温胆汤；卫气营血序，医者当细详，大法用寒凉，太过误补妨，随证而变法，体质更须量，热病异杂证，救阴与通阳。

（老膺荣　王儒平　周　薇）

参 考 文 献

陈光淞. 2015. 温热论笺正. 北京：中国中医药出版社.
陈士铎. 2020. 辨证录. 北京：中国中医药出版社.
陈士铎原著. 秦正罡点校. 2018. 陈士铎医学精选. 沈阳：辽宁科学技术出版社.
刘赤选等整理. 1979. 刘赤选医案医话. 广州：广东科技出版社.
唐笠山. 2013. 吴医汇讲. 北京：中国中医药出版社.
田原，赵中月. 2013. 中医人沙龙. 古中医绝学专号（第8辑）. 北京：中国医药科技出版社.
王孟英纂. 盛增秀主编. 1999. 王孟英医学全书. 北京：中国中医药出版社.
吴鞠通著. 李刘坤主编. 1999. 吴鞠通医学全书. 北京：中国中医药出版社.
许叔微. 2007. 普济本事方. 北京：中国中医药出版社.
许叔微. 2015. 许叔微伤寒论著三种. 北京：中国中医药出版社.
许叔微著. 刘景超，李具双主编. 2015. 许叔微医学全书. 北京：中国中医药出版社.
叶桂，薛雪，王士雄. 2010. 温热湿热集论. 福州：福建科学技术出版社.
叶天士. 2008. 临证指南医案. 北京：中国中医药出版社.
叶天士. 2012. 叶天士医学全书. 太原：山西科学技术出版社.
叶天士撰. 黄英志主编. 1999. 叶天士医学全书. 北京：中国中医药出版社.
赵佶. 1962. 圣济总录（上）. 北京：人民卫生出版社.

第九章　吴瑭《温病条辨》上焦湿温辨治要点

上焦湿温辨治

【经典原文】

四三、头痛，恶寒，身重疼痛，舌白，不渴，脉弦细而濡，面色淡黄，胸闷不饥，午后身热，状若阴虚，病难速已，名曰湿温。汗之则神昏耳聋，甚则目瞑不欲言；下之则洞泄；润之则病深不解。长夏、深秋、冬日同法，三仁汤主之。

头痛，恶寒，身重疼痛，有似伤寒，脉弦濡，则非伤寒矣。舌白，不渴，面色淡黄，则非伤暑之偏于火者矣。胸闷不饥，湿闭清阳道路也。午后身热，状若阴虚者，湿为阴邪，阴邪自旺于阴分，故与阴虚同一午后身热也。湿为阴邪，自长夏而来，其来有渐，且其性氤氲黏腻，非若寒邪之一汗即解、温热之一凉即退，故难速已。世医不知其为湿温，见其头痛、恶寒、身重疼痛也，以为伤寒而汗之，汗伤心阳，湿随辛温发表之药蒸腾上逆，内蒙心窍则神昏上蒙清窍则耳聋、目瞑、不言。见其中满不饥，以为停滞而大下之，误下伤阴，而重抑脾阳之升，脾气转陷，湿邪乘势内溃，故洞泄。见其午后身热，以为阴虚而用柔药润之，湿为胶滞阴邪，再加柔润阴药，二阴相合，同气相求，遂有锢结而不可解之势。唯以三仁汤轻开上焦肺气，盖肺主一身之气，气化则湿亦化也。湿气弥漫，本无形质，以重浊滋味之药治之，愈治愈坏。伏暑、湿温，吾乡俗名秋呆子，悉以陶氏《六书》法治之，不知从何处学来。医者呆，反名病呆，不亦诬乎！再按：湿温较诸温，病势虽缓而实重。上焦最少，病势不甚显张，中焦病最多，详见中焦篇，以湿为阴邪故也，当于中焦求之。

三仁汤方

杏仁五钱　飞滑石六钱　白通草二钱　白蔻仁二钱　竹叶二钱　厚朴二钱　生薏仁六钱　半夏五钱

甘澜水八碗，煮取三碗，每服一碗，日三服。

【原文出处】

清，吴瑭，《温热条辨·上焦篇》。

【经典及作者简介】

吴瑭，字配珩，又字鞠通，江苏淮阴人，一般认为生于乾隆二十三年（1758年），卒于道光十六年（1836年），终年79岁。清代名医，上面的文字，是吴瑭在其著作《温病条辨》中对湿温鉴别及治疗的精辟论述。除《温病条辨》外，吴瑭尚著有《医医病书》。另后人搜罗其医案，辑有《吴鞠通医案》刊行于世。吴瑭的《温病条辨》是清代温病学派的代表性著作，该书对湿温及寒湿的论述甚为丰富，阅读理解相关的内容，对建立和丰富岭南湿病湿证的辨治思维、提高临证能力有着重要的意义。

《温病条辨》是一部理法方药齐备的温病学代表著作，于 1798 年著成，系统地阐述了温病理论，并对各种温病提出了具体的诊断、辨别方法，以及治则及方药。全书六卷，并卷首一卷。本书内容除了包括论述温病的主体部分外，还有"原病篇""杂说""解产难""解儿难"等内容。其中温病部分以三焦为纲，分为上、中、下三篇。吴瑭仿照《伤寒论》的体例，逐条列证，方便读者记忆背诵。为防条文过于简略，读者领会本义失当，吴瑭又在各条之下自加注解，对未尽之意详加辨析。《温病条辨》一经面世便影响广泛，广为流传，故有众多刻本。首刻本见于 1812 年淮阴汪廷珍刻本。1813 年有问心堂镌本。清代多种刻本、石印本及铅印本，初步统计有近 30 种。在此过程中，不少医家纷纷为其增补批注，包括温病医家王孟英、薛雪、陆士谔等，更使之越发普及并对后世中医药学发展产生了重要的影响。注：因为版本很多，批注的内容也不少。本教材节选原文时，不把相关的批注录入，读者有兴趣的，可寻找相关的材料阅读。

【文义医理解析】

吴瑭采用自条自辨的独特撰写风格，对于上焦湿温的主要症征表现，其与阴虚、伤寒、暑温的鉴别要点，需要避免的常见误治类型及其危害，以及其本人主张的正确治疗方药组成煎服方法进行了详细的论述。为帮助更好的理解，此处基本按照吴瑭的原意，适当结合相关的温病学知识进一步进行解析。

目前中医学主流的观点，把温病划分为温热类温病与湿热类温病两个大类。湿温，病因是湿热邪气，是典型的湿热类温病，可发于上中下三焦。吴瑭在《温病条辨》卷一"风温，温热，温疫，温毒，冬温"门（上焦篇第一条）中对九种温病进行分类时，对湿温进行了定义："湿温者，长夏初秋，湿中生热，即暑病之偏于湿者也"。后来吴氏在"伏暑"门（上焦篇第三十五条）中对湿温进行了性质的界定："暑兼湿热，偏于暑之热者为暑温，多手太阴证而宜清，偏于暑之湿者为湿温，多足太阴证而宜温；湿热平等者两解之。各宜分晓，不可混也。"本条进一步描述上焦湿温的代表性症状为："头痛，恶寒，身重疼痛，舌白，不渴，脉弦细而濡，面色淡黄，胸闷不饥，午后身热"，且"病难速已。"

上焦湿温有缠绵难愈的午后身热的症状，这种表现与阴虚的症状特点十分相似，因而最容易误诊，所以，吴瑭特意在条文中加以指出。同时，也指出了两者的鉴别要点，那就是：湿温还有一个比较典型的症状，即由于湿邪闭阻清阳道路所导致的胸闷不饥，而阴虚则不具有这样的表现。

就三焦湿温而论，病在上焦的湿温发病最少，而且病势相对较轻，主要表现为头痛，恶寒，身重疼痛。这些症状粗看与太阳伤寒、伤暑之偏于火（热）的暑温比较相似，但只要仔细辨别脉象及舌象就可以鉴别。具体鉴别要点为：太阳伤寒脉来浮紧，而湿温脉来弦濡。湿温证见舌白，不渴，面色淡黄，而暑温则舌赤、烦渴、面赤。

由于湿为阴邪，故湿温起病缓慢，病情氤氲黏腻，治疗起来难获速效。也就是说，治疗湿温，不能像治疗寒邪一样，发汗解表就能速愈，也不能像治疗温热那样寒凉清热即可快消。吴瑭还指出，湿温虽然症征表现较其他的温病（如风温、温热、温毒、冬温等）病势比较和缓，但实际上情况更加严重。

更需要注意的是，如果把湿温误诊为伤寒而予以发汗，则容易产生心阳受伤，湿邪随发表药物的辛温之性，蒸腾上逆，蒙闭清窍心神，而出现神昏、耳聋、目瞑、不言等严重的变证。

另外，湿温由于湿邪闭阻清阳道路所导致的胸闷中满不饥，也容易被误诊为饮食停滞。此时，如果误用大剂攻下食滞的药物，不但会伤阴，更会大伤脾之阳气，导致脾阳不升，脾气下陷。脾运失司，则湿邪乘势内溃，从而产生洞泄之症。

还有，弥漫的湿气虽本无形质，但仍属阴邪。如果因为午后身热而把湿温误诊为阴虚，误用柔润的滋阴之剂，会使湿邪与重浊柔润的滋阴药物锢结，而导致病情愈治愈坏，极难开解。

各种误治情况里，相对于误用攻下与滋阴，辛温发汗的危害更为严重，故吴瑭在紧接本条的四十四条中，就指出了这种变证的治疗方法："湿温邪入心包，神昏肢逆，清宫汤去莲心、麦冬，加银花、赤小豆皮，煎送至宝丹，或紫雪丹亦可。"吴瑭对此解析道："湿温着于经络，多身痛身热之候，医者误以为伤寒而汗之，遂成是证。仲景谓湿家忌发汗，发汗则病痓。湿热相搏，循经入络，故以清宫汤清包中之热邪，加银花、赤豆以清湿中之热，而又能直入手厥阴也。至宝丹去秽浊，复神明。若无至宝，即以紫雪代之。"在《中焦篇·湿温》他说道："湿在上焦，若中阳不虚者，必始终在上焦，断不内陷，或因中阳本虚，或因误伤于药，其势必致内陷。"

总之，吴氏强调上焦湿温必须采用正确的治法，这是有着自己的理解的。

吴瑭认为，对于上焦湿温的正确治疗，应当从人体正常脏腑气机的生理功能着眼，根据邪气对人体气机的影响制定治法，组方选药。

肺属上焦，湿邪困郁上焦，温邪灼伤肺气。肺主一身之气，故上焦湿温主要伤及肺的气机功能。湿热困阻，肺气失宣，卫气阻遏，表气不畅；因气机受伤，气化不利，则无力化湿。

所以，吴瑭提出治疗上焦湿温，宜芳香宣化，一以清宣肺气，二以化湿泄浊为法，创立了三仁汤。三仁汤的功效，是通过轻开上焦肺气，以恢复人体气机的升降，当气化机制恢复正常了，阻遏脾胃的湿邪也随之而化解了。

吴瑭又指出：湿为阴邪，最容易阻遏脾胃升降的气机，所以在中焦温病中，湿温最为多见。换句话说，就是湿之邪，造成中焦的病变是最常见的，而在上焦是最少见的，而且病状不太典型。因此，要特别重视中焦的湿温，至于其辨治之法，则在本书的《中焦篇》最为详细，读者可以在《中焦篇》阅读具体内容。结合《温病条辨》的其他内容，我们就能知道，吴瑭认为，湿温在上焦，病位偏于肺卫之表，以开宣上焦为治。湿温在中焦，病位脾胃之里，以通降中焦为治。在此，不做具体介绍，有兴趣的可以阅读原文。

至于后人对三仁汤的解读，则也有与吴瑭的本意不尽相同的。主流的观点认为此方宣通气机，分消走泄，三焦并重，同时体现了宣上畅中渗下。而秦伯未先生在《谦斋医学讲稿》中则认为："三仁汤为湿温证的通用方，用杏仁辛宣肺气以开其上，白豆蔻、厚朴、半夏苦辛温通以降其中，薏苡仁、通草、滑石淡渗湿热以利其下，虽然三焦兼顾，其实偏重中焦。"教材认为：三仁汤中的白蔻仁、厚朴、半夏、薏苡仁、通草、滑石皆入肺经，亦有宣肺开上之力，非与上焦无涉；且吴瑭将其列入上焦篇文字中，并说湿温"病难速已""唯以三仁汤轻开上焦肺气，盖肺主一身之气，气化则湿亦化也"。可见，吴氏立足于上焦肺从气治湿之深意已经道明，其他的解读不免有淡化其注重气机（尤其注重气机根本——肺气）这一特色鲜明的学术思想之虞。

【扩展选读】

汪廷珍，字瑟庵。乾隆进士，官至礼部尚书，是吴瑭的同乡知己，也是极力劝说相助吴瑭尽快把书稿刊刻传世、造福民众之人。他在《温病条辨》的中焦篇第四十三条有按语云："温热、湿温，为本书两大纲。温热从口鼻吸受，并无寒证，最忌辛温表散。但当认定门径，勿与伤寒混杂，再能按三焦投药，辨清气血营卫，不失先后缓急之序，便不致误。湿温为三气杂感，浊阴弥漫，有寒有热，传变不一，全要细察兼证。"汪氏的按语对我们阅读《温病条辨》颇有指导意义。

汪廷珍与吴瑭，学术上都非常重视五运六气对时病疫病的影响。在《温病条辨》卷首的《原病篇》，吴瑭即引用《黄帝内经》运气七篇大论之一的《六元正纪大论》中所记述的各干支年中温病相关条文进行论述，指出五运六气与温病流行的重要关系。原文云："《六元正纪大论》曰：辰戌之岁，初之气，民厉温病；卯酉之岁，二之气，厉大至，民善暴死；终之气，其病温。寅申之岁，初之气，温病乃起；丑未之岁，二之气，温厉大行，远近咸若。子午之岁，五之气，其病温。巳亥之岁，终之气，其病温厉。叙气运，原温病之始也。每岁之温，有早暮微盛不等，司天在泉，主气客气，相加临而然也。细考《素问》注自知，兹不多赘。按吴又可谓温病非伤寒，温病多而伤寒少，甚通。谓非其时而有其气，未免有顾此失彼之诮。盖时和岁稔，天气以宁，民气以和，虽当盛之岁亦微；至于凶荒兵火之后，虽应微之岁亦盛，理数自然之道，无足怪者。"不仅如此，吴瑭在本书的自序中，更提到："至于戊午，吾乡汪瑟庵先生促瑭曰：来岁己未湿土正化，二气中温厉大行，子盍速成是书，或者有益于民生乎！"可见汪氏虽然不以医名，但其中医造诣并不可忽视。

由于常常面临各种突发疫情的救治，为数不少的清代温病医家在温病的诊疗上，也往往考虑到五运六气的致病因素，并把运气辨治思维应用在临证上。如叶桂的著名方剂甘露消毒丹就是在雍正癸丑年（1733年）疫病流行之时，受苏州官员之托，根据当年五运六气特点结合疾病发展规律而创制的救疫良方。余霖在《疫疹一得·论疫疹因乎气运》中明确指出"疫疹因乎气运"的观点，并记录其根据乾隆戊子年（1768年）当时的运气特点创造的、治疗家乡疫情的效方清瘟败毒饮的思路（"缘戊子岁少阴君火司天，大运主之，五六月间，又少阴君火，加以少阳相火，小运主之，二之气与三之气合行其令，人身中只有一水，焉能胜烈火之亢哉？医者不按运气，固执古方，百无一效……予因运气，而悟疫症乃胃受外来之淫热，非石膏不足以取效耳！"），同时也介绍了该方在同为火运之年的癸丑（1793年）在京城疫情中也取得良效的情况。薛雪亦云："凡大疫之年，多有难识之证。医者绝无把握，方药杂投，夭枉不少。要得其总诀，当就三年中司天在泉，推气候之相乖者在何处，再合本年之司天在泉，求之以此用药，虽不中不远矣！"当然，温病学家中也有质疑反对五运六气之人，如叶霖在注《温病条辨》时就说："运气之学，白首难穷，固不可不知，亦不可深泥。用以冠冕门面，此近来著书陋习，姑不足怪。若谓细考经注，便知某年某气，即见某病，而应桴鼓，特大言欺世耳。"而刘奎在《松峰说疫》指出：在疫症辨证时，首先要把运气作为一个重要的参考因素，然后再根据实际的天时气候、病人的七情六欲、体质强弱等进行辨治，也就是说，他重视五运六气，但反对单纯以运气决定治法。对此，其儿子刘锦在书中的按语中总结十分到位，原文道："临症而不洞悉三才，不足以言医，而唯疫疠之疾，其于天时也，犹不可以不讲焉。观世俗之言瘟疫者，动曰时症可以知之矣。夫医而系之以时，明乎实天作之孽，而非人力之所能为也。故其来也无方，其去也无迹，迅若飘风，疾若掣电，虽富贵怡养之人，深堂大厦，息偃在床，而亦有莫能免者焉。夫人之肢体气血，时时与天地相通，故天地之沴气，感于人之身而病成焉矣。倘疗之不得其法，生死即在目前。岂可苟焉而已哉。治疫者，必先明乎化水化火之微，客气主气之异，司天在泉之殊致，五郁六气之分途。既已，胸有成竹矣。及遇疫气之来，而复观天时之雨阳寒燠，地理之高下燥湿，人身之老幼虚实；病之或在表，或在里，或在半表半里，或在经络，或在脏腑，或在上，或在中，或在下；或日数之多寡与病势之浅深，或致病之由与得病之日；或既病而曾否服药，或服药而有无差误。更参以望闻问切，一一详审于胸中，而后再稽诸运气，以济其变，而治疫之能事始毕焉已……医道乃人命攸关，而顾可置运气而不讲乎？所虑者，执于一偏而胶柱鼓瑟耳。若能不离乎此而不泥乎此，方为善言运气者也。其言某年应用某药，不过言其大概。治疫者，仍当审症以投剂，岂可尽恃乎此而不知变通乎？"教材认为，刘氏父子的观点是最为严谨客观的，也是最值得借鉴的。

【学术传承脉络】

吴瑭上焦湿温辨治的学术思想，更多直接传承于叶桂，或者受到叶桂的直接启发。叶霖在《温病条辨·中焦篇》第五十四条后对其评论道："此篇湿温，全抄叶氏湿门医案十余条，并未剪裁，唯捏撰方名而已，……《临证指南》一书，本非香岩先生手笔，乃门诊底簿，为诸门人分类刊刻，其获效偾事，不得而知，安能便为不磨之矜式哉？"

《临证指南医案·湿门》中，门人华岫云对老师叶桂治湿的经验和主张，进行了系统的总结和梳理，现附录于下。读者通过阅读，不但可以明确看出吴瑭对叶桂学术思想的传承与发展，还能更好地理解吴鞠通《温病条辨》中其他篇章中关于湿邪（除"湿温"外，还包括本教材后述的"寒湿"）论治的观点，更能结合岭南地区的气候特点、民众的生活环境和饮食习惯，探寻岭南湿证的危险因素与防治理念。

《临证指南医案·湿门》原文：

"湿为重浊有质之邪，若从外而受者，皆由地中之气升腾；从内而生者，皆由脾阳之不运。虽云雾露雨湿，上先受之，地中潮湿，下先受之。然雾露雨湿，亦必由地气上升而致。若地气不升，则天气不降，皆成燥症矣，何湿之有！其伤人也，或从上，或从下，或遍体皆受，此论外感之湿邪，著于肌躯者也。此虽未必即入于脏腑，治法原宜于表散，但不可大汗耳。更当察其兼症，若兼风者，微微散之；兼寒者佐以湿药；兼热者佐以清药，此言外受之湿也。然水流湿，火就燥，有同气相感之理。如其人饮食不节，脾家有湿，脾主肌肉四肢，则外感肌躯之湿，亦渐次入于脏腑矣。亦有外不受湿，而但湿从内生者，必其人膏粱酒醴过度，或嗜饮茶汤太多，或食生冷瓜果及甜腻之物，治法总宜辨其体质阴阳，斯可以知寒热虚实之治。若其人色苍赤而瘦，肌肉坚结者，其体属阳，此外感湿邪，必易于化热；若内生湿邪，多因膏粱酒醴，必患湿热、湿火之症。若其人色白而肥，肌肉柔软者，其体属阴，若外感湿邪，不易化热，若内生之湿，多因茶汤生冷太过，必患寒湿之证。人身若一小天地，今观先生治法，若湿阻上焦者，用开肺气，佐淡渗，通膀胱，是即启上闸，开支河，导水势下行之理也。若脾阳不运，湿滞中焦者，用术朴姜半之属，以温运之，以苓泽腹皮滑石等渗泄之，亦犹低洼湿处，必得烈日晒之，或以刚燥之土培之，或开沟渠以泄之耳。其用药总以苦辛寒治湿热，以苦辛温治寒湿，概以淡渗佐之，或再加风药。甘酸腻浊，在所不用。总之肾阳充旺，脾土健运，自无寒湿诸症。肺金清肃之气下降，膀胱之气化通调，自无湿火、湿热、暑湿诸症。若夫失治变幻，则有肿胀、黄疸、泄泻、淋闭、痰饮等类，俱于各门兼参之可也。"

【经典原文】

四四、湿温邪入心包，神昏肢逆，清宫汤去莲心、麦冬，加银花、赤小豆皮，煎送至宝丹，或紫雪丹亦可。

湿温着于经络，多身痛身热之候，医者误以为伤寒而汗之，遂成是证。仲景谓湿家忌发汗，发汗则病痉。湿热相搏，循经入络，故以清宫汤清包中之热邪，加银花、赤豆以清湿中之热，而又能直入手厥阴也。至宝丹去秽浊，复神明。若无至宝，即以紫雪代之。

清宫汤去莲心麦冬加银花赤小豆皮方

犀角一钱　连翘心三钱　元参心二钱　竹叶心二钱　银花二钱　赤小豆皮三钱

至宝丹、紫雪丹方并见前。

【文义医理解析】

这一条，在前文解析四十三条时，已经简略提及，此处详细解析。

在吴瑭创立的三焦辨证体系中，肺与心（心包）均属于上焦。故此，湿温邪入心包的辨治，也在《上焦篇》中论述。

湿温邪入心包的见证，是神昏肢逆。其产生的机理，可以有两种理解：一则可以从温邪传变来理解，二则从误治导致来理解。前者如叶桂所说，"温邪上受，首先犯肺，逆传心包"，不过这种理解，更适合温热类温病，不一定适合湿温。后者则是吴瑭特别重视，反复强调、力求避免的湿温误汗所导致。也就是前文四十三条的"汗之则神昏耳聋，甚则目瞑不欲言"。吴氏在四十三条的自辨中解释道"以为伤寒而汗之，汗伤心阳，湿随辛温发表之药，蒸腾上逆，内蒙心窍则神昏；上蒙清窍则耳聋、目瞑、不言。"这里，在四十四条中吴瑭进一步强调："湿温着于经络，多身痛身热之候，医者误以为伤寒而汗之，遂成是证。"他指出"仲景谓湿家忌发汗，发汗则病痉"。接下来"湿热相搏，循经入络"八字，是对神昏肢逆的病机描述。吴瑭认为，湿温乃"偏于暑之湿者"，湿为病邪之重点，热并不甚，然由于误治发汗，尤其是大汗，不但湿邪不解，误伤心阳，更使温热药性成为新增病邪——"湿热相搏"，乃是此意。"循经入络"四字，联系后文则可明确，此乃湿热之邪，循着手厥阴经，直入心包络之藏。心主神明，义不受邪，心包络代主受邪也。

治疗上，则以清宫汤化裁，加银花、赤豆，直入手厥阴心包经，一清透心包络中的热邪，二以清利蕴结于湿中的热邪。同时，服至宝丹以祛除秽浊，恢复神明。若无至宝丹时，可以用紫雪丹代之，此处并不推荐用安宫牛黄丸。

【扩展选读】

吴瑭文中云："仲景谓湿家忌发汗，发汗则病痉。"实际上，目前所见仲景书中，并无此语。仲景与此相关的论述，见于《金匮要略》，原文"风湿相搏，一身尽疼痛，值天阴雨不止，医云此可发汗，汗之病不愈者，何也？盖发其汗，汗大出者，但风气去，湿气在，是故不愈也"。以及"湿家身烦疼，可与麻黄加术汤发其汗为宜，慎不可以火攻之。""太阳病。发热无汗。反恶寒者。名曰刚痉。太阳病。发热汗出。而不恶寒。名曰柔痉。太阳病。发热。脉沉而细者。名曰痉。太阳病。发汗太多。致痉。"

吴瑭的观点，当源自叶桂门人整理的《临证指南医案》，在卷六，"疟 湿热，曹案"中有"仲景有湿家忌汗之律"之语。对于叶桂和吴鞠通湿家忌汗的学术观点，名医徐大椿也持相同意见，他在评叶天士治湿医案时云："治湿不用燥热之品，皆以芳香淡渗之药，疏肺气而利膀胱，此为良法。"

关于痉的病因病机，历代颇有争议，其起源当由《黄帝内经》中《素问》的《至真要大论》病机十九条"诸痉项强，皆属于湿"一条。当代有不少文献对此进行讨论争鸣，有兴趣的可以检阅相关资料。

【经典原文】

四五、湿温喉阻咽痛，银翘马勃散主之。

肺主气，湿温者，肺气不化，郁极而一阴一阳（谓心与胆也）之火俱结也。盖金病不能平木，木反挟心火来刑肺金。喉即肺系，其闭在气分者即阻，闭在血分者即痛也，故以轻药开之。

银翘马勃散方 辛凉微苦法

连翘一两　牛蒡子六钱　银花五钱　射干三钱　马勃二钱

上杵为散，服如银翘散法。不痛但阻甚者，加滑石六钱、桔梗五钱、苇根五钱

【文义医理解析】

如前所述，上焦湿温主要伤及肺的气机功能，喉阻咽痛的症状也是由此而起。在此，吴瑭以中医学特有的五行生克乘侮理论三阴三阳气化学说来解释：肺气郁极而病，则金不克木，反为木侮火欺。在五运六气、三阴三阳气化学说中，一阴为厥阴风木，在经络和脏腑配属手厥阴经、心包和足厥阴经、肝藏。一阳为少阳相火，在经络和脏腑配属手少阳经、三焦腑和足少阳经、胆腑。厥阴与少阳互为中气，两者经络互相表里。所谓一阴一阳结，是指厥阴与少阳，肺气不化，厥阴与少阳之火（吴氏本人自注责之心包之火与胆火）郁结阻闭于肺系喉部，导致气血两分均为闭塞，发为喉阻咽痛之症。

由于这是气机郁结所致，即所谓"气有余便是火"，故而以轻药银翘马勃散方，用药辛凉微苦，以开宣气闭，轻扬开郁为法。

特别指出，杵为散，服如银翘散法。而没有咽痛，只是喉阻的，须加用滑石、桔梗、苇根以加强开通上下，宜渗畅气的功效。

【扩展选读】

吴瑭在此条，特意提到"服如银翘散法"，其实另有深意。中医药的疗效除了理法方药中病当机之外，服药之法也不可忽视。在此，对吴氏银翘散的组成及其服法深意做一介绍，有兴趣者可以阅读。

吴氏所创的"辛凉平剂银翘散方"，为《温病条辨》第一新方。药物组成如下：连翘（一两）、银花（一两）、苦桔梗（六钱）、薄荷（六钱）、竹叶（四钱）、生甘草（五钱）、芥穗（四钱）、淡豆豉（五钱）、牛蒡子（六钱）。每一味药的分量较轻，而且是作为煮散，服用的方法也很特别。原文言："杵为散，每服六钱，鲜苇根汤煎，香气大出，即取服，勿过煮。肺气取轻清，过煮则味厚而入中焦矣。病重者约二时一服，日三服，夜一服，轻者三时一服，日二服，夜一

服,病不解者,作再服。"为何使用这样的煎服法,吴氏解释道:"盖肺位最高,药过重则过病所,少用又有病重药轻之患,故从普济消毒饮,时时轻扬法。今人亦间有用辛凉法者,多不见效,盖病大药轻之故,一不见效,遂改弦易辙,转去转远,即不更张缓缓延至数日后,必成中下焦证矣。"可见,吴氏认为用辛凉法不效的重要原因在于病大药轻,若非坚持用时时轻扬服法,恐难见效。

吴瑭借鉴的普济消毒饮出自《东垣试效方》卷九。《东垣试效方》亦名《东垣先生试效方》,系由李东垣的弟子罗天益所整理、编辑,书成于1266年。该方主"时毒,大头天行,初觉憎寒体重,次传头面肿盛,目不能开,上喘,咽喉不利,舌干口燥"。药物组成及服法如下:"黄芩半两,黄连半两,人参三钱,橘红(去白)二钱,元参二钱,生甘草二钱,连翘一钱,黍粘子一钱,板蓝根一钱,马勃一钱,白僵蚕(炒)七分,升麻七分,柴胡二钱,桔梗二钱。如大便硬,加酒煨大黄一钱或二钱以利之。肿势甚者宜砭刺之。上为细末。半用汤调,时时服之;半蜜为丸,噙化之。或加防风、薄荷、川芎、当归身,咬咀,如麻豆大。每服五钱,水二盏,煎至一盏,去滓,食后稍热,时时服之。"

可见,时时轻扬之法,实为东垣所创为吴氏所承,适用于开宣气闭,轻扬开郁的方药。此处吴氏特别强调,须用银翘散的服法,确是大有深意的。

【经典原文】

四六、太阴湿温,气分痹郁而哕者俗名为呃,宣痹汤主之。

上焦清阳膹郁,亦能致哕,治法故以轻宣肺痹为主。

宣痹汤苦辛通法

枇杷叶二钱 郁金一钱五分 射干一钱 白通草一钱 香豆豉一钱五分

水五杯,煮取二杯,分二次服。

【文义医理解析】

哕(读音 yuě),是干呕,欲吐而无物的症状,一般民俗称之为呃逆。吴瑭认为,湿温侵袭,导致手太阴肺经气分痹郁,上焦清阳膹满郁结,也可以出现这种症状。治疗上,以清宣肺痹(手太阴肺经之痹)为主要之法,采用苦辛之味药物组成的通畅气机的宣痹汤(此为上焦宣痹汤,当与中焦宣痹汤区别)。

另,哕是中医里五行的五种变动之一,一般病位归属脾胃中焦。吴瑭对湿温致哕辨治时,从肺气及上焦考虑,视角并不局限于病位,其辨治思路是从病机着眼。病机辨治重视调整气机的运行,五行的胜复关系,其思路源于《素问·至真要大论》的病机十九条。

《至真要大论》为唐代王冰根据秘本补入《黄帝内经》中的,主要内容为五运六气学说的七篇大论的其中一篇。在原文中,紧跟着病机十九条的具体内容之后,有一段很重要的总结语句:"故大要曰:'谨守病机,各司其属,有者求之,无者求之,盛者责之,虚者责之,必先五胜,疏其血气,令其调达,而致和平,此之谓也'"。这句话明确说明,掌握病机十九条的归属,是为了通过调整五行,达到和畅气机、调平气血的目的。这种辨治思路,针对的是病机,而不是简单地对治病邪,因此,需要从病机的有无、虚实全方面考量后,再采用具体的治法方药。

此处吴瑭正是从"诸气膹郁,皆属于肺"以及"诸痿喘呕,皆属于上"两条病机切入,对湿温致哕采用了苦辛通法的上焦宣痹汤,以苦降辛开,轻宣肺痹,通畅上下,平复气机,达到降逆止呃的效果。

【经典原文】

四七、太阴湿温喘促者，千金苇茎汤加杏仁、滑石主之。

《金匮》谓：喘在上焦，其息促。太阴湿蒸为痰，喘息不宁，故以苇茎汤轻宣肺气，加杏仁、滑石利窍而逐热饮。若寒饮喘咳者，治属饮家，不在此例。

千金苇茎汤加滑石杏仁汤

辛淡法

苇茎五钱　薏苡仁五钱　桃仁二钱　冬瓜仁二钱　滑石三钱　杏仁三钱

水八杯，煮取三杯，分三次服。

【文义医理解析】

上焦湿温伤影响肺气正常宣降功能，除了喉阻咽痛、呃逆干呕外，更可出现喘促、气息不宁的症状，此时可以用千金苇茎汤加杏仁、滑石治疗。

《金匮要略》并无"喘在上焦，其息促"一句。但在《金匮要略·脏腑经络先后病脉证》篇中有相关的论述。原文为："师曰：吸而微数，其病在中焦，实也，当下之即愈；虚者不治。在上焦者，其吸促；在下焦者，其吸远。此皆难治。呼吸动摇振振者，不治。"尤在泾在《金匮要略心典》中云："息兼呼吸而言，吸则专言入气也。中焦实则气之入者不得下行，故吸微数，数犹促也，下之则实去气通而愈。若不系实而系虚，则为无根失守之气。顷将自散，故曰不治。或云：中焦实而元气虚者，既不任受攻下，而又不能自和，故不治，亦通。其实在上焦者，气不得入而辄还，则吸促，促犹短也；实在下焦者，气欲归而不骤及，则吸远，远犹长也。上下二病，并关脏气，非若中焦之实，可从下而去者，故曰难治。呼吸动摇振振者，气盛而形衰，不能居矣，故亦不治。"尤在泾这段文字对上焦实证所致肺气不利，吸气困难进行了阐释。这里，吴瑭对上述两段文字进行了综合归纳，并通过自己的语言来表达，虽不失其义，但文字表述仍不够严谨。

太阴湿温所致喘促的症状特点，为呼吸短促。病因病机为：湿为热蒸，酿生痰饮，而壅滞肺窍气道。换言之，肺气为痰湿热邪所痹结。这种喘促多为新发，且有热象，可归于热饮证范畴，临证时须与素体虚寒、痰饮阻肺、咳喘日久的寒饮证予以鉴别。

"治属饮家"四字见于《金匮要略》。仲景对于饮家诊治的条文较多，如《痰饮咳嗽病脉证并治》云："久咳数岁，其脉弱者可治，实大数者死，其脉虚者必苦冒，其人本有支饮在胸中故也，治属饮家。"此条前又云："夫有支饮家，咳烦胸中痛者，不猝死，至一百日或一岁，宜十枣汤。"其后又云："先渴后呕，为水停心下，此属饮家，小半夏加茯苓汤主之。"另《呕吐哕下利病脉证并治》篇在论述如何对呕家与饮家进行识别时云："先呕却渴者，此为欲解。先渴却呕者为水停心下，此属饮家。"此类饮家咳喘当属寒饮范畴，仲景提出以"温药和之"的治疗原则，吴瑭在《金匮要略》的基础上颇有发挥，此可参阅《温病条辨》之《下焦篇》寒湿部分的相关内容。

千金苇茎汤，原方"治咳有微热。烦满，胸中甲错，是为肺痈"。药物组成为"苇茎二升，薏苡仁半升，桃仁五十枚，瓜瓣半升"。煎煮服法"上四味。以水一斗，先煮苇茎得五升，去滓，内诸药，煮取二升，服一升。再服，当吐如脓。"

千金苇茎汤是一个主治肺痈的名方，功效清肺化痰，活血祛瘀，消痈排脓。方中君药苇茎甘寒，中空轻浮，善清肺热，善通肺络。瓜瓣别名冬瓜仁，清热化痰，利湿排脓，肃降肺气，润肠通便。薏苡仁甘淡微寒，上可清肺热化痰，中可健运脾胃，下能渗利水湿，故能治疗肺痈肠痈。桃仁活血逐瘀，可助消痈。

肺痈乃痰热郁肺，酿脓成痈，痰瘀互结所致。上焦湿温喘促，乃湿热蒸痰，痹结肺气，气道不利而成。两者虽均有痰热痹结，肺气失宣的病机，然病情轻重有别，治疗上前者要求量大药猛，清泄痰热，以排脓消痈；后者宜轻灵宣通，理气祛湿，利窍而逐热。故吴瑭此处用本方之意，而对方进行了药量药味的化裁以及煎服法的调整。大大减少诸药剂量，伍用滑石、杏仁两味，以辛苦温之杏仁加强辛宣肺气以开其上窍；以甘淡寒之滑石配方中原有的薏苡仁，加强淡渗湿热以利其下窍。药量不大，故不必先煎苇茎，同时也体现了轻可去实、治上焦如羽的一贯思维。

杏仁乃吴瑭喜用的开宣肺气，祛除上焦湿邪的药物，在此方中加用，可谓其常。而加用滑石，仍是吴瑭治湿重视宣肺发表的一个体现。诚如李时珍在《本草纲目》中云："滑石利窍，不独小便也，上能利毛腠之窍，下能利精溺之窍。盖甘淡之味，先入于胃，渗走经络，游溢津气，上输于肺，下通膀胱，肺主皮毛，为水之上源，膀胱司津液，气化则能出，故滑石上能发表，下利水道，为荡热燥湿之剂，发表是荡上中之热，利水道是荡中下之热，发表是燥上中之湿，利水道是燥中下之湿。热散则三焦宁而表里和，湿去则阑门通而阴阳利。刘河间之用益元散，通治表里上下诸病，盖是此意，但未发出尔。"

以上节选的各段原文，均出自上焦篇，能够较好地体现出吴瑭在《温病条辨·治病法论》中所总结的"治上焦如羽，非轻不举"的真谛所在。三仁汤、银翘马勃散、银翘散、（上焦湿温）宣痹汤、《千金》苇茎汤加滑石杏仁汤诸方的组方用药，恰到好处地体现了吴瑭的这种临证思维。

【临证医案举例】

1. 吴瑭医案

医案原文：

乙丑闰六月初六日，孙，四十五岁，头痛，左关独高，责之少阳内风掀动，最有损一目之弊。若以为外感风寒，则远甚矣。议清少阳胆络法。再此症除左关独高，余脉皆缓，所谓通体皆寒，一隅偏热，故先清一隅之热。《金匮》谓先治新病，旧病当后治也。

羚羊角二钱　丹皮一钱五分　茶菊花一钱五分　苦桔梗二钱　生甘草一钱　薄荷六分　刺蒺藜一钱　桑叶一钱五分　鲜荷叶去蒂，半张　钩藤钩一钱　煮两杯服。今日一帖，明日两帖。

初八日，前日左关独浮而弦，系少阳头痛，因暑而发，用清胆络法。兹左关已平其半，但缓甚，舌苔白厚而滑，胸中痞闷。暑中之热已解，而湿尚存也。议先宣上焦气分之湿。

生苡仁五钱　飞滑石六钱　藿香梗三钱　杏仁泥五钱　半夏五钱　广郁金三钱　旋覆花包，三钱　广皮三钱　白通草一钱　茯苓皮三钱　白蔻仁连皮，二钱　煮两杯，今日服。渣再煮一杯，明早服。

初九日，诸症俱减，舌白未除，中湿尚多，议进法于前方内，加生苍术三钱　草果炒，一钱。

医案解析：

吴瑭在此案三个诊次中，对患者之病症从主症、脉象、舌象、天时各个方面进行医理剖析，治疗上充分考量病证寒热定性、整体与局部的关系、干预先后次序，思路清晰，依据充分。在

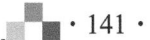

第二诊，辨为暑之热已除湿尚盛的情况，提出"先宣上焦气分之湿"的原则，处方以三仁汤化裁，宣上焦肺气，复气机升降，用药一日，"诸症俱减"，仍守原方以恢复气机为要务，酌加苍术、草果加强醒脾运脾化湿祛浊，体现了其鲜明的学术主张。

医家简介：

见前。

2. 叶天士医案

医案原文：

冯，三一，舌白头胀，身痛肢疼，胸闷不食，尿阻，当开气分除湿。

湿阻上焦，肺不肃降

飞滑石　杏仁　白蔻仁　大竹叶　炒半夏　白通草

王，二十，酒肉之湿助热，内蒸酿痰，阻塞气分，不饥不食，便尿不爽，亦三焦病，先论上焦，莫如治肺，以肺主一身之气化也

杏仁　瓜蒌皮　白仁　飞滑石　半夏　厚朴

某，汗多身痛，自利，小溲全无，胸腹白㾦，此风湿伤于气分，医用血分凉药，希冀热缓，殊不知湿郁在脉为痛，湿家本有汗不解。

湿郁经脉痛

苡仁　竹叶　白蔻仁　滑石　茯苓　川通草

某，脉濡，头胀，胸身重著而痛，寒热微呕，此湿阻气分。

厚朴　杏仁　白蔻仁　木通　茯苓皮　大腹皮　滑石　竹叶

医案解析：

以上4例医案病症，叶桂诊断均有湿阻气分之病机，可综合4例医案进行解读。阅读《临证指南医案》的原文后可知，叶氏对此类病证的治疗原则为宣上焦，助肃肺，开气分，祛湿邪，与吴瑭的主张并无二致，且叶氏四个处方中的药物，亦为吴瑭《温病条辨》三仁汤的主要药品。可见吴氏的学术观点实来源于对叶氏的传承。

医家简介：

见前。

3. 刘仕昌医案

医案原文：

伍某，女，26岁。2006年3月15日初诊。

主诉：反复发热伴全身肌肉疼痛2周。患者于2周前出现咽喉疼痛，发热，无鼻塞、喷嚏、咳嗽，自吃清热消炎宁后出现皮肤红疹，伴瘙痒等，在外院用头孢类药物治疗后，发热症状无明显好转，皮肤红疹加重，反复出现发热，发热昼轻夜重，夜间洗澡后发热加重，并伴恶寒、汗多，全身肌肉疼痛。遂来门诊求治，当时症见：发热，恶寒，全身肌肉关节疼痛，咽痛、鼻塞、咳嗽，纳眠一般，小便正常，大便3日一行，质软，时有水样，舌红、苔黄腻，脉浮数。血常规检查显示：白细胞计数 21.7×10^9/L，中性粒细胞百分比 0.879。诊为湿温病邪阻卫表证（上呼吸道感染）。因患者起居不慎，感受湿热邪气，正气与之相争则见发热，邪气遏阻卫表，肺气不利，则见恶寒、鼻塞、咽痛、咳嗽；湿热邪气困阻于肌肉则全身肌肉关节疼痛；舌红、苔黄腻，脉浮数均为湿热蕴阻，湿热并重之象，治法：祛邪为主，以宣畅气机，清热化湿。

方拟三仁汤加减,处方:

杏仁10g,生薏苡仁30g,黄连10g,连翘15g,淡竹叶15g,通草10g,黄芩10g,滑石20g,甘草6g,赤苓15g,猪苓15g,秦艽10g,葛根10g。

水煎服,每日1剂,10剂。

3月25日复诊:热退,肌肉酸痛减轻,舌淡红、苔薄腻,脉滑。邪热退却,但余邪未尽,守上方再进4剂。随访结果治愈。

按:吴鞠通言"唯以三仁汤轻开上焦肺气,盖肺主一身之气,气化则湿亦化也",故用三仁汤芳香辛散,宣化表里湿邪,符合本病治则。方中杏仁宣利上焦肺气,盖肺主一身之气,气化则湿亦化;生薏苡仁甘淡性寒,渗利湿热而健脾,加入通草、滑石、竹叶甘寒淡渗,增强利湿清热之功,用秦艽祛湿热,甘草、赤苓(碧玉散)清利湿热,利湿不伤阴,黄连、黄芩清热燥湿,连翘除表热,葛根透热升阳。诸药相合,共成宣畅气机,清热化湿之功用。

医案原文:

越某,女,84岁。2006年4月17日初诊。

主诉:反复发热1个月余,在外院治疗无效。现症见:发热,恶寒,发热时伴头痛、腰背痛、胸闷,无胸痛气促,诉发热以来体重下降2千克,胃胀不适,偶有咳嗽,无咯痰,时有尿频、尿急、尿痛,大便2日未解,纳稍差,寐可,舌红苔黄腻,脉滑。血常规检查显示:血红蛋白105g/L。尿常规检查显示:白细胞计数250/μL,红细胞计数250/μL。予以静脉滴注左氧氟沙星、生脉针、口服小苏打片及中药治疗,热可退,但仍有反复,察其诊为:湿温病脾虚湿滞证(泌尿系感染)。此为平素饮食不节,损伤脾胃,导致运化失常,湿饮内聚,内湿留滞,又感受外来之湿热病邪,同类相照,故发为湿温,故见身热不扬、恶寒少汗、身重肢困等症状。本病病位在三焦,治法:宣化表里湿邪。

方拟三仁汤加减,处方:

杏仁10g,滑石20g,白通草10g,白豆蔻10g,竹叶10g,厚朴10g,生薏苡仁20g,法半夏10g,生大黄6g(后下),丹参10g,茅根15g,郁金10g,青蒿10g(后下)。

水煎服,每日1剂,10剂。

4月27日复诊:发热退,头痛消失,腰背痛减,仍胸闷,胃胀,无咳嗽,时有尿频,无尿急、尿痛,大便调,纳稍差,舌红、舌苔黄白腻,脉滑。湿邪久蕴化热伤津,故再用上方,去生大黄、白豆蔻、厚朴,加益母草20g,麦冬20g,养阴活血。再服5剂后治愈。

按:本证是湿温常见证型,为卫气同病,内外合邪。病位在三焦,头痛、咳嗽为上焦,胸闷、胃胀不适为中焦,腰背痛、时有尿频、尿急、尿痛为下焦。由于有表湿证,故用三仁汤加减。方中杏仁宣利上焦肺气,盖肺主一身之气,气化则湿亦化;白豆蔻芳香化湿,行气宽中;生薏苡仁甘淡性寒,渗利湿热而健脾,加入通草、滑石、竹叶甘寒淡渗,增强利湿清热之功,予法半夏、厚朴、郁金行气化湿,散结除痞,丹参活血行气,白茅根通利小便,青蒿清透邪热,加大黄通便并使湿邪有出路,因年老体虚,要用麦冬等固阴。

医案解析:

上述两例为年龄不同,辨证各异的岭南湿温患者,一为年轻的邪阻卫表患者,二为年高的脾虚湿滞患者。刘仕昌老中医均选用三仁汤化裁,初诊后便获佳效,复诊时仍以三仁汤为基础方予以巩固;且两个医案的按语中,均引用了吴瑭"肺主一身之气,气化则湿亦化"一句。以上两则验案,很好地体现了刘老临证时对气机的重视。

医家简介:

刘仕昌（1914—2007），男，出生于中医世家，广东省惠州市人。1938年7月，毕业于广东中医药专科学校。历任广州中医学院温病学教研室主任、广州中医药大学终身教授、广东省名老中医、博士研究生导师。他主持的"岭南温病暑湿证治规律的临床与实验研究"获省科委科技进步奖。刘老认为广东地处岭南，岭南温病的发病、病因病机及其证治特点都有与其他地区不同之处，而湿热是岭南温病的主因。

【经典知识点的当代临证应用提示】

1）湿温是常见的时病湿证之一，其临床表现需与伤寒、阴虚相鉴别。辨治时需要仔细辨析，方不致误治。

2）湿温的治疗，当重视上焦肺气的宣通，须知"肺主一身之气，气化则湿亦化"，肺气通调对三焦之湿的化解具有重要作用，因此三仁汤的应用实际上不仅限于有上焦湿温见证者。

3）湿温湿热是岭南常见的湿病湿证，三仁汤的临证应用机会很多，读者可在理解《温病条辨》原文的基础上，参阅专门研究三仁汤方证与临证应用的书籍，以获得更多的启示。

4）经典知识点速记歌：湿温伤寒阴虚似，误治汗下与润滋，湿困上焦气机郁，宣通肺气莫迟疑，三仁汤方深意寄，银翘马勃轻扬时，千金苇茎减其量，再添杏仁与滑石，治上焦病当如羽，非轻不举可去实，临证处方有凭据，经典知识宜深思。

（老膺荣　王儒平　周　薇）

参 考 文 献

李杲撰. 罗天益编. 杨金萍点评. 2018. 东垣试效方. 北京：中国医药科技出版社.
李时珍著. 柳长华主编. 2015. 李时珍医学全书. 北京：中国中医药出版社.
刘奎. 1987. 松峰说疫. 北京：人民卫生出版社.
孙晓光. 2017. 中医历代名家学术研究丛书：叶天士. 北京：中国中医药出版社.
吴鞠通. 1958. 增补评注温病条辨. 上海：上海卫生出版社.
吴鞠通著. 李刘坤主编. 1999. 吴鞠通医学全书. 北京：中国中医药出版社.
吴瑭. 2006. 吴鞠通医案. 北京：中国中医药出版社.
吴瑭. 2016. 中医四大经典（便携诵读本）：温病条辨. 北京：中国医药科技出版社.
叶天士著. 韩飞等点校. 2006. 临证指南医案：吴江徐灵胎评本. 太原：山西科学技术出版社.
尤在泾著. 孙中堂主编. 2015. 尤在泾医学全书. 北京：中国中医药出版社.
张仲景撰. 何任，何若苹整理. 2005. 金匮要略. 北京：人民卫生出版社.
钟嘉熙，林培政编著. 2013. 岭南中医药名家刘仕昌. 广州：广东科技出版社.

第十章　吴瑭《温病条辨》寒湿辨治要点

在《温病条辨》中，上中下三焦篇都有寒湿病证的相关描述。在上焦篇里，与湿温同列在一门中，在中、下焦篇里，寒湿则独立于湿温，另作为一门，但其条辨文字的位置都与湿温连在一起。吴瑭把寒湿这一不属于温病的病症列入温病专著中，主要是因为两者具有湿邪致病的因素，表现互相疑似，临床上容易混淆误诊。然两者治法大相径庭，故需要仔细鉴别。即他本人所说的"载寒湿，所以互证湿温也"。

事实上，学习寒湿病证的辨治思路及方药，不仅对于新发或伏气温病的正确诊疗意义重大，同时对于各科慢病杂病的诊疗也很有帮助。尤其在当下疾病谱以慢病杂病为主的岭南地区，寒湿病证在临床各科十分普遍，吴瑭的学术经验更具有实用价值。

【经典原文】

上焦篇

四九、寒湿伤阳，形寒脉缓，舌淡，或白滑，不渴，经络拘束，桂枝姜附汤主之。

载寒湿，所以互证湿温也。按寒湿伤表阳、中经络之证，《金匮》论之甚详，兹不备录。独采叶案一条，以见湿寒、湿温不可混也。形寒脉缓，舌白不渴，而经络拘束，全系寒证，故以姜、附温中，白术燥湿，桂枝通行表阳也。

桂枝姜附汤苦辛热法

桂枝六钱　干姜三钱　白术三钱，生　熟附子三钱

水五杯，煮取二杯，渣再煮一杯服。

【原文出处】

清，吴瑭，《温病条辨·寒湿》。

【经典及作者简介】

见上一章。

【文义医理解析】

吴瑭编写本书主要讨论的是温病的诊疗，其中与湿气相关的是湿热之邪，湿温之病。然而寒湿之邪伤表阳、中经络的情况在临床上十分多见，其治法与湿温不可混淆。在这里，吴瑭特意依据叶桂的一个医案，提出寒湿伤阳的治方。

寒湿之邪侵袭，人体阳气受伤，经络为之拘束，则会出现形体寒凉，脉率缓慢，口不渴，舌质淡，或者舌苔白滑之象（此处"经络拘束"四字除了理解为病机外，也可理解为形体拘紧约束不利甚至沉着酸痛的症状，于医理也通）。此时，治疗上需要燥湿通阳，选用桂枝姜附汤。该方出自《临证指南医案·湿门》王案。原文为："王，二五，冷湿损阳，经络拘束，形寒酒客

少谷，劳力所致。桂枝、淡干姜、熟附子、生白术"，并无注明药物剂量及煎服方法。吴瑭在采用叶桂医案时，对医案的文字做了修改，去掉了"酒客""少谷""劳力所致"；改"冷湿"为"寒湿"；并增加"不渴""舌淡，或白滑，脉缓"等症征，以及相应的药物剂量和煎服方法，命名为"桂枝姜附汤"，并注之以"苦辛热法"。

考叶桂的处方，宗于张仲景《金匮要略·痉湿暍病》中桂枝附子汤及其加减法，原文为："伤寒八九日，风湿相搏，身体疼痛，不能自转侧，不呕不渴，脉浮虚而涩者，桂枝附子汤主之；若大便坚，小便自利者，去桂加白术汤主之。"桂枝附子汤组成：桂枝、生姜、附子、甘草、大枣；白术附子汤组成：白术、附子、甘草、生姜、大枣。故吴瑭言："寒湿伤表阳、中经络之证，《金匮》论之甚详，兹不备录。"

【经典原文】

中焦篇

四三、湿之入中焦，有寒湿，有热湿，有自表传来，有水谷内蕴，有内外相合。其中伤也，有伤脾阳，有伤脾阴，有伤胃阳，有伤胃阴，有两伤脾胃，伤脾胃之阳者十常八九，伤脾胃之阴者十居一二。彼此混淆，治不中窾，遗患无穷，临证细推，不可泛论。

此统言中焦湿证之总纲也。寒湿者，湿与寒水之气相搏也，盖湿水同类，其在天之阳时为雨露，阴时为霜雪，在江河为水，在土中为湿，体本一源，易于相合，最损人之阳气。热湿者，在天时长夏之际，盛热蒸动湿气流行也。在人身湿郁本身阳气久而生热也，兼损人之阴液。自表传来，一由经络而脏腑，一由肺而脾胃。水谷内蕴，肺虚不能化气，脾虚不能散津，或形寒饮冷，或酒客中虚。内外相合，客邪既从表入，而伏邪又从内发也。伤脾阳，在中则不运、痞满，传下则洞泄、腹痛。伤胃阳，则呕逆不食，膈胀胸痛。两伤脾胃，既有脾证，又有胃证也。其伤脾胃之阴若何？湿久生热，热必伤阴，古称湿火者是也。伤胃阴，则口渴不饥。伤脾阴，则舌先灰滑，后反黄燥，大便坚结。湿为阴邪，其伤人之阳也，得理之正，故多而常见。其伤人之阴也，乃势之变，故罕而少见。治湿者必须审在何经何脏，兼寒兼热，气分血分，而出辛凉、辛温、甘温、苦温、淡渗、苦渗之治，庶所投必效。若脾病治胃，胃病治脾，兼下焦者，单治中焦，或笼统混治，脾胃不分，阴阳寒热不辨。将见肿胀、黄疸、洞泄、衄血、便血，诸证蜂起矣。唯在临证者细心推求，下手有准的耳。盖土为杂气，兼证甚多，最难分析，岂可泛论湿气而已哉！

【原文出处】

清，吴瑭，《温热条辨·中焦篇》。

【文义医理解析】

本条是吴瑭对中焦湿证的认识总纲。他认为，湿盛体质的人群，其中焦之湿，可分为寒湿与热湿（注意不是"湿热"）两类。湿与水是同类的，两者都是由水气变化而来。水气在天气阳热之时，化为雨露，在天气阴寒之时，化为霜雪；水气在江河的形体则为水流，在土壤之中则为潮湿；湿与水原本就是一体的，最容易互相结合，且最容易损害人体的阳气。

而这类人停留在中焦的湿邪，其来源有三种：其一，湿邪从体表感受传入中焦；其二，由于水谷运化不利，停滞内蕴，酿生湿邪；其三，内外相合，则是上述两种外湿、内湿情况同时并存。从外自表传来的湿邪，有两个通路，其一由经络而内入脏腑，其二由上焦肺而达中焦脾胃。由于水谷内蕴而产生的湿邪，则是因为肺气素虚而不能化气，脾气素虚而不能散津所导致。至于内外相合，则是由于躯体受寒，再加上饮食生冷；或长期酗酒的人，本已中焦虚弱，又感受湿邪所导致。总之，一方面湿邪从外表而入，另一方面，内伏湿邪又从体内发作，导致内外相合。

中焦湿邪对人体造成的伤害，也有多种情况。第一种是损伤脾阳，第二种是损伤脾阴，第三种是损伤胃阳，第四种是损伤胃阴，还有第五种就是脾胃之阳同时损伤。而损伤脾、胃之阳的占比大概是八九成，损伤脾、胃之阴的占比大概只有一二成。

寒湿与热湿、伤脾与伤胃、伤阳与伤阴，这些相对的情况是必须明确辨析的。倘若混淆不清，便笼统治疗，这样的治疗就是不符合法则的了（原文为"治不中窾"，窾念 kuǎn，古字，同"款"，意思为"规矩、法则"），会造成无穷的后患。因此，在临证诊察之时，必须审查症征，仔细推断，不可泛泛而论，没有依据。

吴瑭认为，热湿之邪，在外乃时值长（念 zhǎng）夏季节，由于高温酷热蒸动湿气流行而成。在内，则由于人身湿盛，郁阻自身的阳气，久而生热也。热湿在郁结阳气的同时，还会兼损人之阴液。

为什么说湿邪最容易伤害人体阳气呢？因为湿为阴邪（注：在五运六气理论中，湿为太阴湿土，太阴为标，湿土为本，标本俱属阴，故气化时从本），阴盛则阳病，所以，湿邪伤害人体的阳气，是符合正理的，因此，也就占比多而常见。湿伤阳气产生的具体症征有脾胃之分：若湿伤脾阳，一则湿停在中，导致足太阴脾之气，不能鼓动运行，而致水谷不能运化、大腹痞满，二则湿邪传下，导致泄泻、腹痛。若伤胃阳，则呕吐呃逆，纳呆不食，膈胀胸痛。若两伤脾胃，必然同时有脾、胃两种见症。

为什么湿邪也会损伤脾胃之阴呢？这是因为，湿邪久郁，不能化解，便酿生火热，古称湿火。火热为阳邪，阳盛则阴病，故而伤阴液。不过，伤阴是邪势变化后的结果，相对而言占比少而且不常发生。同样，湿伤阴液产生的具体症征也有脾胃之分：若湿伤胃阴，则口渴不饥；若伤脾阴，则舌先是灰滑，后转为黄燥，大便坚硬干结。这里需要指出，吴瑭认为湿邪伤阴者较为少见。而后世医家有不同的观点，如民国浙江名医曹炳章在重新刊刻本书时，于此条加了眉批言："南方卑湿伤阴者十常六七。"岭南地区与江浙地区同属于中国南方，同样需要注意湿邪伤阴症征的辨识。至于伤阳伤阴孰多孰少，是否还有阴阳俱伤的情况，是否存在随时代而变化的可能，这些又与什么因素相关，对于上述问题，编者认为需要通过调查研究方能确定，历代医家的个人观点仅供参考。

前文已经指出，治湿邪，必须审查明晰，湿在何经何脏，兼寒还是兼热，病位在气分还是血分。当以上结论清楚后，再采用辛凉、辛温、甘温、苦温、淡渗、苦渗等不同的治法，病治相应，那一定能够获得良好的效果。反之，如果脾病治胃，胃病治脾，兼下焦者，单治中焦，或脾胃不分，甚至连阴阳寒热也辨别不清，就笼统混治，一定不会有效，反而会造成肿胀、黄疸、洞泄、衄血、便血等诸多变证蜂拥而起。所以，临床诊疗时，医者必须详尽考察、细心推求，明确靶点，之后才能有的放矢。吴瑭认为湿土之邪是一种杂气，兼杂其他邪气，所造成的复杂见证很多，最难分析，因此，不可以单就湿气而泛泛而谈！

【扩展选读】

汪瑟庵在此条有按语云："温热、湿温，为本书两大纲。温热从口鼻吸受，并无寒证，最忌辛温表散。但当认定门径，勿与伤寒混杂，再能按三焦投药，辨清气血营卫，不失先后缓急之序，便不致误。湿温为三气杂感，浊阴弥漫，有寒有热，传变不一，全要细察兼证。辨明经络脏腑、气血阴阳、湿热二气偏多偏少，方可论治。故论湿温方法。较温热为多，读者以此意求之，无余蕴矣。再按热证清之则愈，湿证宣之则愈。重者往往宣之未愈，待其化热而后清，清而后愈。一为阳病，一兼阴病，至鲁至道。难易较然。"这对读者系统领会温热、湿温、寒湿的诊治思路颇有帮助。

吴瑭《温病条辨·下焦篇·寒湿》第四十二条云："湿之为物也，在天之阳时为雨露，阴时为霜雪，在山为泉，在川为水，包含于土中者为湿。其在人身也，上焦与肺合，中焦与脾合，其流于下焦也，与少阴癸水合。"与此条可以互参。

读者如能通读吴氏接下来具体解释的文字，更能理解其反复论述湿邪的良苦用心，以及治法的依据。"此统举湿在天、地、人、身之大纲，异出同源，以明土为杂气，水为天一所生，无处不合者也。上焦与肺合者，肺主太阴湿土之气，肺病湿则气不得化，有霜雾之象，向之火制金者，今反水克火矣，故肺病而心亦病也。观《素问》寒水司天之年，则曰阳气不令，湿土司天之年，则曰阳光不治自知。故上焦一以开肺气救心阳为治。中焦与脾合者，脾主湿土之质，为受湿之区，故中焦湿证最多。脾与胃为夫妻，脾病而胃不能独治，再胃之脏象为土，土恶湿也，故开沟渠，运中阳，崇刚土，作堤防之治，悉载中焦。上、中不治，其势必流于下焦。《易》曰：水流湿。《素问》曰：湿伤于下。下焦乃少阴癸水，湿之质即水也，焉得不与肾水相合？吾见湿流下焦，邪水旺一分，正水反亏一分，正愈亏而邪愈旺，不可为矣。夫肾之真水，生于一阳，坎中满也，故治少阴之湿，一以护肾阳，使火能生土为主；肾与膀胱为夫妻，泄膀胱之积水，从下治，亦所以安肾中真阳也。脾为肾之上游，升脾阳，从上治，亦所以使水不没肾中真阳也。其病厥阴也奈何？盖水能生木，水太过，木反不生，木无生气，自失其疏泄之任，经有'风湿交争，风不胜湿'之文，可知湿土太过，则风木亦有不胜之时，故治厥阴之湿，以复其风木之本性，使能疏泄为主也。本论原以温热为主，而类及于四时杂感。以宋元以来，不明仲景《伤寒》一书专为伤寒而设，乃以《伤寒》一书，应四时无穷之变，殊不合拍。遂至人著一书，而悉以伤寒名书。陶氏则以一人而屡著伤寒书，且多立妄诞不经名色。使后世学者，如行昏雾之中，渺不自觉其身之坠于渊也。今胪列四时杂感，春温、夏热、长夏暑湿、秋燥、冬寒，得其要领，效如反掌。夫春温、夏热、秋燥，所伤皆阴液也。学者苟能时时预护，处处提防，岂复有精竭人亡之虑。伤寒所伤者，阳气也，学者诚能保护得法，自无寒化热而伤阴，水负火而难救之虞。即使有受伤处，临证者知何者当护阳，何者当救阴，何者当先护阳，何者当先救阴，因端竟委，可备知终始而超道妙之神。瑭所以三致意者，乃在湿温一证。盖土为杂气，寄旺四时，藏垢纳污，无所不受，其间错综变化，不可枚举。其在上焦也；如伤寒；其在下焦也，如内伤；其在中焦也，或如外感，或如内伤。至人之受病也，亦有外感，亦有内伤，使学者心摇目眩，无从捉摸。其变证也，则有湿痹、水气、咳嗽、痰饮、黄汗、黄瘅、肿胀、疟疾、痢疾、淋证、带证、便血、疝气、痔疮、痈脓等证，较之风、火、燥、寒四门之中，倍而又倍，苟非条分缕析，体贴入微，未有不张冠李戴者。"

【经典原文】

四四、足太阴寒湿，痞结胸满，不饥不食，半苓汤主之。

此书以温病名，并列寒湿者，以湿温紧与寒湿相对，言寒湿而湿温更易明析。

痞结胸满，仲景列于太阴篇中，乃湿郁脾阳，足太阴之气，不为鼓动运行。脏病而累及腑，痞结于中，故亦不能食也。故以半夏、茯苓培阳土以吸阴土之湿，厚朴苦温以泻湿满，黄连苦以渗湿，重用通草以利水道，使邪有出路也。

半苓汤方此苦辛淡渗法也。

半夏五钱　茯苓块五钱　川连一钱　厚朴三钱　通草八钱，煎汤煮前药

水十二杯，煮通草成八杯，再入余药，煮成三杯，分三次服。

【文义医理解析】

吴瑭再次强调：在温病书里讲解寒湿，并不是文不对题，而是因用寒湿与湿温相互对照，读者可以更好地理解湿温的证治之理。

寒湿郁脾，足太阴之阳气受阻，不能鼓动运行，导致的痞结胸满，无饥饿感，不欲进食，是脾脏之病累及胃腑，致足阳明之气亦受阻。正如《素问·五脏生成》云："腹满䐜胀，支膈胠胁，下厥上冒，过在足太阴阳明。"治疗上，应用半苓汤，以苦辛淡渗，培阳燥湿，化湿泻满，渗湿利水，多管齐下，以苦辛淡渗，达运脾除湿之功。

此方中，吴鞠通传承了叶天士"通阳不在温，而在利小便的"学术观点，重用通草，而且先煎，意欲借之甘淡渗湿而不伤脾之特性，是为一大特色。

【扩展选读】

清代医家叶霖在此条按语中云："太阴湿满，舌苔多白厚黏腻，或中见灰黑而滑。其满在心下胃脘，较阳明实满不同。治宜苦温开之，如苍术、厚朴、二陈之属。若湿热阳郁夹痰固结痞满，按之而痛，始可仿半夏泻心、小陷胸法治之。此抄叶案而云太阴寒湿，痞结胸满，断非寒凉可愈。"对叶氏观点，读者可以参考。

【经典原文】

四五、足太阴寒湿，腹胀，小便不利，大便溏而不爽，若欲滞下者，四苓加厚朴秦皮汤主之，五苓散亦主之。

《经》谓太阴所至，发为䐜胀；又谓厥阴气至，为䐜胀，盖木克土也。太阴之气不运，以致膀胱之气不化，故小便不利。四苓辛淡渗湿，使膀胱开而出邪，以厚朴泻胀，以秦皮洗肝也。其或肝气不热，则不用秦皮，仍用五苓中之桂枝以和肝，通利三焦而行太阳之阳气，故五苓散亦主之。

四苓加厚朴秦皮汤方苦温淡法

苍术三钱　厚朴三钱　茯苓块五钱　猪苓四钱　秦皮二钱　泽泻四钱

水八杯，煮成八分三杯，分三次服。

五苓散甘温淡法

猪苓一两　赤术一两　茯苓一两　泽泻一两六钱　桂枝五钱

共为细末，白沸汤和服三钱，日三服。

【文义医理解析】

吴瑭认为：寒湿郁脾，足太阴之阳气受阻，不能鼓动运行，除了导致上腹部的痞结胸满，无饥饿感，不欲进食的脾胃见证外；还会出现腹胀（䐜胀），小便不利，大便溏滞不爽的大腹部的症状。

吴瑭在此引用了两条关于腹胀的病机"经文"。一为"太阴所致"，二为"厥阴气至"。此处并未明言是何经典，推想这样做当另有用意。联系上下文解析，当为有两层意思：其一，足太阴经气为寒湿所郁阻，不能运行，故可以导致腹胀。其二，此时因脾土虚弱，又导致正常克制太阴气化太过的厥阴风木正常生理之气，变成了乘虚而克伐脾土的病理之气，加重了太阴之气的运行受阻，令腹胀加重，大便溏滞不爽。吴瑭认为，若出现这样的情况，就会发生湿邪"上中不治，其势必流于下焦"（原文出自《下焦篇·寒湿》，详见本节前文"四十三"条的【扩展选读】部分），结果使足太阳膀胱之气化受阻，而出现小便不利。

当出现小便不利的时候，治疗上需要使用淡渗利湿之药，如五苓散（吴氏此处易白术为苍术，以加强运脾燥湿之力）或四苓散（五苓散去桂枝，同样易白术为苍术），以开达足太阳膀胱之阳气，而驱逐湿邪排出体外；同时还要加用疏通肝气的药物，以解除肝气对脾气的克伐。若无肝热之象，则直接用五苓散的桂枝可和肝，通利三焦。若见肝热之象，则用秦皮，同时配合厚朴除满消胀。

桂枝，李时珍《本草纲目》记载："治一切风冷风湿，骨节挛痛，解肌开腠理，抑肝气，扶脾土，熨阴痹。"桂枝乃古方之中，平肝助脾的常用药物，现代大部分的中医临床工作者已经不太清楚桂枝的这个功用了。

秦皮，色青，味苦、涩，性寒。《本草纲目》载："秦皮，治目病，惊痫，取其平木也，治下痢崩带，取其收涩也。又能治男子少精，取其涩而补也。此药乃惊、痫、崩、痢所宜，而人止知其治目一节，几于废弃，良为可惋。"吴瑭此处用其寒而清肝平木，又恐其涩而碍气，故配厚朴以制之，用药法度之精细可见一斑。

【扩展选读】

《黄帝内经》中关于䐜胀的经文有两条，读者可阅读相关的原文及医家注解，对此进一步理解。

《素问·阴阳应象大论》："浊气在上，则生䐜胀。"明代张景岳《类经》："浊阴主降，阴滞于上而不能降，故为䐜胀。"

《素问·五脏生成》："腹满䐜胀，支膈胠胁，下厥上冒，过在足太阴、阳明。"王冰注："胠，谓胁上也。下厥上冒者，谓气从下逆上而冒于目也。足太阴，脾脉；阳明，胃脉也。足太阴脉，自股内前廉入腹属脾络胃上膈。足阳明脉，起于鼻，交頞中，下循鼻外，入齿环唇，下络颐颔，出大迎，从喉咙入缺盆属胃络脾；其直行者，从缺盆下乳内廉，下挟脐入气街中；其支别者，起胃下口，循腹里至气街中而合以下髀，故为是病。"马莳曰："足太阴，脾之脉，属脾络胃，足阳明，胃之脉，属胃络脾，二经相为表里。今腹满䐜胀，凡支膈胠胁等所，气从下上，而上焦昏冒，其病正在脾胃也。"张志聪注："腹者，脾胃之郭郭也。腹满䐜胀，邪薄于太阴阳明之气分。支，支络。䐜，内膈也。太阴阳明之支络贯䐜，气分之邪转入于经，是以连及支膈胠胁皆胀满也。"

【经典原文】

四六、足太阴寒湿，四肢乍冷，自利，目黄，舌白滑，甚则灰，神倦不语，邪阻脾窍，舌蹇语重，四苓加木瓜草果厚朴汤主之。

脾主四肢，脾阳郁，故四肢乍冷。湿渍脾而脾气下溜，故自利。目白睛属肺，足太阴寒则手太阴不能独治，两太阴同气也，且脾主地气，肺主天气，地气上蒸，天气不化，故目睛黄也。白滑与灰，寒湿苔也。湿困中焦，则中气虚寒，中气虚寒，则阳光不治。主正阳者，心也，心藏神，故神昏。心主言，心阳虚，故不语。脾窍在舌，湿邪阻窍，则舌蹇而语声迟重。湿以下行为顺，故以四苓散驱湿下行，加木瓜以平木，治其所不胜也。厚朴以温中行滞，草果温太阴独胜之寒，芳香而达窍，补火以生土，驱浊以生清也。

四苓加木瓜厚朴草果汤方苦热兼酸淡法

生于白术三钱　猪苓一钱五分　泽泻一钱五分　赤苓块五钱　木瓜一钱　厚朴一钱　草果八分　半夏三钱

水八杯，煮取八分三杯分三次服，阳素虚者，加附子二钱。

【文义医理解析】

寒湿郁脾，还会导致四肢乍冷，大便自利，目睛发黄，神倦不语，舌蹇语重，舌白滑或者灰等症状。

寒湿之邪，阻郁足太阴脾阳气，故脾所主四肢欠温乍冷，湿阻气机，脾气不能升清，反而下陷滑溜，故大便自利。手足太阴同气，脾为足主地气，肺为首主天气，脾寒则肺亦寒。按照五轮学说，白睛属肺，肺气不化，湿邪上蒸，故白睛发黄。湿困中焦，中气虚寒，阳气被蒙，心脏受累。心为少阴君火，又名为正阳，主神明言语，心阳亏虚则神昏倦怠，沉默不语。另"脾窍在舌"（此处乃吴氏引叶桂《临证指南医案·湿门》之原文），湿邪阻窍，致使舌体迟钝，而说话声音迟缓沉重。

治疗上，以驱除湿邪为要务，顺应湿性趋下的特点，以苦热兼酸淡为法，遣方用药。具体药物用四苓散驱湿下行。并加用木瓜以平肝，以防因脾土虚而受肝木所乘。加用厚朴以温中焦，行滞气。加用草果温脾散寒，芳香通窍，补火生土以实脾，化浊辟秽以生清。倘若平素阳虚明显的，更加入附子扶阳温寒。

需要注意的是，此时，病人已有脾虚气陷的表现，又需要驱湿下行，且佐用芳香开窍药物，恐气机更陷，脾气更耗，故吴瑭在四苓散中仍用白术，以固补脾气。

【经典原文】

五十、寒湿伤脾胃两阳，寒热，不饥，吞酸，形寒，或脘中痞闷，或酒客湿聚，苓姜术桂汤主之。

此兼运脾胃，宣通阳气之轻剂也。

苓姜术桂汤方苦辛温法

茯苓块五钱　生姜三钱　炒白术三钱　桂枝三钱

水五杯，煮取八分二杯，分温再服。

【文义医理解析】

寒湿阻郁中焦，可同时损伤脾脏胃腑的阳气，水谷运化不利，从而出现恶寒发热，纳差不饥，吞酸反酸，形体寒冷不温，或者胃脘痞满、憋闷等各种临床见证。平素嗜酒之人，常因内湿停聚，而更容易出现这样的情况。对此，应当用苓姜术桂汤进行治疗。该方重用茯苓，伍以生姜、炒白术、桂枝，药物简练，为兼运脾胃，宣通阳气的轻剂。

苓姜术桂汤见于叶桂《临证指南医案》之"湿"以及"腰腿足痛"篇的几个医案，阅读这些医案，可以更好领会吴瑭制方的用心。叶氏医案原文如下：

"莫，五十，今年夏四月，寒热不饥，是时令潮气蒸，内应脾胃。夫湿属阴晦，必伤阳气，吞酸形寒，乏阳运行。议鼓运转旋脾胃一法。苓姜术桂汤。"

"某，十六，地中湿气，自足先肿。湿属阴邪，阳不易复。畏寒，筋骨犹牵强无力。以金匮苓姜术桂汤。"

"王二五，脉迟缓，饮酒便溏，遗精数年不已，近日腰髀足膝坠痛麻木。此湿凝伤其脾肾之阳，滋填固涩，决不应病。先议用苓姜术桂汤，驱湿暖土，再商后法。"

"陆二四，饱食则哕，是为胃病。两足骨骱皆痛者，人每用疏散攻劫，阳明虚不能束筋骨，攻痛。议转旋阳气法。苓姜术桂汤。"

通过相应文字的阅读对比不难看出，吴瑭《温病条辨》中苓姜术桂汤证治病机，实从《临证指南医案》整理发挥而来，主治证中，除"寒热，不饥，吞酸，形寒，或脘中痞闷"外，尚可有"饱食则哕"之胃阳无力，水谷失运之症；以及"足肿，筋骨牵强无力，腰髀足膝坠痛麻木，两足骨骱皆痛"等湿气流注，肾经阳气不转之症。

【扩展选读】

在《腰腿足痛》篇的最后，叶桂门人龚商年进行总结时述及："有饮酒便溏，遗精不已，腰痛麻木者，他人必用滋填固涩等药，先生断为湿凝伤脾肾之阳，用苓桂术姜汤，以祛湿暖土……有饮食则哕，两足骨骱皆痛者，人每用疏散攻劫，先生宗阳明虚不能束筋骨意，用苓姜术桂汤以旋转阳气。"此处，"苓桂术姜汤"与"苓姜术桂汤"应该是同一张方子，方名不同当是龚氏笔误，叶桂所定方名当是"苓姜术桂汤"。不过，《临证指南医案》诸案均未载苓姜术桂汤方的药物组成及用量，其中"姜"一味，无法判断叶氏所用的是干姜还是生姜。

另外，查《金匮要略》并无"苓姜术桂汤"之名，药物与之最为相近的是"苓桂术甘汤"与"甘姜苓术汤"。而《临证指南医案》中，亦有使用苓桂术甘汤的记录。在《湿》篇中即有两例："林，五二，中年清阳日薄，忽然脘中痞闷，乃清阳不自转旋，酒肉湿浊之气，得以凝聚矣。过饮溏泻，湿伤脾胃，胃阳微。仲景法以轻剂宣通其阳。若投破气开降，最伤阳气，有格拒之害。苓桂术甘汤。""严，三一，胸满不饥，是阳不运行。嗜酒必夹湿凝阻其气，久则三焦皆闭，用半硫丸，二便已通，议治上焦之阳。苓桂术甘汤。"可见，苓桂术甘汤在叶氏看来也是通阳轻剂。而叶氏"金匮苓姜术桂汤"中"金匮"二字，恐为衍文。

【经典原文】

五一、湿伤脾胃两阳，既吐且利，寒热身痛，或不寒热，但腹中痛，名曰霍乱。寒多，不欲饮水者，理中汤主之。热多，欲饮水者，五苓散主之。吐利汗出，发热恶寒，四肢拘急，手足厥冷，四逆汤主之。吐利止而身痛不休者，宜桂枝汤小和之。

按：霍乱一证，长夏最多，本与阳虚寒湿凝聚，关系非轻，伤人于顷刻之间。奈时医不读《金匮》，不识病源，不问轻重，一概主以藿香正气散，轻者原有可愈之理，重者死不旋踵。更可笑者，正气散中加黄连、麦冬，大用西瓜治渴欲饮水之霍乱，病者岂堪命乎！瑭见之屡矣，故特采《金匮》原文，备录于此。胃阳不伤不吐，脾阳不伤不泻，邪正不争不痛，营卫不乖不寒热。以不饮水之故，知其为寒多，主以理中汤，温中散寒（原文系理中丸，方后自注云：然丸不及汤，盖丸缓而汤速也，且恐丸药不精，故直改从汤）。人参、甘草，胃之守药；白术、甘草，脾之守药；干姜能通能守。上下两泄者，故脾胃两守之。且守中有通，通中有守，以守药作通用，以通药作守用。若热欲饮水之证，饮不解渴，而吐泄不止，则主以五苓。邪热须从小便去。膀胱为小肠之下游，小肠，火腑也，五苓通前阴，所以守后阴也。太阳不开，则阳明不阖，开太阳正所以守阳明也。此二汤皆有一举两得之妙。吐利则脾胃之阳虚，汗出则太阳之阳亦虚；发热者，浮阳在外也；恶寒者，实寒在中也；四肢拘急，脾阳不荣四末；手足厥冷，中土虚而厥阴肝木来乘。病者四逆，汤善救逆，故名四逆汤。人参、甘草守中阳，干姜、附子通中阳，人参附子护外阳，干姜、甘草护中阳，中外之阳复回，则群阴退避，而厥回矣。吐利止而身痛不休者，中阳复而表阳不和也，故以桂枝汤温经络而微和之。

理中汤方甘热微苦法。此方分量以及后加减法，悉照《金匮》原文，用者临时斟酌。
人参　甘草　白术　干姜各三两　水八杯，煮取三杯，温服一杯，日三服。
加减法：若脐上筑者，肾气动也，去术，加桂四两。吐多者，去术，加生姜三两。下多者，还用术。悸者，加茯苓二两。渴欲饮水者，加术，足前成四两半。腹中痛者，加人参，足前成四两半。寒者，加干姜，足前成四两半。腹满者，去术，加附子一枚。服汤后，如食顷，饮热粥一升许，微自汗，勿令揭衣被。

五苓散方见前
加减法：腹满者，加厚朴、广皮各一两。渴甚，面赤，脉大紧而急，扇扇不知凉，饮冰不知冷，腹痛甚，时时躁烦者，格阳也，加干姜一两五钱。此条非仲景原文，余治验也。

百沸汤和，每服五钱，日三服。
四逆汤方辛甘热法。分量临时斟酌。
炙甘草二两　干姜一两半　生附子一枚，去皮　加人参一两
水五茶碗，煮取二碗，分二次服。

按：原方无人参，此独加人参者，前条寒多，不饮水，较厥逆尚轻，仲景已用人参；此条诸阳欲脱，中虚更急，不用人参，何以固内？柯韵伯《伤寒注》云：仲景凡治虚证，以里为重，

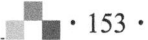

协热下利，脉微弱者，便用人参；汗后身痛，脉沉迟者，便加人参。此脉迟而利清谷，且不烦不咳，中气大虚，元气已脱，但温不补，何以救逆乎？观茯苓四逆之烦躁，且以人参，况通脉四逆，岂得无参？是必有脱落耳。备录于此存参。

【文义医理解析】

中医病名"霍乱"，指的是由霍乱弧菌所引起的烈性肠道传染病在内的一类病症。因病变急骤，于顷刻之间，上吐下泻，挥霍撩乱，故名霍乱。中医霍乱的范围较广，包括西医的霍乱、副霍乱、急性胃肠炎及细菌性食物中毒等疾病。为了加以区别，有人将霍乱、副霍乱称为"真霍乱"，将急性胃肠炎、细菌性食物中毒等称为"类霍乱"。

霍乱弧菌引起的霍乱在我国属于仅有两种的甲类传染病之一，称为"二号病"，其发病急、传播快，也是亚洲和非洲大部分地区腹泻病例的重要病因，故也属国际检疫传染病。典型霍乱患者由于剧烈的腹泻和呕吐，可引起脱水、肌肉痉挛，严重者导致外周循环衰竭和急性肾衰竭。一般以轻症多见，带菌者亦较多，但重症及典型患者治疗不及时可致死亡。

在古代因为缺乏输液，包括霍乱在内的各种上吐下泻的病症，往往因为大量的体液丢失，导致水电解质酸碱平衡紊乱而出现各种并发症，使病情很快趋于沉重。在此条中，吴瑭结合自己的临证心得与当时的见闻认为，霍乱一证，长夏多发，为阳虚寒湿凝聚损伤脾胃两阳所致，治疗上基本上遵从仲景《伤寒杂病论·辨霍乱病脉证并治》的精神，并摘取了仲景六法六方中的理中丸（汤）、五苓散、桂枝汤、四逆汤证治原文结合自己的经验进行发挥。

正如吴瑭所言，霍乱病情危急临床辨治必须小心谨慎，不可不问病由即孟浪套用藿香正气散延误病情；或在藿香正气散基础上加黄连、麦冬，甚至用大量西瓜而导致误治。也正因为霍乱病机比较复杂，除仲景与吴瑭的主张外，还需要参看其他医家的观点，以更丰富的知识指导临证决策，完善临床思维。其中，叶霖在对本条的按语尤其值得一读，特录于此："《伤寒论》曰：霍乱头痛发热，身疼痛，热多欲饮水者，五苓散主之。汗多不饮水者，理中丸主之。此一章示人以霍乱为湿土之病，而有寒热之因，非寒热之辨，寒热之治。即仅乎此也。又曰：吐利止而身痛不休者，当消息和解其外，宜桂枝汤小和之。吐利汗出，发热恶寒，四肢拘急，手足逆冷者，四逆汤主治。此一言湿从表化而宜和表，一言湿从里化宜助阳以生阴也。观此四节，于寒热表里虚实之间，虽不能尽其义，要亦可识其梗概矣。鞠通谓系采录《金匮》原文。《金匮》却无霍乱证治。时医固未读《金匮》，而鞠通又何尝读过《金匮》？不然何以捏造出诸金匮耶？夫霍乱寒热之辨，当宗之《内经》。《素问·气交变大论》曰：岁土不及，民病飧泄霍乱。《素问·至真要大论》曰：诸病水液，澄澈清冷，皆属于寒，此偏寒之霍乱也。《素问·六元正纪大论》曰：土郁之发，为呕吐霍乱。又曰：不远热则热至，热至则身热吐下霍乱。《素问·至真要大论》曰：诸热瞀瘛，诸逆冲上，诸燥狂越，皆属于火。又曰：诸转反戾，水液浑浊，诸呕吐酸，暴注下迫，皆属于热，此偏热之霍乱也。是辨之之法。全在吐出澄澈而不酸浊，泻出清谷而不臭秽为寒。吐出酸浊，泻出臭秽，小溲浑赤为热。不仅口渴饮水已也。其肢冷脉沉伏之假寒真热证，面赤脉浮数之假热真寒证，亦当于酸浊清澈辨之。更有烦渴躁扰，口干恣饮，舌本不冷者，乃气液告竭之候，重在救阴，又不可不知也。然霍乱乃湿土之病，属寒者固多，属热者亦常见，但须刻刻顾虑其脾胃耳。因寒宜理中四逆，故姜、附不嫌其热。因热宜白虎天水，则膏、滑不畏其寒。若救阴当于大剂参、术中，佐以牡蛎、白芍。转筋宜在扶胃持脾间，参用蜘蛛散以抑风木。审因察证，活法运乎一心，不可泥执鞠通之说，而偾事也。尤可笑者，首加'湿伤脾胃两阳'六字，为阳虚寒湿凝聚提纲。此六字是出诸《金匮》耶？《伤寒》耶？抑杜撰以欺世耶，还质之鞠通。"

叶霖虽对吴瑭的读书不全、以偏概全的各种不严谨之处多有诟病，但对霍乱一证乃湿伤中焦脾胃并无异议，更不否认"属寒者固多"，对吴瑭"因寒宜理中四逆"的主张也表示赞同。部分岭南民众习惯于夏日贪凉取冷，由这种不恰当的行为导致的霍乱，从古至今并不少见，临床上可参考此段条文进行辨治。

【扩展选读】

吴瑭在"中焦篇"中，对寒湿所致各种足太阴寒湿症状，如黄疸、便秘腹痛、肛门坠痛、吞酸脘闷、吐利霍乱转筋等，均有相应的病机分析及治方推荐。在"下焦篇"中，吴瑭更对于湿邪致病的机制、湿病的复杂表现，以及湿病的治疗大法陈述了自己的观点。从文字中，大家不难发现，吴氏非常精通寒湿的临证辨治，绝非一个只懂寒冷的温热病大夫。今人对吴瑭的看法，不少是受了其他医家的影响，而对吴瑭本人的学术观点未必做过深入的了解。后世不少被诟病为由于温病派产生而出现的流弊（如大剂量清热解毒药的滥用），实际上正是没有系统全面地领会吴瑭本人的学术观点所致，这一现象颇令人深思。教材限于篇幅，不能一一解析论述，特将一部分原文抄录如下，建议读者另抽时间进行阅读。

【经典原文】

中焦篇

四七、足太阴寒湿，舌灰滑，中焦滞痞，草果茵陈汤主之；面目俱黄，四肢常厥者，茵陈四逆汤主之。

湿滞痞结，非温通而兼开窍不可，故以草果为君。茵陈因陈生新，生发阳气之机最速，故以之为佐。广皮、大腹、厚朴，共成泻痞之功。猪苓、泽泻，以导湿外出也。若再加面黄肢逆，则非前汤所能济，故以四逆回厥，茵陈宣湿退黄也。

草果茵陈汤方苦辛温法

草果一钱　茵陈三钱　茯苓皮三钱　厚朴二钱　广皮一钱五分　猪苓二钱　大腹皮二钱　泽泻一钱五分

水五杯，煮取一杯，分二次服。

茵陈四逆汤方苦辛甘热复微寒法

附子三钱，炮干姜五钱　炙甘草二钱　茵陈六钱

水五杯，煮取二杯。温服一杯，厥回。止后服；仍厥，再服；尽剂，厥不回，再作服。

四八、足太阴寒湿，舌白滑，甚则灰，脉迟，不食，不寐，大便窒塞，浊阴凝聚，阳伤腹痛，痛甚则肢逆，椒附白通汤主之。

此足太阴寒湿，兼足少阴、厥阴证也。白滑、灰滑，皆寒湿苔也。脉迟者，阳为寒湿所困，来去俱迟也。不食，胃阳痹也。不寐，中焦湿聚，阻遏阳气不得下交于阴也。大便窒塞，脾与大肠之阳，不能下达也。阳为湿困，返逊位于浊阴，故浊阴得以蟠踞中焦而为痛也。凡痛皆邪正相争之象，虽曰阳困，究竟阳未绝灭，两不相下，故相争而痛也（后凡言痛者，仿此）。椒附白通汤，齐通三焦之阳，而急驱浊阴也。

椒附白通汤方

生附子三钱，炒黑　川椒二钱，炒黑　淡干姜二钱　葱白三茎　猪胆汁半烧酒杯，去渣后调入

水五杯，煮取二杯，分二次凉服。

方论：此苦辛热法复方也。苦与辛合，能降能通，非热不足以胜重寒而回阳。附子益太阳之标阳，补命门之真火，助少阳之火热。盖人之命火，与太阳之阳、少阳之阳旺，行水自速，三焦通利，湿不得停，焉能聚而为痛，故用附子以为君，火旺则土强。干姜温中逐湿痹，太阴经之本药；川椒燥湿除胀消食，治心腹冷痛，故以二物为臣。葱白由内而达外，中空，通阳最速，亦主腹痛，故以之为使。浊阴凝聚不散，有格阳之势，故反佐以猪胆汁。猪，水畜，属肾，以阴求阴也；胆乃甲木，从少阳，少阳主开泄，生发之机最速。此用仲景白通汤，与许学士椒附汤，合而裁制者也。

四九、阳明寒湿，舌白腐，肛坠痛，便不爽，不喜食，附子理中汤去甘草加广皮厚朴汤主之。

九窍不和，皆属胃病。胃受寒湿所伤，故肛门坠痛而便不爽；阳明失阖，故不喜食。理中之人参补阳明之正。苍术补太阴而渗湿。姜、附运坤阳以劫寒，盖脾阳转而后湿行，湿行而后胃阳复。去甘草，畏其满中也。加厚朴、广皮，取其行气。合而言之，辛甘为阳，辛苦能通之义也。

附子理中汤去甘草加厚朴广皮汤方辛甘兼苦法

生苍术三钱　人参一钱五分　炮干姜一钱五分　厚朴二钱　广皮一钱五分　生附子一钱五分，炮黑

水五杯，煮取八分二杯，分二次服。

五二、霍乱兼转筋者，五苓散加防己桂枝薏仁主之；寒甚，脉紧者，再加附子。

肝藏血，主筋，筋为寒湿搏急而转，故于五苓和霍乱之中，加桂枝温筋，防己急驱下焦血分之寒湿，薏仁主湿痹脚气，扶土抑木，治筋急拘挛。甚寒，脉紧，则非纯阳之附子不可。

五苓散加防己桂枝薏仁方

即于前五苓散内加防己一两，桂枝一两半，足前成二两，薏仁二两。寒甚者，加附子大者一枚。杵为细末，每服五钱，百沸汤和，日三，剧者，日三夜一，得卧则勿令服。

【临证医案举例】

1. 吴瑭医案

医案原文：

乙丑　六月十二日　郭　三十二岁　太阴中湿，病势沉闷，最难速功，非极刚以变脾胃两阳不可。

姜半夏六钱　桂枝五钱　生茅术四钱　茯苓皮五钱

椒目三钱　小枳实三钱　广皮三钱　生薏仁五钱
生草果三钱　生姜一两　老厚朴四钱
煮成三碗，分三次服。十七贴
二十九日。寒湿为病，误用硝黄，致浊阴蟠踞，坚凝如石，苟非重刚，何以直透重围。
川椒炒黑四钱　安边桂二钱　生薏仁五钱　熟附子五钱
猪苓三钱　老厚朴四钱　茯苓皮五钱　泽泻三钱
干姜四钱　小茴香三钱　生草果二钱　白通草二钱
广皮三钱。
煮四碗，分四次服。共服十三帖而后脉转。(《吴鞠通医案·卷三》)

医案解析：
本案在不同版本《吴鞠通医案》中文字有少许出入，主要是患者第一诊后服药帖数的记录有无（有记录"十七帖"者）、和第二诊时间间隔长短（有"十九日"、"二十九日"两种）的不同。根据原文理解，教材认为六月十二日起服药"十七帖"，到"二十九日"复诊比较符合实情。"太阴中湿，病难速已"，已是一般规律，本例患者更由于寒湿为病，而遭前医误用寒下，导致浊阴坚凝，脾胃阳气大衰。吴瑭初诊虽用"极刚"之剂多日仍未见显效，故二诊用药更加峻猛，温热辛通宣透。然亦需要十三贴后方脉转见功。如何理解"重刚"之力反甚于"极刚"之力。此处"重"字实际包含两个意思，一是"加重"，方中辛温通窜之药加重，桂枝改安边桂，生姜改干姜。二是"重复"，具体是在已经用了辛温药物的基础上，再加川椒、熟附子、小茴香；已经用了渗湿利湿药的基础上，再增加了猪苓、泽泻、通草。另一方面，服用药物时，总量和次数都有增加，从三碗分三次服，加到四碗，分四次服。这种"加重+重复"的做法，实际真正体现了孙思邈"重复用药，药乃有力"的训诫。在岭南寒湿临证辨治中，吴氏的用药经验，很值得借鉴；而前医寒湿病误用寒下的教训，更有深刻的警醒作用。

医案原文：
壬辰　七月廿七日　毓氏二十六岁　风寒湿三气合而为痹，脉弦，又感燥金凉气，腹痛，峻温犹恐不及，尚可吃生冷猪肉介属等阴物乎？
熟附子三钱　桂枝五钱　吴茱萸二钱　茯苓块连皮，六钱
生薏仁五钱　杏仁三钱　高良姜二钱　片姜黄二钱
川椒炭二钱　橘皮三钱煮四杯，分四次服。二帖。
廿九日　表里俱痹，肢痛板痛。前用峻温，现在板痛少减，仍游走作痛，兼有痰饮不寐，先与和里。
姜半夏八钱　桂枝五钱　吴茱萸三钱　小枳实三钱
茯苓块连皮，六钱　防己三钱　高良姜二钱　川椒炭三钱
橘皮三钱
煮三杯，分三次服。二帖。
八月初二日　诸证已愈八、九，唯痹痛尚有斯须，自觉胸中气阻，饱食反不阻矣，宗气之虚可知。议通补中焦。
茯苓块六钱　桂枝四钱　姜半夏三钱　焦於术三钱
高丽参二钱　杏仁三钱　片姜黄二钱　炙甘草二钱
橘皮三钱
煮三杯，分三次服。四帖。

医案解析：

本案中，吴瑭对寒湿腹痛、肢痛的治疗，宗仲景新病痼疾之训，先后有序，攻补有度，峻缓得当，值得细细品味。另一方面，又提醒医者两个注意事项。首先，寒湿之病，不可"吃生冷猪肉介属等阴物"助邪。其次，进入秋天，"七月流火"，阳气日衰，燥金凉气可与寒湿相夹为害，仍当温通。岭南湿病的缠绵难愈，很多时候与患者缺乏中医基本知识，误服过服阴柔滋腻之物有关，尤其在秋天之时，若盲目润肺防燥，实有碍于湿病的防治。

医家简介：

见前一章【经典及作者简介】。

2. 黎庇留医案

医案原文：

潘少干，往逢简乡看会景，是晚住一银号。日中多饮水，以数日未大便也。睡至四鼓，大便初硬后溏，颇以得大便为快。嗣则连下三四行。次早回家，延余诊之。与以真武汤去芍药加干姜，服后，下利不减，而腹痛。下午，余复往。至则座客为满，多系业医者。

有爱余者，行至无人处，问曰："病势如何？"余曰："有加无已。晨间无腹痛。今乃增此，非可以轻易视之也。"曰："倘难着手，幸早避去，庶免同业闲话耳。"余曰："君爱我甚厚！然今日之事，我苟不负责，则无人能治焉。前方非不对证，奈法高一丈，魔高十丈何！故当以大剂猛药为之，必效。"遂主大剂四逆汤。病家睹方，疑信参半，延至入夜，汤成而尚未服。余又至其家，见案头置浓煎之药一碗；而聚讼纷纷，莫衷一是。余慨然曰："若药有不合，我当任其咎！"方议论间，无何而手足厥矣，无何而牙关闭矣。

乃妻彷徨无措。余命将药渐次灌入，并速其再煎一剂；汤未成，而病者能言，叹息不已。然手足未暖，又疴。余趣进此剂，并与饭焦茶，疴遂告止。

次日，处用理中汤加附子，以开其胃，尽日无疴。

次早邀诊，云："夜半复疴。"其妻谓"入晚口渴难忍，因少与之茶，岂由是耶？"遂严禁茶粥。是晚，余亦与诸客，在其家周旋通宵。忆去年龙珠禄丰两坊，坏人以百十计者，即此症也。潘之疾寻愈。

医案解析：

由于岭南地区炎热潮湿，人多饮水，易感受寒湿之邪，本案潘少干为寒湿泄泻，"夫水气者，则寒湿也，肾主之。肾病不能制水，水饮停蓄为水气，腹痛，寒湿内甚也。四肢沉重，疼痛，寒湿外甚也。小便不利，自下利者，湿甚而水谷不能别也。初期用真武汤去芍药加干姜温阳利水祛寒湿，服后，下利不减，而腹痛，黎氏考虑为非不对症，而是本例寒湿严重，非用大剂四逆汤温阳才能化寒湿，患者好转，并与具有温中止渴，祛寒暖胃作用的饭焦茶后痊愈。患者好转后又由于夜间饮茶泄泻复发，也是说明了水饮的诱因，形成寒湿泄泻。案中所提及的"饭焦茶"是岭南特色药物，既往用砂锅煮饭做成。现在可用铁锅煮饭，大米落锅用明火煮滚几分钟后，稍焗（焖）一会儿，即起锅把饭盛起，所余饭焦（锅巴）粘着锅底，趁锅底温度仍高，即取半盘干净冷水，迅速注入锅内，锅内即发出"谢谢"的声响，并冒出一阵白色蒸汽，顿时浓香扑鼻，这种茶水有温中止渴，祛寒暖胃的作用。

3. 黎庇留医案

医案原文：

霍乱证，伤人最速。善治之，则其愈亦速。谭寨谭某，贩茧绸为业，适由佛山回乡，多饮茶水，晚膳后，精神尚如常。睡至四鼓，下利。至晓，下利已三四次，趣迎余诊。按左手脉未毕，即不能忍，急如厕。后持其六脉皆沉，与大剂四逆汤，嘱其连买两剂，盖恐药肆远隔，购药不便也。翌早，病者自来门诊，若无病状。据云："昨日药未及煎，疴呕殊迫。且吐于枕畔，不能起床。服药后得酣睡。即醒复疴。乃服第二剂。寻进饭焦半碗，下午疴呕俱止。晚食饭焦一碗，安睡如常。"今徒步来诊，遇人询及，几以昨日之事，为夸诞云。

医案解析：

本案患者由于长途奔劳，多饮茶水，寒湿内盛，至深夜寒盛，骤起疴呕（疴，古同"屙（ē）"，粤语意指排泄，如屙屎、屙尿，案中意思为下利），下利频频，卧床呕吐，挥霍缭乱。此霍乱之证，乃阳虚寒湿凝聚无疑，当治温散中焦之寒湿，扶脾胃之阳气。黎氏选用大剂四逆汤，患者服药后迅速好转，并食以饭焦温养脾胃祛肠胃寒湿，前后一天即告痊愈。

医家简介：

黎庇留（1846～？），又名天佑，字茂才。广东顺德人。岭南近代伤寒名家。儒而通医，学术上专师仲景。著有《伤寒论崇正编》《黎庇留医案》。

4. 刘赤选医案

医案原文：

杨某，男，50岁，解放军干部。

患者腰酸腿软，肌肤麻木，骨节伸屈不利，难以行走已一年多，并见两胁刺痛，大便时有溏泄，每日2～10次，小便频数而长。拟用苓桂术甘汤加味治之。处方：

桂枝15g　白术15g　茯苓21g　炙甘草6g　白芍15g　黄芪15g　生姜21g

3剂。

二诊：泄泻次数减少，两胁刺痛及两腿麻木酸软俱减，唯腰麻紧束，双膝怕冷，脉细濡。此寒湿之邪着于腰肾，拟用温通驱寒之法。方用《金匮》肾着汤加味。处方：

干姜12g　茯苓30g　甘草6g　白术30g　桂枝30g　黄芪30g

3剂。

三诊：服药后诸症明显减轻，守上方加法半夏、防风、附子、荜茇等品，连服50余剂。

四诊：症状逐日减轻，腰膝活动灵活，但下肢仍有麻木冷感，上半身易出汗，下半身无汗，大便时溏，舌淡苔白，脉濡细虚。改服甘草附子汤以温经散寒。药用：

炙甘草9g　桂枝30g　白术45g　炮附子30g　云茯苓45g　干姜21g　法半夏15g

连服5剂，每剂分2次服。

五诊：服上方后，腰冷痛已觉减轻，大便好转。继用上方加减服20余剂，诸症悉去。

本例痹证，虽有腰酸冷痛，腿软无力，肌肤麻木，屈伸不利等表现，但以冷痛为主，属寒湿之证，当治以温剂。盖沉寒积冷，着于腰肾，凝结筋络，非大剂温通之品不能取效。初诊患者脾肾阳虚，故立温补脾肾、温经通络之法。二诊属寒湿之邪，着于腰肾，故改用暖土胜湿之法。四诊究其沉寒积冷，非温通而不能祛之，故用附、桂以温肾壮阳，驱散寒邪。治法多端，贵乎辨证。

医案解析：

本例前后5诊，服药80余剂，诸症方除，可见寒湿病症不但见证多端，且即便辨证准确，也难以速愈。刘老中医诊疗思维清晰，药用得当，原文中已经详述，不再重复。刘老历任广州中医学院伤寒、温病教研室主任，对伤寒、温病两家的经典了然于胸，临证应用更是得心应手。故本案的重要提示意义是：善学者，学用温病派的思想观点，并不会影响伤寒金匮知识的理解运用。吴瑭如此，刘老亦如此，我辈亦当如此。

【经典知识点的当代临证应用提示】

1）掌握寒湿的辨识与诊治要点，是鉴别温病的基本要求，也是岭南中医大夫应有的临证技能。

2）湿邪为患，兼证甚多，表现复杂，需要仔细辨识，根据阴阳寒热之不同，有的放矢，方可见效。

3）寒湿的治疗原则之一：补阳。虽说寒湿病症难以速效，但不等于不必用峻猛的温阳辛烈之药，当用时还需敢用，甚至重用。

4）寒湿的治疗原则之二：通阳。"通阳不在温，而在利小便"的学术观点，在寒湿的临证诊治中有重要的价值。

5）总的来说，寒湿证治疗的原则：以补阳、通阳为要！

6）经典知识点速记歌：温病学家吴鞠通，寒湿辨治岂无功，病证多端难速愈，阳当补兮亦当通。

（老膺荣　孙海娇　周　薇）

参 考 文 献

黄英志. 2015. 叶天士医学全书. 北京：中国中医药出版社.

黎庇留著. 黎少庇选，萧熙评述. 2008. 黎庇留经方医案（评述版）. 北京：人民军医出版社.

李时珍著. 柳长华主编. 2015. 李时珍医学全书. 北京：中国中医药出版社.

马莳. 2017. 黄帝内经注证发微（上）. 北京：中医古籍出版社.

单书健等. 2011. 古今名医临证金鉴痹证（下）. 北京：中国中医药出版社.

王冰注. 2015. 重广补注黄帝内经素问. 北京：中医古籍出版社.

吴鞠通. 1958. 增补评注温病条辨：中焦篇. 上海：上海卫生出版社.

吴鞠通著. 李刘坤主编. 1999. 吴鞠通医学全书. 北京：中国中医药出版社.

吴瑭. 2006. 吴鞠通医案. 北京：中国中医药出版社.

叶天士著. 韩飞等点校. 2006. 临证指南医案：吴江徐灵胎评本. 太原：山西科学技术出版社.

张介宾. 2016. 中医典籍丛刊：类经（上）. 北京：中医古籍出版社.

张隐庵. 2012. 黄帝内经素问集注. 太原：山西科学技术出版社.

第十一章　岭南本草经典理论解析

第一节　本草经典理论及在"湿病"中的应用

　　位于广东、广西、海南及香港、澳门一带的岭南地域，因五岭的阻隔形成了独特的区域特点，并诞生了富有地方特色的岭南医学流派。诚如《黄帝内经素问·异法方宜论篇第十二》中云："南方者，天地所长养，阳之所盛处也。其地下，水土弱，雾露之所聚也。"地势低而水雾弥漫正是岭南有别于他处的地域特点。《明医杂著·卷之三》说："北方多寒，南方多热，江湖多湿，岭南多瘴。"所谓"瘴"，是指岭南由于山岭阻隔，地势卑下而又濒海，故形成了长年湿气弥漫的气候特点。因此，对于"湿病"的辨治和用药是岭南中医学术体系中的重要组成部分，也是岭南医学的重要学术特色。《岭南卫生方·李待制瘴疟论》中说："岭南既号炎方，而又濒海，地卑而土薄。炎方土薄，故阳燠之气常泄；濒海地卑，故阴湿之气常盛……又阳燠既泄，则使人本气不坚，阳不下降……阴湿既盛，则使人下体多寒，阴不上腾，常沉而下。"因此岭南之湿病又常与阳气外泄而不降，阴湿下侵而不升，所形成的升降失常密切相关。

　　对于一套成熟的学术理论而言，"理、法、方、药"皆不可或缺。岭南的药学理论并非另开先河，而是在承袭中医经典的基础上，结合本地多湿、升降易紊乱的疾病特点加以发挥。同时，也因上述疾病特点的缘故，岭南医家的用药必须更为灵活多变，而不拘于药物的固有用途。因此，岭南医学对于药物本身的属性特点，尤其是升降属性更为重视。

　　本章结合岭南学术特色，重点阐述药学相关的经典理论知识，并结合对"湿病"的治疗论述其应用。

一、本草"三品"分类法

　　《神农本草经》是最早期的本草著作，虽然其内容详于功效记述，而略于理论阐述，但书中所展示的"三品"分类法，凸显了古人对药物本质属性的重视，对于后世本草学的发展影响深远。

【经典原文】

　　上药一百二十种为君，主养命，以应天，无毒，多服久服不伤人；欲轻身益气不老延年者，本上经。

　　中药一百二十种为臣，主养性，以应人，无毒有毒，斟酌其宜；欲遏病补虚羸者，本中经。

　　下药一百二十五种为佐使，主治病，以应地，多毒，不可久服；欲除寒热邪气破积聚。

【原文出处】

汉代，《神农本草经》。

【经典及作者简介】

《神农本草经》是中医四大经典著作之一。成书时间不详，只能推测大约成于汉代，且后世研究者多认为该书非由单人编纂，而是由多位不同时期的医家收录整理而成。《神农本草经》是本草药学史上的奠基之作，"论理"的篇幅虽短，但其中所蕴含的药学理念却值得深入研究。

【文义医理解析】

《神农本草经》依据"上中下三品"的理论对药物加以分类，并且在介绍中使用了"以应天""以应人""以应地"这样的类比手法。所谓"清阳为天，浊阴为地"，因此"主养命，以应天"指的是药物偏于轻清空灵，故与"天"相应，可以作为养生之品长期服用。而"主治病，以应地"指的则是药物偏于重浊浑厚，与"地"相应，这些药物偏性较强，对于气血运行的影响很大，故只能在治病时使用。"中品"的性质则介于"上品"和"下品"之间，故与居于天地之间的"人"相应，可以适当纠正人体的异常状态。《神农本草经》中三品分类法所对应的"天、人、地"是药物属性的一种整体象征，可见早期的药物分类并非依据其具体功效，而是侧重于其属性。

【临证医案举例】

罗天益医案

医案原文：

罗谦甫治一妇，年几三十，忧思不已，饮食失节，脾胃有伤，面色黧黑不泽，环唇尤甚。心悬如饥状。又不欲食，气短而促。大抵心肺在上，行荣卫而光泽于外，宜显而不藏。肝肾在下，养筋骨而强于内，当隐而不见。脾胃在中，主传化精微，以灌四旁，冲和而不息，其气一伤，则四脏失所，忧思不已，气结而不行。饮食失节，气耗而不足。使阴气上溢于阳中，故黑色见于面。又经云：脾气通于口，其华在唇。今水来侮土，故黑色见于唇。此阴阳相反，病之逆也。上古天真论云：阳明脉衰于上，面始黑，故知阳明之气不足，非助阳明生发之剂，无以复其色。故以冲和顺气汤主之。《内经》云：上气不足，推而扬之。以升麻苦平，葛根甘温，自地升天，通行阳明之气为君，人之气，以天地之风名之，气留而不行者，以辛散之，防风辛温，白芷辛甘，以散滞气为臣，苍术苦辛，蠲除阳明经之寒，白芍酸寒安太阴经之怯弱。《十剂》云：补可祛弱，人参、羊肉之属，人参、黄芪、甘草甘温，补益正气为佐。至真大要论云：辛甘发散为阳，生姜辛热，大枣甘温，和荣卫，开腠理，致津液以复其阳，故以为使。每服早饭后，午饭前，取升阳之时，使人之阳气易达故也，数服而愈。

医案解析：

本案出自古籍《奇症汇》。患者以面生黑斑为主诉，同时伴有纳差、气短而喘等症，罗氏认为其病源于脾胃不足，升发乏力，以致"上气不足"，治法是"推而扬之"，故用甘温的参、芪、草补气，另以葛根、升麻、防风等药升发清气。依据《神农本草经》三品分类法，其中黄芪、防风、升麻、苍术、人参、甘草、大枣等属于上品，葛根、白芷、姜等属于中品，整个方子的作用较为和缓，以"养命"为主，符合病人久病体虚之病机。

如果仅从药物功效的角度去分析本案的用药思路，便不易理解罗氏为何在没有风寒表证的情况下，用了大量的"解表药"。但如果从药物整体作用的角度，则方中所用的葛根、升麻、防风等药都以气味淡薄，轻扬上行为特点，能够引人体的阳气上达头面，医家用药之意明了。

医家简介：

罗天益，字谦甫，据传是元代真定路藁城人。罗氏乃是"补土派"开山祖师李杲（李东垣）的亲传弟子。他所编纂的著作中，最有名的当属《卫生宝鉴》二十四卷，书中对于药理的论述也颇有特色。

【经典知识点的当代临证应用提示】

《神农本草经》中的三品分类法，乃是从药物的整体属性特点出发，对功效的本质加以认识，体现了古人处方用药的又一思路。

二、本草性味及升降

性味乃是中药阴阳属性的具体体现，阳者上行，阴者下沉，以此而发挥调节升降的作用。分析一味药的综合属性，必须要先掌握性味所代表的含义。

【经典原文】

天有阴阳，风寒暑湿燥火，三阴、三阳上奉之。温凉寒热，四气是也，皆象于天。温、热者，天之阳也。凉、寒者，天之阴也。此乃天之阴阳也。地有阴阳，金木水火土，生长化收藏下应之。

辛甘淡酸苦咸，五味是也，皆象于地。辛甘淡者，地之阳也。酸苦咸者，地之阴也。此乃地之阴阳也。味之薄者，为阴中之阳，味薄则通，酸、苦、咸、平是也。味之厚者，为阴中之阴，味厚则泄，酸、苦、咸、寒是也。气之厚者，为阳中之阳，气厚则发热，辛、甘、温、热是也。气之薄者，为阳中之阴，气薄则发泄，辛、甘、淡、平、凉、寒是也。

轻清成象（味薄，茶之类）本乎天者亲上。重浊成形（味厚，大黄之类）本乎地者亲下。

升降者天地之气交。

【原文出处】

元代，王好古，《汤液本草·用药法象》。

【经典及作者简介】

王好古，字进之，曾师从张元素、李杲。《汤液本草》乃王好古所著的药学著作，该书同时也吸收了其先师张元素的《珍珠囊》及李杲《药类法象》《用药心法》中的相关理论，尤对于本草的性味、升降进行了详细的论述。

【文义医理解析】

这一段条文是对性味理论最为基础的诠释。《本草纲目·神农本经名例》引李杲语云："凡药之所用，皆以气味为主。"这里的"气味"，代指的是药物的性味特点。古人认为本草的性味受两方面影响而成，一是"天之阴阳"，指的是天气乃至于气候的影响。四季有春暖、夏热、秋凉、冬寒的变化，本草的生长必然受到四季更替中阴阳变化的影响，方孕育出不同的药性。二是"地之阴阳"，这一点可以理解为本草生长环境的影响，各地的环境特点不一样，所产的本草也各有所长。例如，岭南土层偏薄，湿度又高，故盛产化湿类的草本药材，如广藿香。与之相对的是冬季严寒而土壤肥沃的东北，人参等滋补类中药多产于此。

在天地阴阳的影响下，中药形成了自身独特的性味。所谓"性味"主要表现在三个方面：一是药性，这里指的是药物的寒热之性，可分为"寒、凉、温、热"四大类。二是药的气味，即通过"鼻闻"所感受的气息，除了气味的香臭外，其差异主要在于浓淡。三是药的味道，即通过"口尝"所感受的味道，一般分为辛甘淡酸苦咸六种味道。通常所说的"四气五味"，四气指的便是寒热温凉，而五味则是减去淡味后的"辛甘酸苦咸"。气味属性有时会被忽略，但是如果要全面分析一味药的性质，这三方面的信息都是必不可少的。

综合寒热、气味及味道这三方面的特点，最终形成的便是这味药的综合属性，古代医家也称之为"药象"。如何对这个笼统的概念加以描述呢？在古籍《用药法象》中，医家引入了"升降"这一概念，以体现每种药的作用效果。"升降"，即指药物对于人体气机运动的影响，或使之升浮，或使之收降，终不离"升浮降沉"之变化。

而判断一味药"升降"属性的依据，正是条文中所说的："轻清成象本乎天者亲上。重浊成形本乎地者亲下。"这里的"象"与"形"是相对应的，象指的是无形之物，无形则质轻，故本身偏于轻清的本草，有亲天而趋上之势，以上升为主；而本身偏重浊的本草，则有凝聚下趋之势，故以下行为主。判定一味药最终是"升"还是"降"，要根据其本身"清阳"和"浊阴"的比例多少而定。

那么升降属性与性味有何关联呢？古人认为，中药的性味虽有四气五味之不同，但皆可分属"阴阳"两大类。寒热属性中，"暖"及"热"属阳，而"寒凉"则属阴。气味属性中，因气味乃是无形之物，有升发扩散之性，故属阳，香气越浓烈的阳性越强，反之则偏阴；而味道源于有形实体，故属阴，越浓厚则阴性越强。同时，味道还有"辛甘淡酸苦咸"之分，其中辛甘淡有上趋之性，相对偏阳，而酸苦咸常以下行为主，相对偏阴，故六味中还可再分阴阳。总而言之，暖热、气厚、味辛甘淡属性偏阳，阳则上行，而寒凉、味厚、味酸苦咸属性偏阴，阴则下行。

中药的性味特点不同，使得其发挥的升降作用亦有差异。如一味药材以气味浓烈为特点，且性偏温热，便属"阳性"突出，即为条文中所说的"阳中之阳"。这类药如同夏日灼热的阳光，能够使气上行且能增加其"总量"，有温阳助阳的效果，故有"气厚则发热"一说，例如干姜、附子等。如果药材虽有香气，但气味偏淡，温性也较弱，反而显得味道更突出一点，那么便是"阳中之阴"，有由上泻下的作用，如芍药、茯苓一类。如果药材的味道浓郁，且偏于酸苦咸，再加之性寒凉，便是阴性突出的"阴中之阴"。"味厚则泄"，这类药材多偏于下行而泄气，如大黄等。如果味道相对偏淡，且药之寒性不甚，而香气相对明显一些，则为"阴中之阳"，有上行而行气达表的作用，即"味薄则通"，如防风、川芎等。

分析药味的升降特点，在岭南湿病的治疗中尤其重要。《岭南卫生方·李待制瘴疟论》中云：

"余观岭南瘴疾证候，虽或不一，大抵阴阳各不升降，上热下寒者十盖八九。"因岭南气候炎热而潮湿，热使人汗出而上气外泄，故阳不降，湿又袭于下而使得下气不升。治"湿"的同时，也是在调整人体气机的升降，故药物的升降作用便显得十分关键。

【临证医案举例】

古代医案：沈菊人医案

医案原文：

张。湿结中阳，痰气内痹张。升降失司，脾不磨谷，少纳。头蒙且重，舌白溲少，阳明胃经不能润下，病在中焦。与升降法，脾升则运，胃降则纳也。

茅术　川朴　神曲　陈皮　半夏　枳壳　谷芽　茯苓　泽泻　枳术丸

医案解析：

本案出自古籍《沈菊人医案》。这一病案乃因升降失常，故湿邪郁于里而不化。脾气不能升，故津液不化为水气而上朝，胃气不能降，则废水亦不能化糟粕而排出。故沈菊人强调当"与升降法"，以一系列行气药解气郁，升发脾阳，通降胃气，再配合淡渗之法，则湿邪自化。

医家简介：

沈菊人，字来亨，是一位清代医家。《沈菊人医案》由其学生李筱云、吕伯纯整理编纂而成，遍及内外妇儿各科医案。

【经典知识点的当代临证应用提示】

根据性味阴阳属性的不同，药物可分为"阳中之阳"、"阳中之阴"、"阴中之阴"、"阴中之阳"数种，其差异主要在于对人体气机升降的影响。从升降角度分析药物作用，在岭南湿病的治疗中尤为适用。

三、本草性味及升降与治湿

"湿"是水液停滞不化的结果，与人体气机的运行异常密切相关，涉及多个环节。"治湿"之药需根据病机的主要矛盾，分析其升降失常的关键所在，有针对性地选择相应治法及药物。

【经典原文】

时珍曰：湿有外感，有内伤。外感之湿，雨露岚雾，地气水湿，袭于皮肉筋骨经络之间；内伤之湿，生于水饮酒食，及脾弱肾强，固不可一例言也。故风药可以胜湿，燥药可以除湿，淡药可以渗湿，泄小便可以引湿，利大便可以逐湿，吐痰涎可以祛湿。湿而有热，苦寒之剂燥之；湿而有寒，辛热之剂燥之；不独桑皮、小豆为燥剂也。湿去则燥，故谓之燥。

【原文出处】

明代，李时珍，《本草纲目》。

【经典及作者简介】

明代著名的医药学家李时珍，字东璧，晚年自号濒湖山人，李时珍先后到全国各地收集药物标本和处方，进行药物实地考察记录，收集各种药物记载，历经寒暑，完成了百万字的巨著《本草纲目》。

该书共 52 卷，采用"目随纲举"的编写体例，故以"纲目"名书，书中除了论述具体药物的各论外，卷 1、2 则收纳了历代各家关于本草药性的理论总结，是中药学历史上一部集大成的著作。

【文义医理解析】

李时珍认为，湿邪可以有多种来源及生成途径，再加上患者自身的体质不一，导致受湿后所产生的证型不同，故治湿之法也不可一概而论。古籍中称治湿当"燥"之，看似只有用桑白皮、赤小豆等渗利水液，使之"燥"化的药物才算"治湿"。实际上，祛风药通过使水液上行外发可散湿，香燥药通过输布水液可以除湿，淡渗药通过利尿排水可以渗湿；此外，利小便可引湿下行，通大便本身也是攻逐湿邪的一种方法，甚至通过吐痰涎也可以祛除体内的部分湿邪，无一不是"治湿"之法。湿的对立面是"燥"，故只要是能够克制湿邪的治法，都可称为"燥湿"。

文中还指出对于寒湿和湿热，分别当用何种性味的方药："湿而有热，苦寒之剂燥之；湿而有寒，辛热之剂燥之。"湿热常有上冲之势，故除了用寒药以清热，还以苦法降之泻之；而寒湿常凝滞不动甚至下趋，故需以温热除寒，同时以辛法升之散之。当然，并不是说所有的寒湿证只能用辛热法，或湿热证只能用苦寒法，这一段条文乃示人以纲领，突出药物性味与治湿之法间的联系，同时也是从"升降"角度运用药物的一种示范。

【临证医案举例】

余景和医案

医案原文：

曹秋霞，即余习药业之师也，颇知医理。庚申孟河城陷，粤匪蟠踞，避乱于太平洲。其母年逾六旬，发热不休，面红目赤，进以芩、栀等，热甚不解。再以生地、石斛大剂寒凉，其热更甚，彻夜不寐，汗出气喘，症已危险。邀吾师诊之，吾师曰：治病宜察气候、土宜，此处四面临江，低洼之乡，掘地不及三尺，即有水出，阴雨日久，江雾上腾。症由受湿化热，湿温症也。如物受潮，郁蒸化热，当曝以太阳，其湿一去，其热自清。进以寒凉，是湿蒸之热，沃以凉水，添其湿，即助其热矣。《内经》云：燥胜湿，寒胜热。湿淫所胜，平以苦热，以苦燥之，以淡泄之。进以茅术二钱、干姜一钱、赤苓一两、苡仁一两、黄柏钱半、猪苓三钱、桂枝一钱、车前二钱、滑石五钱，必须多服尽剂，方能退热，病家因热甚，不敢服。

吾师曰：热而不烦，渴而不饮，舌苔黄腻而润，脉来模糊带涩不利，皆湿热之明征也。若再服寒凉，必致发黄，或吐呕，或下利，则不可救药矣。促而饮之，日晡时，饮尽一大碗。至天明，热退身安，即能安寐。吾师曰：五方异治，地有高下。湿温一症，风高土燥之处，未曾见惯。苦燥温热之品，内有味淡泄热，苦寒化热以制之，即丹溪二妙法也，虽重剂亦无妨。有几分病，进几分药，并非孟浪乱投重剂也，盖药必中病而已。

医案解析：

本案出自古籍《诊余集》。这篇医案体现的正是"湿而有热，苦寒之剂燥之；湿而有寒，辛热之剂燥之"。从医案上下文意推测，曹母发热当为湿热证无疑，只是初发病时误用苦寒药以清热（此本当用辛寒），且又未用利湿泻湿药，故病邪不去；后见发热不退，又误以为热盛伤阴，而用甘寒之生地、石斛，则热被湿遏，湿受甘阻，病势更重。余景和在文中指出，对于湿病，一定要针对其病性选择对应的药物性味，如果仅是单纯的湿热证，当以苦燥湿，以寒清热，同时佐以淡渗法以加强利湿。但方中除了苦寒药及淡渗药外，还用了干姜、桂枝这样的辛热药。这是因为前医过用寒凉，以至于湿邪郁遏而成寒湿，寒湿者当治以辛热，故用姜桂方能开表散湿。

医家简介：

余景和，字听鸿，清代江苏宜兴人，本案选自其著作《诊余集》，是其平素医案及医话的记载。

【经典知识点的当代临证应用提示】

诸法皆可"治湿"：不独渗利水液可"助燥"，发汗、行水、攻下等有助于排出过多水液的方法皆可"燥湿"，而具体治法的确定需结合辨证，选择具有相应"升降"作用的药味。

四、升降治湿三法之一：散湿

【编写说明】

湿之所生虽涉及多个环节，然而邪之去路不过"发汗、利小便、通大便"三条。中药对于湿邪的祛散亦无非通过这三条途径，从这一角度，可将治湿之法分为散、渗、泻三法。

【经典原文】

散湿 经曰：半身以上，风受之也。半身以下，湿受之也。然有湿不下受，而湿偏从上感，则湿又当上治。盖湿无风不行，如风在上，其湿从风以至者，则为风湿。是风是湿，非散不愈也。湿值于寒，寒气凛冽，其湿由寒至者，则为寒湿。是寒是湿，亦非由散不除也。且有好食生冷，留滞肠胃，合于两露感冒，留结不解，随气胜复，变为寒热，以致头重如裹，皮肉筋脉，皆为湿痹，则不得不从开发以泄其势。

然散湿之药不一，有止就湿而言散者，如苍术之属是也。有因风湿而言散者，如白芷、羌活、独活、防风、寄生、葳蕤、秦艽、巴戟、狗脊、灵仙、海桐皮、豨莶草、苍耳子、草薢、茵芋之属是也。有就寒湿而言散者，如五加皮、天雄、蔓荆子、僵蚕、细辛之属是也。有兼风热而言散者，如芫荑之属是也。有就热湿而言散者，如香薷之属是也。有就痰湿而言散者，如半夏之属是也。至湿而在胸腹，症见痞满，宜用川朴以散之。湿在肌肉，症见肤肿，宜用排草以洗之。湿在肠胃，挟风而见拘挛痹痛，宜用秦艽以除之。湿在筋骨而见头面不利，宜用蔓荆子以治之。此皆就表就上，受湿论治，故以散名。若使湿从下受，及已内入为患，则又另有渗湿泻湿诸法，而非斯药所可统而归之也。

【原文出处】

清代，黄宫绣，《本草求真》。

【经典及作者简介】

黄宫绣是清代著名医家，宫廷御医，字锦芳。其所著的《本草求真》中 "求真" 一名乃取自 "俾令真处悉见" 之意。黄宫绣论药，"总以药之气味形质四字推勘而出，则药之见施于病者，既有其因，而药之见施于病而既有效者，又有其故"，他将临床功效与药物本身特性紧密结合，颇有洞见。

【文义医理解析】

正如李时珍所云，湿邪主要来源于外感及内生两种途径。从外感受的湿邪，多从表而入。《内经》中虽有 "感于湿者，下先受之" 一语，但外湿侵犯人体时常以上部为主，故仍当从上而治之。既然病在上在表，祛邪亦当因势利导，引水液趋于外或上行而散之，故谓 "散湿"。湿证也分多种，对于风湿、寒湿、外湿证，散湿是首选治法。这种治法本身也可以视为一种 "汗法"，通过使湿邪化为汗液而排出，故对于病位偏上偏表的湿证尤为合适。而湿邪与寒邪相合后，如同水结成冰，常形成一种凝固状态，失于蒸腾，而 "散法" 有助于打破这种 "收引" 状态，使水液恢复正常的气化，故 "散湿" 法也可治疗寒湿。

文中所列举的代表药物，很多都属于药性阴阳分类中提到的 "阴中之阳"，即气味较味道更为明显，且性偏于微温、平和甚至微凉的一类药物，味道亦多含辛。这类药物可以促使人体之气上行，以加快水液的蒸腾外散。另有一小部分药则属于 "阳中之阳"，不仅味辛且性大热，香气亦浓烈，则为散寒化湿所用。

根据湿邪病位及病性的不同，"散湿" 法可以选择相应的药物。"正治" 之药当莫过于辛苦温的苍术，但苍术相对质地厚重，如果是兼风邪而病位更为居上的，则需要选用更趋于表的羌活等祛风散湿药。如果治疗的是寒湿证，则需在散湿药中选择温性更强的，如五加皮等。如果是风湿中又兼有化热的，需要选择既能辛散又平和的药物，如香薷等。

除了兼夹的邪气外，还需要根据湿邪的病位及形态进行辨证选药。"湿" 其实是一个广义的概念，包括 "痰饮水湿" 多种。湿偏于中上焦而见痞满，是湿中夹有气郁，则用行气化湿的厚朴；湿化为痰，多黏腻难解，故用辛润之半夏；湿邪外聚于肌肉之间而见局部水肿，则用利水化湿的排草。湿邪留驻关节，则用善解关节之湿的秦艽。受湿而见头面不适，则用清利上焦的蔓荆子。虽然功效不同，但上述 "散湿" 药都有一个共同特点，即治湿以 "升散" 为主，引导水湿由表由上而出。

【临证医案举例】

1. 王堉医案

医案原文：

介之罗王庄张冠英，家称小有，继娶吾里中李姓女。张得腿病，骨节痛楚，不可屈伸，且时作肿，卧床已半年矣。延医视之，或以为下痿，用虎潜丸补之；或以为痹痪，用续命汤散之。皆不效。

其内弟请余往治。余诊六脉缓大。告之曰，既非下痿，亦非痹痪。所患乃寒湿下注，关节不灵,肿痛必在关节。病虽久,可治也。乃先进羌活胜湿汤加牛膝、防己以疏利之。三服后,杖而能起。又往视之,投以五苓理中汤(即五苓散和理中汤合方),四服后,肿痛全消。意不愿服药。余曰:湿气未清,恐将复作,不如多服,以免后患。张听之,服药二十余剂,乃以酒肉来谢。余告以谨避风寒混气。相隔十余年,余见于其戚家席上,称健步焉。

医案解析:

本案出自王堉的《醉花窗医案》,可谓一波三折。患者下肢关节疼痛,以至于不能行走,第一位医生认为是肾元亏虚的痿证,故用滋阴益精的虎潜丸治疗,不效;第二位医生觉得是中风所导致的瘫痪,因此用了《金匮要略》治疗中风的续命汤。到王氏接诊时,见其肿痛在关节,最终判断为寒湿下注所致的关节病。此湿由外来,又居于表而不散,正合于"散湿"之法,故先用羌活胜湿汤辛散苦泻以解表邪,后用五苓理中汤温化在里之寒湿并引之下渗。

医家简介:

王堉,字蓉塘,号润园,清代医家。关于其人生平的详细信息已不详,而《醉花窗医案》乃是其医案的记载。

2. 刘长修医案

医案原文:

叶某,女,46岁,本厂修梭工,1980年3月24日初诊,右侧偏头痛2~3年,时发时止,每遇阴雨天、劳倦后及情绪激动时发作,病发时右侧颞部痛而昏胀,低头则痛重,仰头则痛减,自感低头时脑内如有物下坠,仰头则感物上,仰头久猛然低头则头后部发出"咯噔"之响声,常胸脘痞闷,纳差运迟,腰酸膝软,舌体胖嫩,苔白厚腻,脉象濡缓。

揆度脉证,患者脾肾素亏致生内湿,脾虚湿困外湿得以入侵,内外合邪上淫清窍,清阳不运故致头痛。湿为阴邪黏腻沉重,故脑内产生如有物坠及昏胀沉重之感。阴雨日外湿淫盛,劳倦则伤脾,脾虚湿浊无制,故阴雨日及劳倦后易于发作。治宜健脾温肾,宣化湿邪,燮理升降:苍术、生白术、生黄芪、莱菔子各15g,防风、川芎、羌活、桂枝、泽泻、柴胡、白豆蔻各10g,苍耳子12g,麻黄5g。方中苍术、麻黄、桂枝、防风等既可调升降以化内湿,又能宣散发汗以祛外湿,更佐羌活、苍耳子、川芎以增强祛湿止痛之效,故服药15剂而痊愈。随访至今,未见复发。

医案解析:

本医案出自《安徽中医学院学报》的《燮理升降法治湿的体会》。按原文的分析,患者所受湿邪虽生于内,但有上趋之势,故从其势而外散之,亦为"散湿"之法。

【经典知识点的当代临证应用提示】

散湿法多用辛、甘、性温热、香气浓烈的药味,适用于湿病中以风湿、寒湿、外湿证为主者,即通过药物的辛温蒸腾之性使水液气化而散。

五、升降治湿三法之二:渗湿

除了发汗外,利尿也是排出水湿的重要方法。在人体正常活动的状态下,气化后的水液经过输布后,大部分仍将下行化为尿液而排出。利用这一途径以加强人体对水湿的排泄,即为第二个治法:渗湿。

【经典原文】

渗湿 唯是禀体素厚，脏气偏胜，并或外邪内入，阻遏生机，如湿气流行，土受水制，在初湿气内盛，能毋渗而泄乎？久而水气横逆，泛流莫御，能无决而去乎？此水之宜渗宜泻者然也。火气内炽，一火发动，众火而起，冲射搏激，莫可名状，此火之不得不泻者也。热气内蒸，水受煎熬，苟不乘势即解，则真阴立槁，此又热之不得不泻者也。至于或热或火，结而为痰，或热或火，盈而为气。痰之微者，或从渗湿泻湿之药以去。若使痰甚而涌，宜用苦寒苦咸之药以降；气之微者，或用泻火、泻热之药以消。若使气盛而迫，须用苦寒苦劣、之药以下。其有禀受素亏，邪气不甚，则止酌以平剂以投，不可概用苦寒，以致胃气有损。

又按：湿为阴邪，凡人坐卧卑地，感受湿蒸，及或好食生冷，遏其元阳，郁而为热。在初受邪未深，不必竟用重剂，唯取轻淡甘平以渗，然渗亦须分其脏腑，如扁豆、山药、陈仓米、茯苓、浮萍、通草、鸭肉、鲫鱼、鲤鱼、泽兰，是渗脾胃之湿者也。但茯苓则兼肺肾以同治，通草则止合肾以共理，鲫鱼则止合肾以皆渗。故暑湿熏蒸，三焦混乱，宜用扁豆以除之。胃气不平，烦渴不止，宜用仓米以止之。脾虚热泄，宜用山药以渗之。水肿不消，宜用浮萍以利之。淋闭不通，宜用通草以开之。肠风下血，膈气吐食，宜用鲫鱼以理之。陈气不化，宜用泽兰以去之。虚痨嗽肿，宜用鸭肉以平之。肿嗽泄泻，宜用茯苓以利之。水肿脚气，宜用鲤鱼以治之。又如榆白皮、冬葵子、神曲、石钟乳，是渗肠胃之湿者也。故五淋肿满、胎产不下，宜用榆白皮、冬葵子以服之。乳汁不通，宜用石钟乳以通之。又如茯神、萱草，是渗心经之湿者也。故惊悸健忘、水湿内塞，宜用茯神以利之。消渴心烦，宜用萱草以释之。他如肾有邪湿，症见心气不交，则有桑螵蛸以治之。症见杨梅毒结，则有土茯苓以导之，但土茯苓则兼诸脏之湿同理。肺有邪湿，汗闭不泄。则有姜皮以发之。肺气不降，则有通草以通之。肝有邪湿，而见子肿风瘘，则用天仙藤以治之。至于湿热稍胜，药非轻剂可治，则又另有泻剂，而非斯药所能尽者也。

【原文出处】

清代，黄宫绣，《本草求真·渗湿》。

【经典及作者简介】

见第一节第四个知识点的【经典及作者简介】。

【文义医理解析】

这一段条文虽以解说"渗湿"法为主，其实也解析了"泻湿"法。上文曾提及，"散湿"法以治疗外湿和偏于上的湿病为主，相对而言"渗湿泻湿"则更偏重于内生之湿邪，或外湿已入里之证。条文开头提及一句"禀体素厚"，指的是患者本身体质偏"实"，故受湿后多成实证，方宜用渗泻之法。也就是说，对于体虚之人，渗湿泻湿法的应用要慎重。渗泻法其实类似于"通利二便"之法，多少会消耗人体之气，如辨证用药不够精准，过用渗泻反而更伤津气。

两者对比，"渗湿"法较"泻湿"更为温和，用于治疗湿病之轻者、缓者。所谓"凡人坐卧卑地，感受湿蒸"，乃感受地上所蒸发的湿邪，非如暴雨骤湿般剧烈；所谓"好食生冷，遏其元阳，郁而为热"亦乃冷食一时不能被运化，留于中而成湿，故这两处说的都是因缓慢感受湿邪而生的湿病，且病情尚轻。湿邪既不盛，人体之气又不虚，便只需促进正气对于水液的运化，加快水湿的排出，这其中最为便捷的自然是"利小便"法。故本篇中绝大多数药性偏平或微温微凉，且以味甘淡为主要特征，甘可益脾胃，使其运化更多水液，淡味可引水液先上承后下趋，而从尿中排出。

与其他治法相比，"散湿"所治的多为外来之湿，故重视邪气的性质。而"渗湿"多治内湿，故除了考虑兼夹邪气，还需结合患者素体的阴阳偏盛。如兼胃热化燥而见口渴者，用陈仓米，因黏稠的米汤可生胃津。而兼有脾气虚又腹泻者，则用养脾胃的山药。

同时，渗湿法虽以"利小便"为最终结果，但尿液的生成涉及多个环节和脏腑，所谓"饮入于胃，游溢精气，上输于脾，脾气散精，上归于肺，通调水道，下输膀胱"：水液化为尿液前，需要经过胃的运化吸收，由脾气升发而供肺，肺气宣降后方下输膀胱。故渗湿法的选药常围绕水液运输的"链条"展开，如因肺气不宣而水肿不消，需选用姜皮、浮萍；如下窍不通而致小便淋闭，可用通草；如中焦水液运化失常，则当用茯苓、泽兰等，不一而足。正因其作用较为"间接"，故"渗湿"法的"利湿"效力和缓，常用于湿邪发病势缓的情况下，或慢性病的治疗中，如湿邪盛而来势汹涌，则不如选用"泻湿"法。

【相关学术争鸣】

关于渗湿泻湿法不宜用于体虚之人这一点，金元时期的名医李东垣已有相关论述。他在《脾胃论·调理脾胃治验治法》中以自身医案为例，指出气虚下陷之湿病不当用淡渗之法，而当用升提法。这其实也是"散湿法"的一种特殊应用，以引导脾胃阳气上升。

文中云："予病脾胃久衰，视听半失，此阴盛乘阳，加之气短精神不足，此由弦脉令虚，多言之过，皆阳气衰弱，不得舒伸，伏匿于阴中耳。癸卯岁六七月间，淫雨阴寒逾月不止，时人多病泄利，湿多成五泄故也。一日予体重肢节疼痛，大便泄并下者三，而小便闭塞。思其治法，按《内经·标本论》：大小便不利，无问标本，先利大小便。又云：在下者引而竭之。亦是先利小便也。又云：诸泄利，小便不利先分别之。又云：治湿不利小便，非其治也。皆当利其小便，必用淡味渗泻之剂以利之，是其法也。

"噫！圣人之法，虽布在方册，其不尽者，可以求责耳。论今客邪寒湿之淫，从外而入里，以暴加之，若从以上法度，用淡渗之剂以除之，病虽即已，是降之又降，是复益其阴而重竭其阳气矣，是阳气愈削而精神愈短矣，是阴重强而阳重衰矣，反助其邪之谓也，故必用升阳风药即瘥。以羌活、独活、柴胡、升麻各一钱，防风根（截）半钱，炙甘草根（截）半钱，同咬咀，水四中盏，煎至一盏，去渣，稍热服。

"大法云：湿寒之胜，助风以平之。又曰：下者举之。得阳气升腾而去矣。又法云：客者除之，是因曲而为之直也。夫圣人之法，可以类推，举一而知百病者也。若不达升降浮沉之理，而一概施治，其愈者幸也。"

【临证医案举例】

1. 陈秉钧医案

医案原文：

朱，右。痦后又发细瘰，肢体满布，湿温之邪渐得清彻。唯中气受伤，神疲肢倦，纳食未得如常，脉见弦滑。拟从半虚半实调。

生白术　干佩兰　元金斛　赤苓皮　厚朴花　鲜佛手　新会白　绿豆衣　焦米仁　炒蒌皮　环粟子一钱五分　益元散　青荷梗　鲜稻叶

医案解析：

本案出自《陈莲舫先生医案》。病案中的患者其实是一名湿温病患者，原有痦满之症，经治疗后已好转，但又出现遍身细瘰（皮疹的一种）。医生认为这是湿温之邪渐退而未尽的表现，且脾胃中气受伤，导致邪气外透无力，方出现皮疹发而不退。邪虽仍留存，中气亦有不足，故医生称此为"半虚半实"之证。既然邪气不盛而体又稍虚，则当以渗湿之法引湿邪缓缓下渗。故方中除了用白术、佩兰等以辛散透表，也用赤苓皮清利里湿。案中所称的益元散当为六一散之别名，含有大量滑石，亦是取利湿清热之意。

医家简介：

陈莲舫实名陈秉钧，乃是清末时期的上海名医，出生于一医学世家。陈氏在光绪中叶于清浦珠溪镇（今上海市朱家角镇）挂牌行医，因其声名远扬，光绪年间还曾五次奉诏入京为皇帝和太后诊病，而被封为御医。陈氏晚年致力于中医学的教育传承，著作颇丰。

2. 薄敬华医案

医案原文：

刘某，女，66岁。1989年11月10日初诊。患者头晕、视物旋转十多年，曾在某医院诊为"美尼尔氏病"，服用西药及中药效果不显，伴恶心、嗳气、胸闷、舌淡红、苔薄白、脉弦数。证属痰饮内停，清阳不升之眩晕。治以渗湿化痰、理气降逆止呕。方药：泽泻40g，茯苓、白术各15g，陈皮、天麻、党参、车前子（包）、旋覆花（包）、柴胡、枳壳各10g，清半夏、香附各12g，代赭石30g。4剂，水煎服。

二诊：头晕、视物旋转、恶心减轻，右面部及右耳疼痛，心烦，舌淡红、苔薄黄、脉弦数。上方去泽泻加钩藤15g，栀子12g，黄芩10g。5剂，水煎服，日一剂。

三诊：头晕加重，食后恶心，纳差，伴咳嗽、吐黄痰，舌暗红、苔薄黄、脉弦数。方药同一诊加百部20g，前胡、桑白皮各15g，4剂，水煎服，日一剂。

四诊：诸症减轻，嘱继服上方7剂，以巩固疗效。

按：薄老师认为痰饮所致眩晕最多见，尤其是随着生活水平的提高，人们肥甘厚味之品摄入太过，而使脾胃受损，脾运失司，水湿内停，聚而成痰饮。一般重用泽泻40~60g，取其渗湿化痰定眩之性。配白术燥湿化痰，即《金匮要略》中的泽泻汤。二诊中去泽泻而眩晕加重，以此可见泽泻一味在方中的作用。

医案解析：

本医案出自《四川中医》杂志的《薄敬华验案三则》一文中。患者患病日久，水饮在里而非表，故不宜用散湿法，因体虚也不宜用泻湿法；同时，其痰饮本已有逆而上冲之势，如行发散恐症状加重，不如导其下行为妥。故方中以较大量的泽泻，同时适当配合行气苦降之药，引水湿渗利而下。

【经典知识点的当代临证应用提示】

渗湿法多用味淡、甘，性平之药，常用于内生湿病，适合用于湿邪不盛、发病较缓的情况下，通过加强水液的运化排泄以引其由小便而出。

六、升降治湿三法之三：泻湿

在湿邪过于隆盛的情况下，仅依靠气化和渗利很难在短时间之内排出大量的水液，故除了以上的散湿、渗湿之法，另有直降而出的"泻湿"法。

【经典原文】

泻湿　泻湿与渗湿不同。渗湿者，受湿无多，止用甘平轻淡，使水缓渗，如水入土，逐步渗泄，渐渍不骤。泻湿者，受湿既多，其药既须甘淡以利，又须咸寒以泻，则湿始从热解，故曰泻湿。然泻亦须分其脏腑，如湿在肺不泄，宜用薏苡仁、黑牵牛、车前子、黄芩、白薇之类。但薏苡仁则治水肿湿痹、疝气热淋；黑牵牛则治脚气肿满、大小便秘；黄芩则治癃闭肠澼、寒热往来；车前子则治肝肺湿热，以导膀胱水邪；白薇则治淋痹酸痛、身热肢满之为异耳！如湿在于脾胃不泻，宜用木瓜、白鲜皮、蚯蚓、白矾、寒水石之类。但木瓜则治霍乱泄泻转筋、湿热不调；白鲜皮则治关窍闭塞、溺闭阴肿；蚯蚓则治伏热鬼疰、备极热毒；白矾则能酸收涌吐、逐热去沫；寒水石则能解热利水之有别耳。如湿在于脾胃不清，宜用扁蓄、茵陈、苦参、刺猬皮之类。但扁蓄苦参则除湿热杀虫，茵陈则除湿热在胃发黄，刺猬皮则治噎膈反胃之不同耳（泻脾胃湿）。如湿在心不化，宜用灯草、木通、黄连、连翘、珍珠、苦楝子之类。但灯草则治五淋伏热，黄连则治实热湿蒸，木通则治心热水闭，连翘则治痈毒淋结，珍珠则治神气浮游、水胀不消，苦楝子则治热郁狂燥、疝瘕蛊毒之有分耳（泻心湿）。若在小肠湿闭而见淋闭茎痛，则有海金沙以除之。溺闭腹肿，则有赤小豆以利之。妊娠水肿，则有赤茯苓以导之。膀胱湿闭而见水肿风肿，则有防己以泄之。暑湿内闭，则有猪苓以宣之。小便频数，则有地肤子以开之。水蓄烦渴，则有泽泻以治之。实热炽甚，则有黄柏以泻之。暑热湿利，则有滑石以分之（泻膀胱湿）。他如肾有邪湿症见血瘀溺闭，则有宜于琥珀、海石矣。症见水气浮肿，则有宜于海蛤矣。症见痔漏淋渴，则有宜于文蛤矣！而寒水石、苦参之能入肾除湿，又自可见（泻肾湿）。肝有邪湿，症见惊痫疫疟，则有宜于龙胆矣！症见风湿内乘，小便痛闭，则有宜于草薢矣！而连翘、珍珠、琥珀之能入肝除湿，又自可推。凡此皆属泻湿之剂也。至于水势澎湃，盈科溢川，则又另有法在，似不必于此琐赘云。

【经典出处】

清代，黄宫绣，《本草求真》。

【经典及作者简介】

见第一节第四个知识点的【经典及作者简介】。

【文义医理解析】

这一段着重讲"泻湿"法，条文中将这一治法与"渗湿"法比较，虽称"其药既须甘淡以利，又须咸寒以泻"，但实际上，泻湿药中不仅有咸寒药，更有苦寒药及小部分酸味药。这正对应了上一篇的条文所云："若使痰甚而涌，宜用苦宜苦咸之药以降……若使气盛而迫，须用苦寒苦劣之药以下。""酸苦咸"乃是六味中更偏"阴"的味道，泄下力强，若再配合味厚及寒性，便是"阴中之阴"。如果说"渗湿"法只是疏通水道，引水流缓缓下渗，那么"泻湿"法更类似于开闸放水，使洪流涌泻不止。

湿病毕竟还是以水邪为主，故书中强调泻湿的正治之法是"甘淡以利"和"咸寒以泻"，苦泻法虽也可用，多针对因火而泛滥的水湿。如文中提到苦寒的黄芩、黄连、苦参、茵陈等都强调是治"湿热""实热湿蒸"。火盛能致水湿蒸腾而不能下，湿热互结而气更郁滞，故用寒以清热、用苦以通下。而咸寒则以治水为主，咸本水味。《本经疏证·大盐》中引苏子瞻语："以是知咸虽水味，然水至咸必往而不反，非流通之水矣。"故味咸者引水液下涌而出，能润肠道燥结，与苦寒之降气泄湿又有不同。

泻湿法适用的是水湿偏实偏亢者，湿之盛者常偏于一隅，因此文中强调针对病位而用药，列举了水湿留驻于肺、脾胃、心、小肠、膀胱、肾、肝等脏腑的具体选药。需要指出的是，泻湿法不仅指"泻大便"，也包括了"利小便"，如文中所列的白鲜皮、地肤子等本身也有利尿作用，只是较之渗湿法所用的茯苓、通草效力更强。两者的差别在于，渗湿所用的"利尿"法，乃是通过加强人体水液循环，继而增加尿液的排出。而"泻湿"法则是直接增加下行的水液量。"渗湿"法尚可谓降中有升，而"泻湿"法多以降为主。

【临证医案举例】

1. 王堉医案

医案原文：

庚戌春，余以选拔赴廷试，有同年张君，久雨之后，兼嗜茶饮，六月初患小便不通，数日而手足渐肿，渐至喘咳不能卧。有其同县人商于京，颇知医，告之曰：此阳虚水肿病也。少年酒色过度，精气内虚，非金匮肾气丸不可，张信之，服未一两，肿愈甚，喘亦增，转侧需人，自以为不可救药矣。有同乡荐余往视，六脉俱伏，目眵眵不得合，乃曰：此谓水肿信不谬，而阳则不虚，盖由湿热相搏，水不由小便去，泛于皮肤，故作肿耳。实证而补之，焉有好处！且病即虚，而古人云，急则治其标。先消水泻肿，后补其虚，乃为正路。今以补虚为泻水，非通之，乃塞之也。命市舟车神佑丸服之，四钱而小便泉涌，越两日而肿消喘定，又命服桔半枳术丸半斤，而全愈矣。

医案解析：

本案出自王堉的《醉花窗医案》。病患当是一名少年，因雨季多饮，内外湿邪交困而发病。其病来势汹涌，仅几日之间便至全身水肿，可见水湿之盛。一开始误认为阳虚而进补药，以至于邪气盛涨而不能活动。王氏接诊后认为此乃水肿实证，邪来迅疾，故处以泻湿之法。所谓舟车神佑丸，方内含有的药物包括大黄、甘遂、大戟、芫花，一派泻湿之药，故服之立效。

医家简介：

见第一节第四个知识点【临证医案举例】。

2. 吴镜明医案

医案原文：

王某，男，2个半月。1973年7月12日初诊。

全身发黄20余天。经二家医院治疗未效，乃邀余诊治。症见患儿遍身及目俱黄染，呈鲜明色，腹大如箕，伴有发热，且恶心呕吐，吸奶差。尿布呈深黄色，大便少，肝肿大二指半。舌苔黄腻。此症属阳黄，治宜清化湿热。方投茵陈蒿汤加味。

处方：绵茵陈一钱，炒栀子一钱，淡条芩八分，板蓝根一钱，水芦根二钱，淮山药一钱，灯心草一钱，粉甘草八钱。三剂。

复诊：其母代诉，服药后热退小便黄色见转淡。皮肤黄色略见改善，吸奶好转，原方进三剂。

三诊：其热已退至正常，大便通畅，小便色黄又见减轻。皮肤色黄已明显有好转，目色淡黄，舌苔黄腻减轻。按上方去条芩，再进五剂。

四诊：诸症已显明减轻，上方去板蓝根，加佩兰梗五分，苡仁一钱，再进五剂。

五诊：诸症已好转，再拟芳香化浊，以善其后。

处方：佩兰梗八分，扁豆衣一钱，生薏仁二钱，新会陈皮五分。煎汤代茶饮之而愈。1977年5月17日随访，患儿现已4岁，在屋前玩耍，天真活泼，身体健康。

（原文）按：

本病例年甚小，其证乃属阳黄，且热重而湿轻。治当清化湿热为主，毋须轻下，故用茵陈蒿汤加味而取显效。方中用茵陈之苦寒以解湿热之蒸；栀子之苦寒，以散湿热之郁，使从膀胱而出；条芩、板蓝根之清热解毒；水芦根、灯心草之利尿；山药之健脾；甘草之和中，而病可除。将愈后，再拟佩兰、扁豆、薏仁、陈皮以芳香化浊，代茶饮之，可谓灵巧无碍矣。

医案解析：

本医案出自《新中医》杂志的《医案二则》。方中所用的茵陈、栀子皆为苦寒泻湿药，以湿受热邪鼓动，发病急且来势猛，故急泻湿热。病势大减后，热已去而余湿留，则转用芳香散湿药与淡渗利湿药配合，以清余邪。

【经典知识点的当代临证应用提示】

泻湿法多用苦、咸、寒药，适合用于湿病的实证，且多用于发病急且水湿邪盛者，以攻下之法急泻水液。

第二节　治湿三法代表药物

前文所论的乃是散湿、渗湿、泻湿法的总体特点，此篇则结合具体药味加以分析。治湿三法中，散湿法以辛散类的药物为主，这些药物多分布于解表药、化湿药、祛风湿药这三个类别中。渗湿法则以性平而味淡的药物为主，多见于利水渗湿药和补气药两个类别中。泻湿法包括了苦寒、甘寒、咸寒等多种降泻之法，其代表性药物散见于清热燥湿药、利尿通淋及化痰药类别中。

一、散湿法之解表药：防风

解表药多具有香味，且质地偏轻，而味道亦不浓郁，其作用以升发为主，是散湿法中常用到的一大类别。

【经典原文】

刘潜江云："《易》曰：'本乎天者亲上，本乎地者亲下。'"《素问》曰："辛甘发散为阳，酸苦涌泄为阴。"先哲曰："非辛无以至天，非苦无以至地。"防风、独活气味俱薄，性浮以升，而防风先辛后甘，辛胜于甘，故其为义，本于辛以上升，乃合甘而还中土，以畅其散发之用。独活先苦次辛，苦多辛少，辛后有甘，故其为义，本于苦以入阴，变为辛以上行，得甘之助而气乃畅。故防风自上达于周身，独活则自下达于周身矣……虽然风行周身，骨节疼痛及百节痛风，非特风病，亦必兼湿，兹二味者，固亦能兼治湿欤！盖风非湿不生，湿非风不化，譬之长夏郁蒸，旋起大风。郁蒸者，本由风而成；大风者，亦由郁蒸而起。故独活能治风，然其所治之风，是湿化风，本于阴者也。防风亦能治湿，然其所治之湿，是风化湿，本于阳者也。独活散湿以化风，然时与防风合奏散风之功；防风祛风以行湿，然时与独活协为除湿之助。若仅以谓风能胜湿，风能燥湿者，亦浅之乎二味之治矣。

【原文出处】

清代，邹澍，《本经疏证》。

【经典及作者简介】

邹澍是清代著名的医药学家，字润安，晚号闰庵。其著作颇丰，最著名的药学著作便是《本经疏证》，其后又撰有《本经续疏》等。该书以《神农本草经》为经，参合《名医别录》等书，对于《本经》中出现的药材，基于其性味及生长习性论述功效，结合诸家记载及自身临床经验加以点评，深入浅出，令人耳目一新。

【文义医理解析】

原文中，作者将防风和独活进行对比以阐明其药性特点。防风在《中药学》分类中属于"解表药"，而独活则属于"祛风湿药"，这两味药都有祛风散湿的功效，但其具体作用有所不同。虽性皆偏温，防风则味辛中带甘，其中所含的少许甘味缓和了它的辛散之性，使之效力柔和，防风也因此被称为祛风药中的"润剂"。而独活则苦中带辛，且苦味在前，后余辛味：苦味属阴，可先引其药力入里，再以辛味引其湿外散，故其功效乃发散在里之湿，与防风的"自上达于周身"又有不同。且苦味能破能燥，故独活的散湿化湿功效突出，祛风解表反居其次，对于风湿已入里而留驻于筋骨间者，或是因里湿不化，郁而生风者较为合适。而防风则以祛风走表为先，在发汗的同时兼能开表散湿，以治疗表浅的轻度湿病为主。

【扩展选读】

《本草便读》：防风本是太阳发汗疏风之药，而云能去经络留湿者，湿从汗出也。

【临证医案举例】

王振邦　倪志祥医案

医案原文：

患者张某，女，35 岁，1985 年 10 月 9 日初诊。

主诉：胃脘胀痛年余。症见胃脘疼痛且胀，恶心，食欲不振，食后脘胀，大便溏薄，解而不畅，面色萎黄，形体消瘦，精神倦怠，舌质淡红，苔白而腻，脉濡缓。1985 年 7 月 12 日纤维胃镜报告：胃黏膜红白相间，以白相为主，诊断为萎缩性胃炎。证属湿浊阻胃，升降失调。脾胃均属于土，但脾为阴土，胃为阳土，脾气喜升，胃气宜降。患者舌苔白腻，大便溏薄，精神倦怠，脉濡缓为湿邪之证。湿浊阻遏于胃，胃气不降，清气不升，脾胃气机升降失常，故见脘痛且胀，恶心，食欲不振，食后腹胀等症。治当除湿、升清、降浊。选用东垣升阳除湿防风汤，药用：苍术 12g，白术 10g，茯苓 10g，防风 10g，白芍 6g，柴胡 6g，砂仁 6g，麦芽 6g。服 5 剂脘痛减轻，恶心消失，食欲增进，大便正常。原方服至一月，脘痛显著减轻，面色转红润，苔转薄白，脉缓。

医案解析：

本案出自《上海中医药杂志》的《升阳除湿防风汤加减的临床应用》。升阳除湿防风汤乃是李东垣所创之方，也是"升阳除湿"法的代表方之一。防风在此发挥的作用并不是解表，而是通过其升浮之性，引中焦水湿上行而外散。似此类药性柔和的解表散湿药，如小量使用，发挥的是升提化湿的功效，散湿而不耗气，中气亏虚而清气不升的情况下，可有应用机会。

【经典知识点的当代临证应用提示】

防风作为散湿法中"解表药"的代表药，轻扬升提，以治疗表浅的湿病为主，祛风为主，散湿为辅。

二、散湿法之芳香化湿药：藿香

芳香化湿类的药物以香气浓郁为突出特点，性味多偏辛温，质地疏松。香气易散，虽可解表但散寒力弱，发散中焦水湿最宜。

【经典原文】

藿香辛能解表疏邪，入脾达肺，香可宣中快膈，醒胃清神。性属微温，能辟疫而止呕，功颇善散，防助火以伤阴。藿香，辛温入肺，芳香入脾，快膈宣中，止呕吐，平霍乱，以芳香脾胃所喜，故能开胃助脾，然毕竟辛香宣散之品，阴虚有火，虽有表证者，不宜用之，至若治口疮，辟口气，皆从治法耳。

【原文出处】

清代，张秉成，《本草便读》。

【经典及作者简介】

《本草便读》是清代医家张秉成的著作，张氏认为历代本草著作语义深奥，且内容繁多，初学者多有不便，遂参阅数十家本草文献，以较为通俗易懂的语言编写中药入门书，故名《便读》。

【文义医理解析】

与解表类药相比，藿香这类芳香化湿药的辛温之性并不突出，但香气更为浓郁，即"气更盛"而味稍淡，故趋上之性更为明显。但这并不意味着藿香的解表之性比防风、独活一类更强。譬如治疗外感风寒之证，其卫表的闭郁明显，必须调动更多的人体气血方足以祛邪。而藿香在这方面便稍显"柔弱"，其香气仅能助无形之气，对于内部气血的驱动不足。但若用于湿温病的治疗，因其里热偏盛而表之闭郁不重，用藿香以芳香疏散，便正好合适。

此外，芳香之物还可醒脾胃而行里气，故藿香有助于化脾胃之湿阻。藿香"解表疏邪，入脾达肺"的功效仍源自其升散之性，香气使清阳得以升发，中焦水液得以气化为汗液外散，亦为"散湿"之法。只不过防风解表而兼散表湿，藿香化里湿而兼能解表，作用特点有所差别。

而与独活这类祛风湿药对比，藿香虽然同样有散里湿的功效，但两者所擅长的"领域"不一样：前者辛开苦降，散结之力更强，对痹阻于关节的风湿病更为合适；藿香则香气浓郁，善于辟秽宣化，适用于湿邪蒙蔽表里的湿温病。而且，藿香生于岭南这一瘴气浓盛之地，兼备解毒之性，故条文中称其"能辟疫"，这也是芳香化湿类药的另一特点。

【扩展选读】

《本草求真》："藿香（专入脾胃肺）。辛香微温，香甜不峻。但馨香气正能助脾醒胃以辟诸恶，故凡外来恶气内侵，而见霍乱呕吐不止者，须用此投服。"

《冯氏锦囊秘录》："禀清和芬烈之气，味辛气温，无毒。气浓味薄，浮而升，阳也。入手足太阴，亦入足阳明经，故治风水毒肿，恶气内侵，霍乱腹痛，温中快气之要药……以馨香之正气，能辟诸邪；以性味之辛温，通疗诸呕。但肾热胃弱作呕者，非其所宜。若受寒受秽腹痛者，实为要药。"

《医学入门》："本芳香开胃助脾之剂，但入发表散药则快气，入补脾药则益气，入顺气药则理肺滞。"

【临证医案举例】

张乃修医案

医案原文：

杨（左）湿温已届三候，不特汗瘖均不获畅，而且四肢背脊尚觉恶寒，阳气不能敷布，与阳气之衰微者，大相悬殊也。阳何以不布，湿阻之也。湿何以不化，饮食水谷资之助之也。为敌助粮，引虎自卫，非计也。拟开展气化。使湿随气行，则白瘖及汗，可以通畅。

光杏仁　郁金　桔梗　藿香　滑石　生米仁　制半夏　通草

此症经陈医屡投厚朴、佛手花、茵陈等，致有棘手之象，先生嘱以勿妄食，勿进补，一以

宣化气湿法治之，果获渐瘳。案语卓然名论，不易多得。（文涵志）

医案解析：

本案出自《张聿青医案》。该案为一湿温病案，患者屡经发汗而汗出不畅，恶寒不解可见表证未去。然而张氏认为患者汗出不畅的原因并非阳气不足，而是阳气被湿邪阻滞，故不能畅达。因此一方面叮嘱患者勿进补药而助湿邪，另一方面处以藿香、郁金这类行气化湿药，以使湿邪化而表自解。

案后的点评中特意指出，前医曾经用厚朴、佛手花等行气药，但病情反而加重，何故？只因厚朴味辛苦而降泄力强，不利于解表，更何况还配上了茵陈等苦寒药，反助湿遏阳。本案之湿郁，当以轻扬升散为主，不宜大发汗，故用藿香这类善于解湿郁，芳香升散的药物更为合适。

医家简介：

张乃修，其人字聿青，又字莲葆。张氏从其父兄学医治病，并曾担任军医。《张聿青医案》由其门人吴玉纯整理而成，且医案后多附有编者评语，便于读者体会学习。

【经典知识点的当代临证应用提示】

藿香作为散湿法中"芳香化湿药"的代表药，香气芬芳，善于宣通阳气，以化表里湿困，宜用于湿邪呈气化而弥漫的情况下，或外感湿温而表里同病者。

三、散湿法之祛风湿药：秦艽

祛风湿药多辛中带苦，质地稍坚实而入里较深，可疏导里之气机的运行，以使里湿外散。

【经典原文】

（秦艽）养血祛风，和营利水，疏肌解表，苦平略带微辛，散热润肠，入肝又能达胃，湿胜风淫之证，赖以搜除，筋痹骨痿诸邪，仗其宣利。（秦艽出秦中，其根如罗纹相交，故名之，味苦而辛，性平质润，虽有养血之能，毕竟散邪之品，然风邪在表宜用，解表者又非其所长，只可于营血中搜除风寒湿三气痹闭之邪耳，又按秦艽苦胜于辛，全无甘味，苦能泄，辛能散，故本经称其能散风逐湿，然散风湿之药多燥，此独偏润，故又为风药中润剂，观其质润，罗纹相交，即知其祛风逐湿中，而能和营血行经络矣）

【原文出处】

清代，张秉成，《本草便读》。

【经典及作者简介】

见第二节第二个知识点的【经典及作者简介】。

【文义医理解析】

秦艽味辛苦而性平，在《中药学》的分类中属祛风湿舒筋活络类别。《本草便读》认为，秦艽虽然有祛风的作用，但解表非其所长，所擅长的乃是剔除营血分的邪气，以导之于外。这是因为秦艽虽有辛味但偏淡，其苦味更为突出，味苦使其入于里之血分，味辛使其导里之风寒湿外散。秦艽作为祛风湿类别的代表药，善于导里湿外散，而解表湿之力不专，这是它与防风等解表药的区别。且苦味尚有破结及燥湿的性能，即能破开水饮和血结，故也能引部分里湿下泄，因此条文中称它具有"和营利水"的功效。

除了具备祛风湿药的共性外，秦艽的特点是质地偏润，散风湿而不耗血。因风湿痹阻于里者，多病在营血，如行气化湿必然要消耗血分。而秦艽质润，可减少津血的消耗，故条文中谓其可"养血""润肠"。

【扩展选读】

《本草备要》："（秦艽）宣，去寒湿。苦燥湿，辛散风。去肠胃之热，益肝胆之气，养血荣筋（风药中润剂，散药中补剂）。"

《珍珠囊补遗药性赋》："秦艽，味苦辛平性微温无毒，可升可降，阴中之阳也。其用有二：除四肢风湿若神；疗遍体骨疽如金。"

【临证医案举例】

沈菊人医案
医案原文：
金。淋雨湿衣，寒湿之邪束于肌表，与内蕴之暑湿相合，发为寒热，形懔自汗，头痛胸闷欲呕，舌白脉沉数。外寒而内热也，治以两顾。

桂枝　秦艽　黄芩　六一散　川朴　茅术　米仁　大豆卷

医案解析：
本案出自《沈菊人医案》。患者原本已感受暑湿，内有湿蕴而不化，再加上淋雨后寒湿外束，形成了外寒内热的局面。湿邪因为表寒的困阻而深郁于里，因此出现了胸闷欲呕的症状。其脉象沉而不浮，更说明湿邪已入里较深，故当从里而散湿。方中除了用桂枝以解表寒，更重用秦艽、苍术等以辛苦燥化里湿，配合六一散和黄芩清热利湿。方中没有用防风、荆芥这类解表药，正因为湿困阻于中上焦而非卫表，选用秦艽以由里至外，祛湿外出，更为合拍。

【经典知识点的当代临证应用提示】

秦艽作为散湿法中"祛风湿药"的代表药，辛散苦泄，能治疗由表入里、病于筋骨层面的湿病，对于兼有闭阻结滞者更为合适。

四、渗湿法之利水消肿药：茯苓

利水消肿药中有部分药物，味淡而无香气，又被称为"淡渗"药。这类药物质地稍重，无发散水湿之性，而以渗利下行为主。

【经典原文】

茯苓味甘、淡，气平。属金。降也，阳中阴也。无毒。近道俱有，云贵（云南、贵州）独佳。产深山谷中，在枯松根底。由木被斧斤砍伐，或老遭风雹折摧。枝叶不复上升，津气旋向下泄。凝结成块，乃名茯苓。因其本体相离，故取附之之义……又曰：茯苓为在天之阳，阳当上行，何谓利水而泻下耶？经云：气薄者，阳中之阴。所以茯苓利水泻下，亦不离乎阳之本体，故入手足太阳经焉。丹溪又曰：茯苓、猪苓、泽泻各有行水之能，久服损人。八味丸用之，亦不过接引诸药，归就肾经，去胞中久积陈垢，以为搬运之功也。

【原文出处】

明代，陈嘉谟，《本草蒙筌》。

【经典及作者简介】

《本草蒙筌》由明代医家陈嘉谟撰，全书共12卷，图文并茂，除了本草药性之外，书中还分专题讨论道地药材、野生家种、采收季节、最佳药用部位、贮藏保管、真伪优劣鉴别、炮制方法等内容。

【文义医理解析】

茯苓本身没有香气，仅可品尝到味道，既然有味无气，性似偏阴，但因其味道也极为淡薄，故古人最终判定它属于"阳中之阴"。性属阳者当上行，故茯苓有助脾胃运化水液，使之气化而上承的作用。但因为茯苓味淡而非辛温，未达到能使津液蒸腾发汗的程度，所上承的水液最终仍然会从小便排出，因此实际发挥的是淡渗利尿的作用。

与其他利尿药不同的是，茯苓味淡中带甘，性又平和，故仍有一定的补益之力，虚证而兼湿者，可用补药配合茯苓以健脾化湿。古人也常将茯苓等淡渗药用于治疗脾虚腹泻诸症，取"利小便实大便"之意。事实上，并非所有的利尿药都可以产生"实大便"的作用。茯苓能止泻，仍然源于其引津液上行的作用，通过使中焦的水液得以上朝于肺，最终再转化为尿液以排出，以此减少下渗于肠道的水湿。若苦寒、甘寒药则性直下趋，与茯苓之淡渗止泻又有不同。

【扩展选读】

《本草从新》："甘平，益脾宁心，淡渗利窍除湿。色白入肺，泻热而下通膀胱。（能通心气于肾，使热从小便出，然必上行入肺，清其化源，而后能下降利水。故洁古谓其上升，东垣谓其下降，各不相背也）"

《本经逢原》："盖茯苓淡渗，上行生津液，开腠理，滋水之源，而下降利小便。洁古谓其属阳，浮而升，言其性也。东垣言其阳中之阴，降而下，言其功也。经言，饮食入胃，游溢精气，上输于脾，脾气散精，上归于肺，通调水道，下输膀胱。则知淡渗之性，必先上升而后下降，膀胱气化而小便利矣。"

《医学衷中参西录》："茯苓，气味俱淡，性平。善理脾胃，因脾胃属土，土之味原淡（土味淡之理，徐灵胎曾详论之），是以《内经》谓淡气归胃，而《慎柔五书》上述《内经》之旨，亦谓味淡能养脾阴。盖其性能化胃中痰饮为水液，引之输于脾而达于肺，复下循三焦水道以归膀胱，为渗湿利痰之主药。然其性纯良，泻中有补，虽为渗利之品，实能培土生金，有益于脾胃及肺。且以其得松根有余之气，伏藏地中不外透生苗，故又善敛心气之浮越以安魂定魄，兼能泻心下之水饮以除惊悸，又为心经要药。且其伏藏之性，又能敛抑外越之水气转而下注，不使作汗透出，兼为止汗之要药也。"

【临证医案举例】

1. 王埠医案

医案原文：

"大同同年姜验熊，入京赴京兆试，与余同寓三忠祠，文酒谈宴甚相得也。秋初阴雨经旬，兼北人不耐潮湿，一日友人招饮，归来渴甚，饮水过当，越日而泻，日经数十次，颇觉困惫。乃自市补中益气汤提补之。次早，则头晕呕逆，腹痛身热，午后高卧不起。余叩其门，乃曰：今日病甚。余曰：夏月得泻疾，可去腹中糟粕，何必过计。姜乃以所服之药告。余曰：君何贸贸若此，姜曰：曾忆家君得泻疾，服此甚效，兹则增剧，实所不解。余曰：尊大人必年老气虚，中气不摄，日久滑泻，故以补中益气提之无不效者。君饮水过度，清浊不分，小便不通，水皆从大便而出，急宜疏利，乃反提之，若大便再不通，则腹鼓身肿，成大矣。遂遣仆买胃苓丸二两，令以姜水送之。次日而小便通，又次日而水泻止矣。"

医案解析：

本案出自《醉花窗医案》，正与李杲的泄泻案情况有所不同。李氏的案例中，李东垣本身是一年过半百的体虚老人，故其腹泻当以升提为主，不宜治以渗湿之药。而本案则是误用升提，患者姜某是一青壮年，本底不虚，只是因过度饮酒后才出现急性腹泻。误服补中益气汤后，水饮冲而上逆，故反出现头晕呕吐的情况。医生在分析的时候，指出本案患者有小便不通的症状，由此可推测其泄泻的病因在于水液过多，导致脾胃无法负荷，病起于邪实而非正虚，治当以健运中土为主，而非益气升提。故王氏处以胃苓丸，即平胃散及五苓散合方，以恢复正常水液输布的上承下达，两日便收全功。

医家简介：

见第一节第四个知识点的【临证医案举例】。

2. 王文甲医案

医案原文：

张某，女，46岁，教师。1994年5月7日初诊。主诉眩晕间断发作6年，加重36小时。6年前患眩晕，曾在当地县人民医院诊断为"美尼尔综合征"，每因劳累或情绪不畅而发作。发作时每用中西药可获短期之安。今症：自觉天旋地转，如坠云雾不能起床，伴有恶心呕吐，便干溺赤，舌淡苔白腻，诸症合参，症属脾虚湿困，浊湿上蒙清窍，治以健脾祛湿，化气导浊；方用五苓散加味，处方：桂枝12g，白术9g，茯苓15g，猪苓15g，泽泻15g，半夏5g，杏仁10g，陈皮10g，路路通10g。服用三剂后恶心呕吐止，眩晕减轻，能视物，继服5剂后，二便通，已能下地行走，再投三剂，诸证消失，随访未见复发。

医案解析：

本案出自《山西临床医药》杂志的《五苓散验案》一文。案中患者疾病发作时以晕眩欲呕为主诉，应当是水饮上冲所致。其病常于劳累后发作，且舌质偏淡，显然体质并不壮实，直泻水饮有所不宜；其病邪又非聚集于表，外散水湿亦不妥。故案中处以五苓散，取茯苓等药导引水饮之运化，使上冲的邪气平复而下渗，药虽轻效却捷。

【经典知识点的当代临证应用提示】

茯苓作为渗湿法中"利水消肿药"的代表药，味淡而先升后降，有助于加快人体水液运化排泄，多用于湿之里病，无论虚实皆有应用机会。

五、渗湿法之补气药：扁豆

部分补气药也有一定的健脾渗湿作用，此类药物多性平而味甘，可促进脾胃对于水湿的运化，加快水液的输布循环，故亦归于"渗湿"法。

【经典原文】

扁豆（专入脾）如何补脾，盖缘脾喜甘，扁豆得味之甘，故能于脾而有益也。脾得香而能舒，扁豆禀气芬芳，故能于脾而克舒也。脾苦湿而喜燥，扁豆得性之温。故能于脾而克燥也。脾土既实，则水道自通，三焦不混，而太阴暑湿之邪（指太阴暑湿言）自尔克消。安能复藏于脾而有渴泻之病乎？但多食壅滞。（凡仁皆滞。）不可不知。子粗圆色白者佳，入药连皮炒研用，亦有浸去皮及生用者。

【原文出处】

清代，黄宫绣，《本草求真》。

【经典及作者简介】

见第一节第四个知识点的【经典及作者简介】。

【文义医理解析】

补气药中兼有渗湿功效的药物，多味甘淡而性平，能补脾胃而助其运化水液，较之利水消肿药，补益之性更强，如扁豆便是一例。扁豆的果实和花朵皆可入药，扁豆花多用于解暑化湿，以其色白入肺而花性发散，故有升发清阳而解郁暑的功效。而扁豆之香气虽不若花朵明显，但作为豆类的种子，其萌发之性也较强，故虽未能解表散暑，但亦有疏木扶土的作用。

条文中还称扁豆有通调三焦，升清降浊的功效，其实这也是扁豆"实脾"的一种体现。其味甘淡助脾胃运化使水液中污浊者下渗，而轻清者上升，故可止泻止呕。这类药适合用于脾气稍虚而湿邪亦不盛者，但如中土气机壅滞者，还需配合行气药，故也常可与"散湿药"合用。

【扩展选读】

《本草便读》：味属甘平，消暑益脾兼解毒，功归胃腑，升清降浊并和中，花堪治痢以疏邪，皮可达饥而行水。（扁豆味甘平无毒，能养胃健脾，脾胃得治，则清浊可分，吐利可愈。）

《本草分经》："轻清缓补，调脾和胃，通利三焦，降浊升清除湿，能消脾胃之暑，专治中宫之病，炒则微温，多食壅气。"

【临证医案举例】

白华病案
医案原文：
丁某，男，52岁，1993年7月初诊。主诉：声音嘶哑半年，于劳累后加重。某院诊断为"慢性喉炎",予先锋霉素、螺旋霉素等药治疗,无明显好转。兼有四肢无力,咳吐少量白痰,小便时黄,大便偏稀。

刻诊:间接喉镜下,双侧声带水肿,边缘呈轻度鱼腹状突起,活动尚好,舌淡苔白微腻,脉滑。证属脾失健运,湿聚咽喉。治宜健脾利湿,降浊开音。药用:党参6g,茯苓20g,生山药10g,佩兰6g,白扁豆10g,杏仁、炒白术各6g,桔梗9g,甘草、竹叶、牛蒡子各6g,砂仁3g。5剂,水煎服,每日服2次。药后声音嘶哑症明显减轻。检查声带边缘水肿明显吸收。继服5剂,再诊时声音恢复正常。

医案解析:

本案出自《辽宁中医杂志》的《参苓白术散加减治疗耳鼻喉疾病验案三则》一文。患者虽见咯白痰、大便偏稀等痰湿之征,同时亦见乏力、遇劳发作等虚象,不能过于泻利,故治以甘淡渗湿之法。方中除了扁豆以外,以党参、山药等之甘温益气,搭配茯苓、杏仁之渗利,也是甘淡法的体现。

【经典知识点的当代临证应用提示】

扁豆作为渗湿法中"补气药"的代表药,味甘性平,气香,多用于里湿证,适用于因正气虚而致湿邪不化者。

六、泻湿法之清热燥湿药:黄芩

清热燥湿药多见性味苦寒者,这类药物在泻湿法的应用颇广。这类药多用于湿热邪实证的治疗中,直泻其热,而导湿邪下泄而出。

【经典原文】

徐洄溪曰:"金之正色白而非黄,但白为受色之地,乃无色之色耳,故凡物之属金者,往往借土之色以为色,即五金亦以黄金为贵,子肖其母也。草木至秋,感金气则黄落,故诸花实中,凡色黄耐久者,皆得金气为多。"愚按人之脏腑中空者,唯肺与肠胃。黄芩中空色黄,恰有合于金与土之德,其生苗布叶,开花成实,皆当阳盛之时,则其性属阴,其气薄,其味厚故又为阴中之阴。气薄则发泄,味厚则泄,故不为补剂而为泄剂。肺主气,泄肺者无非泄气分之热;肠胃主通调水谷,泄肠胃者,无非泄水谷中湿热。

【原文出处】

清代,邹澍,《本经疏证》。

【经典及作者简介】

见第二节第一个知识点的【经典及作者简介】。

【文义医理解析】

黄芩气味淡而味道浓郁,有亲地而下趋之性,且其味苦而性又寒,阴性突出,故属阴中之阴，而以泄下为主。黄芩另有一特点是枝干中空，即本草古籍中所说的"中空则能通"，故对于"传化物而不藏"的"腑"有通达作用。且其色黄偏于入脾胃，通胃腑的功效突出，尤其善于清泄脾胃湿热。"中焦如沤"，脾胃之湿常黏腻难解，与热相合，而味苦可破结助攻下，故常用苦寒之法治之。

然黄芩之本性，仍以清热为主，泻湿为辅，适用于因热而成湿的情况下，即湿因热邪蒸腾而起者，则热去湿亦消，故可以苦寒之法治之。因黄芩之苦寒能引水湿下泻，而不能使之气化，故湿热可用，单纯的寒湿或水湿证则未必适宜。

【扩展选读】

《本草经解》：黄芩气平，禀天秋凉之金气，入手太阴肺经，味苦无毒，得地南方之火味，入手少阴心经，气味俱降，阴也。

《冯氏锦囊秘录》："禀天地清寒之气而兼金之性，故味苦、平、大寒，无毒。入手太阴、少阴、太阳、阳明，亦入足少阳。其性清肃，所以除邪，味苦所以燥湿，阴寒所以胜热，故去诸邪热与湿热也。入邪热实证药用宜生，入脾胃泻痢药用宜酒拌炒，入安胎药用宜条实者，酒浸炒黄。"

【临证医案举例】

张乃修医案

医案原文：

陈（左）湿温热势起伏，湿包热外，热处湿中，热胜于湿，挟滞蒸腾，太阴之邪，还并于阳明之分。舌红苔黄，中心微燥。便阻频转矢气，阳明之湿热，渐化燥热矣。

淡黄芩　川连　光杏仁　通草　郁金　生薏仁　滑石　竹叶心（十二片）　枳实导滞丸（通草佛手汤下）。

医案解析：

本案出自《张聿青经典医案赏析》。该湿温案的开篇便点出此证病机为"热胜于湿，挟滞蒸腾"，由于热邪不化，以致水液被不断蒸腾，而成湿热弥漫之象。而且因为热邪不断消耗津液的缘故，湿热已有转化为燥热的倾向，故急当清热为要。张氏以苦寒泻湿法为主，方中黄芩、黄连清中上焦之湿热，配合通草、薏苡仁、滑石利尿清热，再以郁金、竹叶等清透郁热。另外还服用通里消滞的枳实导滞丸，取丸性缓和而渐化其积滞，而汤剂力迅先解其湿热蕴结。

医家简介：

见第二节第二个知识点的【临证医案举例】。

【经典知识点的当代临证应用提示】

黄芩作为泻湿法中"清热燥湿药"的代表药，味苦性寒，适用于因热而成湿的实证，热盛于湿且肠腑不通者。

七、泻湿法之利尿通淋药：滑石

利尿通淋药较之利水消肿药，下利之力更强，这一类别中除了性味苦寒的药物外，也有一部分"甘寒"药。甘味虽属阳，但配以寒性，则以收降作用为主，且利尿通淋药中的甘寒药往往气味淡而味厚质重，通利之性更强。

【经典原文】

滑石甘淡性寒，清热有功于肺胃，分消质滑，导邪直降于州都，除湿热之稽留，宣表里而无滞。（滑石其性寒，其体滑，其质重，沉降下行，祛湿热，从小肠膀胱而出，有谓其燥者，亦湿去则燥之故，非滑石之性燥也，或谓其能解肌者，亦里通而表解之意欤。）

【原文出处】

清代，张秉成，《本草便读》。

【经典及作者简介】

见第二节第二个知识点的【经典及作者简介】。

【文义医理解析】

滑石性味甘寒，属于甘寒泻湿药。滑石味虽甘淡，但与前篇的甘淡渗湿药又有不同，其寒性突出，故化水上承之性弱，而寒降清热之功效为著。再加上它的质地属金石而偏重，故仍以降泻为主。其味甘使得滑石作用的病位稍偏上，可泻肌肉之热，故条文中称其有"解肌"的功效。其实，滑石的"解肌"乃是引上焦的湿热下趋，而达到清解肌表热邪的效果，仍属"利湿"，而无"散湿"作用。

与苦寒药不同的是，甘寒的滑石没有通腑破结的作用，故湿未结滞者可引之由膀胱而出，如已成阳明腑实内结则不堪用。

【扩展选读】

《本草经解要》："滑石气寒，禀天冬寒之水气，入足太阳寒水膀胱经、手太阳寒水小肠经，味甘无毒，得地中正之土味，入足太阴脾经，气味降多于升，阴也。"

《本草新编》："滑石，味甘，气大寒，性沉重，降也，阴也，无毒。入足太阳。利九窍，津液频生。行六腑，积滞不阻。逐瘀血而解烦渴，分水道以实大肠，上气降火，实有奇功。此药功专滑利，凡有火积在膀胱者，非此不能除。故夏月犯暑口渴者，必须用之以解，似乎滑石乃止渴之圣药。然而，滑石非止渴之药也，借其利膀胱而去湿热耳。夫湿热积于膀胱，则火必上升而作渴，利其湿热，则火随湿解，而膀胱之气化自行。膀胱之气化既行，则肺气清肃，不生火而生阴，而津液自润矣。"

【临证医案举例】

叶天士医案

医案原文：

冯（三一）　舌白头胀。身痛肢疼。胸闷不食。尿阻。当开气分除湿。（湿阻上焦肺不肃降）

飞滑石　杏仁　白蔻仁　大竹叶　炒半夏　白通草。

医案解析：

本案出自《增补临证指南医案》，患者除了湿因于表所造成的身痛肢疼以外，其里证亦见小便不通，同时，中上焦因湿气阻滞而出现胸闷且不欲进食。叶氏认为此案病机源于肺气不能肃降，表不得开而下窍亦不通，故水湿不得化。其热虽起但未至于隆盛，湿也郁于气分而未酿为湿热胶着之势，故不用苦寒，而用甘寒的滑石清阳明气分之热，并利其湿，配合苦杏仁、豆蔻仁等行气降肺，以恢复肺气的正常宣降。

医家简介：

叶天士，又名叶桂，出生于医学世家，清代温病大家。其名下的著作颇多，包括《临证指南医案》、《温热论》等。叶天士平素有记载医案的习惯，为后世留下了非常丰富的临床案例资料。

【经典知识点的当代临证应用提示】

滑石作为泻湿法中"利尿通淋药"的代表药，味甘性寒，质沉，适用于湿热证中气分热盛，兼里之水湿停滞而不能下泄者。

八、泻湿法之化痰药：昆布

化痰药中有一类味咸性寒药，虽数量不多，但颇具代表性。"湿邪"本就有多种表现形态，其中如"水饮"一类，多如凝结不动或停聚于局部，可用咸寒药物治疗这类湿证。

【经典原文】

昆布味咸，寒，无毒。主十二种水肿，瘿瘤聚结气，瘘疮。疏：昆布得水气以生，故味咸气寒而性无毒。咸能软坚，其性润下，寒能除热散结，故主十二种水肿，瘿瘤聚结气，瘘疮。东垣云：瘿坚如石者，非此不除，正咸能软坚之功也。

【原文出处】

明代，缪希雍，《神农本草经疏》。

【经典及作者简介】

缪希雍，字仲淳，号慕台，明代著名医家，与同时代的多位名医交好，《经疏》也体现出其博采众家之长的特点。

《神农本草经疏》是明代颇具代表性的一部本草学著作，该书所引药物共490种，征引了多部本草文献的内容，包括《神农本草经》《名医别录》《唐本草》《开宝本草》等，并在每味药下用注疏的形式加以发挥。

【文义医理解析】

昆布是咸寒泻湿法的代表药，在现行《中药学》教材的分类中，它常与海藻等药一起列于"化痰药"类别下。其性寒可清热，而味咸又属于"味之阴"者，为"阴中之阴"无疑，以引水湿下泄为主。咸味本身有软坚散结的作用，观冬季淡水结冰而海水仍可流动，便是咸味散结的其中一种表现。将咸味的特性应用于湿病的治疗中，便体现为昆布的"主十二种水肿，瘿瘤聚结气"，即对于那些停聚的水湿有更好的清泄效果。痰其实也是水湿聚于局部的一种表现，故临床常用昆布化痰；当然，如果是水邪泛滥的水肿实证，咸寒的昆布也能发挥利水消肿的作用。

咸寒药与苦寒药虽均有下行之性，但其作用特点不同。《本经疏证·海藻》中有"苦则降泄，咸则涌泄"一语，以苦本火味，咸本水味，故咸味可引水液涌泄而下行。对于肠道燥结的，咸寒可引水分至于肠中（故大承气汤用芒硝），因此有"润燥"之说。《素问·宣明五气》中云："咸走血，血病无多食咸。"便是指咸味能引脉中津血下涌，故"多食咸，则脉凝泣而变色"，过咸则耗伤血分。相对而言，咸寒泻湿法会消耗更多的津液，如素体津液亏虚则需把握其泻湿力度。

【扩展选读】

《本草述钩元》："昆布，一名纶（音关）布。生登莱者，搓如绳索之状，出闽浙者，大叶似菜。（濒湖）气味咸酸寒滑，下气，治十二种水肿，瘿瘤结聚气。（瘿结如石者非此不除）疗瘘疮，及阴癫肿，利水道，去面肿，久服瘦人⋯⋯寒润下，咸软坚，独取海藻昆布二物，因其与水浮沉之性，从上而下，以致流湿之用。故下而阴癫，上而颈核，更上而面肿，无不奏效。是流湿引水者，二物所独擅，而散结破坚，即流湿引水之能事，他味莫与争功也。第如诸般结气，气属阳，本不聚而成形，所患瘿瘤癫肿，大抵皆阴蓄乎阳耳，此类破阴之蓄以达阳，须更有佐其破阴者，如海藻酒之治瘿，必借酒以行，昆布臛治膀胱结气，必合葱姜椒橘之力以为功也。"

【临证医案举例】

王旭高医案
医案原文：
曾，嗜酒之人多湿，湿注下焦，而成癫疝，肿胀久而不已，虑其变酿囊痈、湿漏等疾，是属淹缠。
萆薢　橘核　桃仁　茯苓　焦白术　海藻（洗清）昆布（洗清）泽泻　延胡索　川黄柏　川楝子（炒打）通草

医案解析：
本案出自《王旭高医案》。本案中的"癫疝"指的是以阴囊肿大为主要症状的一种疾病，而王氏结合患者喜好饮酒的病史，认为此乃湿浊下注而致。因其病已日久而难消，考虑痰气结滞较深，故除了行气渗湿以外，王氏还运用了海藻、昆布这类咸寒泻湿药以化其痰结，引水湿下泻。

医家简介：
王旭高乃是清代一位名医，名泰林，字以行，晚号退思居士，江苏无锡人。王氏自幼从舅父学医，起初从事外科，后来专攻内科杂病。王氏著有《西溪书屋夜话录》等医书，而这本《王旭高医案》乃其门人方耕霞搜集其平素医案编辑而成。

【经典知识点的当代临证应用提示】

昆布作为泻湿法中"化痰药"的代表药，味咸性寒，适用于水湿停聚于局部而不流动者，以引之直泄而出。

（郭　洁）

参 考 文 献

白华. 1998. 参苓白术散加减治疗耳鼻喉疾病验案三则. 辽宁中医杂志，（6）：40.
陈秉钧撰. 包来发点校. 2004. 陈莲舫先生医案. 上海：上海科学技术出版社.
陈嘉谟. 陆拯，赵法新校点. 2013. 本草蒙筌. 北京：中国中医药出版社.
范恒. 2015. 张聿青经典医案赏析. 北京：中国医药科技出版社.
何贵祥. 1997. 薄敬华验案三则. 四川中医，（3）：29-30.
黄宫绣著. 王淑民校注. 1997. 本草求真. 北京：中国中医药出版社.
李璆，张致远原辑. 释继洪纂修. 张效霞校注. 2012. 100种珍本古医籍校注集成：岭南卫生方. 北京：中医古籍出版社.
李时珍. 2009. 本草纲目. 第1卷. 长春：吉林大学出版社.
刘长修. 1983. 燮理升降法治湿的体会. 安徽中医学院学报，（4）：53-54.
刘更生. 1997. 医案医话医论名著集成. 北京：华夏出版社.
缪希雍. 2017. 神农本草经疏上. 北京：中医古籍出版社.
沈菊人. 2004. 中医古籍珍稀抄本精选17沈菊人医案. 上海：上海科学技术出版社.
沈源撰. 魏淑敏，于枫点校. 1991. 奇症汇. 北京：中医古籍出版社.
王好古撰. 陆拯，郭教礼，薛今俊校点. 2013. 汤液本草. 北京：中国中医药出版社.
王纶. 2009. 明医杂著. 北京：中国中医药出版社.
王文甲. 1997. 五苓散验案. 山西临床医药，（4）：40.
王旭高著. 1965. 王旭高医案. 上海：上海科学技术出版社.
王埔. 1985. 醉花窗医案. 太原：山西人民出版社.
王振邦，倪志祥. 1987. 升阳除湿防风汤加减的临床应用. 上海中医药杂志，（9）：31.
吴镜明. 1978. 医案二则. 新中医，（1）：22-23.
吴普等述. 孙星衍辑. 石学文点校. 1997. 神农本草经. 沈阳：辽宁科学技术出版社.
叶天士著. 金楠等点校. 1999. 增补临证指南医案吴江·徐灵胎先生评本. 太原：山西科学技术出版社.
张秉成. 2015. 历代本草入门与提高系列丛书本草便读. 太原：山西科学技术出版社.
张乃修. 2014. 张聿青医案. 北京：中国医药科技出版社.
邹澍. 1957. 本经疏证12卷续疏6卷、序疏要8卷. 上海：上海卫生出版社.

第十二章　李杲升阳除湿法要点

【经典原文】

予病脾胃久衰，视听半失，此阴盛乘阳，加之气短精神不足，此由弦脉令虚，多言之过，皆阳气衰弱，不得舒伸，伏匿于阴中耳。

癸卯岁六七月间，淫雨阴寒逾月不止，时人多病泄利，湿多成五泄故也。一日予体重肢节疼痛，大便泄并下者三，而小便闭塞。思其治法，按《内经·标本论》：大小便不利，无问标本，先利大小便。又云：在下者引而竭之。亦是先利小便也。又云：诸泄利，小便不利先分别之。又云：治湿不利小便，非其治也。皆当利其小便，必用淡味渗泻之剂以利之，是其法也。噫！圣人之法，虽布在方册，其不尽者，可以求责耳。

今客邪寒湿之淫，从外而入里，以暴加之，若从以上法度，用淡渗之剂以除之，病虽即已，是降至又降，是复益其阴而重竭其阳气矣，是阳气愈削而精神愈短矣，是阴重强而阳重衰矣，反助其邪之谓也，故必用升阳风药即瘥。以羌活、独活、柴胡、升麻各一钱，防风根半钱，炙甘草根截半钱，同㕮咀，水四中盏，煎至一盏，去渣，稍热服。大法云：湿寒之胜，助风以平之。又曰：下者举之。得阳气升腾而去矣。又法云：客者除之，是因曲而为直也。夫圣人之法，可以类推，举一而知百病者也。若不达升降浮沉之理，而一概施治，其愈者幸也。

【原文出处】

金，李杲，《脾胃论·调理脾胃治验治法用药若不明升降浮沉差互反损论》。

【经典及作者简介】

李杲（1180—1251），字明之，晚年号东垣老人，真定（今河北正定以南）竹里人。金元四大家之一，是补土流派的主要代表性医家。

《脾胃论》是李杲著作中理论最为集中的一本，本书标志着李杲补土学说的创立，为补土派的学术之源，李杲在本书的序中写道："后见明之'辨内外伤'及'饮食劳倦伤'一论，而后知世医之误。学术不明，误人乃如此，可不大哀耶？明之既著论矣，且惧俗敝不可以猝悟也，故又著《脾胃论》叮咛之，上发二书之微，下祛千载之惑，此书果行，壬辰药祸，当无从而作。"可见，本书是李杲为阐述其"脾胃内伤论"的关键著作，是李杲理论的高度集成。

【文义医理解析】

本段文字选自《脾胃论·调理脾胃治验治法用药若不明升降浮沉差互反损论》，从本篇的题目来看，李杲要论述的重点在于调理脾胃治疗时用药方向选择的重要性，所以在本段文字的最后，他着重强调"若不达升降浮沉之理，而一概施治，其愈者幸也"。

那为什么说这段文字是李杲升阳除湿法的经典原文呢？这是因为李杲在讨论升降浮沉的重要性时，所列举的例子是自己治疗湿证的医案，而通过对这个医案的诊治过程的思考，他重点论述了升阳除湿法的理论基础、适用范围、代表方药等，将这种治法进行了系统的展示，并首次对这种治法进行了命名，"故必用升阳风药即瘥"，这种将除湿与"升阳风药"相结合的方法，就是升阳除湿法。

这种将文献中的一段论述扩展为一种治疗方法的情况并不罕见，我们现在治疗肝病时，多喜从脾论治，理论基础就是来源于《金匮要略》中的"见肝之病，治肝传脾，当先实脾"的相关认识。其实这条经文见于《金匮要略·脏腑经络先后病脉证第一》，文章的本意是讲如何通过五脏生克关系来治病之先，原文可见："问曰：上工治未病，何也？师曰：夫治未病者，见肝之病，知肝传脾，当先实脾，四季脾旺不受邪，即勿补之。中工不晓相传，见肝之病，不解实脾，唯治肝也。夫肝之病，补用酸，助用焦苦，益用甘味之药调之。酸入肝，焦苦入心，甘入脾。脾能伤肾，肾气微弱，则水不行；水不行，则心火气盛，则伤肺；肺被伤，则金气不行；金气不行，则肝气盛。故实脾，则肝自愈。此治肝补脾之要妙也。肝虚则用此法，实则不在用之。经曰：虚虚实实，补不足，损有余，是其义也。余脏准此。"从设定的问题来看，它要讲的是如何治未病，不是如何治肝病，从里面的逻辑关系来说，它要讲的是"实脾"后通过五行生克关系，最终可使"肝自愈"，更为关键的是，在文章的最后，它明确指出，"余脏准此"，可见，它仅是以肝脏举了一个例子而已，重点并不在于如何治肝；但由于文章的主要内容都在讨论对肝病的处理，所以，后人也经常用它来作为治疗肝病的常用思路之一。同理，李杲在经典原文中的论述也是希望通过一个使用升阳之法治疗湿证的病例来说明升阳法的重要，所以，在原文中也明确指出"夫圣人之法，可以类推，举一而知百病者也"。但由于这段文字的主要内容是在论述对湿证的处理，所以，我们也可以将其整理总结来作为治疗湿证的常用方法之一。

在经典原文中，李杲首先介绍了自己患病时的基本体质情况，"脾胃久衰""视听半失""气短精神不足"，并对这种体质情况进行了分析，主要是"阳气衰弱，不得舒伸，伏匿于阴中耳"。然后，李杲对发病时的气候环境进行了说明，"淫雨阴寒逾月不止，时人多病泄利，湿多成五泄故也"，说明他当时感受的是湿邪。接着，他介绍了自己患病时的主要不适，体重，肢体疼痛，腹泻，小便不利。然后提出了针对这种情况的常规治疗方案："利小便"，并通过引用《黄帝内经》中的相关条文来说明"利小便"之法在治疗泄泻和治疗湿证中的重要性，接着话锋一转，提出了这种常规治疗方案的不足之处，它虽然能够有效地缓解症状："病虽即已"，但会损伤患者的阳气，"是复益其阴而重竭其阳气矣，是阳气愈削而精神愈短矣，是阴重强而阳重衰矣，反助其邪之谓也"，所以，这种治疗方法是不适于李杲这种"阳气衰弱，不得舒伸，伏匿于阴中耳"的人使用的，对于这种体质的患者，应该使用升阳除湿法，"故必用升阳风药即瘥"，并给出了具体的治疗药物和用量。

下面，我们就根据【经典原文】中的内容系统整理一下升阳除湿法：

1. 定义

升阳除湿法是使用升阳风药治疗外感湿证的一种治疗方法。

在原文中提到"必用升阳风药即瘥"，说明这种方法的核心在于升阳，这与李杲提出的"脾胃内伤论"是吻合的，"内伤脾胃，百病由生"，所以，治疗疾病的关键在于调整脾胃，"脾以升为健，胃以降为和"，脾气的升发是恢复脾脏生理功能的关键。这种方法针对的邪气主要是湿邪，因为原文中有说明，"今客邪寒湿之淫"，而且选择使用风药，也是因为"湿寒之胜，助风以平之"。

2. 适用范围

1）适用于脾土不足而复感湿邪之人。若身体盛实，感受湿邪，当以驱邪为治疗原则，可用常规祛湿之法；若饮食劳倦、年老多病而致"脾胃久衰"，或久居湿地、地卑土薄而致运化失职，则适合使用升阳除湿法。

2）主要用于缓解因外感湿邪而引起的躯体疼痛、身体沉重、腹泻、小便不利等症状。①外感湿邪引起的躯体疼痛：湿阻阳气，湿邪困于肌表经络，则阳气不行，不通则痛，故可见"肢节疼痛"。②外感湿邪引起的身体沉重：湿邪重浊，身体沉重是湿邪为患的常见症状，故可见"体重"。③外感湿邪引起的腹泻：脾喜燥而恶湿，湿邪"从外入里"，损伤脾之运化功能，水反为湿，谷反为滞，清浊不分，发为泄泻，故可见"大便泄"。④外感湿邪引起的小便不利：湿邪阻滞脾之升清，则津液不能上承，肺无肃降之源，可致小便不利，故可见"小便闭塞"。

3. 治疗药物

治疗的药物以升发之风药为主，常用的药物有羌活、独活、柴胡、升麻、防风等。"以羌活、独活、柴胡、升麻各一钱，防风根半钱，炙甘草根截半钱。"

【临证医案举例】

1. 李中梓医案

医案原文：

大宗伯董玄宰，夏初水泄，完谷不化，曾服胃苓汤及四君子汤，不效。余曰：经云，春伤于风，夏生飧泄，谓完谷也。用升阳除湿汤加人参二钱，三剂顿止。

医案解析：

泄泻的发生，与湿邪的存在关系密切，故《杂病源流犀烛·泄泻源流》说："湿盛则飧泄，乃独由于湿耳。不知风寒热虚，虽皆能为病，苟脾强无湿，四者均不得而干之，何自成泄？是泄虽有风、寒、热、虚之不同，而未有不源于湿者"，对于湿证的治疗，李杲在经典原文中也提到："又云：治湿不利小便，非其治也"，《景岳全书·泄泻》也有言："凡泄泻之病，多由水谷不分，故以利水为上策"，所以前医首选胃苓汤治疗，是符合常规思路的治疗方法，胃苓汤是平胃散和五苓散的合方，胃苓汤原名"胃苓散"，出自南宋陈自明《妇人大全良方》，明代《普济方》引载："胃苓散，出《大全良方》，治夏秋之间，脾胃伤冷，水谷不分，泄泻不止。亦治男子。上合称五苓散、平胃散，姜、枣煎，空心服。"《丹溪心法》改散为汤剂。从这段原文来看，跟董玄宰的病情表现确实有相似之处，但用之不效，前医考虑本方以驱邪为主，恐患者以正虚为主，故改为健运脾胃之四君子汤，《景岳全书·泄泻》曰："若饮食不节，起居不时，以致脾胃受伤，则水反为湿，谷反为滞，精华之气不能输化，乃至合污下降而泻痢作矣"，可见脾胃受损也是造成泄泻的重要病机之一。四君子汤出自《太平惠民和剂局方》，原书记载："荣卫气虚，脏腑怯弱。心腹胀满，全不思食，肠鸣泄泻，呕哕吐逆，大宜服之。"本方对于脾虚引起的腹泻也有很好的治疗效果，但用之仍然无效。对于腹泻，无论从祛邪的角度去治疗还是从扶正的角度去治疗，都没有效果，这本身就是一种比较令人费解的情况。

对此，李中梓分析，本病人病机的关键是"经云，春伤于风，夏生飧泄"。对于这句经文，清代雷少逸在其《时病论·春伤于风夏生飧泄大意》中解释："盖风木之气，内通乎肝，肝木乘脾，脾气下陷，日久而成泄泻。"所以，此类泄泻是由于脾气下陷所致，与李杲所言的"皆阳气衰弱，不得舒伸，伏匿于阴中耳"是一类情况，这时治疗腹泻，不可用常规的淡渗利湿的胃苓汤，也不可用健脾燥湿的四君子汤，需用升阳除湿的升阳除湿汤，加人参二钱，为顾护中焦脾土；升阳除湿汤出自《脾胃论·湿热成痿肺金受邪论》，原文记载："治脾胃虚弱，不思饮食，肠鸣腹痛，泄泻无度，小便黄，四肢困弱。"

通过对本案的研读，我们可以发现，要想获得理想的疗效，不仅要保证虚实寒热辨证的准确性，还需要关注气机升降的问题，正如李杲所言，"若不达升降浮沉之理，而一概施治，其愈者幸也"。

医家简介：

李中梓，字士材，号念莪，又号尽凡，明代上海浦东人。是温补学派重要的医家之一，其治病注重阳气的顾护，提出了"气血俱要，而补气在补血之先；阴阳并需，而养阳在滋阴之上"的学术观点。著有《内经知要》《药性解》6 卷、《医宗必读》10 卷、《伤寒括要》2 卷、《本草通玄》2 卷、《病机沙篆》2 卷、《诊家正眼》2 卷、《删补颐生微论》4 卷、《李中梓医案》等。

2. 谢映庐医案

医案原文：

"傅乃谦，先感风寒，犹不自觉，继以饮食不节，遂至腹胀，面足俱浮，上半身时潮，下部足膝常冷，目黄尿闭。本属寒湿结聚，因重与柴苓汤加苏叶治之，连进数剂，小水便利，面部及双手略消，而下半身及腹愈加肿胀，气愈急促，水囊光亮，肿若鱼泡。

"因思明是风寒外郁，食饮内伤，理宜和解利湿，合乎开鬼门、洁净府之意，何上消而下愈肿。沉思良久，恍然悟得：斯症虽属外郁内积，实由脾胃失健运之权，中焦无升发之机，药味渗泄过重，胃阳下降至极。必当升举其阳，合乎下者举之之义，方为至理。然理法虽合，而方药难定。曾记东垣书有自病小便不通，谓寒湿之邪自外入里而甚暴，若用淡渗以利之，病虽即已，是降之又降，复益其阴而重竭其阳也。治以升阳风药，是为宜耳。斯症寒湿内聚积结，胃阳下降不化，法当用其方，名曰升阳益胃汤。善哉，方之名也，不升阳何以能益其胃乎！斯症药品方名符合，殆所谓有是病即有是药也。一剂即效，连剂而安。"

医案解析：

患者起病之因为"先感风寒"，病邪在表，此时本应以祛寒发表为要，但因为"犹不自觉"，所以未予诊治；而病情的加重是因为"饮食不节"，而且出现腹胀，说明表邪有入里的趋势，而且李杲在其《内外伤辨惑论·辨阴证阳证》中重点提出："概其外伤风寒，六淫客邪，皆有余之病，当泻不当补；饮食失节，中气不足之病，当补不当泻。"可见病情加重，不仅有寒湿外来的病机存在，还有脾胃受损的病机存在。面目俱浮，是水湿在表，上半身时潮，是湿困经络，而上半身阳气相对较盛，故蒸腾而出汗；下部足膝常冷，是湿性趋下，阻碍阳气所致，所谓湿盛则阳微也，目黄尿闭，是湿邪内阻，小水不行之象，并非热象，这一点在后面"本属寒湿结聚"以及"因思明是风寒外郁，食饮内伤"中已经给予了解释，针对这样一个患者，谢映庐的考虑是"风寒外郁，食饮内伤"，是表里同病、虚实夹杂之症，故用柴苓汤"和解利湿"，柴苓汤同名方剂在古代医集中多有论述，组成也各不相同，医案中未注明具体药物，但从后面所讲"和解利湿"的治法来看，与《丹溪心法附余》一书中所讲的柴苓汤最为相似，本方为小柴胡汤和五苓散的合方，原文记载有"分利阴阳，和解表里"之功，小柴胡汤，张仲景谓之"血弱气尽，腠理开，邪气因入，与正气相搏，结于胁下，正邪分争，往来寒热，休作有时，默默不欲饮食。藏府相连，其痛必下，邪高痛下，故使呕也。小柴胡汤主之"。本患者饮食不节，中土受损，正气不足，符合血弱气尽腠理开的基础，外感风寒，从表入里，符合邪气入侵的病机，所以，用小柴胡汤属于常规思路；五苓散，张仲景谓之"本以下之，故心下痞，与泻心汤，痞不解，其人渴而口燥烦，小便不利，五苓散主之"。伤寒误下，损伤中阳，而小便不利，说明中阳受损，水饮内蓄，与本病人中土受损，目黄尿闭的表现也有关联，所以，此时使用柴苓汤也属正解，用药后"小水便利，面部及双手略消"，也说明有一定的效果，但患者此时出现了跟预期不同的变化，即"下半身及腹愈加肿胀，气愈急促，水囊光亮，肿若鱼泡"。《金匮要略·水气病篇》云："诸有水者，腰以下肿，当利小便；腰以上肿，当发汗乃愈。"患者使用利小便之剂，本为正治，为何面部及双手等腰以上肿好转，反而下半身肿加剧，这也正是谢映庐需要"沉思良久"之处，《黄帝内经》对于水液的代谢，有这样一段话，"饮入于胃，游溢精气，上输于脾。脾气散精，上归于肺，通调水道，下输膀胱。水精四布，五经并行，合于四时五藏阴阳，揆度以为常也"。张仲景所论述的水气病的治法，是基于脾气正常的情况下，若"脾胃失健运之权，中焦无升发之机"，则无法散精，无法上归于肺，所以水精无法四布，停留于体内，至于为何下半身肿加重，是因为阳气居于上，而水液聚于下所致。关于谢映庐思考的过程以及其对于病机的解释，在【经典原文】及【文义医理解析】中已经详细解释过了，在此不再累述，唯一不同的是，李杲当时用的方子并非升阳益胃汤，这个应该是谢映庐记忆不详所致，但他使用升阳益胃汤并无不当之处，升阳益胃汤见于《内外伤辨惑论·肺之脾胃虚方》，原文为："脾胃虚则怠惰嗜卧，四肢不收，时值秋燥令行，湿热少退，体重节痛，口干舌干，饮食无味，大便不调，小便频数，不欲食，食不消；兼见肺病，洒淅恶寒，惨惨不乐，面色恶而不和，乃阳气不伸故也，当升阳益胃，名之曰升阳益胃汤。"《医方集解》对于本方的注释为："此足太阴、阳明药也。六君子助阳益胃，补脾胃之上药也（参、术、苓、草、陈皮、半夏），加黄以补肺而固卫，芍药以敛阴而调荣，羌活、独活、防风、柴胡以除湿痛（羌活除百节之痛）而升清阳，茯苓、泽泻以泻湿热而降浊阴，少佐黄连以退阴火，补中有散，发中有收，使气足阳升，自正旺而邪服矣"，由此可见本方确有升阳除湿之效，只是与升阳除湿汤相比，它更关注中土的不足而已。

医家简介：

谢映庐，名星焕，清代江西南城人。治学受前辈喻嘉言影响，强调先议病，后议药，善于探究病理，依理立法，方从法定，喜用成方、经方尤多，著有《得心集医案》，1936年裘吉生收入《珍本医书集成》，改为《谢映庐医案》。

3. 张三锡医案

医案原文：

张三锡治一人，体厚，自觉遍身沉重，难于转侧，两膝时痛肿，不红不硬，六脉濡弱，天阴更甚。作湿郁治，加减羌活胜湿汤，不十剂愈。

按： 体厚之人本属痰湿之体，又觉遍身沉重，此为复感风湿之邪，客于肌表，阻于经络，加之两膝时肿，但不红不硬，天阴更甚，更显寒湿之象，而非湿热之征，当取祛风胜湿之法，用温燥之品轻而扬之，以羌活胜湿汤加减，药证相符。

医案解析：

医案原按语对患者的病情有详细的分析，从分析的结果来看，患者的"自觉遍身沉重，难于转侧,两膝时痛肿,不红不硬"均为寒湿郁表之象,其主要症状如天阴更甚,自觉遍身沉重等与【经典原文】中李果的淫雨阴寒逾月不止、体重肢节疼痛等描述也有相似之处,但外感寒湿,为什么不用治疗"湿家身烦痛"的麻黄加术汤而用羌活胜湿汤呢?关键在于脉象,寒主收引,脉象当弦,湿性黏腻,脉象当濡,但无论如何,寒湿在表,属于实证,都不应该有弱象,而患者六脉均弱,说明其不仅有邪实的因素存在,还有正虚的因素存在;体厚为痰湿之体,脾为生痰之源,脾主湿,所以本案祛湿就需要标本兼顾,以羌活胜湿汤升阳除湿,羌活胜湿汤方解及药物组成见【扩展选读】相关内容。

医家简介:

张三锡,明医学家。字叔承,应天(今河南商丘)人。重视八纲辨证,谓"致志三十余年,仅得古人治病大法有八,曰阴,曰阳,曰表,曰里,曰寒,曰热,曰虚,曰实,而气血痰火,尽该其中"。认为医者须掌握诊法、经络、病机、药性、治法、运气六个重要方面。著有《医学六要》十九卷。

4. 陈延医案

医案原文:

吕某某,男,39岁。2018年5月30日初诊。

主诉:自觉疲倦乏力半年。

初诊:睡醒觉后觉头重,疲倦,大便易出血,偏黏,难以冲走,双侧小腿有潮湿及发痒感,胃纳可,睡眠一般,小便可,舌淡红,有齿印,苔薄白,脉偏弱。

中医诊断:湿阻病(脾虚湿滞证)。

西医诊断:肠道菌群失调。

治法:升阳除湿法。

方药:升阳补气汤。

升麻5g,羌活5g,白芍5g,独活5g,防风5g,炙甘草5g,泽泻5g,生地5g,柴胡15g,生姜5g,大枣5g,藁本5g。

二诊:2018年6月6日。

用药后睡醒觉后头重感好转,疲倦感好转,大便易出血,偏黏,难以冲走,双侧小腿有潮湿及发痒感,胃纳可,睡眠一般,小便可,舌淡红,有齿印,苔薄白,脉偏弱。

原方再服14剂。后患者自觉服药后症状好转,自行购药再服14剂。

三诊:2018年7月4日。

睡醒觉后头重感消失,疲倦感消失,双侧小腿潮湿感消失,胃纳可,但觉晨起口气较重,睡眠偏差,大便仍偏黏,但无便血,小便可,舌淡红,有齿印,苔薄白,脉细滑,以双关脉明显。伴见阳明郁热,合葛根芩连汤加减,拟方如下:

升麻5g,羌活5g,独活5g,防风5g,炙甘草5g,泽泻5g,柴胡15g,生姜5g,大枣5g,葛根15g,黄芩5g,黄连5g。

医案解析:

本案系编者个人诊治医案,未见发表,患者为广东人,从初诊的情况而言湿阻的症状较为明显,头部沉重、双侧小腿有潮湿感是湿邪困于经络所致,大便偏黏是湿邪困阻脾阳,脾不运化所致,而且有疲倦、脉弱,当为脾虚之象,常规思路当以健脾化湿之品,可选择香砂六君子汤加减。但患者大便易出血,说明湿郁于表,阳气被郁,内有郁热,若给与补气之品恐生热,患者用药一月以后,已经出现口臭、眠差、双关脉滑,即是明证。这种情况在岭南地区非常常见，故另辟蹊径，以李杲升阳除湿之法治之，考虑患者不仅有湿阻，尚有脾虚，故选李杲升阳补气汤加减治之。升阳补气汤出自《内外伤辨惑论·四时用药加减法》，原文论述："升阳补气汤 治饮食不时，饥饱劳役，胃气不足，脾气下溜，气短无力，不耐寒热，早饭后转增昏闷，须要眠睡，怠惰，四肢不收，懒倦动作，及五心烦热。"本方主治湿阻中焦，困束脾土，运化不行，清气不升，浊阴不降者。方中羌活、独活、柴胡、升麻、防风为李杲升阳除湿法的常用药物，虽然原方中有下行之泽泻，但用量不多，而且仅此一味，不影响升阳之效，以姜、草、枣顾护胃气，用生地、白芍原意为养血和营，以防燥散太过，本患者大便有血，说明血分内有郁热，生地、白芍可以凉血柔肝，使升阳之药不至于动血。

用药一个月后头重感，疲倦感，双侧小腿潮湿感均好转，说明湿邪渐退，这本在预料之中，虽然使用升阳行气之品，但未见便血，当是生地、白芍之效；唯一令人不解的是患者脉象由弱变为细滑，而且以双关脉明显，说明阳气来复，但方中并无黄芪、党参等补气之品，本方名为"升阳补气汤"，但方中并无四君子汤、补中益气汤等常规认识的补气之品，但通过临床运用，才明白李杲所言之补气，是指结果，而非过程，脾阳被湿所困，通过升阳除湿之药处理，被困之脾阳得以舒展，恢复了其升清之势，则脾能正常的化生气血，气血就逐渐得以恢复了。

【经典知识点的当代临证应用提示】

1）湿邪之出路，无非三条：从汗而解，从大便而出，从小便而出，这是常法，虽然李杲非常强调升阳除湿法的重要性，但并非完全排斥其他治疗方法，比如其所创的升阳除湿汤中就有"猪苓三分 泽泻一钱"等淡渗之药；所以升阳除湿法是李杲在研习常法的基础上针对特殊状态、特殊情况提出的变法，在临床诊治疾病时，也应该遵循守常达变的原则，不要炫技取巧，这样也不符合中医辨证论治的原则。

2）虽然感受的邪气相同，但不同的体质会出现不同的病机转变过程，这就是"从化"之理，对于平素脾气亏虚，元气不足而又感受外来之湿邪者，或者外来之湿邪不仅侵及肌表经络，还同时伤及脾胃者，使用常规的祛湿方法无法获得有效的疗效，这时使用升阳除湿法就能很好地发挥其作用，这就是"证贵辨而法贵变"，临床医生不能墨守成规，需要根据临床的实际调整治疗的方案。

3）升阳除湿法是中医的一种治疗方法，是治法层面的概念，它"针对的邪气主要是湿，调理的脏腑主要是脾，用药的方向主要是升"，所以，在临床治疗中，符合这个基本原则的都可以归入升阳除湿法的范畴，可以用于治疗内科、外科、骨科、妇科、五官科、眼科等多个学科的疾病，所以，不必局限地认为它仅能用来治疗脾胃疾病或者肢体疼痛等证，这样，就能使其在临床工作中更好地发挥作用。

【相关学术争鸣】

（一）对于治法的争鸣

与李杲齐名而略后于其的朱震亨（1281—1358）认为对于湿证的治疗应该根据不同的分型选择不同的药物进行治疗，在其所著《丹溪心法·中湿四》中记载了相关的内容，按病变部位分："上部湿，苍术功烈；下部湿，宜升麻提之。"按病变表里分："外湿宜表散，内湿宜淡渗。"按正气虚实分："若湿盛气实者，以神佑丸、舟车丸服之；气虚者，桑皮、茯苓、人参、葶苈、木香之类。"按肥瘦分:"凡肥人沉困怠惰,是湿热,宜苍术、茯苓、滑石。凡肥白之人沉困怠惰,是气虚,宜二术、人参、半夏、草果、厚朴、芍药。凡黑瘦而沉困怠惰者,是热,宜白术、黄芩。"按三焦分:"去上焦湿及热,须用黄芩,泻肺火故也。又如肺有湿,亦宜黄芩;如肺有虚热,宜天门冬、麦门冬、知母,用黄芩多则损脾。去中焦湿与痛热,用黄连,泻心火故也;如中焦有实热,亦宜黄连;若脾胃虚弱不能运转而郁闷,宜黄芩、白术、干葛;若中焦湿热积久而痛,乃热势甚盛,宜黄连,用姜汁炒。去下焦湿肿及痛,并膀胱有火邪者,必须酒洗防己、黄柏、知母、草龙胆。又云:凡下焦有湿,草龙胆、防己为君,甘草、黄柏为佐。"这种分型、分体质、分部位进行辨治的方式更为全面,也是后世医家多遵循的方法。另外,其特别提出了苍术这个药在祛湿治疗中的重要性,"本草云:苍术治湿,上下部皆可用"。虽然李杲在【经典原文】中未提及苍术,但其非常重视苍术在祛湿方面的作用,《东垣试效方·药象气味主治法度》记载:"苍术,甘温,主治与白术同,若除上湿发汗,功最大;若补中焦、除湿,力小不如白术。"在其著名的升阳除湿防风汤中,用苍术四两,而防风、白术、白茯苓、白芍仅一到两钱,而且辛甘发散为阳,苍术甘温,有升阳之功,所以苍术也是升阳除湿法经常会用到的药物之一。

认为湿证应该分型论治的还有清代顾靖远、罗国纲等医家。

清代医家顾靖远(1644—?)认为可以从外得和内生两个角度来诊治湿证,他在《顾松园医镜·卷八御集 症方发明》指出:"湿有自外而得者,有自内而生者,有风湿相搏者,有湿热相搏者,有独伤于寒湿者。"对于自外而得之外湿,总以升散为主,"自外而得者,如在天之湿,雾露雨雪是也。在地之湿,冰水泥泞是也。在人之湿,汗出沾衣,未经解换是也。但清邪则先伤上部,先伤表之营卫。故《金匮》曰:雾伤于上。又曰:雾伤皮腠。其症头重如裹,面目浮肿,鼻息不利。声浊不清,发热身疼,宜轻清散之。可用羌活胜湿汤。浊邪则先伤下部,先伤肌肉筋骨血脉。故《金匮》曰:湿伤于下。又曰:湿流关节。又经曰:地之湿气,感则害人皮肉筋脉。其症足胕(足面)先肿,(肿肉如泥,按之不起)渐至腿膝,行动重着,关节疼痛,倦怠体重,宜升阳渗湿兼行,可用羌防四苓散",但也强调了不宜使用淡渗利湿之品,"勿但用降下渗湿之剂。赵氏云:湿淫从外入里,当用升阳风药即愈。经所谓湿淫所胜,助风以平之。又曰:下者举之。得阳气升腾而愈矣。又曰:客者除之。以湿从外入者,使之仍从外出也。"对于内生之内湿,则以健脾燥湿利水为主,"自内而生者,如饮食之湿,酒水瓜果乳酪是也。经曰:诸湿肿满,皆属于脾。脾主肌肉,其性恶湿,内受湿淫,肌体肿满。又曰:湿胜则濡泄,脾湿不运,则水谷不分,故或痞满或肿胀或泄泻,总宜健脾燥湿利水为主。经曰:治湿不利小便,非其治也。《金匮》云:一身尽疼,发热日晡更剧者,此名风湿。此因汗出当风取凉所致,法当汗出而解。但宜微汗,不宜大汗,大汗则风去湿存,微微似汗,则风湿俱去也。……嘉言谓:湿土寄旺于四季之末,其气随四时之气而变迁。在夏为热湿,在冬为寒湿。故寒湿之病,于冬月春初,居寒湿之地,感而病者为多。可用桂枝附子汤,或加羌活、苍术之属,温以散之。以上诸法,皆究湿家之所不容废也"。这种认识较之朱震亨之言,又更加系统规范,尤其是对湿邪外得与内生的病因、病机转化规律叙述得更为详细。

清代医家罗国纲(1715—?)首先也同意前人所言外感内伤分类之法,他在《罗氏会约医镜·卷十二》中指出:"湿之为病,有因于外感者,如天雨袭虚,地气上蒸,或汗衣久沾,或重雾寒露未避是也。有因于内伤者,如嗜瓜果,饮乳酪,啜酒浆,喜上冷是也";但比较有特色的是他提出了湿邪阻滞在不同部位的临床表现,为病位的判断提供了依据,"其为证也,湿在肌表,为寒热自汗。在经络,为痹为重,筋骨疼痛,手足痿弱。在肌肉,为麻木,胕肿,黄疸。在脏腑，为尿赤便泄，腹痛后重。在上则为痰，在下则为痢"；在对于湿证的治疗方面，基本以常规治法为主，"盖湿从表入者，汗以散之。在上者，宜微汗之。在中、下二焦者，宜疏利二便，或单用淡渗以利小便"；但他特别强调了，如果患者的正气不足，就不适合使用常规的治法，而应该使用李杲的升阳除湿法，"湿热之证及微虚微热者，利之可也。至于大虚大寒，最忌下利。既有湿热，而体虚寒，精血已亏，而复利之，害必甚矣！宜用升阳风药，兼实脾土，乃为精工。论曰：湿淫所胜，风以平之。又曰：下者举之，得阳气升腾而愈是也。"这一观点比较符合李杲当时用药的情况，李杲在治疗自己腹泻的医案前面有一段话交代了当时其体质背景："予病脾胃久衰，视听半失，此阴盛乘阳，加之气短精神不足，此由弦脉令虚，多言之过，皆阳气衰弱，不得舒伸，伏匿于阴中耳"，正是由于存在这样的体质背景，他才提出了"复益其阴"的观点，罗国纲的阐发使升阳除湿法的使用范围得到扩大，不仅可以用于寒湿证，即使是湿热证的患者，如果有虚寒体质的基础，也可以使用本法进行治疗。

清代名医叶桂（1666—1745）也基本认同外受内生之说，在治疗外感之湿邪时，他提倡使用表散之法，但不主张大汗淋漓，他在《临证指南医案·卷五·湿》中指出"治法原宜于表散，但不可大汗耳"。更为关键的是他提出应该关注兼症而对方药进行调整，"更当察其兼症，若兼风者微微散之，兼寒者佐以温药，兼热者佐以清药"。对于内生之湿，他认为就需要根据具体证型来辨证论治，"治法总宜辨其体质阴阳，斯可以知寒热虚实之治。若其人色苍赤而瘦，肌肉坚结者，其体属阳，此外感湿邪必易于化热，若内生湿邪，多因膏粱酒醴，必患湿热、湿火之症；若其人色白而肥，肌肉柔软者，其体属阴，若外感湿邪不易化热，若内生之湿，多因茶汤生冷太过，必患寒湿之症。人身若一小天地，今观先生治法，若湿阻上焦者，用开肺气，佐淡渗，通膀胱，是即启上闸、开支河、导水势下行之理也；若脾阳不运，湿滞中焦者，用术、朴、姜、半之属以温运之，以苓、泽、腹皮、滑石等淡渗之，亦犹低窼湿处，必得烈日晒之，或以刚燥之土培之，或开沟渠以泄之耳。其用药总以苦辛寒治湿热，以苦辛温治寒湿，概以淡渗佐之，或再加风药。甘酸腻浊，在所不用"。

近代名医恽铁樵（1878—1935）则对李杲升阳除湿之法有不同的看法，他在《恽铁樵伤寒金匮研究·上下分消之剂》中指出："东垣云：虽有治湿必利小便之说，若湿从外来而入里，用渗利之剂以除之，是降之又降，重竭其阳而复益其阴也，故用升阳风药即瘥。大法云：湿淫所胜，必助风以平之也。愚谓湿病用风药者，是助升浮之气，以行沉滞之湿，非以风胜之之谓也。又湿在上在表者，多挟风气，非汗不能去也。荆、防、羌、麻祛风之品，岂能行湿之事哉！"他认为风药本身并无直接祛湿之功，而是通过助升浮之气来使湿气流转，从而达到祛湿的目的。

（二）对于症状的争鸣

躯体疼痛是寒湿之邪束于太阳经脉的主要表现之一，所以李杲在论述羌活胜湿汤时也以"脊痛项强，腰似着，项似拔"为主证。

温病大家薛雪（1661—1750）则认为，不仅是寒湿，湿热为患也会出现肌肉疼痛，这是因为四肢肌肉属阳明之表，湿邪伤及阳明之表均会出现肌肉疼痛的情况。《湿热论》："湿热病属阳明、太阴经者居多。中气实则病属阳明，中气虚则病属太阴。病在二经之表者，多兼少阳三焦；病在二经之里者，每兼厥阴风木。……然所云表者，乃阳明、太阴之表，而非太阳之表。太阴之表四肢也，阳明也；阳明之表肌肉也，胸中也。故胸痞为湿热必有之症，四肢倦怠、肌肉烦疼，亦必并见。……湿热伤肌肉，肌肉为阳明所主。……湿热之病不独与伤寒不同，且与温病大异。温病乃太阳、少阴同病；湿热乃阳明、太阴同病也。"

同为温病大家的吴塘（1758—1836）也持类似的观点，他在《温病条辨·湿温》论述三仁汤证时讲到："头痛恶寒，身重疼痛，舌白不渴，脉弦细而濡，面色淡黄，胸闷不饥，午后身热，状若阴虚，病难速已，名曰湿温，汗之则神昏耳聋，甚则目瞑不欲言，下之则洞泄，润之则病深不解。长夏深秋冬日同法，三仁汤主之。头痛恶寒，身重疼痛，有似伤寒，脉弦濡，则非伤寒矣。舌白不渴，面色淡黄，则非伤暑之偏于火矣。胸闷不饥，湿闭清阳道路也。午后身热，状若阴虚者，湿为阴邪，阴邪自旺于阴分，故与阴虚同一午后身热也。湿为阴邪，自长夏而来，其来有渐，且其性氤氲黏腻，非若寒邪之一汗而解，湿热之一凉则退，故难速已。世医不知其为湿温，见其头痛恶寒，身重疼痛也，以为伤寒而汗之，汗伤心阳，湿随辛温发表之药蒸腾上逆，内蒙心窍则神昏，上蒙清窍则耳聋，目瞑不言。见其中满不饥，以为停滞而大下之，误下伤阴，而重抑脾阳之升，脾气转陷，湿邪乘势内渍，故洞泄。见其午后身热，以为阴虚而用柔药润之，湿为胶滞阴邪，再加柔润阴药，二阴相合，同气相求，遂有锢结而不可解之势。唯一三仁汤轻开上焦肺气，盖肺主一身之气，气化则湿亦化也。湿气弥漫，本无形质，以重浊滋味之药治之，愈治愈坏。"可见，单纯凭借一个症状，是无法准确诊治疾病的，中医仍需四诊合参为宜。

【扩展选读】

对上述医家的医学著作中代表性文字的阅读，可帮助对李杲原文的进一步理解。为此，教材罗列了一些比较有代表性的文字和资料，作为扩展阅读素材。

理论传承方面：

明代医家楼英（1332—1401）认为泄泻的核心脏腑是中焦脾胃，他在《医学纲目·飧泄》中指出："【垣】凡泄则米谷不化，谓之飧泄，是清气在下，乃胃气不升，上古圣人皆以升浮药扶持胃气，一服而愈，知病在中焦脾胃也"，而且他认为李杲案例虽然邪气是湿邪，但病机的关键是脾胃的虚弱，"《脉决》曰：湿多成五泄，湿者，胃之别名也。病本在胃，真气弱，真气者，谷气也，不能克化饮食，乃湿盛故也，以此论之，正以脾胃之弱故也"，对于这种由于合并虚证的湿泄，不宜使用淡渗利湿之法，"唯虚症不宜，此论其病得之于胃气下流，清气不升，阳道不行，宜升宜举，不宜利小便"。这种认识基本传承了李杲的认识。但对于方药的分析，他有其独特之处，认为风药能够升阳除湿的机理在于能够助甲胆之气上行，然后通过五行相克的原理来祛湿，"《灵枢》云：头有疾，取之足，谓阳病在阴也；足有疾，取之上，谓阴病在阳也。经云：阳病在阴，阴病在阳，此之谓也。中有疾，傍取之。傍者，少阳甲胆是也。中者，脾胃也。脾胃有疾，取之足少阳。甲胆者，甲风是也，东方春也，胃中谷气者，便是风化也。作一体而认，故曰胃中湿胜而成泄泻，宜助甲胆风胜以克之，又是升阳助清气上行之法也。又一说中焦元气不足，溲便为之变，肠为之苦鸣，亦缘胃气不升，故令甲气上行"。针对这种脾胃虚弱复感湿邪的情况，在治疗方面他认为可以先"夺食而益胃气"，因为此时"胃气弱不能化食"，若减少饮食摄入就会减少胃气的损耗，使其自己恢复，如果"夺食"无法缓解症状者，则应使用升阳除湿法，"便与升阳先助真气，次用风药胜湿，以助升腾之气，病可已矣"。至于方剂选择方面他推荐的是升阳除湿汤。"治用升阳除湿汤之类是也"。

秦伯未(1901—1970)根据湿邪的来源将其分为外湿与内湿两类，他在《谦斋中医处方学·湿》中提到："湿从外来者为外湿，从内生者为内湿"，在治疗原则方面，提出了"外湿宜汗，内湿轻者宜化"的原则，并认为升阳风药适合于治疗湿邪阻于经络的病证，"湿恋经络，亦可用风药祛除，方如羌活胜湿汤"，这种病证的主要表现有"肌肉、经络、关节发生沉重、麻木、酸疼"等不适，这种表现与经典原文中描述的症状非常相似，秦伯未将这种使用风药治疗外湿的方法称之为疏风胜湿法，是汗法的一种变通之法，但从其临床表现，病位以及用药来看，与李杲之升阳除湿法应该是一回事。

李克绍（1910—1996）也对李杲的著作进行了研读，对于这段经典原文，他在《李克绍医案讲习录·阳虚下陷泄泻案》中提到："把此案归纳一下：患者体质是脾胃久虚，视听半失；时令是淫雨阴寒；症状有气短、精神不足、体重、肢痛、大便泄泻、小便秘涩；脉象弦；病理是阳气衰弱，不能舒伸；治则是风药升之，使下者举之，屈者直之；药物是羌活、独活、升麻、柴胡。"然后对本案的病因病机进行了分析："脾胃久衰，视力听力俱已减少一半，且气短、神虚，这就是清阳下陷的结果。清阳本来是饮食物中有营养价值之轻清者，当升不升，上窍失养，故致如此。清者不升，反下溜而匿伏于阴中，有用之清阳遂变为病理之湿。内湿又遇时令之寒湿，更不能运化蒸发，留滞于肢体肌肉，故体重、肢痛，趋于下窍则大便泄、小便秘。"对于为什么使用升阳风药，他认为是为了舒发被郁的肝气，因为李杲原文有"脉弦"的记录，而"弦为肝脉，肝就是风脉，肝脏喜条达，弦就是在郁中求伸，屈中求直的脉象，与小柴胡汤证见弦脉的道理是一致的。羌活、独活、升麻、柴胡，能散湿升阳，也是疏肝之品，故用之有效。所以弦脉，既说明了病理，也提示了病机。若脉不弦，又当考虑以健脾化湿、淡渗利窍等为重点了"。这种理解，跟明代楼英的理解有相似之处，只是楼英谈甲木，是从五行生克的角度入手来论述，而李克绍从肝这个脏腑实体的角度来论述，两者相比，似乎从甲木入手更符合李杲的原意。

丁光迪（1918—2003）对于升阳除湿法的阐述则更符合李杲本意：在《丁光迪论内科·临证经验》中他提到："湿多成濡泄，治以分化，利小便，这是常法。但对于脾胃虚弱之人，胃病湿多，脾气下陷而泄泻者，常兼气息短少，精神不足，懒于言语，肠鸣气坠，小便涩少，形寒怯冷等证，这是'阴盛乘阳'之变，即脾胃气虚，而浊阴反盛。东垣提出，'必用升阳风药'，使下陷的阳气上升，而风药又能胜湿，则其病可愈。主用羌活、独活、柴胡、升麻、防风、炙甘草等，或升阳除湿防风汤（苍术、白术、防风、茯苓、白芍）。这是'寒湿之胜，助风以平之'，'下者举之'的方法，目的是使阳气升腾，则泄泻自止。这又是从脾胃气虚考虑，治疗泄泻的一种方法。"从这段论述中也可以看出，丁光迪也认为升阳除湿法不属于治湿之常法，它是针对特定体质特点（脾胃虚弱之人）的治疗方法，其用药以升阳风药为主，可升举下陷的阳气，也可祛除湿邪，是一种从脾胃气虚的角度治疗泄泻的常用治法。这种认识是对李杲原文的理论体系的扩展和延伸，便于对李杲原文的深入理解。

方药传承方面：

1. 升阳除湿汤

升阳除湿汤出自李杲《脾胃论·湿热成痿肺金受邪论》，原文记载："治脾胃虚弱，不思饮食，肠鸣腹痛，泄泻无度，小便黄，四肢困弱。甘草、大麦蘖面，如胃寒腹鸣者加陈皮、猪苓，以上各三分；泽泻、益智仁、半夏、防风、神曲、升麻、柴胡、羌活，以上各五分；苍术一钱。上㕮咀，作一服，水三大盏，生姜三片，枣二枚，同煎至一盏，去粗，空心服。"从其组成规律来看，并不完全符合李杲原文中的精神，因为方中含有淡渗之泽泻、茯苓，但新安学派的代表人物汪机（1463—1539）仍认为本方属于升阳除湿法的代表方剂，他在《医学原理》一书中分析："升阳除湿汤 治泄泻无度，不思饮食，肠鸣腹痛，四肢无力。此乃中气亏败，脾湿壅盛，抑遏阳气不得上升所致。经云：清气在下，则生飧泄是也。法当补中，疏壅湿，升阳气。是以用白术、陈皮、炙草、麦芽、神曲、益智等，以补中健脾，和胃化宿食，进饮食；防风、羌活、苍术等，以疏壅湿；升麻、柴胡升引清阳之气上腾；猪苓、泽泻利小便渗湿，导浊阴之气下降；半夏以降逆气。"

2. 羌活胜湿汤

羌活胜湿汤出自李杲《脾胃论·分经随病制方》，原文记载："如脊痛项强，腰似折，项似拔，上冲头痛者，乃足太阳经之不行，以羌活胜湿汤主之。羌活、独活，以上各一钱；甘草（炙）、藁本、防风，以上各五分；蔓荆子（三分）、川芎（二分）。上件㕮咀，都作一服，水二盏，煎至一盏，去粗，温服，食后。"从药物组成来说，与【经典原文】中提到的升阳除湿之法似乎更为贴切。温补学派的代表人物张景岳（1563—1640）就认为升阳除湿法的代表方应该是羌活胜湿汤。他在《景岳全书·八阵方》中评价："羌活胜湿汤 治外伤湿气，一身尽痛者。此方通治湿证。"清代医家吴仪洛（1704—1766）在其所著《成方切用》一书中对羌活胜湿汤进行了详细的方解。"羌活胜湿汤《局方》治湿气在表，头痛头重，或腰脊重痛，或一身尽痛，微热昏倦（湿气在表，外伤于湿也。湿邪着于太阳，则头项腰脊痛；着于太阴，则肩背痛；着于阴阳之经，则一身尽痛。唯着故痛且重也。湿郁则为热，然湿乃阴邪，故微热而昏倦也）。东垣曰：头痛脊强，乃太阳之经气不行也，此汤主之。羌活 独活一钱 川芎 藁本 防风 甘草炙，五分 蔓荆子三分。如身重，腰中沉沉然，中有寒湿也，加酒洗汉防己、附子。经曰：风能胜湿，羌、独、防、藁、芎、蔓，皆风药也。湿气在表，六者辛温升散，又皆解表之药，使湿从汗出，则诸邪散矣（藁本善治太阳寒湿；荆防善散太阳风湿；二独祛风胜湿，兼通关节；川芎能升厥阴清气，上治头痛；甘草助诸药辛甘发散为阳，气味甘平，发中有补也）。"而且他提出，羌活胜湿汤所治之湿重点在关节，"若水湿在里，则当用利水渗泄之剂。（喻嘉言曰：经湿上甚为热，表之则易，下之则难，故当变常法而为表散。吴鹤皋曰：脾弱湿伤者，二陈、平胃主之；湿盛濡泄者，五苓、六一之类主之；水肿发黄者，五皮、茵陈之类主之）。今湿流关节，非前药所宜矣，无窍不入唯风为能，故关节之病，非风药不能到也。"

3. 其他方药

杨扶国在《杨扶国经方临证精华·升阳除湿》中提到："升阳除湿法，在李东垣的《脾胃论》中强调得比较突出，他认为在一般情况下利用利湿之法是可行的，但对脾胃久衰，清阳不升的患者，若'用淡渗之剂以除之，病虽即已，是降之又降，是复益其阴而重竭其阳气矣，是阳气愈削而精神愈短矣，是阴重强而阳重衰矣，反助其邪之谓也，故必用升阳风药即瘥'。所谓升阳风药是指羌活、独活、柴胡、升麻、防风等，或再配以黄芪。风药能胜湿，清阳升则湿邪去，为治湿另辟一法。这种治湿方法，在《脾胃论》中多处可见，如治疗湿热成痿的除风湿羌活汤，治疗湿热肠澼的升阳除湿防风汤，治疗泄泻的升阳汤及升阳除湿汤，四方中防风、升麻、柴胡凡三用，都体现了升阳除湿这一方法。喻嘉言治疗表邪入里所引起的痢疾，用人参败毒散以'逆流挽舟'，还有前已提及的东垣清暑益气汤，都包含有升阳除湿的作用在内。"

（陈　延　黄智斌）

参 考 文 献

陈师文等编. 鲁兆麟等点校. 1997. 太平惠民和剂局方. 沈阳：辽宁科学技术出版社.

顾靖远著. 袁久林校注. 2014. 顾松园医镜. 北京：中国医药科技出版社.

江瓘，魏之琇编著. 潘桂娟，侯亚芬校注. 1996. 名医类案（正续编）. 北京：中国中医药出版社.

雷丰著. 1992. 时病论. 太原：山西科学技术出版社.
李中梓撰. 包来发主编. 1999. 李中梓医学全书. 北京：中国中医药出版社.
罗国纲著. 王树鹏等校注. 2015. 罗氏会约医镜. 北京：中国中医药出版社.
秦伯未. 2015. 谦斋中医处方学. 北京：中国中医药出版社.
沈金鳌撰. 李占水，李晓林校注. 1996. 杂病源流犀烛. 北京：中国中医药出版社.
汪机撰. 储全根，万四妹校注. 2009. 医学原理. 北京：中国中医药出版社.
魏之琇编. 黄汉儒等点校. 1997. 续名医类案. 北京：人民卫生出版社.
吴瑭著. 南京中医药大学温病学教研室整理. 2005. 温病条辨. 北京：人民卫生出版社.
吴仪洛辑. 李兴广等整理. 2019. 成方切要. 北京：中国医药科技出版社.
谢映庐. 2012. 谢映庐医案评析. 北京：中国中医药出版社.
薛雪，张志斌. 2015. 湿热论. 北京：人民卫生出版社.
杨扶国. 2016. 杨扶国经方临证精华. 北京：中国医药科技出版社.
叶天士撰. 苏礼等整理. 2015. 临证指南医案. 北京：人民卫生出版社.
恽铁樵著. 袁久林点校. 2008. 恽铁樵伤寒金匮研究. 福州：福建科学技术出版社.
张介宾著. 夏之秋等校注. 1996. 景岳全书. 北京：中国中医药出版社
张仲景撰. 何任，何若苹整理. 2020. 金匮要略. 北京：人民卫生出版社.
朱世增. 2009. 丁光迪论内科. 上海：上海中医药大学出版社.
朱橚等撰. 1959. 普济方（第八册）. 北京：人民卫生出版社
朱震亨撰. 王英等整理. 2018. 丹溪心法. 北京：人民卫生出版社.

第十三章　朱丹溪湿热辨治要点

【经典原文】

又四年，而得罗太无讳知悌者为之师。因见河间、戴人、东垣、海藏诸书，始悟湿热相火为病甚多……徐而思之，湿热相火，自王太仆注文，已成湮没，至张李诸老，始有发明。

【原文出处】

元，朱丹溪，《格致余论》，序。

【经典原文】

第三章论因于湿，湿者，土浊之气，首为诸阳之会，其位高而气清，其体虚故聪明得而系焉。浊气熏蒸，清道不通，沉重而不爽利，似乎有物以蒙冒之，失而不治，湿郁为热，热留不去，大筋软短者，热伤血，不能养筋，故为拘挛；小筋弛长者，湿伤筋，不能束骨，故为痿弱。因于湿，首如裹，各三字为句。湿热不攘以下，各四字为句，文正而意明……至于湿病，亦蒙上文之热，谓反湿其首，望湿物裹之。望除其热，当以因于湿首为句。如裹湿又为句，则湿首之湿，裹湿之湿，皆人为也，与上下文列言寒暑之病，因文义舛乖，不容于不辩。或曰：先贤言温湿、寒湿、风湿矣，未闻有所谓湿热病者，考之《内经》亦无有焉，吾子无乃失之迂妄耶？予曰：六气之中，湿热为病，十居八九。《内经》发明湿热，此为首出。《至真大要论》曰：湿上甚而热。其间或言湿而热在中者，或曰热而湿在中者，此圣人爱人论道之极，致使天下后世不知湿热之治法者，太仆启之也。君其归，取《原病式》熟读而审思之，幸甚。

太仆章句

因于寒，欲如运枢，起居如惊，神气乃浮。

因于暑，汗，烦则喘喝，静则多言，体若燔炭，汗出而散。

因于湿首（句）。如裹湿（句）。热不攘（句）。大筋软短，小筋弛长，软短为拘，弛长为痿。

因于气为肿（云云）。

新定章句

因于寒，体若燔炭，汗出而散。

因于暑，汗，烦则喘喝，静则多言。

因于湿（句）。首如裹（句）。湿热不攘（句）。大筋软短，小筋弛长，软短为拘，弛长为痿。

因于气为肿（云云）。

【原文出处】

元，朱丹溪，《格致余论》，生气通天论病因章句辩。

【经典原文】

《本草》云：苍术治湿，上下部皆可用。二陈汤中加酒芩、羌活、苍术，散风行湿。脾胃受湿，沉困无力，怠惰好卧。去痰须用白术。上部湿，苍术功烈；下部湿，宜升麻提之。外湿宜表散，内湿宜淡渗。若燥湿，以羌活胜湿汤、平胃散之类；若风湿相搏，一身尽痛，以黄芪防己汤。若湿胜气实者，以神佑丸、舟车丸服之；气虚者，桑皮、茯苓、人参、葶苈、木香之类。凡肥人沉困怠惰，是湿热，宜苍术、茯苓、滑石。凡肥白之人沉困怠惰，是气虚，宜二术、人参、半夏、草果、厚朴、芍药。凡黑瘦而沉困怠惰者，是热，宜白术、黄芩。凡饮食不节，脾胃受伤，不能递送，宜枳术丸。去上焦湿及热，须用黄芩，泻肺火故也。又如肺有湿，亦宜黄芩，如肺有虚热，宜天门冬、麦门冬、知母，用黄芩多则损脾。去中焦湿与痛，热用黄连，泻心火故也；如中焦有实热，亦宜黄连；若脾胃虚弱不能运转而郁闷，宜黄芩、白术、干葛；若中焦湿热积久而痛，乃热势甚盛，宜黄连，用姜汁炒。去下焦湿肿及痛，并膀胱有火邪者，必须酒洗防己、黄柏、知母、草龙胆。又云：凡下焦有湿，草龙胆、防己为君，甘草、黄柏为佐。如下焦肿及痛者，是湿热，宜酒防己、草龙胆、黄芩、苍术。若肥人、气虚之人肿痛，宜二术、南星、滑石、茯苓。黑瘦之人，下焦肿痛，宜当归、桃仁、红花、牛膝、槟榔、黄柏。

戴云：湿有自外入者，有自内出者，必审其方土之致病源。东南地下，多阴雨地湿，凡受必从外入，多自下起，以重腿脚气者多，治当汗散，久者宜疏通渗泄；西北地高，人多食生冷湿面、湩酪，或饮酒后寒气怫郁，湿不能越，以致腹皮胀痛，甚则水鼓胀满，或通身浮肿，按之如泥不起，此皆自内而出也。辨其元气多少而通利其二便，责其根在内也。此方土内外，亦互相有之，但多少不同，须对证施治，不可执一。

【原文出处】

元，朱丹溪，《丹溪心法》，中湿四。

【经典及作者简介】

朱丹溪（1281—1358），名震亨，字彦修，元代著名医学家，婺州义乌（今浙江义乌市）人。为"滋阴派"（又称"丹溪学派"）的创始人，然又言"湿热相火为病最多"、"六气之中，湿热为病，十居八九"，上述几段原文是朱丹溪对湿热证病因病机、治法方药的详细论治。

《格致余论》是朱丹溪医学论文集，因"古人以医为吾儒格物致知之一事"（本书自序），遂以《格致余论》为书名。书中共载医论41篇，着重阐述丹溪学派医理；对各种病症也有独到见解。故本书最能反映丹溪的学术思想，堪称丹溪学说的代表作。

《丹溪心法》是一部综合性医书,并非朱丹溪自撰,由他的弟子们根据其学术经验和平素所述纂辑而成。每卷首冠丹溪原论,次为戴元礼辨证,次列方剂、附录。流传本经程充于明成化十八年修订。程氏在整理过程中参考丹溪曾孙朱贤家藏本,对陕本、蜀本中后世增入内容进行归纳。

【文义医理解析】

朱丹溪之学,师承有自。他在金元四大家中最为晚出,受业于钱塘罗知悌,罗氏精于医学,其学宗法刘河间,旁通于张子和、李东垣二家之说,认为:"学医之要,必本于《素问》《难经》,而湿热相火为病最多。"朱丹溪善于学习多方之理论,集诸家于一体,通过长期的临床实践,发展了"湿热相火为病甚多"的观点。

《格致余论》序言中"或曰:先贤言温湿、寒湿、风湿矣。未闻有所谓湿热病者,考之《内经》,亦无有焉"。实际情况如实否?广州中医药大学的周登威博士检索了各时期重要医书中"寒湿""风湿""湿热"等字目出现的次数,证实朱丹溪的评论无误。于"湿热"对应的"寒湿"、"风湿",《内经》以降,不论从病因、病机,还是证治方药,诸多医家记载良多、研究亦深,可谓莘莘大端,不惜笔墨。唐宋之前,先贤对"湿""寒湿""风湿""湿痹"的认知较之"湿热""暑湿"为早,对"寒湿"等病证的认知也很丰富。而对"湿热""暑湿"等病证的认知,确实稀有,近似于无。一直到金元时期,这种情况才有改观。"湿热""寒湿",同属六淫和合致病,一字之别,在医籍中表现出如此大的差异。一个被后世中医理论家和临床家乃至普通民众广为谈及和使用的概念,为什么在认知历程中如此差别?个中原因,值得深究。周登威博士通过对比湿、寒湿、湿热的字义与概念,就会发现"湿热"较之前两者,更强调综合性、推理性、抽象性。这也是为何中医对湿热的认知,较之湿、寒湿,明显为后的原因所在。湿热病证的认知,在金元时代,是一次飞跃与突破。是什么原因促使金元医家如同发现新事物般,展开了对湿热病证的研究?周博士认为可能有历史原因、战争原因、文化原因、运气学说影响、对温燥流弊的纠正等等。

朱丹溪崇尚《黄帝内经》(以下简称《内经》)为载道之书,朝夕钻研。他认为《内经》词简而义深,但因"去古渐远,衍文错简,仍或有之",曾改正王冰(王太仆,代表著作《补注黄帝内经素问》,后人的《素问》研究多是在王冰研究的基础上进行)在《内经》中句读的误文。他认为湿热的提出最早源于《内经》,后人却多所忽略,只是因为王冰对《内经》的"误解","《内经》发明湿热,此为首出。《至真要大论》曰:湿上甚而热。其间或言湿而热在中者,或曰热而湿在中者,此圣人爱人论道之极,致,使天下后世不知湿热之治法者,太仆启之也。君其归,取《原病式》熟读而审思之,幸甚。""湿热相火,自王太仆注文已成湮没,至张(从正)李(东垣)诸老始有发明。""《原病式》"即刘完素的《素问玄机原病式》。并举例王冰注《素问》的"因于湿首,如裹湿,热不攘"一句,应该是"因于湿,首如裹,湿热不攘"。朱丹溪通过对《内经》痿病的解读,认为湿与寒、暑同为外邪,痿病的发生是因为体虚感受外湿,上蒙清窍,失而不治,湿郁为热,热留不去;热伤血,血不养筋,大筋软短,则为拘挛;湿伤筋,不能束于骨,小筋弛长,则为痿。

朱丹溪"因见河间、戴人(张子和)、东垣、海藏诸书,始悟湿热相火为病甚多",其赞叹了刘、张、李等人对"湿热病证"的发明,认为刘、张、李等人发明了湿热病证,对于中医学的贡献是开创性的。朱丹溪在刘、张、李等人的基础上,确立"湿热"的病名概念,并提出了"湿热相火"论,扩大了湿热为病的证治范畴。

在其《格致余论》中，丹溪认为"六气之中，湿热为病，十居八九"。对于湿热所致的病证较多，如认为痿证是"因于湿，首如裹，湿热不攘，大筋软短，小筋弛长，软短为拘，弛长为痿"。此外，丹溪还认为"血受湿热，久必凝浊，所下未尽，留滞隧道，所以作痛"是形成痛风的原因之一。而鼓胀的形成也因"热留而久，气化成湿，湿热相生，遂生胀满"所致。疝气乃是由于"始于湿热在经，郁而至久，又得寒气外束，湿热之邪不得疏散，所以作痛"。又如在《局方发挥》中认为吐酸也是由于"平时津液随上升之气郁积而成。郁积之久，湿中生热，故从火化，遂作酸味"。此外，在《丹溪心法》中，还有关于湿热可导致下痢、咳嗽、腰痛、疝痛、精滑、痘痈等病的论述。可见，丹溪学说大大扩充了湿热为病的范畴。这些湿热病证，大部分是承续刘完素、李东垣等人的认知。但"吞酸"、"湿热疝气"二症，却是朱丹溪自己的发明。

朱丹溪对"湿热病证"作了两种不同的病机分析。吞酸，是津液郁积成湿，湿中生热，而成湿热病证；湿热疝气，是热生于内，热郁生湿，而成湿热。虽然形成的原因不同，但病是"湿热"，治法却相似。前者以吴茱萸配合黄连，后者以乌头配合栀子，皆是辛开苦降之法。而此法，亦成为治疗湿热病证的一大原则。

【扩展选读】

朱丹溪论"吞酸"说"吞酸者，湿热郁积于肝而出，伏于肺胃之间"，详细解释其病机是："平时津液，随上升之气郁积而久，湿中生热，故从火化，遂作酸味……其有郁之久，不能自涌而出，伏于肺胃之间，咯不得上，咽不得下……而酸味刺心。"且对李东垣认为"吞酸"是寒治以安胃汤加减二陈汤，提出异议。评论东垣"无治热湿郁积之法"不合《素问》经意。并提出自己治疗吞酸的方法是"用黄连茱萸各制炒，随时令迭为佐使，苍术茯苓为主病，汤浸炊饼为小丸吞之，仍教以粗食蔬菜，自养则病易安"。此即著名的左金丸，一直沿用至今，是治疗肝火犯胃吞酸吐苦的经典方剂。

对于疝气，历代名医皆以为寒。朱丹溪认为亦有"湿热致疝"，是发前人之未发，补前贤之未备。朱丹溪鲜明地点出："此证始于湿热在经，郁而至久，又得寒气外束，湿热之邪不得疏散，所以作痛。若只作寒论，恐为未备。"因为"过劳、醉饱、房劳、大怒"则火生于内。母能生子，火生湿土，湿热相合，外寒一束，则疝痛起。朱丹溪治以"乌头、栀子等份作汤"，用之效佳。并说"后因此方随证与形加减用之，无有不应"。朱丹溪又提醒："湿热又须分多少而始治，但湿者肿多病是也。"开启湿热病证"湿"与"热"的比重不同而治法用药不同的先河。

【文义医理解析】

在金元四大家刘、张、李的著作中，不乏有对湿热为病的论述，且各有一定特点。刘完素、张从正重在外感湿热，在治疗上刘完素多用宣上通下之法，而张从正则以吐、下治法以泻湿热，李东垣则详于内而略于外，治疗上以益气升阳、健脾化湿为主，用药多以"清燥之剂""寒凉以求之"。朱丹溪继承了以上三位医家的观点，并有所发挥。

对于湿热为病的病机，刘完素认为多是由"湿热兼化、阳热怫郁"所致。如他在《黄帝素问宣明论方》中明确指出："湿病本不自生，因于大热怫郁，水液不得宣通，即停滞而生水湿也。凡病湿者，多自热生，而热气尚多，以为兼证。"对湿热为病的治疗，据病情轻重分别宣上通下、峻下逐水。这对朱丹溪论治湿热有一定的启发，如"外湿宜表散，内湿宜淡渗"。"凡受必从外入……治当汗散，久者宜疏通渗泄""辨其元气多少，而通利其二便，责其根在内也"。方药的选用方面，外散风湿，用二陈汤加酒黄芩、羌活、苍术；湿邪偏于上部者，用苍术燥湿散湿；湿邪偏于下部者，用升麻升提散湿；气虚风湿相搏，周身关节烦疼者，可用黄芪防己汤益气祛风、健脾利湿。

张从正对湿热为病的论述，其中一个特点是以湿热辨治带下病。张从正继承了刘完素带下以湿热辨治的理论，带下病乃属湿热冤逸，遗热小肠，从金而化为白，绵绵不绝。故在治疗上他首先用吐法快速祛除痰湿，以绝下焦湿邪之上源，调畅下焦壅闭之气机。这对朱丹溪治疗湿也有一定的启发。倒仓法，首次载于朱丹溪《格致余论》，之后在《丹溪心法·论倒仓法》中进行了详细论述。"倒仓法"名释：肠胃为市，以其无物不有，而谷为最多，故曰仓。仓，积谷之室也。倒者，倾去而涤濯使之洁净也。其适应证为顽痰瘀血郁结而成的怪病，如瘫痪，劳瘵，蛊胀，癫疾，无名奇病。使用倒仓法之后会出现吐下的症状，可以将胃中稽留的顽痰水饮祛除掉，解决有形痰湿。此外，丹溪在用药方面还注意分气实、气虚，对于气实者，才用神佑丸、舟车丸峻下行气利水。

李东垣论湿热为病之病机，多详于内而略于外，认为其病理基础是脾胃元气不足，健运失司，水谷不化精气，不得上输于肺而反下流，成为湿浊，郁结于内而生热。因此，李东垣认为脾胃元气虚损是湿热内生的关键因素，治疗以益气升阳、健脾化湿为主，用药多以"清燥之剂"，"寒凉以求之"。丹溪继承了其观点，认为脾胃虚损感受湿邪，常出现沉困无力、精神倦怠嗜卧，可以用羌活盛湿汤、平胃散；对于饮食不节引起的脾胃受损患湿者，用枳术丸健脾消食、行气化湿。另外，丹溪据此大加发挥，增添了不少行之有效的方药。丹溪治痿证之属湿热者用东垣健步丸（防己、羌活、柴胡、滑石、甘草、瓜蒌根、泽泻、防风、苦参、川乌、肉桂）再加苍术、黄芩、黄柏、牛膝之类，并自制虎潜丸（黄柏、龟板、知母、熟地、陈皮、白芍、锁阳、虎骨、干姜），清火燥湿，却又补肾坚阴，被后人誉为"神方"。又如丹溪著名的二妙散，治疗"筋骨疼痛因湿热者"，亦治痿证，药仅苍术、黄柏二味，功效却十分显著。

朱丹溪除继承以上三位医家的观点，临床用药很注重灵活性，根据不同地域人群、不同体质、正气盛衰、邪客部位等情况区别而治。朱丹溪博采众长，对于湿热的治疗章法井然，可以说丹溪之后，杂症中对湿热的辨治已经比较完备了。

不同地域湿邪的产生有所不同，湿邪侵犯人体有内外之别，治法也应不同。东南地区海拔偏低，多阴雨潮湿，湿邪多从外、从下侵入人体，下肢疾病多见，初病者当从汗发散湿邪，久病者则以淡渗利湿为主；西北地区海拔较高，当地人饮食生冷、奶酪、面食，或饮酒后受寒，导致阳气郁闭，湿从中生，表现为腹部胀痛，鼓胀或全身浮肿，治疗上应该视患者元气多少、体质强弱，从二便祛除湿邪。此外还指出，以上只是当地大多数人的患湿病表现，个别人会出现或多或少的非典型的症状，临床上应辨证治之，不可过于死板。

对于不同体质人群采用不同祛湿方法。气实者，用神佑丸、舟车丸；气虚者用桑白皮、茯苓、人参、葶苈子、木香；肥胖之人偏湿热者，用苍术、茯苓、滑石；肥胖之人偏气虚者，用苍术、白术、人参、半夏、草果、厚朴、芍药；黑瘦之人偏湿热者，用白术、黄芩。对于湿热引起下肢肿痛，肥胖气虚之人，用苍术、白术、胆南星、滑石、茯苓；黑瘦之人，用当归、桃仁、红花、牛膝、槟榔、黄柏。

三焦分治湿。上焦湿热偏于实者，用黄芩；上焦热偏于虚者用天门冬、麦门冬、知母；中焦湿热偏于实证者，用黄连；中焦湿热脾胃虚弱者，用黄芩、白术、葛根；中焦湿热积久疼痛者，用姜汁炒黄连；下焦湿热者，用酒防己、黄柏、知母、龙胆草。

丹溪治湿常用药对的鉴别：

1. 苍术、白术

丹溪开篇即言，苍术治湿，上下部皆可用。丹溪另一本著作《本草衍义补遗》："如古方平胃散，苍术为最要之药，《衍义》谓气味辛烈，发汗尤速。其白术味亦微辛苦而不烈，除湿之功为胜。又有汗则止，无汗则发，与黄芪同功，味亦有辛，能消虚痰。"可见苍术、白术对于汗出异常均可调节，但二者又有不同：苍术气味辛烈，擅长发汗；白术微辛苦而不烈，重在除湿。接下来的介绍中，实际是以苍白二术的应用比较。

用苍术者有三：散风行湿：二陈汤中加酒芩、羌活、苍术。燥湿：平胃散。（清利）湿热：苍术、茯苓、滑石。

用白术者有四：脾胃受湿，沉困无力，怠惰好卧：去痰须用白术。黑瘦而沉困怠惰者，是热，宜白术、黄芩。饮食不节，脾胃受伤，不能递送，宜枳术丸。脾胃虚弱不能运转而郁闷：黄芩、白术、干葛。

苍白二术联用者有二：湿兼气虚：二术、人参、半夏、草果、厚朴、芍药。气虚之人肿痛：宜二术、南星、滑石、茯苓。

2. 黄芩、黄连

朱丹溪认为黄芩与黄连的应用条件也应该予以区别。

用黄芩者有五：二陈汤中加酒芩、羌活、苍术，散风行湿。黑瘦而沉困怠惰者，是热，宜白术、黄芩。去上焦湿及热，须用黄芩，泻肺火故也。肺有湿，亦宜黄芩。脾胃虚弱不能运转而郁闷，宜黄芩、白术、干葛。

用黄连者有二：中焦湿与痛，热用黄连，泻心火故也。中焦有实热，亦宜黄连。

【临证医案举例】

1. 朱丹溪医案

医案原文：

一老人，患疟半载。脉之，两尺俱数而有力，色稍枯。盖因服四兽饮等剂，中焦湿热下流，伏结于肾，以致肾火上运于肺，故疟嗽俱作。用参、术、芩、连、升麻、柴胡调中一二日，与黄檗丸服之，两夜梦交通。此肾中热解，无忧。次日疟嗽顿止。

医案解析：

朱丹溪论治中焦湿热下注、肾火扰上焦引起疟、嗽同时发作。

医家简介：

见【经典及作者简介】。

2. 朱丹溪医案

医案原文：

一妇人，年近六十，形肥，奉养膏粱，饮食肥美。中焦不清，浊气流入膀胱，下注白浊，白浊即湿痰也。用二陈去痰，加升麻、柴胡升胃中清气，加苍术去湿，白术补胃，全在活法。服四帖后，浊减大半，却觉胸满，因柴胡、升麻升动胃气，痰阻满闷，又用本汤加炒曲、白术、香附。素无痰者，虽升动不满也。

医案解析：

本例用药体现了朱丹溪论治中焦痰湿之法。

医家简介：

见前。

3. 朱丹溪医案

医案原文：

许益之先生，因饮食作痰，成脾疼，后累因触冒风雪，腿骨作痛。众皆以脾疼骨痛为寒，杂进黄芽、岁丹、乌、附等药，治十余年，间以灸火灸数万计，或似有效。及痛病再作，反觉加重。至五十一岁时，又冒雪乘船而病愈加，遂至坐不可起，起亦不能行，两胯骨不能开合。若脾疼作则胯骨痛处稍轻，若饮食美，脾疼不作，则胯骨痛却增。诸老袖手。予谓初因中脘有食积痰，继以冒寒湿，抑遏经络，血气下行，津液不通，痰饮注入骨节，往来如潮，其涌而上则为脾疼，降而下则为胯痛，非涌泄之法不能治之。时七月十四日，遂以甘遂末一钱重，入猪腰子内煨，与食之，连泄七行，至次早两足便能步。至八月初三日，呕吐大作，卧不能起，亦不能食，又加烦躁气弱，不能言语。诸老皆归罪于七月之泄，或以为累年热补之误，皆不敢用药。余常记《金匮》云：病人无寒热，而短气不足以息者，实也。其病多年郁结，一旦以刀圭之剂泄之，徒引动猖狂之势，未有制御之药，所以如此。仍以吐剂达其上焦，次第治及中下二焦。初五日用瓜蒂吐，不透，初七日用藜芦吐，不透，而呕哕烦躁愈甚。初八日又以苦参吐不透。初九日用附子尖三枚，和浆水一碗与之，始得大吐，其呕哕方止。前后所吐共得膏痰涎沫一大桶。初十日遂以朴硝、滑石、黄芩、连翘等凉药㕮咀一斤，熬浓汁，放井中令极冷，饮之。十一日至十四日服前药，尽此一斤。十五日腹微满，大小便利，欲予大承气汤，诸老责云不可。十六日，六脉皆歇于卯酉二时，余时平匀如旧。予曰：卯酉，手足阳明之应，此乃大肠与胃有积滞不散所致，当速泻之。诸老争不已。十八日，遂作紫雪半斤，十九日早雪成，每用一小匙，以新汲水化下。二十日平旦已服紫雪尽五两，神思稍安，腹满亦减，遂收紫雪不用。二十一日，为小便闭作痛所苦，遂饮以萝卜子汁半茶钟，随得吐，小溲立通。二十二日，小腹满痛，不可扪摸，神思不佳，遂以大黄、牵牛作等份水丸，服至三百丸，至二十三日巳时，下大便如烂鱼肠二碗许，臭秽可畏，是夜神思稍安，诊其脉不歇至矣。二十四日，又大便迸痛，小腹满闷，神思不佳，遂以牵牛大黄丸服四百丸，腹大痛殆不能胜者一时许，腰胯重且坠，两眼火出，不能言，方泻下秽物如柏油条一尺余，肛门如火烧，凉水沃之，片时方定。二十五日，至此颗粒并不入，言语并不出声。至二十七日，方啜稀粥四半盏，始有生意，至九月初四日平安。其脉自呕吐至病安日，皆是平常弦大之脉，唯中间数日歇至少异尔。至次年复兴倒仓法，方步履如初。

医案解析：

本例医案体现了朱丹溪运用吐、下之法治疗顽痰水湿。

医家简介：

见前。

4. 莫若林医案

医案原文：

患者，男，51岁，因"双下肢浮肿反复3年余，加重1个月"于2012年11月20日来诊。患者2009年10月体检时查尿常规：尿蛋白（PRO）（3+）、尿潜血（ERY）（3+），遂就诊于某医院，查24小时尿蛋白定量13500mg，血浆白蛋白（Alb）12g/L，诊断为"肾病综合征"，予氯沙坦钾及福辛普利钠等治疗，水肿等症状未见好转。2010年3月转诊于某医院，经肾活检病理诊断为"Ⅱ期膜性肾病"，在上述治疗的基础上，加服泼尼松片50mg。每日1次；霉酚酸酯0.75g，每日2次，半年后病情仍未缓解，24小时尿蛋白定量波动在13000～15000mg。后改为环磷酰胺冲击治疗，仍无效。于2012年5月改用他克莫司治疗，疗效不佳。患者就诊时已停激素4个月，他克莫司用量为4mg/d。现症见：双下肢水肿，小便不利，脘腹闷胀，纳呆，恶心欲吐，渴不欲饮，便溏，舌质淡红，边有齿印，舌苔黄厚腻，脉细滑。辅助检查：尿常规蛋白（3+），24小时尿蛋白定量10800mg（1500mL尿），血浆白蛋白23g/L。中医诊断：水肿（脾虚兼湿热证）。在西医治疗不变的基础上，中医治以清热祛湿、健脾和胃为法，方选三仁汤化裁：杏仁10g，白蔻仁10g，薏苡仁20g，厚朴10g，滑石20g，淡竹叶6g，制半夏10g，陈皮8g，炙甘草6g，茯苓20g，白术15g，5剂，每日1剂，水煎服。二诊：2012年11月29日复诊，患者仍浮肿，腹胀稍减，纳食好转，无恶心欲吐，舌苔较前变薄，原方加党参15g，以健脾益气。1个月后患者黄腻苔已消退，纳食可，二便调，浮肿减轻。复查尿常规蛋白（2+），24小时尿蛋白定量4230mg，血浆白蛋白29g/L。予参苓白术散化裁（党参15g，白术15g，茯苓20g，炙甘草6g，山药15g，薏苡仁20g，黄芪20g，当归10g，白扁豆10g，砂仁10g，丹参15g）善后，他克莫司逐渐减量。患者于2013年12月16日随访，已停用他克莫司1个月，无浮肿，复查尿常规蛋白±，24小时尿蛋白定量560mg，血浆白蛋白35.6g/L，肝、肾功能正常。

按：本病辨证为脾虚湿热证，湿热在中焦，故见脘腹闷胀，纳呆，恶心欲吐，渴不欲饮，治以清热祛湿、健脾和胃为法，方选三仁汤化裁。方中杏仁苦温宣肺利气，提壶揭盖，通调水道，气化则湿化，宣通上焦；白蔻仁芳香化湿，行气宽中，配以半夏苦温燥湿；白术、茯苓健脾利湿；厚朴、陈皮苦辛化湿，醒脾和胃，振复运化水湿之机，转枢中焦；配以薏苡仁甘淡，渗利湿热而健脾；滑石、淡竹叶淡渗利湿，清透湿郁所化之热，疏导下焦。全方共奏清热祛湿，健脾和胃之功。经治疗湿热已祛，继见脾虚湿盛，故继以参苓白术散化裁健脾渗湿善后，以稳定病情，巩固疗效。

医案解析：

莫老在对疾病病因病机认识方面，尤其重视湿热，认为广西地区湿热之邪为四季的主导邪气，湿热相合，故治疗上重视清热祛湿。体现了朱丹溪"从三焦论治湿热"的学术观点。

【扩展选读】

莫若林（1936—）教授为广西地区名老中医，从事医学教学、临床、科研工作50余年。

【经典知识点的当代临证应用提示】

1）经典理论的总结提纲：在刘张李论基础上，确立"湿热"病名概念，扩大湿热病的证治范畴，创立三焦分治湿，临床用药章法井然，注重灵活性。

2）元代医家朱丹溪在其专著中论述了诸多湿热病证相关的理法方药，使得湿热的论治体系更为完善。虽然其所处地为江南地区，但与岭南相似。在岭南内科杂病的诊治过程中，出现湿热证时，可以参照朱丹溪的相关原则，进一步确立选方用药的思路。

3）对临床思路的提示：临床用药应注重灵活性，根据不同地域人群、不同体质、正气盛衰、邪客部位等情况区别而治。

【学术脉络传承】

湿热论虽源于《内经》，但朱丹溪使得其理法方药体系更加完善，并对湿热论的传播有着极大影响。丹溪门人众多，可以考察的有赵道震、赵以德、戴思恭、王履、刘叔渊（刘纯父）等人。

戴思恭为丹溪传人中颇有成就者之一，朱丹溪专著《金匮钩玄》为其补校，书中"戴云"者，即戴氏所附，末附专题论文六篇，均为戴氏之作，其中"泄泻从湿治有多法"，对后世泄泻的论治有较大影响；《丹溪心法》每卷首冠丹溪原论，次为戴氏辨证，其中"中湿四"，戴氏补充了不同地域湿邪的产生有所不同，湿邪侵犯人体有内外之别，治法也应不同。

朱丹溪在《丹溪心法》中曾云："疸不用分其五，同是湿热，如盦曲相似。"明代医家刘纯继其父刘叔渊之传，为丹溪之再传弟子，在《医经小学》中叙述"五疸湿热，脉必洪数，如或微涩，其证虚弱""疸乃湿热，盦曲相似"以韵语形式使朱丹溪的湿热论广泛普及。

从三焦辨治湿热，清代温病医家有大量相关论述。叶天士曰："湿热浊气，交扭混乱……必曰分消""热自湿中而来，徒进清热不应。"叶天士云："再论气病有不传血分，而邪留三焦……此则分消上下之势，随症变法，如近时杏、朴、苓等类，或如温胆汤之走泄。"薛生白云"湿热两分，其病轻而缓""湿多热少则蒙上流下，当三焦分治""邪由上受，直趋中道"。吴鞠通强调治疗湿热证应宣畅三焦气机，气化则湿化，湿化则热无依附而自散，制三仁汤、三石汤、杏仁滑石汤分消三焦湿热。王孟英扩展杏、朴、苓及温胆汤之分消走泄之用，亦将其运用于内伤痰饮病，即"所云分消上、下之势者，以杏仁开上，（厚）浓朴宣中，茯苓导下，似指湿温，或其人素有痰饮者而言，故温胆汤亦可用也"。

清代岭南名医何梦瑶认为湿热侵犯人体有内外之别，与丹溪学术思想相通。何氏认为外感湿热是因"冒雨卧湿、岚瘴熏蒸……皆自外入"。岭南四季多雨雾，雨雾伤人于上；多雨则地面潮湿，潮湿伤人于下。内生湿热是"饮食之湿、脾土所生之湿，本乎人，皆自内出"。这种以外感与内生的角度，辨识湿热病证的方法，是对湿热理论的一次完善。因湿热随三焦气机"上下中外，无处不到"致病范围很广泛，"在上则头重，胸满呕吐，在中则腹胀痞塞，在下则足胫胕肿；在外则身肿重，骨节痛。"

【相关学术争鸣】

明代医家张景岳对于湿证的论述与朱丹溪有所不同，《景岳全书·湿证》中云："然湿证虽多，而辨治之法，其要唯二：则一曰湿热，一曰寒湿而尽之矣。盖湿从土化，而分旺四季，故土近东南，则火土合气，而湿以化热。土在西北，则水土合德，而湿以化寒，此土性之可以热，可以寒。故病热者谓之湿热，病寒者谓之寒湿。湿热之病，宜清宜利，热去湿亦去也；寒湿之病，宜燥宜温，非温不能燥也。知斯二者，而湿无余义矣。何今之医家，动辄便言火多成热，而未闻知有寒多生湿者，其果何也？岂寒热之偏胜，原当如是耶。"

（尚宝令　宋　苹）

参 考 文 献

何梦瑶. 1994. 医碥. 北京：人民卫生出版社.

刘纯. 2015. 医经小学. 北京：中国中医药出版社.

刘完素. 2007. 黄帝素问宣明论方. 北京：中国中医药出版社.

宋经中. 1993. 湿热相火为病最多——丹溪对东垣之学的继承和发展. 上海中医药杂志，（7）：30-32.

王明强. 2012. 金元四大家论湿热为病浅探. 时珍国医国药，23（9）：2292-2293.

谢丽萍，陈延强. 2014. 运用莫若林教授"从三焦论治湿热"思想治疗难治性肾病综合征的体会. 广西中医药，37（4）：57-58.

叶桂. 2020. 临床指南医案. 北京：中国医药科技出版社.

张介宾. 1994. 景岳全书. 北京：中国中医药出版社.

周登威. 2018. 岭南湿热病证学术源流与湿热概念的认知演变. 广州：广州中医药大学.

朱丹溪. 2001. 丹溪医集. 北京：人民卫生出版社.

朱丹溪. 2013. 朱丹溪医案. 上海：上海浦江教育出版社.

第十四章　朱丹溪泄泻从湿辨治要点

【经典原文】

泄泻者，水湿所为也，由湿本土，土乃脾胃之气也。得此证者，或因于内伤，或感于外邪，皆能动乎脾湿。脾病则升举之气下陷，湿变注并出大肠之道，以胃与大肠同乎阳明一经也。云湿可成泄，垂教治湿大意，而言后世方论泥云治湿不利小便，非其治也。故凡泄泻之药，多用淡湿之剂利之；下久不止，不分所得之因，遽以为寒，而用紧涩热药兜之。夫泄有五，飧泄者，水谷不化而完出，湿兼风也；溏泄者，所下汁积枯垢，湿兼热也；鹜泄者，所下澄彻清冷，小便清白，湿兼寒也；濡泄者，体重软弱，泄下多水，湿自甚也；滑泄者，久下不能禁固，湿胜气脱也。若此有寒热虚实之不同，举治不可执一而言，谨书数法于后。夫泄，有宜汗解者，经言：春伤于风，夏必飧泄。又云：久风为飧泄。若《保命集》云用苍术、麻黄、防风之属是也。有宜下而保安者，若长沙言下痢脉滑而数者，有宿食也，当下之；下利已瘥，至其时复发者，此为下未尽，更下之安，悉用大承气汤加减之剂。有宣化而得安者，《格致余论》夏月患泄，百方不效，视之，久病而神亦瘁，小便少而赤，脉滑而颇弦，格闷食减，因悟此久积所为，积湿成痰，留于肺中，宜大肠之不固也。清其源则流自清，以茱萸等作汤，温服一碗许探喉中，一吐痰半升，如利减半，次早晨饮，吐半升而利止。有以补养而愈者，若《脾胃论》言脉弦气弱自汗，四肢发热，大便泄泻，从黄芪建中汤。有宜调和脾湿而得止者，若洁古言曰四肢懒倦，小便不利，大便走泄，沉困，饮食减少，以白术、芍药、茯苓加减治之。有宜升举而安者，若《试效方》言胃中湿，脾弱不能运行，食下则为泄，助甲胆风胜以克之，以升阳之药羌活、独活、升麻、防风、炙甘草之属。有宜燥湿而后除者，若《脾胃论》言土湿有余，脉缓，怠惰嗜卧，四肢不收，大便泄泻，从平胃散。有宜寒凉而愈者，若长沙言协热自利者，黄芩汤主之。举其湿热之相宜者，若长沙言下利，脉迟紧，痛未欲止，当温之；下利身痛，急当救里，下利清白，水液澄彻，可与理中、四逆汤辈。究其利小便之相宜者，河间言湿胜则濡泄，小便不利者，可与五苓散、益元散分导之。以其收敛之相宜者，东垣言寒滑气泄不固，制诃子散涩之。以上诸法，各有所主，岂独利小便而湿动也？岂独病因寒，必待龙骨、石脂紧重燥毒之属涩之？治者又当审择其说，一途取利，约而不博，可乎！

【原文出处】

元，朱丹溪，《金匮钩玄》，泄泻从湿治有多法。

【经典原文】

泄泻，有湿，火，气虚，痰积。

湿用四苓散加苍术，甚者苍白二术同加，炒用，燥湿兼渗泄。火用四苓散加木通、黄芩，伐火利小水。痰积宜豁之，用海粉、青黛、黄芩、神曲糊丸服之。在上者用吐提。在下陷者宜升提之，用升麻、防风。气虚用人参、白术、炒芍药、升麻。食积二陈汤和泽泻、苍术、白术、山楂、神曲、川芎，或吞保和丸。泻水多者，仍用五苓散。久病大肠气泄，用熟地黄半两，炒白芍、知母各三钱，升麻、干姜各二钱，炙甘草一钱，为末，粥丸服之。仍用艾炷如麦粒，于百会穴灸三壮。脾泻当补脾气，健运复常，用炒白术四两，炒神曲三两，炒芍药三两半，冬月及春初用肉蔻代之，或散或汤，作饼子尤佳。食积作泻，宜再下之，神曲、大黄作丸子服。脾泄已久，大肠不禁，此脾已脱，宜急涩之，以赤石脂、肉豆蔻、干姜之类。

戴云：凡泻水腹不痛者是湿，饮食入胃不住，或完谷不化者是气虚，腹痛泻水肠鸣，痛一阵泻一阵是火，或泻时或不泻，或多或少是痰，腹痛甚而泻，泻后痛减者是食积。

……

世俗类用涩药治痢与泻，若积久而虚者，或可行之，初得之者，必变他疾，为祸不小，殊不知多因于湿，唯分利小水最为上策。

【原文出处】

元，朱丹溪，《丹溪心法》，泄泻十。

【经典及作者简介】

《金匮钩玄》署元代朱丹溪著撰，明戴元礼补校。本书集丹溪平素治疗经验，戴氏在整理过程中附入己见，书中"戴云"者，即戴氏所附。末附专题论文六篇，亦为戴氏所作。因避康熙讳，将"钩玄"改为"钩元"。又《薛氏医案》收入本书，改名《平治荟萃》。

作者简介见上一章朱丹溪湿热辨治要点【经典及作者简介】。

【文义医理解析】

中医学素来重视"湿"在泄泻中的致病作用，《素问·阴阳应象大论》中讲到"湿盛则濡泄"，《难经》亦有"湿多成五泄"之说。丹溪继承了前人因湿致泄的经验，又对湿在泄泻中的病因病机进行了详尽的阐释，丹溪讲到"泄泻者，水湿所为也，由湿本土，土乃脾胃之气也。得此证者，或因于内伤，或感于外邪，皆能动乎脾湿。脾病则升举之气下陷，湿变注并出大肠之道，以胃与大肠同乎阳明一经也"，认为因内伤于湿，或外感于湿，均引起脾胃湿盛，脾病失于升举，湿邪下注大肠，从而引起泄泻。

朱丹溪根据湿邪与其余各邪相兼的不同，将泄泻分为五种，分别为"飧、溏、鹜、濡、滑"五泄，"飧泄者，水谷不化而完出，湿兼风也；溏泄者，所下汁积枯垢，湿兼热也；鹜泄者，所下澄彻清冷，小便清白，湿兼寒也；濡泄者，体重软弱，泄下多水，湿自甚也；滑泄者，久下不能禁固，湿胜气脱也。"

朱丹溪虽然认为泄泻发病原因主要为湿邪，但又可以兼夹其他邪气，引起相应证候，如火、气虚、痰积、食积，其临床表现也各有所异。如病因为单纯之湿邪，则泄水而腹不痛；兼夹火邪，则腹痛泻水，腹鸣，痛一阵泻一阵；兼夹气虚证候，则饮食入胃不住，而完谷不化；兼夹痰积，则时泻时不泻，或多或少；兼夹食积，则腹痛甚而泻，泻后痛减。

丹溪从湿论治泄泻，但方法多样，需根据湿邪的兼夹证候不同，运用不同的治湿之法。他指出后世方论"泥云治湿不利小便，非其治也。故凡泄泻之药，多用淡渗之剂利之，下久不止，不分所得之困，遽以为寒，而用紧涩药兜之"，批判了当时世俗之人拘泥于古法，只知运用淡渗之法利小便，对于久泻不止者，不分寒热虚实，都认为是寒邪导致的久泻，用涩药治之。"若积久而虚者，或可行之，而初得者，必变他证，为祸不小"，收涩药的运用有一定的适用范围，仅适用于久泻且虚者，对于其他泄泻不一定对证，若盲目运用收涩药会产生变证，后患无穷。同时指出了《太平惠民和剂局方》在泻痢一门中的不足，认为局方治泻痢皆用"热药为主治，以涩药为佐使，当为肠虚感寒而成滑痢者设也"，"彼泻痢者，将无热证耶？将无积滞耶？"（《局方发挥》），其引用《黄帝内经》道"春伤于风，夏为脓血，多属滞下"，"夫泻痢证，其类尤多，先贤曰湿多成泻，此确论也。曰风曰湿，固不可得而通治矣。况风与湿之外，又有杂合受邪，似难例用涩热之剂"（《局方发挥》）。

在治疗上，提出了多因于湿，唯利小水，最是上策，也即利小便所以实大便，具体治法为宜燥湿、渗泄，药用四苓散加苍术、白术。"利小便"之法适用于湿盛引起的濡泄，用五苓散、益元散；"收敛"之法适用于虚寒气虚不固，用诃子散。在泄泻的治疗上，主张应根据患者的具体情况，采取不同的除湿方法，并非只有淡渗利小便和收涩之法。

湿兼风邪者，"宜汗解"，用苍术、麻黄、防风；湿兼宿食者"宜下"，用大承气汤加减；湿邪积久成痰湿者，痰饮流于肺，"宣化而得安"，用吴茱萸等导痰外出，使肺气得宣以止泻；湿邪兼脾胃气弱者，"以补养而愈"，用黄芪建中汤；湿邪蕴结于脾者，"调和脾湿而得止"，用白术、芍药、茯苓；湿邪蕴结于胃者，"宜升举而安"，用羌活、独活、升麻、防风、炙甘草等升阳之药；湿邪蕴结于脾胃，"宜燥湿"，用平胃散；湿邪兼夹热邪，"宜寒凉"，用黄芩汤；湿邪兼阳虚者，"当温之"，用理中汤、四逆汤。

湿邪兼气虚证候者宜升补，用人参、白术、芍药、升麻；兼火热之邪者宜伐火利小水，用黄芩、木通，入四苓散；兼痰邪者宜豁痰，海石、青黛、黄芩、神曲、蛤粉；在上者吐之，在下陷者宜升提之，用升麻、防风；兼食积者宜消导之、疏涤之，用二陈汤和泽泻、白术、苍术、山楂、神曲、川芎，或吞保和丸，或予神曲、大黄为丸下之；兼见泻水多者，仍用五苓散等；兼见泄泻日久、大肠气泻证候者，用熟地黄、白芍、知母、升麻、干姜、炙甘草，并艾灸百会穴；兼见脾虚泄泻证候者，用炒白术、炒神曲、炒芍药、肉豆蔻；兼见脾虚久泄气已脱者，宜急涩之，用赤石脂、肉豆蔻、干姜。

【临证医案举例】

1. 朱丹溪医案

（1）周岁小儿，吐乳腹泻。白术（炒）二钱，滑石（煅）三钱，干葛一钱，陈皮一钱，甘草（炙）二分，右细末，煎饮之。

（2）四八官人，患泄泻，小便赤，少食倦怠。脉弱，此受湿为病，当补脾凉肺。白术、滑石、黄芩、人参、川芎各半两，木通、陈皮各三钱，生姜二钱，甘草（炙）一钱，右分八帖。

（3）妇人，肚泄，左手脉弱。此自来欠血，面带黄多年，当作虚而湿治之。滑石六钱，白术半两，陈皮、当归各一钱，朴、木通、川芎各钱，甘草（炙）五分，右分六帖，姜三片。

（4）怡六官，霍乱，泄多吐少，口渴，脚转筋。滑石五分，白术、苍术、厚朴、干葛、陈皮各一钱半，木通一钱，甘草些少，右姜三片煎，下保和丸四十丸。

医案解析：
上4例体现了朱丹溪治疗湿热泄泻（兼虚）的用药特色。

医家简介：
见【经典及作者简介】

2. 朱丹溪医案

医案原文：
吴亮，年六十三岁，患伤寒，发热头痛，泄泻一日一夜二三十度。五苓散加白术、神曲、芍药、砂仁各一钱，服之，愈（作湿证而兼治虚）。

医案解析：
本例体现了朱丹溪治疗湿积泄泻的用药特色。

3. 朱丹溪医案

医案原文：
（1）贾宅妇人，方十八岁，腹泻，面黄乏力。脉浮大而数，此有热积。滑石一两（炒），白术一两，茯苓、神曲（炒）、陈皮各五钱，黄连、黄芩、干生姜各一钱，右粥为丸，山楂子汤下五十丸，食前。

（2）丈夫酒多，痛泄久不愈，又自进附、椒等，食不进，泄愈多。滑石、黄芩半两，黄连、椿皮、连翘、生干姜各三钱，陈皮二钱，右细末，以粥为丸，下百丸。

医案解析：
上2例体现了朱丹溪治疗热积导致泄泻，兼顾治湿的用药特色。

4. 朱丹溪医案

医案原文：
（1）王儿，腹泻，此受寒凉为病。白术、苍术各二钱，干姜、茯苓、厚朴各一钱，甘草三分，右细末，每服一钱半，煎，和渣服。

（2）丈夫，肚泻胸痞，不渴。半夏三钱，苍术、白术、青皮、木通、紫苏各一钱，良姜五分，甘草，右分三帖，姜三片，水两盏。

医案解析：
上2例体现了朱丹溪治疗寒凉导致泄泻的用药特色。

5. 朱丹溪医案

医案原文：
朱仲符，年近七十，右手风挛多年，七月内患泄泻，百药不愈。诊其左手，浮滑而洪数。予曰：此本阴分有积痰，肺气所郁，不能下降，大肠虚而作泄，当治下焦。遂用萝卜子加浆水、蜜探之而吐，得痰一块碗大，色如琥珀，稠黏如胶，利遂止，不服他药。

医案解析：
本例体现了朱丹溪治疗痰积泄泻的用药特色。

6. 朱丹溪医案

医案原文：

（1）一妇人，产后泄泻不禁。用人参五钱，白术七钱，附子一钱半，二服而愈。

（2）一人，患泄泻，四肢强直，昏不知人，呼不回顾。四君子汤加木香、附子、干姜、乌药服之，愈。

（3）一人，患泄泻，手足如冰，身如火。四君子加附子、干姜、芍药、泽泻，六帖愈。

医案解析：
上3例体现了朱丹溪治疗气虚泄泻的用药特色。

7. 朱丹溪医案

医案原文：

（1）丈夫，病热，退未尽，食太早，口渴倦甚，肚泻心烦，脚冷。人参、滑石各三钱，柴胡、白术、陈皮各二钱，木通一钱半，甘草五分，右分四帖，煎七分，下保和丸十五丸。

（2）丈夫，因辛苦发热，腰脚痛，吐泻交作。白术、滑石、陈皮各二钱，木通、柴胡各一钱半，人参一钱，甘草五分，作一帖服。

医案解析：
上2例体现了朱丹溪治疗外感后泄泻的用药特色。

8. 朱丹溪医案

医案原文：

一老人，奉养太过，饮食伤脾，常常泄泻，亦是脾泄。黄芩（炒）半两，白术（炒）二两，白芍（酒拌炒）、半夏（炮）各一两，神曲（炒）、山楂（炒）各一两半，右为末，青荷叶包饭烧熟，研，丸如梧子大，食前白汤下。

医案解析：
本例体现了朱丹溪治疗饮食伤脾导致泄泻的用药特色。

医家简介：
均见前。

9. 余绍源医案

医案原文：

患者伍某，女，40岁。于2008年3月18日因"腹泻腹痛3年"就诊。患者诉大便溏烂，带黏液，伴有左下腹痛，每天3～4次，常有排不尽感，稍有饮食不慎即出现左下腹痛剧，腹泻如水样，完谷不化，纳少，食后腹胀，时感疲惫，口淡口苦，舌淡胖有齿印，苔黄滑，脉弦滑。肠镜示：乙状结肠呈慢性炎症改变。西医诊断：慢性结肠炎。一直采用中西药治疗未见好转。闻名而来求诊。余老诊断为泄泻，证属脾虚气滞，湿热蕴结，治以健脾行气导滞，清化湿热。处方：白术15g，苍术12g，茯苓30g，香附10g，陈皮10g，木香10g（后下），藿香10g，黄连12g，火炭母30g，猪苓15g，神曲15g，山楂炭15g，共7剂，水煎服，每天1剂。

2008年3月25日二诊：自诉药后大便每天2～3次，偏烂，腹痛、腹胀减轻，口淡，舌淡胖苔白腻，脉弦滑细。将上方调整为党参15g，白术15g，苍术10g，煨肉豆蔻10g，神曲10g，茯苓15g，陈皮10g，山楂炭10g，猪苓15g，木香10g（后下）。

2008年4月25日三诊：上方服用17剂，现诸症减轻，大便已成形，每天1～2次，舌淡胖有齿印，苔白，脉细滑。续以参苓白术散合理中汤加减善后：党参15g，黄芪15g，干姜10g，白术15g，苍术10g，藿香10g，陈皮10g，炒扁豆30g，薏苡仁30g，砂仁15g（后下），炙甘草6g，坚持服药治疗两个月。大便转为正常，无腹痛不适，纳可。随访至今，未有复发。

按：本病案起病日久，现主要症状为腹痛，腹泻，夹黏液便，大便不尽感。其属脾胃气虚，水湿不运，湿邪积滞蕴结，蕴而化热。余老强调凡病之治当究标本，分主次，明缓急。故第一方以急则治其标为原则，以行气导滞、清化湿热为主。因此热乃湿遏阻滞而郁成，故祛湿为主，清热次之。余老以木香、香附、陈皮行气止痛，白术、苍术、藿香健脾祛湿，茯苓、猪苓渗湿健脾，黄连、火炭母清利湿热，神曲消积导滞，酌加山楂炭既能开胃助运，又增止泻之功。二诊时余老认为诸症改善，湿热之邪已去，遂以缓则治其本为原则，以四君子汤、参苓白术散、理中汤方加减以取其益气健脾，和中渗湿之效。余老认为治疗久泻着眼点应在于脾虚和湿浊，治疗的重点在于如何使脾胃恢复其运化水湿的功能，因此遣方用药应注意对脾胃功能的维护，不能过用苦寒或香燥之品，以免重伤脾胃。对于湿浊之邪，认为湿为阴邪，非温不化。故大凡泄泻，必用甘温辛燥除湿之苍术。苍术多与白术配对使用，以增加其健脾运湿之功；亦常与黄连配对，则取辛散泄热之效；与陈皮、藿香配对，则能化湿辟秽止泻。

医案解析：
本例为岭南泄泻脾虚湿热证治医案，体现了朱丹溪从湿论治泄泻的学术观点。

【扩展选读】

余绍源教授是广东省名老中医，广州中医药大学博士生导师，为享受国务院特殊津贴的中医学专家，临证40余年，尤擅治脾胃疾病。

【经典知识点的当代临证应用提示】

1）经典理论的总结提纲：泄泻从湿治有多法。
2）对临床思路的提示：岭南地势卑湿，民众喜食海鲜生冷，患泄泻者常有。在泄泻的诊疗上，需根据湿邪与其余各邪相兼的不同、患者的具体情况，确立相应的治疗原则，不可拘泥于古法古方。

【学术脉络传承】

古代医家对泄泻病的研究也正是一个不断发展进步的过程。多数医家认为湿邪是泄泻发生的重要病理因素，归纳其病因及治疗时都将其放在首位，治疗选方用药时应将治湿之法贯彻始终。

明代张景岳《景岳全书·泄泻》中云："凡泄泻之病，多由水谷不分，故以利水为上策……泄泻之病，多见小水不利，水谷分则泻自止，故曰：治泻不利小水，非其治也。"由此可以看出他认为导致泄泻这一疾病的原因，大多是因为水液和谷物不能化精微，清浊不分，同糟粕混杂而下。通过利小便，去除肠道中的水湿，可以减少肠中之积留，因此起到治疗泄泻的作用。这一观点与《丹溪心法》中所提到的极为相似。

明代的李梴在其论著《医学入门》泄泻篇中提到："凡泻皆兼湿，初直分理中焦，渗利下焦……且补虚不可纯用甘温，太甘则生湿。"此文之意在说明但凡是泄泻发病之初，大多都兼夹有湿，或因湿邪困阻中焦脾胃，或因脾虚生湿，故而治疗宜用苦温燥湿、温开苦降之法分理中焦脾胃，同时配伍一些淡渗利湿之品，使湿邪从下焦小便排泄出体外，也就是所谓的利小便所以实大便之意。泄泻日久而未痊愈的患者，多由于中气不足或下陷所致，这时应当配合使用补气升清的方药，以达到清气提升而泄利自止的功效。条文中还提到只有在泄泻滑脱不禁的情况下，才能够使用固涩类或收敛类的方药。李梴强调治疗泄泻病时首先应以祛湿为主，不能过早地使用固涩收敛之剂，以防止湿邪留滞体内，气机受到阻遏，从而导致疾病缠绵难愈。

明代李中梓全面且系统地阐述了泄泻病的具体治疗方法，提出了著名的"治泻九法"，这是对前人治疗此病经验的继承和总结，也是中医学史上认识和治疗泄泻病的一次里程碑。他提出了九个治疗原则，而淡渗居于首位。如《医宗必读·泄泻》中谓："治法有九：一曰淡渗。使湿从小便而去……经云：治湿不利小便，非其治也。又云：在下者，引而竭之是也。"李氏认为泄泻的发病通常比较急骤猛烈，水湿汇聚于肠道之中，洞泻而下，只有通过分利水湿，使病邪从下而出，进而达到"利小便实大便"之功效。

清代叶天士认为脾脏喜燥恶湿，湿邪容易困脾而致泄泻。发病原因多由于长夏湿热、湿热内蕴、暑湿侵淫、酒湿内聚，或"雨湿凉气，乘于脾胃"或"寒湿腹痛，恶心泄泻"。治疗此病证时，可从湿热、暑湿、寒湿的角度来辨证施治。如用豆蔻、砂仁、藿香等芳香化湿药以及茯苓、猪苓、薏苡仁等利水渗湿药作为治疗该病的基本用药，临证之时根据症状再进行加减。如《临证指南医案·泄泻》中云："因长夏湿热，食物失调，所谓湿多成五泄也。先用胃苓汤分利阴阳。"叶氏认为泄泻四时皆可发病，而以长夏最为多见，长夏为脾主湿，湿邪则为生此病的主因。风雨雾露及瓜果水寒之湿，容易损伤脾阳，使得脾胃的运化功能下降，导致饮食积滞机体内而生湿，形成的湿邪再伤及脾胃，最终使清阳不升发为泄泻。胃苓汤正有化湿和胃、利水止泻的功效。而据统计，这部医案专著泄泻篇中共包含100味药物，其中茯苓、陈皮、厚朴、白术、泽泻等祛湿药的使用量居于首位。可见祛湿在治疗泄泻病中的地位十分显著。

清代沈金鳌《杂病源流犀烛·泄泻源流》中言："泄泻，脾病也。脾受湿不能渗泄…是泄固由于湿矣。唯曰，湿盛则飧泄，乃独由于湿耳……是泄虽有风寒热虚之不同，要未有不源于湿者也。"本条文强调湿邪过盛是导致本病发生的关键病理因素。泄泻的发病原因无论是感受风寒热等外邪、或是饮食所伤、或是七情不和、亦或是脏腑虚弱，必然是夹杂着湿邪方能为患，也就是所谓的"无湿不成泄"。因此，利湿是治疗泄泻病的重要大法。

（尚宝令　宋　苹）

参 考 文 献

程康圃，杨鹤龄著. 邓铁涛等点校. 1987. 岭南儿科双璧. 广州：广东高等教育出版社.
龚廷贤著. 李秀芹校注. 1998. 万病回春. 北京：中国中医药出版社.
广东省医药卫生研究所中医研究室. 1979. 广州近代老中医医案医话选编. 广州：广东科技出版社.
何廉臣. 2003. 全国名医验案类编. 福州：福建科学技术出版社.
何梦瑶撰. 吴昌国校注. 2009. 医碥. 北京：中国中医药出版社.
黄穗平. 2010. 岭南中医药名家梁乃津. 广州：广东科技出版社.
梁宏正. 2010. 岭南中医药名家梁剑波. 广州：广东科技出版社.
刘赤选等整理. 1979. 刘赤选医案医话. 广州：广东科技出版社.
彭胜权主编. 广东省中医药管理局，广州中医学院温病学教研室编. 1991. 岭南温病研究与临床. 广州：广东高等教育出版社.

第十五章 何梦瑶《医碥》湿证辨治

一、何梦瑶《医碥》中湿、伤湿辨治

【经典原文】

《中湿》

得之冒雨卧湿，岚瘴熏蒸，外感湿气，（内湿即丹溪所谓湿热生痰，已见中风门。）积滞日久，关节重痛，浮肿，喘满腹胀，烦闷，猝然昏倒，其脉必沉而缓，或沉而细，宜除湿汤、白术酒。（此必积久乃然，然见此者亦鲜矣。）有破伤处，因澡浴，湿气从疮口中入，其人昏迷沉重，状似中湿，名曰破伤湿，白术酒。（问：此证所受湿气无几，何以致是？曰：气血流行，不容少有阻滞。湿入不论多少，但能阻碍正气，则郁滞不行，由是逆入攻心，则昏迷沉重矣。余详伤湿门。）

《伤湿》

雨露本乎天，清阳也，故伤于上，止犯皮毛；（汗多衣湿不换，致湿气返入于内者，同之。）泥水本乎下，浊阴也，故伤于下，侵及骨肉。二者皆自外入。饮食之湿、脾土所生之湿，本乎人，皆自内出。在外在上者汗之，以苦温甘辛之剂；（辛散湿，苦燥湿，甘温益气以散邪。）在内在下者利之，以苦热酸淡之品。（恐其上行，故用酸以敛而降之，以淡泄之。）治饮食之湿，在上则吐之，在下则泻之，（食湿则泻大便。）利之；（饮湿则利小便。）治脾土所生之湿，则察其兼化，盖土德兼赅，挟风则为风湿，（走注者是。）挟火则为热湿，（烦热者是。）挟寒则为寒湿。（痹痛者是。）又，上下中外，无处不到，（在上则头重、胸满、呕吐，在中则腹胀痞塞，在下则足胫胕肿，在外则身肿重、骨节痛。）当分部位为治，随所兼寒热温凉以用药。又须察其为何脏之邪，如自病土虚生湿则补土，如火盛生湿则清心，如气郁成湿则升肝，如金寒水冷泛溢为灾则暖肾。所治之药各从所入，不特二术也。其症发热恶寒，恶湿身重，自汗，骨节疼，小便秘涩，大便多泄，腰脚痹冷，胕肿肉如泥，除湿汤。（见中湿。）若兼腰痛特甚，不可转侧，如缠五六贯钱重者，湿入肾也，肾着汤、渗湿汤。小便秘，大便溏，五苓散吞戊己丸。（见泄泻。）若兼感风，则证兼恶风，或额上微汗，除湿汤、桂枝汤各半帖，令微发汗。（不可大发。）已得汗而发热不去者，败毒散加苍术一钱，防己五分。若兼感寒则无汗，惨凛烦痛，五积散（见中寒。）和除湿汤、（见中湿。）五苓散各半帖。若感寒又感风者，汗出身重，恶风喘满，骨节烦痛，状如历节风，脐下至脚冷痹，不能屈伸，所谓风寒湿合而为痹也，防己黄芪汤或五痹汤。（见痹。）若浴出未解湿裙裤，忽而熟睡，湿侵肾经，外肾肿痛，腰背弯曲，五苓散加入真坯少许，下青木香丸（见气。）三服。脏腑通，肿消，腰直，痛止。坐湿处，肾丸肿痛，六味地黄（见虚损。）加柴胡、吴茱萸、肉桂各一钱，独活五分。若湿与热相搏，清热渗湿汤。其证肩背沉重疼痛，（有热则上行于肩背也。）上热，胸膈不利，及通身疼痛者，拈痛汤。（见身体痛。）湿热发黄，当从郁治，（凡湿热之物，必郁而后黄。）逍遥散。（勿用茵陈五苓。）酒面乳酪，停滞不化，除湿汤及苍白二陈汤消息之。（即二陈加二术。二陈见痰饮。）上吐下利二法，利比吐为多，以湿水也多就下。又，利大便小便二法，利小便比利大便为多，以湿非挟痰食等浊物者，皆当由小便出也。故曰：利湿不利小便，非其治也。燥湿三法：风以胜之，风动而地干也，羌、防等；土以涸之，水得泥干也，苓、术等；酸以收之，敛约不使泛滥也，（肉紧缩则不糟。）黄丹、白矾等。（肉紧实则水不能藏，不得不从二便泄去。）湿脉必缓，兼浮为在表，兼沉为在里，兼弦为风湿，兼数为热湿，兼迟为寒湿，通用苍术、茯苓、猪苓、木通、木瓜、石斛，在上加防风，在中倍苍术，在通身加乌药、羌活，在两臂加桑枝、威灵仙，在两足加牛膝、萆薢、防己。寒湿，虽暑月亦觉清冷，加虎骨、官桂；血必虚，加当归。

【原文出处】

清，何梦瑶，《医碥·中湿》《医碥·伤湿》。

【经典及作者简介】

何梦瑶（1692—1764），字报之，号西池，晚年自号研农，广东南海云津堡（今南海西樵区崇北乡沙村）人，清代岭南名医，被誉为"南海明珠""粤东医界古今第一国手"。何梦瑶推崇并继承了明代医家王肯堂之能综合多家之说，综合张仲景、刘河间、李东垣、朱丹溪等诸家之学，同时，他反对当时盛行的"不问何证，概从温补"的张景岳提倡的温补之说，何梦瑶长于伤寒温病及内科杂病。

《医碥》首刊于清乾隆十六年（1751年），为何梦瑶最早刊刻的医学著作，也是其代表医著。本书以《证治准绳》为蓝本，再加上何梦瑶个人的见解，编成了一本中医基础理论和临床相结合的医学普及读物。全书分为七卷，卷一阐述脏腑、五行、经络、五运六气、六淫病因和阴阳、表里、寒热、虚实等基础理论，以及气、血、风、寒、暑、湿、食等病症的辨治；卷二至卷四讨论时病、内伤杂症、五官诸疾的病因病机和辨证论治；卷五述四诊；卷六、卷七则按病症载列选用之方，后附录七方、十剂、服药法则及煎药用水歌。

【文义医理解析】

岭南地区南濒海洋，北靠五岭，气候炎热潮湿，人居其地多发湿证。岭南名医何梦瑶生于广东南海，久居岭南地区，在长期的临床实践中积累了丰富的治疗湿证的诊疗经验，何氏在继承传统医学的基础上，结合岭南地区具体医疗实践，系统论述了湿证的分类、病因病机、临床表现、辨证论治等。

1. 湿证的分类、病因病机及临床表现

从病症的轻重与神志改变上，湿证分为中湿证和伤湿证两种。湿证的病因可分为内湿、外

湿。湿邪在不同部位致病及兼夹不同，症候表现也各有不同。

（1）中湿

《中湿》篇论述中湿证为重证，多因冒雨卧湿，山岚瘴气熏蒸等导致外感湿气，或者人体脾虚内生痰湿，病机为湿邪积滞日久，阻滞气血运行。临证表现为关节重痛、浮肿、喘满、腹胀、烦闷甚至猝然昏倒等，脉象多沉缓或沉细，发作时急而重。

此处，猝然昏倒的中湿证症状类似于中风证，但与中风不同，何梦瑶在《中风》篇论述中风临证表现为：猝然昏倒，昏迷不醒，痰涎壅塞，咽喉作声，或口眼㖞斜，四肢瘫痪，或半身不遂，或口噤舌强，喑不能言等，症状更为危重。中湿证除了会有猝然昏倒的症状，多有关节重痛、浮肿、喘满、腹胀、烦闷等中湿的表现，应归属于"类中风"的范畴。中湿证，就是元代医家朱丹溪所说的东南沿海居民脾虚易生痰湿，痰生热，热生风，出现卒然昏倒等症状。明代医家龚廷贤将中风分为真中风、类中风。"真中风者，中时猝倒，皆因体气虚弱，荣卫失调，或喜、怒、忧、思、悲、惊、恐，或酒色劳力所伤，以致真气耗散，腠理不密，风邪乘虚而入，乃其中也。有中腑、中脏、中血脉、气虚、血虚之不同，因而治法亦有异也。大抵中腑可治，中脏难医，有不治之证。""类中风者，则常有之。有中寒、中暑、中湿、中火、中气、食厥、劳伤、房劳、痰厥、血晕、中恶卒死等症，皆类中风者甚多，各有治法，不可作风治。如用风药，误之甚矣。"综上，中湿属于"类中风"的范畴，治疗时要考虑中湿的病因，对症治疗。

破伤湿（类似破伤风），因体表损伤时澡浴，湿气从伤口入体，阻碍正气，气血郁滞不行，逆入攻心。临证出现昏迷、身体沉重的症状，与中湿证相似。

临床上，中湿证较为少见，伤湿证多见，伤湿证积滞日久不治可发为中湿。由于临床伤湿证较多，《医碥》论伤湿证诊治更为详细。

（2）伤湿

《伤湿》篇详细论述了伤湿证的病因"外湿"和"内湿"，"外湿"从外入，包括"天之湿"和"地之湿"，"天之湿"由雨露而来，汗多没换衣服使湿邪内袭，也属于"天之湿"的范畴。天之湿多损伤人的上部，只是损伤皮毛；"地之湿"由泥水而来，多损伤人下部，而能侵入骨肉。"内湿"从内出，主要为"人之湿"，为饮食郁积不化之湿、脾土不运所生之湿。病机上湿邪致病与脾及五脏密切相关。

湿邪在不同部位致病，其症候表现各有不同：在上表现为头重、胸满、呕吐；在中表现为腹胀痞塞；在下表现为足胫胕肿；在外表现为身肿重、骨节痛。

湿邪兼夹不同，临床表现也不一，夹风则为风湿，证兼恶风，或额上微汗；夹寒则为寒湿，无汗，骨节冷痛；风寒并夹则属于痹证，汗出身重，恶风喘满，骨节烦疼，症状如历节风一样脐下至脚寒冷麻痹，不能屈伸。夹火则为热湿，烦热，肩背沉重疼痛，上热，胸膈不利，通身疼痛，湿热积滞日久会出现皮肤发黄。

脾虚不运生湿表现为：发热恶寒，恶湿，身体沉重，自汗，骨节疼，小便不利，大便多溏泻，腰脚麻痹冷痛，脚背肿胀如泥；湿入肾表现为兼腰痛严重，不能转侧，像腰缠五六贯钱沉重等。

伤湿证，脉象以缓为主，在表则兼浮，在里则兼沉，风湿则兼弦，热湿则兼数，寒湿则兼迟。

2. 湿证的辨证论治

湿证当分中湿证、伤湿证辨证论治，伤湿证应根据湿邪所伤部位、兼夹及何脏所伤生湿辨证治之。

《中湿》篇中湿证治疗宜用除湿汤（半夏曲、姜厚朴、苍术、藿香叶、陈皮、白茯苓、炙甘草、白术）、白术酒（白术一两，酒煎服）为主治疗。破伤湿也可用白术酒治疗，用药以健脾燥湿、利水渗湿、燥湿化痰等中药为主。

《伤湿》篇论述了伤湿证的辨治：治疗在外在上的天之湿气，可用苦温甘辛的方药发汗散湿；治疗在内在下的地之湿，可用苦热酸淡的方药利小便渗湿；治疗饮食郁积不化所生之湿需分部位辨治：在上的，用吐法祛湿；在下的用泻法、利法祛湿，食湿泻大便、饮湿利小便。其中上吐、下利二法，利比吐为多。因为湿属于水，其性多趋下，故利法为多；利大便、利小便二法，利小便比利大便为多，因为湿不夹痰食等浊物，应当由小便出也。故说："利湿不利小便，非其治也"。治疗脾虚失运所生之湿，需分部位随所兼寒热温凉辨证论治。另外五脏相关，治疗还要查其为哪个脏腑所伤生湿。如脾虚生湿则需要健脾；火盛伤气，气虚生湿要清心火；气郁成湿则要梳理肝气；肺肾阳虚寒水泛溢则要温补肺肾；脾胃自生之湿，以除湿汤治疗；湿入肾，治以肾着汤、渗湿汤；小便不通大便溏，予五苓散吞戊己丸；因卧湿而湿侵肾经，五苓散加黄土少许，下青木香丸，若因坐湿处，肾丸肿痛，六味地黄丸加柴胡、吴茱萸、肉桂和独活。夹风，以除湿汤、桂枝汤各半微发汗，汗出仍有发热，改用败毒散加苍术、防己解表祛风散湿；夹寒，五积散和除湿汤、五苓散各半；风寒湿合而为痹，用防己黄芪汤或五痹汤祛湿除痹；湿热相搏，清热渗湿汤，若通身疼痛，当归拈痛汤；湿热发黄，从郁治用逍遥散（不用茵陈五苓散）。酒面乳酪，停滞不化，除湿汤及苍白二陈汤（二陈加二术）健脾化痰祛湿。

另外，何梦瑶还列有燥湿三法：风药胜湿，如羌活、防风等；土药健脾燥湿，如茯苓、白术等；酸药以敛湿，如黄丹、白矾等。在用药上，何梦瑶认为苍术、茯苓、猪苓、木通、木瓜、石斛为湿证通用之药，在上加防风，在中倍苍术，在通身加乌药、羌活，在两臂加桑枝、威灵仙，在两足加牛膝、萆薢、防己；寒湿则加虎骨、官桂温通，血虚加当归调补。

【临证医案举例】

1. 张聿青医案
医案原文：
王左　四肢不遂，言语謇涩，脉濡而滑，此气虚而湿痰入络。类中之症，难望近功。

奎党参三钱　九节菖蒲五分　制半夏三钱　远志肉五分　广藿香三钱　苍术麻油炒黄，一钱五分　广橘红一钱　川萆薢二钱　米仁四钱，生　炒於术二钱　人参再造丸一粒。

二诊　中湿之后，络隧未和。温痛和络泄湿，脉症相安，守效方出入再进。

制半夏　枳壳　独活　萆薢　泽泻　桑枝酒炒　橘红　杏仁　防己　苡仁　桂枝　蒌皮炒

医案解析：
本医案出自《张聿青医案》，案中患者王某，因气虚湿痰入络，得中湿之证，临证表现为四肢活动障碍，言语謇涩，脉濡而滑，属于类中风里的中湿证，治疗要考虑致病因素湿，选用健脾燥湿、化痰祛湿等方药，案中医家选用了菖蒲、藿香、苍术、苡仁、白术、半夏、瓜蒌皮等祛湿化痰方药，取得疗效。

医家简介：
张乃修（1844—1905），清末医家，字聿青，又字莲葆。祖籍江苏常熟，又迁居无锡。其学生整理其医案，出版了《张聿青医案》。

2. 雷丰医案

医案原文：

秋湿时令忽患暴中

丁丑孟秋，炎蒸如夏，乍雨如霉，患急病者甚众。有城北王某，刘稻归来，正欲晚餐，倏然昏倒，不知人事，痰响喉间。吾衢土俗，以为䮀䮩，即倩人揪刮，神识略见清明。邀丰诊之，脉来沉细，舌苔白滑。丰曰：此中湿也。傍有一医曰：沉细之脉，白滑之苔，当是中寒，分明四逆、大顺之证。丰曰：欲用桂、附，则予谢不敏矣。彼医不言而退。其妻泣涕求治。丰闻呼吸之声，将有痰起，风云之变，恐在顷刻。即用藿香、神曲、川朴、杏仁、制夏、陈皮、菖蒲、远志、竹沥、姜汁，合为一剂，服之未有进退；令加苏合香丸，痰响渐平，人事稍醒。守旧略为增损，连尝数剂而瘥。

医案解析：

本医案出自《时病论》，案中王某在孟秋之际，由于气候炎热潮湿，感受湿气，出现突然昏倒，不知人事，喉间痰鸣，脉沉细，苔白滑，医家雷丰诊断为中湿，采用祛湿化痰醒神的治法，选用藿香化湿解暑，川朴、制夏、陈皮、菖蒲、远志、竹沥等化痰祛湿，再加苏合香丸化痰开窍取得疗效。

医家简介：

雷丰（1833—1888）字松存，又字少逸，清代医家。福建浦城人，后随父辗转徙居浙江，著有《时病论》一书八卷。

【经典知识点的当代临证应用提示】

岭南地区南濒海洋，北靠五岭，气候炎热潮湿，人居其地多发湿证。临床中要根据症状分辨中湿证和伤湿证。

中湿证较为严重，严重时会猝然昏倒，属于"类中风"的范畴，治疗时需要考虑致病因素湿，对症治疗；伤湿证，临床中较为常见，病因分为外湿、内湿，治疗在外在上的天之湿气，可用苦温甘辛的方药发汗散湿；治疗在内在下的地之湿，可用苦热酸淡的方药利小便渗湿；治疗饮食郁积不化所生之湿需分部位辨治：在上的，用吐法祛湿；在下的用泻法、利法祛湿，食湿泻大便、饮湿利小便。治疗脾虚失运所生之湿，需分部位随所兼寒热温凉辨证论治。另外五脏相关，治疗还要查其为哪个脏腑所伤生湿辨证治疗。

临证应用速记歌：

岭南湿证是特色，中湿伤湿要分清，上汗下利治外湿，上吐下泻治内湿。

【扩展选读】

清代医家雷丰在《时病论》一书中也详细论述了湿证的分类、病因、辨证及治疗，以下摘录其中对伤湿、中湿的论述供参考学习。

《卷之六 秋伤于湿大意》

土寄于四季之末，四时皆有湿气，何独《经》谓"秋伤于湿"乎？盖一岁之六气者，风、君、相、湿、燥、寒也。推四之气，大暑至白露，正值湿土司权，是故谓之"秋伤于湿"。鞠通先生列湿温于夏末秋初，诚有高见。丰谓因湿为病者有六：一曰伤湿，一曰中湿，一曰冒湿，一曰湿热，一曰寒湿，一曰湿温。盖伤湿者，有表里之分焉：在表由于居湿涉水，雨露沾衣，从外而受者也。在里由于喜饮茶酒，多食瓜果，从内而生者也。中湿者，猝然昏倒，颇与中风相似。冒湿者，因冒早晨雾露，或冒云瘴山岚。湿热者，夏末秋初感受为多，他时为少。寒湿者，先伤于湿，后伤生冷。湿温者，湿酿成温，温未化热，最难速愈，非寒湿之证，辛散可化，湿热之证，清利可平之比也。此六者，皆湿邪之为病耳。喻嘉言先生又谓秋伤于燥，发出秋燥之论，其说未尝有谬。据按六气而论，其实湿气在于秋分之前，燥气在于秋分之后，理固然矣。姑附秋燥一条，以备参考。

《伤湿》

伤湿之病，原有表里之因。盖伤乎表者，因于居湿涉水，雨露沾衣，其湿从外而受，束于躯壳，证见头胀而疼，胸前作闷，舌苔白滑，口不作渴，身重而痛，发热体疲，小便清长，脉浮而缓，或濡而小者，此言湿邪伤于表也。又有伤于里者，因于喜饮茶酒，多食瓜果，其湿从内而生，踞于脾脏，证见肌肉隐黄，脘中不畅，舌苔黄腻，口渴不欲饮水，身体倦怠，微热汗少，小便短赤，脉沉而缓者，此言湿气伤于里也。李时珍曰：凡风药可以胜湿，利小便可以引湿，为治表里湿邪之则也。丰师я法，治表湿宜辛散太阳法减去桂、豉，加之苍、朴，俾其在表之湿，从微汗而解也。治里湿宜通利州都法，俾其在里之湿，从小便而去也。伤湿之证，务宜分表里而治之，斯为确当。

倪松亭云：治湿之道非一，当细察而药之。如湿气在于皮肤者，宜用麻、桂、二术之属，以表其汗，譬如阴晦非雨不晴也。亦有用羌、防、白芷之风药以胜湿者，譬如清风荐爽，湿气自消也。水湿积于肠胃，肚腹肿胀者，宜用遂、戟、芫、牵之属以攻其下，譬如水满沟渠，非导之不去也。寒湿在于肌肉筋骨之间，拘挛作痛，或麻痹不仁者，宜用姜、附、丁、桂之属以温其经，譬如太阳中天，则湿自干也。湿气在于脏腑之内，肌肤之外，微而不甚者，宜用术、苍、朴、夏之属之健脾燥湿，譬如些微之湿，以灰土糁之，则湿自燥也。湿气在于小肠膀胱，或肿或渴，或小水不通，宜用二苓、车、泻之属以渗利之，譬如水溢沟浍，非疏通其窦不达也。学者能于斯理玩熟，则治湿之法，必中鹄矣。

丰按：此论可为治湿之提纲，医者勿忽！

《中湿》

中湿者，即类中门中之湿中也。盖湿为阴邪，病发徐而不骤。今忽中者，必因脾胃素亏之体，宿有痰饮内留，偶被湿气所侵，与痰相搏而上冲，令人涎潮壅塞，忽然昏倒，神识昏迷。与中风之证，亦颇相似，但其脉沉缓、沉细、沉涩之不同，且无口眼㖞斜不仁不用之各异，此即丹溪所谓湿热生痰，昏冒之证也。宜以增损胃苓法去猪苓、泽泻、滑石，加苏子、制夏、远志、菖蒲治之。倘有痰筑喉间，声如鼎沸，诚有须臾变证之虞，可加苏合香丸，分为两次冲服。倘得痰平人省，始有转机，否则不可救也。

二、何梦瑶《医碥》湿证相关疾病辨治

【经典原文】

《春温》（温疟、风温、温毒、湿温。）

温，春阳之气也。时至春而阳气发动，人应之，身中之阳气亦发动。一遇风寒外袭，闭其腠理，此气不得升发，即郁而为热。与冬月伤风寒发热无异，而有恶寒、不恶寒之分者，以冬时阳气潜藏，表阳虚，故怯寒，春月阳气升发，表阳盛，故不怯寒

也。无汗者当发散，然冬月阳微，可用辛温，春月阳盛，宜用辛凉。仲景麻黄汤止为冬月伤寒立法，不可混施于此证也。《经》谓冬伤于寒，春必病温。又谓：冬不藏精，春必病温。又谓：凡病伤寒而成热者，先夏至为病温，后夏至为病暑。……湿温即温病挟湿者，其证身重，胸满，多汗，两胫冷，白虎汤加苍术、茯苓。

【原文出处】

清，何梦瑶，《医碥·春温》。

【经典及作者简介】

何梦瑶及《医碥》简介见经典知识点一《经典及作者简介》。

【文义医理解析】

湿温：挟有湿邪的温病。温病是由于春天人体阳气发动，遇到风寒外邪，导致腠理闭塞，阳气不能升发，而出现郁而发热的病症。岭南的地域气候特点多湿导致了岭南地区的温病多挟湿邪。

临床表现：发热，身体沉重，胸满，汗多，两小腿冷。

治法：辛凉清热的基础上加用祛湿之药。

方药：白虎汤（石膏、知母、粳米、甘草）加苍术、茯苓。

分析：温病不同于伤寒，春月阳气升发，遇寒郁而为热，当用辛凉清热的治法，湿温是挟有湿邪的温病，当在辛凉清热的基础上加用祛湿之药。清代医家吴谦也用白虎汤加苍术、茯苓治疗湿温。吴谦认为温病复伤于湿，就是湿温病。临证表现为身重胸满，头疼妄言，多汗两胫逆冷，治疗宜用白虎汤加苍术、茯苓，温、湿两治。清代雷丰所著《时病论》也用白虎汤加苍术、茯苓（名苍苓白虎汤），治疗湿温病身重，胸满，头痛，多汗，两胫逆冷之载，认为苍苓白虎汤治湿温之重症。

【经典原文】

《伤暑》

热盛伤气，（壮火食气也。又，气为汗泄，则益耗散矣。）脉大而虚，气虚故脉虚。其症自汗、面垢、背恶寒、（气从汗泄则阳虚，背属阴，阳微，故恶寒也。）口干、前板齿燥、（热气从口出，故前齿燥。）烦闷，或头痛（火上攻也。）发热，（热外盛也。）神思怠倦殊甚。暑伤气而不伤形，（寒则伤形，血脉为寒所滞也。）故身体不痛，与伤寒异。又与温热病相似而异，此脉虚，彼脉实也。又与湿温相似而异，此身热而渴，彼身凉不渴也。

又，暑每兼湿，时当长夏，湿热大胜，蒸蒸而炽。人感之，四肢困倦，精神短少，懒于作动。小便黄赤者，热也；支节疼痛，大便溏泄，身体沉重者，湿也；脉洪大（热也。）而濡或迟，（湿也。）须以清热燥湿之剂治之。东垣清暑益气汤谓热伤气，故以黄芪益气固表为君，人参、甘草为臣。苍术、白术、泽泻等渗利除湿，升麻、葛根解表热兼胜湿。（风药也，故能胜湿。）湿热壅滞则食不消而痞满，炒曲、青皮消食快食；

气乱于胸中，清浊相干，陈皮理之；黄柏以泻热救肾；人参、五味、麦冬救金以滋水之上源，为佐。血虚加当归，气郁加升、柴，中满去甘草，咳去人参，咽干加干葛，血减心烦加人参、（阳能生阴也。）当归，少加黄柏泻火，如烦犹不止，加黄连。然苟非兼湿，则诸利水之品反足以耗竭肾水，致损两目，慎之。

【原文出处】

清，何梦瑶，《医碥·伤暑》。

【文义医理解析】

伤暑：夏季炎热，热盛伤气，临证表现为自汗，面色污秽，背恶寒，口干，前门牙干燥，烦闷或头痛，发热，精神倦怠。伤暑与伤寒不同：伤寒寒凝血脉，身体疼痛，伤暑身体无疼痛；伤暑与温热病不同：温热病脉实，伤暑脉虚；伤暑与湿温病不同：伤暑身热口渴，湿温身凉口不渴。

暑湿：暑邪经常兼夹湿，长夏时节，湿热盛行，人易感受暑湿之邪，发为暑湿。岭南地区气候炎热潮湿，暑湿多发。

临床表现：四肢乏力，精神疲倦，懒于活动。热盛表现为小便黄赤，脉洪大。湿盛表现为肢节疼痛，大便溏泄，身体沉重，脉濡或迟。

治法：益气清热燥湿。

方药：东垣清暑益气汤（黄芪、苍术、升麻、人参、白术、陈皮、神曲、泽泻、炙甘草、黄柏、葛根、青皮、当归身、麦门冬、五味子）。

加减：血虚加当归，气郁加升麻、柴胡，中满去甘草，咳去人参，咽干加干葛，血减心烦加人参、当归，少加黄柏泻火，如烦犹不止，加黄连。

分析：暑湿致病，表现为火热伤气并兼有湿的症状，治疗宜益气清热燥湿，东垣清暑益气汤以黄芪益气固表为君，人参、甘草为臣，苍术、白术、泽泻等渗利除湿，升麻、葛根解表热兼胜湿，炒曲、青皮消积化食，陈皮理气，黄柏以泻热救肾，人参、五味、麦冬救金以滋水之上源，为佐，共奏益气清热燥湿的作用。

另外，临证时注意如果伤暑没有兼湿，则不用利水湿的药物，由于夏季暑热，容易汗出，如果无湿，再用利水湿的药物，则会耗竭肾水，导致双目干涩。

【经典原文】

《泄泻》

泄泻之症，水谷或化或不化，腹痛或不痛，并无努责，亦无脓血及里急后重，唯觉困倦耳，故与痢疾异。饮食入胃下小肠，得气运行则清浊以分，水渗膀胱，谷趋大肠，二便调矣，何泄之有？若气不运化，水谷不分，归并大肠一路，则泻矣。而气之所以不运，则六淫、七情种种之邪，皆得而滞之。略具如下。

或因于湿。湿盛而小便不利，水走肠间，辘辘有声，腹不痛，脉沉缓，体重软弱。治湿宜利小便，若气虚下陷而利之，是降而又降也，当升其阳，所谓下者举之也。升阳用风药，风药又能胜湿。

治法：湿泻，胃苓汤、五苓散、升阳除湿汤吞戊己丸、止泻汤；寒湿加姜、桂，热湿加黄连、葛根。

【原文出处】

清，何梦瑶，《医碥·泄泻》。

【文义医理解析】

泄泻：由于外感六淫或内伤七情等导致气不运化，不能泌别清浊，水谷不分，都下注大肠，发生的泄泻，临床表现为大便稀溏或者完谷不化，有的伴有腹痛，有的不伴腹痛，自觉精神困倦。泄泻与痢疾不同，痢疾会出现便意频繁，但却排不出大便，腹痛伴里急后重感，大便有赤白脓血等症状。

湿性泄泻：感受湿邪，湿盛导致小便不顺畅，水走肠道的泄泻。

临床表现：无腹痛，肠道有水声，身体沉重软弱，脉沉缓。

治法：祛湿，利小便。

方药：胃苓汤（平胃散：苍术、厚朴、陈皮、炙甘草合五苓散：猪苓、茯苓、白术、泽泻、肉桂）、五苓散、升阳除湿汤（苍术、柴胡、羌活、防风、神曲、泽泻、猪苓、陈皮、麦芽、炙甘草、升麻）、戊己丸（黄连、吴茱萸、白芍）、止泻汤（白术、茯苓、炙甘草、白芍、陈皮、车前、木通）。

加减：寒湿加生姜、肉桂，热湿加黄连、葛根。

分析：湿性泄泻是由于感受湿邪导致气不运化，不能泌别清浊，水谷不分，都入大肠，发生的泄泻。治法主要是祛湿利小便，治疗方药多用祛湿之药，如白术、苍术健脾燥湿，猪苓、茯苓、车前、木通等淡渗利湿，使湿从小便去。

但对于气虚下陷之人的泄泻，则不能利小便，利小便会使气机下降而气陷更甚，此时应当升阳除湿，用风药（如羌活、防风等）升其阳胜其湿。

【经典原文】

《痢》

痢由湿热所致，或饮食湿热之物，或感受暑湿之气，（不论外感六淫，内伤七情，饮食劳倦，皆能致湿热。）积于肠胃，（不论何脏腑之湿热，皆得入肠胃，以胃为中土，主容受而传之肠也。）则正为邪阻，脾胃之运行失常，于是饮食日益停滞，化为败浊，胶黏肠胃之中，运行之机益以不利。气郁为火，与所受湿热之气混合为邪，攻刺作痛，此痢症所以腹痛也。（旧谓肺金之气郁于大肠间，盖以气属肺为言耳，不必泥定是肺气也。实热者，火性急迫，不得宣通，其痛必甚；虚寒则痛微。盖寒闭则痛甚，寒开则痛微。痢者虽滞而不畅，终是开而非闭，虚者少气，不甚壅，故痛微。）邪能伤正，伤在血分则便血，曰赤痢；（当与肠风参看。）伤在气分则便脓，曰白痢。（脓有二：一则胃中津液，一则水谷汁浆，均为邪火煎熬成脓。观饭食腐败，往往化为白脓可见。而津液稠浊，上出为痰，下出为脓，尤其明著。景岳谓：是肠间脂膏剥刮而下，不思肠胃之里，并无脂膏，止有涎沫，观猪肠可见矣。又，大肠合肺主气，小肠合心主血，故古谓血从小肠来，脓从大肠来，不必泥也。）若血气并伤，则赤白兼见。又，或湿盛血败而色如豆汁，或热极而色见紫黑，（黑而光如漆者，为瘀血，有血丝者亦然。）或久痢而元气虚弱，湿痰败浊，色尘腐如屋漏水，（中原盖屋用泥，故漏水尘浊晦黑。）或证转虚寒，色如鱼脑，如鼻涕，如冻胶，（色同白痢，但有初起后剧及寒热不同。）或脏腑败坏，面色如死猪肝、鸡肝，（其色青暗。）此痢之所以有各色也。气既郁滞肠中，则欲升不升，欲降不降，忽而下逼，火性迫促，竟若不及更衣。然欲降而不能降，虽就圊却无所出，（气郁不宣，则胶固之积不出，即日食之糟粕亦销铄胶黏，所出无几。）不降而偏欲降，才净手又要更衣，急迫频并，最是恼人，是为里急。邪迫肛门，气凝血聚，因而重坠，（亦有脱滑者，必病久乃见。）是为后重。痢本湿热，痢久阴伤，湿热转成燥热，肛门如火，广肠血枯，虽极力努责，（责，求也，努力以求其出也。）而糟粕干涩，欲出不能，但虚坐而无所出，是为虚坐努责。泻痢皆由于湿，而湿有寒热，皆能作泻，痢则因湿热，（若是寒湿，即当洞泄，无结滞不通，欲出不出等证。）谓痢有因寒湿者谬也。均之湿热，而或泻或痢，何也？曰：泻因湿热骤盛，火性急速，遽迫水谷暴下，不及蒸为腐败，倾盆而出，肠胃即清，故无胶固垢积；积滞既无，气行弗碍，浊降而清随升，故无里急后重；病发既速，则血气未伤，故无赤白血脓。痢则初起湿热尚微，积渐乃盛，盛而后发，为日既久，遂酝酿出如许证候耳。有先泻后痢者，因湿少热多，湿已泻出，热尚未除，且泻久亡阴，阴虚又复生热，湿火转成燥火，刮逼肠垢与血而下，故转而为痢也。（古谓此为脾传肾，以脾恶湿，肾恶燥，此证先湿伤脾，后燥伤肾，故曰脾传肾也。其病为进，贼邪也。）有先痢后泻者，因湿多热少，痢久热去而湿犹存；火与元气不两立，邪热既去，则正气得复，正不容邪，所余垢积与湿至是尽行扫荡，（热邪在中，肺气被壅，热去则肺气下行，化水四布，有若时雨，沟浍皆盈，垢积尽荡矣。）故转为泻也。（此为肾传脾，其病为退，微邪也。）

脉法

痢为里证，脉宜沉恶浮，（在表邪者不在此论。）宜细恶大，（初起邪盛者不在此论。）宜缓恶弦。

治法

初起宜利湿清热，疏通积滞。若久痢亡阴，湿转为燥，则利湿又在所禁；（不特此也，湿不盛者，初起亦不可利，恐致津液干涸，邪热愈炽，不救。）本寒标热，证见阳虚，则寒剂又在所禁；旧积已去，新积旋生，则下剂又在所禁矣。（积去而复生者，血气凝滞故也，但当调其血气耳。不特此也，旧积而挟虚亦不可下。丹溪治叶氏，先补完胃气而后下之。再按：积垢胶固肠胃，与沟渠壅塞相似，刮磨疏通则可，木香槟榔丸之类是也。轻用硝、黄、牵牛、巴豆等，辟以清水荡壅塞之渠，安得疏畅。必壮实人初起，始可以一下而愈，胃气弱者不宜。）

利湿：五苓散、（见伤湿。）益元散（见伤暑。）等。清热：香连丸、白头翁汤等。荡积：承气汤、（见大便不通。）芍药汤、利积丸、导气汤。脉浮大忌下。调气：藿香正气散（见中风。）加木香，吞感应丸。（见伤饮食。）血痢加黑豆三十粒，黄连阿胶丸、白头翁汤、香连丸、苏合丸。（见诸中。）和血：芍药汤。腹痛：紫参汤。肺气郁于大肠，苦梗发之。或食粥稍多，或饥甚方食，在中作痛，白术、陈皮各半，煎汤和之，仍夺食。伤冷水，泻变痢，腹痛食减，躁热困软，茯苓汤。脉弦，或涩，或浮虚，建中汤。（见劳倦。）当归、芍药、甘草能和腹痛。里急：宜行气清火。后重：宜调气，木香、槟榔；宜下其积滞。下坠异常，积中有紫黑色，又，痛甚为死血，桃仁泥、滑石粉行之。荡积后仍重，为大肠滑坠，余邪未尽者，升消散，兼升兼消；已尽，宜御米壳等涩之，加升麻以升其阳。

【原文出处】

清，何梦瑶，《医碥·痢》。

【文义医理解析】

痢疾：由于食用湿热之性的食物或者感受暑湿邪气等，导致湿热积于肠胃，脾胃运行失常，饮食积滞化为败浊，胶黏肠胃之中，肠胃气机运行不利，气郁化火，与湿热混合，邪气攻窜刺激胃肠引起腹痛，邪伤血分出现大便带血的赤痢，邪伤气分出现大便带脓液的白痢，若血气并伤则大便脓液和血并见。

临床表现：腹痛（实热腹痛剧烈，虚寒腹痛轻微），大便有脓液或者有血，有的大便呈紫黑色或晦黑色或苍白色或暗青色，里急后重，肛门重坠，便意频繁，但却排不出大便，脉沉、细、缓。与泄泻不同，泄泻无里急后重，无大便带血或有脓液，但痢疾和泄泻有先后发作的情况。

治法：宜利湿清热，疏通积滞，其余根据病机辨证论治。

方药：利湿，五苓散（猪苓、茯苓、白术、泽泻、肉桂）益元散（滑石、粉草、辰砂）等，清热：香连丸（黄连、木香）、白头翁汤（白头翁、黄连、黄柏、秦皮）；荡积：承气汤、芍药汤（芍药、当归、黄连、黄芩、大黄、桂枝、炙甘草、槟榔、木香）、利积丸（黄连、六一散、当归、萝卜籽、巴豆、乳香）、导气汤（木香、槟榔、黄连、大黄、黄芩、枳壳、芍药、当归）等。

分析：痢疾初起多由湿热所致，宜利湿清热，疏通积滞，多选用猪苓、茯苓、白术、泽泻健脾渗湿，滑石清热利湿，黄连、黄柏清热燥湿，大黄泻下攻积、清热泻火，木香、槟榔调气，当归、芍药和血止腹痛等，其余需根据痢疾的症状及病机辨证加减。

另外，注意久痢会损伤阴血，湿热转成燥热，此时则不能利湿；痢疾初起，湿不盛的也不能利湿，利湿会导致津液干涸，邪热更盛，治疗痢疾要注意湿盛才可以采用利湿的治法。

【经典原文】

《脚气》（酒风脚、脚腕疮、脚跟注孔）

脚气之名，始于晋苏敬，上古所无。然其肿痛顽麻，即《经》所谓痹也；纵缓不收，即《经》所谓痿也；甚而气上冲心腹，即《经》所谓厥逆也。病由湿致，或水湿外侵，或水饮内注。其初多寒，止见顽麻，其后湿郁成热，遂为肿痛。湿热蒸发则肿，血气壅滞则痛。若加以风寒外袭，则热愈不得泄，而痛益甚矣。两脚之气血既壅滞不行，则周身之气血亦不宣通，郁而发热；气不宣通则不周于表，故洒洒恶寒，而证类伤寒矣。纵缓不收者，筋得湿热则软而无力也。（凡物之湿热者必软。）甚而上冲者，下不通则反干乎上也。

治法

须分湿热多寡。湿多热少，则肿甚而痛微；湿少热多，则肿微而痛甚。亦有单湿而无热者，但肿胀而不痛，俗名湿脚气；单热而无湿者，但热痛而不肿，（甚者枯细。）俗名干脚气。（虽曰无湿，亦必有老痰恶涎凝聚不散。）初起止觉冷冻顽麻而肿，灸患处二三十壮以引湿气外出，更饮驱湿药酒以通经散邪，用药宜麻黄、川乌、姜、附之属。麻黄发散，使湿从外泄；川乌辛热，走而不守，以通行经络；姜、附以散其寒；羌、防、升麻、葛根辈以升散之，风胜湿也；二术以燥之，土克水也；兼用二苓、泽泻辈以利之。此治寒湿之大法也。（苡仁酒、独活寄生汤可用。）若初起止觉热痛，不肿，乃三阴血虚，阳邪下陷，成热不散，血脉不通而痛也无湿故不肿，治宜清热养血，四物、（见血。）六味，（见虚损。）并加牛膝、黄柏、知母。又，用补中益气汤（见气。）以升提阳气之下陷。此治虚热之大法也。实热则兼湿痰，肿而痛也。便结者，羌活导滞汤微利之，后服当归拈痛汤。（见身痛。）身有寒热者，加味败毒散，后服当归拈痛汤。（见身痛。）疼如火燎，热至腰胯，加味二妙丸。痛不可忍者，五积散（见中寒。）加全蝎三个，酒煎。大抵湿热壅塞，治宜宣通，活络丹（见中风。）最妙。邪深伏者，非此不能透达。若壅塞既成，须砭恶血以杀其势，而后药之。此证须分经用药。前廉为阳明，白芷、升麻、葛根为引；后廉为太阳，羌活、防风为引；外廉为少阳，柴胡为引；内廉为厥阴，青皮、川芎、吴茱萸为引；内前廉为太阴，苍术、白芍为引；内后廉为少阴，独活为引。又，须察其有无外感。感风则自汗，感寒则无汗，并加发散之品。（风加羌活、防风，寒加麻黄、细辛。）若病甚而上攻，少腹不仁，或见食呕吐，腰脊身体俱痛，胸胁痛，则为重证。但见少腹不仁，不过二三日即上攻心，心烦气喘，呕逆头痛，眩冒不得眠，谵妄，目额黑，汗大出，脉短促而数，左寸乍大乍小乍无，尺绝者，皆不治，所谓冲心即死也。今列数方于下。丹溪用四物汤（见血。）加炒黄柏，另以附子末，津调敷涌泉穴，安艾灸之，以引热下行。（血虚热上冲者宜之。）金匮八味丸（见虚损。）治脚气上入少腹不仁。（肾寒湿气上冲者宜。）或茱萸丸，茱萸木瓜汤，槟榔为末，童便调服，大腹子散，三脘散，桑白皮散，（以上实者宜之。）犀角散，（热者宜之。）沉香散。（无热者宜之。）紫苏叶三两，桑白皮炒。二两，前胡去芦。一两，每服八钱。槟榔二枚，杏仁去皮、尖。二十粒，生姜五片，水煎汤服。苏子降气汤，佐以养正丹或四磨饮。（并见气。以上气喘急者宜之。）八味平胃散，（见呕吐。）畏食者生料平胃散，（见伤饮食。）并加木瓜一钱。半夏散、橘皮汤。（以上呕逆恶心者宜。）岭南人嗜酒者，每多病此，名酒风脚。由酒之湿热伤脾，不能运化，因而下坠，结为痰涎，不得解散所致。其痛不可忍，虽蚊蝇着脚，重若石压，治此鲜有效者，盖利湿清热易，而去结痰难也。《准绳》载治廉平章患此，初用当归拈痛汤，（见身痛。）二服效；后食湿面复发，以羌活辛温透关节、去湿为君；当归辛温散壅，枳壳苦寒消食，为臣；大黄苦寒，导湿面下行，并利留结老血，为使。全愈。又云：控涎丹（见痰。）加胭脂一钱，槟榔、木瓜各一两，卷柏半两，（先以盐水煮半日，又用白水煮半日。）同为丸，每服三十丸，加至五十丸，利下恶物，立效。又云：威灵仙为末，蜜丸桐子大，酒下八十丸，利出恶物如青脓、桃胶。当仿其意用之，先去其湿热，使气血得通，次以升、柴等轻清之药提拔痰涎上行，以控涎丹及诸软坚消结之品取之，更砭去其恶血可也。《活人书》云：脚气忌服补药，禁用汤淋洗。按：此为邪气壅实者言，故忌补。又为湿气太盛，将欲上冲者言，恐淋洗蒸动其湿，助之升腾也。若湿正沉坠在脚，不能外达，正宜淋洗以导之外出，用防风、荆芥、威灵仙、草乌、川椒、白芷、乌药、苍术、紫苏之属，煎汤热洗可也。两脚须常护，令暖有微汗，仍不时令人按揉。饭后常自行动，以散泄其湿热为佳。夜饭宜少，不食更好，盖夜食难消，最能壅滞气血也。脚气有腿腕生疮者，肿痛用漏芦、白蔹、五加皮、槐白皮、甘草各七钱半，蒺藜子二两，水煎去渣，于无风处洗之。心烦乱者，犀角散。脚跟注一孔，深半寸许，每下半日痛异常，以人中白火上煅，中有水出，滴入疮口。

【原文出处】

清，何梦瑶，《医碥·脚气》。

【文义医理解析】

脚气：湿邪导致脚的肿痛麻痹，筋脉软弱无力，为岭南多发病。病因主要以感受湿邪为主，多由水湿外侵，或水饮内注所致。

临床表现：脚肿痛麻痹，筋脉软弱无力，严重时气上冲心腹，使人昏厥。初期多寒，表现为麻木，后期湿郁而成热，表现为肿痛。其中湿热蒸发导致脚肿胀，湿热使血气壅滞导致脚疼痛，湿热熏筋使筋脉软弱无力，甚则其气上冲，发为重症。

辨证论治：需根据寒湿、湿热及其程度辨证论治，湿多热少，则脚肿严重脚痛轻微；湿少热多，则脚肿轻微脚痛严重。也有只有湿而无热的，只是脚肿无脚痛，即湿脚气；只有热而无湿的，只有热痛脚不肿胀，即干脚气。

1）以寒湿为主的脚气，初起只是出现脚冷、麻痹、肿胀，先用灸法引湿气外出，再饮以麻黄、川乌、干姜、附子等辛温药泡制的驱湿药酒以通经散寒除湿，再佐以羌活、防风、升麻、葛根等风药升散除湿，用苍术、白术燥湿，用猪苓、茯苓、泽泻等利湿，使寒湿从诸窍散去，并以苡仁酒、独活寄生汤为备用方。

2）以热为主的脚气，初起只是脚热痛，无肿胀。可分为虚热与实热两类。虚热者多为三阴血虚，热邪下陷，郁滞不散，血脉不通而发生疼痛，没有湿气所以没有肿胀。治宜清热养血，方药以四物汤、六味地黄丸为主，佐以牛膝引火下行，黄柏、知母等清热之药，亦可用补中益气汤升提下陷之阳气，清其虚热。实热者，多兼有湿痰郁里，归于湿热为主的脚气。

3）以湿热为主的脚气：实热者，多兼有湿痰郁里，以肿胀、疼痛为主要症状，若伴大便秘结，先用羌活导滞汤轻微利下，后用当归拈痛汤；伴身寒热，先用加味败毒散，后用当归拈痛汤；疼如火燎一样，热至腰胯，用加味二妙丸；痛不可忍，用五积散加全蝎。对湿热壅塞，病邪深入者，用活络丹以宣通，湿热壅塞严重的可用砭刺放血以散壅塞再加用汤药。

用药加减：按病位分经加引经药，病在足前缘为足阳明经，用白芷、升麻、葛根为引经药；足后缘为太阳经，用羌活、防风为引经药；外缘为少阳经，用柴胡为引经药；内缘为厥阴经，用青皮、川芎、吴茱萸为引经药；内前缘为太阴经，苍术、白芍为引经药；内后缘为少阴经，用独活为引经药。按兼夹病邪加减：如有感风出现自汗加羌活、防风，有感寒出现无汗加麻黄、细辛。

4）脚气重症：若脚气病严重，邪气上攻，出现少腹有麻木感，见食物呕吐，身体疼痛，则转为重证，病势极易恶化，气上攻心则出现心烦气喘，呕吐头痛，眩晕不能入睡，神志不清，眼睛、额头发黑，大汗淋漓，脉短促而数，左寸脉时大时小时无，尺脉消失等急危重症，难以救治。

治疗：如对虚热上冲的，用丹溪法，以四物汤加炒黄柏，配合附子末敷涌泉穴，并艾灸引热下行；肾寒湿气上冲者，用金匮八味丸；上实较明显者，用茱萸丸、茱萸木瓜汤，配槟榔末、童便调服，或用大腹子散、三脘散、桑白皮散等；实热明显者，用犀角散邪热；无热者，用沉香散；上气喘急者，用苏子降气汤，佐以养正丹或四磨饮，或用苏叶、桑白皮、前胡、槟榔、杏仁、生姜煎服；呕吐的，用八味平胃散，不欲饮食的，用生料平胃散加木瓜，或半夏散、橘皮汤。

5）酒风脚：岭南人嗜酒者容易发酒风脚。病因酒蕴湿热伤脾，不能运化，久而下坠结为痰涎，不得解散，而发脚气，表现为脚疼痛剧烈，很轻的东西落脚上都自觉如石头沉重。该症状描述与痛风相似，也可能就是痛风急性发作，古代治疗较难，引用王肯堂治验，用当归拈痛汤、或控涎丹加胭脂、槟榔、木瓜、卷柏为丸，或用威灵仙蜜丸治疗，以利去结痰浊邪。主张要先去其湿热使气血得通，再用升麻、柴胡等提引痰涎上行，再用控涎丹及软坚消结之药，并用砭刺以去恶血，综合治疗，以求证转。

另外，脚气属于邪气壅实的忌用补药，湿气太盛、欲上冲的禁止淋洗，湿气重坠不能外达的可淋洗。可用防风、荆芥、威灵仙、草乌、川椒、白芷、乌药、苍术、紫苏等药煎汤外洗。其中防风、荆芥、白芷祛风解表除湿，苍术祛风湿，威灵仙、草乌祛风湿止痛，川椒、乌药温经行气止痛等。

【临证医案举例】

1. 叶天士医案

医案原文：

徐十四　长夏湿热令行，肢起脓窠，烦倦不嗜食。此体质本怯，而湿与热邪皆伤气分。当以注夏同参，用清暑益气法。

人参、白术、广皮、五味、麦冬、川连、黄柏、升麻、葛根、神曲、麦芽、谷芽。

干荷叶汁泛丸。

医案解析：

本医案出自《临证指南医案·暑》，此患者感受长夏湿热，形成暑湿，皮肤起脓疮，劳倦，不欲饮食，由于患者本身体虚加湿热伤气，治疗宜清暑益气，健脾燥湿，用东垣清暑益气汤减黄芪、甘草、当归等甘补温燥之药，加黄连清热泻火解毒，其中人参益气，白术健脾燥湿，升麻、葛根解表热兼胜湿，黄柏清热燥湿，麦芽、谷芽、神曲消食开胃，陈皮理气健脾，麦冬、五味子益气养阴。

医家简介：

叶天士（1667—1746），名桂，字天士，号香岩，江苏吴县（今苏州市）人，清代著名医家，四大温病学家之一，确立了卫气营血辨证。其学生和门人顾景文、周仲升整理他的文稿、医案，汇编成《温热论》《临证指南医案》《叶氏存真》等书。

2. 刘赤选医案

医案原文：

凌某，女，27岁，小学教师。1971年8月来诊。

自诉妊娠将届产期，低热不退，不以为意，照常工作。产后继续发热，持续已五十余天，时高时低，高时达39℃，多为午后潮热，睡后渐退，伴有恶风，无汗，形疲神怠，周身酸痛，饮食减少，大小便如常，脉濡数，舌质暗红，苔灰白而薄。中医辨证：此属暑湿内伏，兼感风邪。治宜消暑化湿，疏风清热。

处方：土茵陈21g，白薇12g，神曲9g，黄芩6g，草果皮5g，南豆衣15g，荆芥穗5g，薄荷3g（后下），茯苓24g。

水煎温服，连服三剂。一剂后周身微汗，发热渐退；二剂恶风亦罢，三天后各症俱解，精神转好。继用前方，连服六剂，以巩固疗效。

按： 本例发病正值夏秋之交，感受暑湿则患发热，形疲神怠，肢体酸痛，饮食减少，舌苔灰白等；兼挟风邪闭于肌表，故无汗，恶风；又因产后体弱气虚，脾胃健运力差，致使湿邪难化、湿热难解，病势缠绵。叶天士说："或透风于热外，或渗湿于热下，不与热相搏，势必孤矣。"这是治疗热邪挟风、挟湿而不解之定法。本着这一要旨，采用了疏风清热，消暑渗湿之法。方中重用土茵陈而不用绵茵陈，是因土茵陈芳香微苦，能透热中之湿，又能清湿中之热；佐黄芩少许，直清里热。但恐黄芩苦寒伤中气，故重用茯苓以健脾，甘淡化苦和胃气。且又具有渗湿之功。南豆衣、草果皮轻轻透湿。薄荷、荆芥散肌表之风，使风邪疏散；神曲消食化滞，湿邪透化，里无食滞，则暑热孤立。再加白薇透热出表，以退久热。上药组合成方，正合叶氏"透风于热外，渗湿于热下"之意，而使久热治愈。

医案解析：

本医案出自《刘赤选医案医话》，患者发病正值夏秋之交，感受暑湿之邪，发为暑湿，表现为午后潮热，精神倦怠，肢体酸痛，饮食减少，脉濡数，舌质暗红，苔灰白而薄等，伴有恶风无汗，是夹有风邪，辨证为暑湿内伏，兼感风邪。治宜消暑化湿，疏风清热。选用土茵陈清透湿热，茯苓健脾渗湿、南豆衣、草果皮轻轻透湿，黄芩清里热，白薇透热出表，神曲消食化滞，共解湿热，荆芥、薄荷祛风解表。

医家简介：

刘赤选（1897—1979），广东省人。广东省名老中医，著名岭南温病学派医家。

3. 叶天士医案

医案原文：

周　因长夏湿热，食物失调，所谓湿多成五泄也。先用胃苓汤分利阴阳。（暑湿热）

胃苓汤去甘草。

医案解析：

本医案出自《临证指南医案·泄泻》，本患者由于感受长夏湿热，加之饮食失调，脾胃运化失常，不能泌别清浊，水谷不分，都入大肠，发生泄泻，治法主要是健脾燥湿，分利阴阳，选用胃苓汤去甘草，方中泽泻、茯苓、猪苓渗湿利水，苍术、白术健脾燥湿，陈皮理气健脾运化水湿，厚朴燥湿化痰除满，肉桂温阳化气利水。强调了湿性泄泻治湿的重要性。

医家简介：

见案例一叶天士医案。

4. 吕安卿医案

某儿。泄泻频繁，肠鸣，寒热，食后即呕，苔腻。为湿阻中焦不运所变化而引起。方用豆卷三钱，煨诃子钱半，姜半夏一钱，大木通二钱，扁豆衣三钱，猪苓二钱，茯苓二钱，益元散三钱，石榴皮二钱，吴萸水炒黄连一钱，藿梗八分，白芍二钱，蚕沙三钱。

二诊：泄泻仍频，肠鸣，身热绵延，哭泣无泪，舌腻。此为湿邪未清，仍主疏泄。方用豆卷三钱，煨葛根钱半，土炒黄连八分，前胡钱半，冬桑叶钱半，猪苓三钱，茯苓三钱，车前子三钱，泽泻二钱，益元散三钱，扁豆衣三钱，山楂炭三钱。

医案解析：

本医案出自《广州近代老中医医案医话选编》，本患者泄泻频繁、肠鸣、呕吐，苔腻，为湿阻中焦不运所引起的湿性泄泻，治疗宜祛湿为主，故选用豆卷、扁豆衣解表祛暑化湿，猪苓、茯苓、泽泻淡渗利湿，藿梗理气化湿，半夏化痰祛湿，木通利小便、蚕沙和胃化湿等祛湿之药，另加益元散清暑利湿，诃子、石榴皮收敛止泻。二诊患者仍有泄泻、身热，湿热未清，仍以解暑祛湿方药为主治疗。

医家简介：

吕安卿，生卒年月不详，广东鹤山人，民国时期岭南著名妇儿科医家。

5. 叶天士医案

医案原文：

徐 夏季痢症，多是湿热食积。初起宜分消其邪。但肌柔白嫩，乃气虚之质。且性情畏药，只宜少与勿过。

槟榔汁、青皮、陈皮、厚朴、川连、黄芩、木香、炒黑山楂。

又 湿热下痢，必用苦辛寒为治。粟壳涩肠止泻，久痢成方。当此热邪未清，宣通，斯滞可去。因色白气弱，未敢峻攻耳。

厚朴、黄芩、川连、木香汁、楂肉、炒银花、麦芽。

医案解析：

本医案出自《临证指南医案·痢》，本患者因感受夏季湿热出现食积，发为痢证，夏季痢疾，初起应当利湿清热，疏通积滞，选用槟榔汁行气利水、青皮、木香理气健脾，陈皮、厚朴理气健脾化痰祛湿，川连、黄芩清热燥湿、炒黑山楂健脾消食。因患者肌肤白嫩，有气虚之状，不可祛湿太过，以防伤气伤津液。故用药较轻，后因热邪未清，加用银花清热。此处注意湿热下痢，要根据患者的具体情况辨证治疗，不可利湿太过。

医家简介：

见案例一叶天士医案。

6. 梁乃津医案

医案原文：

罗某，女，35岁，广州石油化工厂工人。1991年6月6日初诊。

病况摘要：主诉为腹痛，黏液血便1个多月。患者于1个月前因饮食不洁而出现下腹痛，大便硬伴黏液血，曾化验大便红细胞（2+），白细胞（3+），未发现志贺杆菌及阿米巴，未做纤维肠镜检查，当地卫生所诊断为"结肠炎"，服消炎药症状无好转，今遂来求诊。刻下见症：

左下腹疼痛，大便结，带黄色黏液血，胃纳欠佳，后重感，口干苦，小便正常。舌质红，苔白厚，脉细弱。查体显示：心肺正常，腹平软，左下腹压痛，肝脾肋下未扪及，肠鸣音亢进。

诊断：中医诊为痢疾（大肠湿热）。西医诊为结肠炎。

辨证治疗：患者饮食不洁，湿热之邪侵犯，由口、胃、肠而下走大肠，气机阻滞，湿热伤络，故腹痛、脓血便，湿黏滞，故排不畅，后重感，口干等，舌红苔厚，为湿热之象。脉细弱为素体气阴不足所致。本病在大肠，以实证为主，证属大肠湿热，阻滞气机，损伤血络。治以清热祛湿，调气止血。

处方：黄连10g，黄柏12g，甘草10g，藿香15g，佩兰15g，枳壳15g，郁金15g，太子参30g，佛手15g，白芍30g，地榆15g，延胡索15g，槐花15g，木香12g（后下），7剂。

1991年6月13日复诊：大便条状，每日2次，带少许黏液，无血，下腹痛减轻，舌质红，苔白略厚，脉细。继续前法，适当益气养阴以扶正。守上方，去地榆、槐花，加麦冬15g，谷芽30g，麦芽30g。7剂。

1991年6月20日三诊：大便正常，无黏液血，无腹痛，舌红，苔薄白，脉细。守上方，去甘草、谷芽、麦芽。7剂。

医案解析：

本医案出自《岭南中医药名家梁乃津》，本患者因饮食不洁，湿热之邪侵犯大肠出现下腹痛，大便硬伴黏液血，属于"痢疾"，患者刻下见症：腹痛，脓血便，排不畅，后重感，口干苦，舌红苔白厚，为湿热之象，脉细弱为素体气阴不足所致。本病证属大肠湿热，阻滞气机，损伤血络。选用黄连、黄柏清热燥湿。藿香、佩兰化湿，枳壳、佛手、木香理气化痰，郁金、延胡索活血行气止痛，地榆、槐花凉血止血，白芍养血敛阴，太子参补气健脾养阴等清热祛湿，调气止血，益气养阴治疗本病，二诊患者大便无血，脉细，去掉止血的地榆、槐花，加用麦冬益气养阴，麦芽、谷芽健运脾胃，三诊患者大便正常，无黏液血，无腹痛，舌红，苔薄白，湿热已减，症状好转。

医家简介：

梁乃津（1915—1998），广东省人。广东省名老中医，全国老中医药专家学术经验继承工作指导老师。

7. 叶天士医案

医案原文：

某十六，地中湿气，自足先肿，湿属阴邪，阳不易复，畏寒，筋骨犹牵强无力。以《金匮》苓姜术桂汤。

医案解析：

本医案出自《临证指南医案·湿》，湿为阴邪，从下而起，损伤阳气，阳不易恢复。感受地之湿气，寒湿伤脾胃两阳，出现脚先肿，怕冷，肢体无力，为脚气初期寒湿为主，寒湿宜温化使湿气外出，叶氏治以苦辛温法，予《金匮》苓姜术桂汤，茯苓、白术健脾利湿，生姜发散寒湿、桂枝温阳化气利水，该方运旋脾胃，宣通阳气，气化则湿化，阳气宣展则水湿自除。

医家简介：

见案例一叶天士医案。

8. 李伯鸿医案

原文医案：

风湿脚气夹肾虚案

病者　黄谷生，年32岁，新闻界，住汕头。

病名　风湿脚气夹肾虚。

原因　日则政务劳形，兼奔走各机关以访查新闻，夜则撰稿劳心，加之花酒应酬，辄夜深始归，如斧伐枯树。由是思伤脾，色伤肾，脾肾气虚，风湿因而乘虚入经络，下袭两足而发病。

证候　两足肿痛，行履不能，日夜呻吟痛苦，食入即呕，卧病月余，职务催迫，更觉心闷气促。

诊断　脉左尺滑而细数，右尺浮而涩弱。脉证合参，浮为风，滑为湿，风湿中于下肢，脉细数涩弱，肾气更亏于内，外形所以发为脚气症也。况事罢带疲入房，内外交困，心肾两劳，竭泽而渔，难供需索，精髓消铄，血不荣筋，足焉有不酸痛者哉。

疗法　先以加减三痹汤去风湿而止痛，继用加减六味以补肾，外治以野葛膏，更用龟桑胶以荣血而淘汰花酒余积。

处方　潞党参三钱　赤茯苓四钱　炙甘草二钱　制首乌六钱　鲜石斛六钱　鲜生地四钱　川杜仲二钱　川牛膝三钱　续断三钱　左秦艽二钱　川桂枝二钱　独活二钱　花槟榔三钱

次方　山萸肉三钱　肉苁蓉三钱　巴戟天三钱　丹皮二钱　泽泻二钱　云茯苓四钱　大生地四钱　淮山药四钱　羌活三钱　鲜石斛六钱　制首乌四钱　川牛膝三钱　千年健三钱　走马胎三钱

三方　嫩桑枝一斤　生乌龟二只（重约一斤）　宣木瓜四两　川牛膝一两

效果　后赠余匾，其跋云：丙戌秋，余患脚气，跬步不行，而身兼政界报界，不能久病不出。急延西医治，不效，复延中医治，又不效，床第呻吟月余，苦难言状。先生到诊，施以内外兼治术，是夕获安枕卧，越两旬而痊愈云云。

廉按：
探源叙症，明辨以晰，处方选药，精切又新，真治内伤肾虚外感脚气之佳案也。

医案解析：

本医案出自《全国名医验案类编》汕头医生李伯鸿医案，本患者黄谷生，因脾肾气虚，风湿乘虚入经络，湿从下而入，出现两足肿痛，不能行走，日夜呻吟，卧病月余，饮食不佳，食入即呕，自觉心闷气促。辨为风湿夹肾虚型脚气病，治疗以补肝肾祛风湿为主，选用茯苓、独活、羌活、秦艽、桑枝、木瓜等祛风湿，杜仲、牛膝、续断等补肝肾强筋骨，首乌补益精血，石斛、生地养阴，党参健脾益气，桂枝温经通络等内服加外用野葛膏治疗脚气病，并用龟桑胶以养血且排出酒气，越两旬而痊愈。

医家简介：

李伯鸿，汕头名医，住汕头仁安里。

【经典知识点的当代临证应用提示】

由于岭南的地域气候特点，岭南温病多夹湿。岭南地区濒临海洋，地势低下，四季雨水丰沛，雨露时降，空气中常含大量水蒸气。人在其间，感受湿邪，即成湿温，其中热重的为湿热，更重的为暑湿。岭南外感温病多兼湿，以湿热、暑湿多见，治疗上宜清热兼祛湿，辛（苦）凉透泄，滑利二便，同时湿热日久损伤脾胃，治疗时应当固护脾胃。

湿性泄泻，治疗上宜祛湿利小便，但对于气虚下陷的患者，利小便会使气机下降而气陷更严重，此时宜用风药升阳除湿。

痢疾，是由于湿热所致，初起宜利湿清热，疏通积滞。但久痢亡阴，损伤阴液则不能利湿，痢疾初起无湿也不能利湿，以防津液干涸，热邪更盛。

脚气，主要以湿邪为主，初期多寒，表现为麻木，后期湿郁而成热，表现为肿痛，湿热蒸发则出现脚肿，湿热使血气壅滞则出现疼痛，湿热熏筋则筋脉软弱无力，湿热壅郁，气不宣通严重时则上冲，发为重症。治疗时分寒湿与湿热辨证论治，初期寒湿宜温化使湿气外出，后期湿郁成热宜清热祛湿。

【学术传承脉络】

何梦瑶对湿证的认识及湿证相关疾病的诊治继承了张仲景、刘河间、李东垣、朱丹溪、王肯堂等诸家之学，并结合岭南地区的具体医疗实践，影响了后期岭南医家对湿证的认识与诊治。

以下摘录一些后期岭南医家对湿证及湿热证等的认识，以窥见岭南医家对此的继承与发展。

清代岭南著名温病学家潘名熊在《评琴书屋医略》论述了湿证的分类、病因及治法方药。认为湿证范围较广，"湿有中湿、寒湿、风湿、酒湿、湿热、湿温、湿痹、湿痰之名，理宜分内因、外因之治。兹订中和渗湿之剂，当察其所因而加减治之。凡湿症舌多白，脉濡缓，湿郁则脉象兼呆钝。仲景师云，湿家忌发汗，汗之变痉厥，患湿者不可不知。

茯苓皮四钱　绵茵陈一钱半　北杏仁一钱半　大腹皮二钱　白猪苓二钱　闽泽泻一钱半

加栀子一钱，淡豆豉二钱引，或用通草五、六钱先煎汤，去渣，将汤代水煎药。

脾虚受湿，加白术、苍术（去栀子、杏）；舌白恶饮，或周身尽痛（此湿阻气机，以致气不能运行，故周身尽痛），宜加波蔻仁、马兜铃，或藿香梗、滑石；湿热，加黄柏、黄芩；寒湿，加附子、干姜（去栀子、腹皮、杏）；风湿，加防风、藿香叶；湿痹，加防风、狗脊；湿温，重用鲜芦根、通草煎汤代水（去猪、泽，加滑石、甘草）；酒湿，加枳椇子、葛花；湿痰，加制半夏、陈皮。

又湿在上，宜防风；湿在中，宜苍术；湿在下，宜利小便（即本方或再加滑石、车前，便合）；湿在周身，宜乌药、羌活、狗脊等；湿在两臂，宜灵仙、桑枝、桑寄等；湿在两股，宜牛膝、防己、萆薢等。审其患湿之处，而方中加以主治之药为引导，则发药治病无不效矣。"

近代岭南温病学家刘赤选详细论述了湿温、暑湿。认为"东南濒海之区，土地低洼，雨露时降，一至春夏二令，赤帝司权，热力蒸动水湿，其潮气上腾，则空中常含多量之水蒸气。人在气交之中，感此为病，则成湿温；热重者为湿热；更重者为暑湿，亦即外感温邪，挟湿之义。初起时，身热不扬，恶寒无汗，表症颇似伤寒，以湿遏其阳，热郁不达，其气机亦沉伏于内，无以卫其外，而透其热故也。一二日后，热蒸其湿，湿化热达，则但热汗出，不恶寒矣。除此而外，又有湿滞胃肠，脘闷腹满，倦怠恶食，小便不利，大便不爽，舌苔垢浊，渴不引饮，为其主症。然湿为阴邪，热为阳邪。阴邪盛，则阳气微，阳邪盛，则阴液涸。病情复杂，变化难测，治亦较难，故辨证时须辨别湿之与热，孰重孰轻。例如身热恶寒，头重胸痞，四肢倦怠，渴不引饮，舌苔黄白相兼者，湿热均等也，宜透湿清热，古欢室湿温初起方为代表方剂。若胸闷腹胀，颐肿咽痛，口渴身黄，小便赤，大便闭，苔黄厚腻者，热重湿轻也，叶氏甘露消毒丹为代表之方。若腹中胀痛，大便不通，舌苔灰黄者，小承气汤加槟榔、青皮、元明粉、生首乌等，轻而下之。至于头身重痛，舌白不渴，面色淡黄，胸闷不饥，午后热盛，恶寒者，湿重热

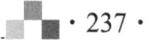

轻也。吴氏三仁汤和肺胃利湿热，使氤氲之邪，化气分而解。

刘赤选结合岭南温病的特点，治暑湿及湿温久热不退、午后热甚，身重肢倦，脘痞纳呆，头胀如裹，便烂尿黄，脉濡缓而苔白腻微黄。遵'或透风于热外，或渗湿于热下'之意，立清热利湿为主，佐以芳香化湿之法，自创茵陈白薇汤（土茵陈24g、白薇12g、黄芩12g、南豆衣10g、生苡米30g、茯苓12g、藿香12g、佩兰10g），临床退热效果显著。

该方选芳香微苦之土茵陈，既能透湿中之热，又能渗热中之湿，较绵茵陈之清热利湿，其透解之力更胜。配白薇透热外出，利湿热，退伏热。黄芩清泄里热，南豆衣清热利湿。再配芳香化湿之藿香、佩兰，健脾渗湿之茯苓、苡米，透热渗湿而不伤中，诸药合用，共奏清热利湿之效。"

近代岭南儿科医家杨鹤龄特设"小儿湿温症"，认为"湿温一症，小儿感染颇多。初起微恶寒，后但热不寒，身热时增时减，汗出胸痞舌白，口渴不引饮，精神怠倦，不思纳食，亦有夹见咳嗽或呕吐者。乃因湿邪内伏，渐次化热，湿与热结，酝酿而成。吾粤地土卑湿，症常多见。经云：冬伤于寒，春必病温。温为热之渐，温热之病，每年春夏即发，倘与湿邪相结，则缠绵难愈。盖湿为黏腻之邪，最难骤化，设若失治，则身热剧增，舌苔转黄，口渴引饮，或出斑疹，甚则神昏谵语，四肢拘挛，此因热邪炽盛，木火同气，引动肝风所致。小儿久病见此，多属危急之候，指纹初起模糊难辨，脉息浮缓。此时湿重于热，故湿邪见于指纹及脉象，特别显著。如热深胜湿，则纹转沉紫，脉息亦转为沉数矣。

治法初起以渗湿清热为主，使湿热两不相搏，则病易解。夹见何证，随候施治，热结已深者，慎防窜入心包，蒙蔽清窍。若出斑疹或肝风已动，可参看斑疹及急惊风各症治法，或谓此症之痊愈期间，必须经过若干星期，此系就重症或失治者而言。若治之得法，虽稍觉缠绵，亦非必须服药四五星期之久，始可告痊也。

凡染湿温症，以进流质食品为佳，实质硬物切宜禁戒，因湿浊聚于肠曲，以清洁肠胃为首务也。

湿温症初起用方：

土茯苓三钱　土茵陈三钱　冬瓜仁三钱　蝉蜕花四钱　连翘壳二钱　生薏仁三钱　布渣叶三钱　象牙丝四钱　佩兰叶二钱。

呕吐选加川厚朴五分，藿香梗半钱，法半夏二钱，干竹茹二钱姜汁炒。

咳嗽选加北杏仁二钱，南杏仁三钱，川贝母二钱，桑白皮二钱。

夹滞选加大腹皮三钱，谷芽三钱，麦芽三钱。

热重选加金银花三钱，芦根三钱，淡竹叶三钱，金汁水五钱冲，黄瓜霜三钱，灯芯花三枚。

湿重选加泽泻三钱，滑石三钱，木通三钱，刀豆花三钱，生薏仁五钱。

如湿邪已解，身热未退，可用下方：

银胡二钱，金钗斛钱半，蝉蜕花四钱，牡丹花二钱，白薇草三钱，冬瓜仁四钱，南豆花三钱，赤小豆三钱，地骨皮三钱。

热重酌用石膏五钱，知母二钱，陈仓米五钱，禾秧一两，或白虎、竹叶石膏等汤。"

近代岭南医家梁剑波教授对湿证也有详细论述，他认为"任何疾病，当其发展到某一阶段，或病的转化过程到某一时期，就会出现湿邪的存在现象。例如感冒会出现夹湿；风湿性关节炎会出现风湿本证或湿痹；肾炎水肿会出现脾虚湿困；而老慢支咳嗽会出现湿痰……尤以广东地处南方，气候湿热，本证较为常见。

湿证由外伤、岚瘴、淋雨、涉水、卧湿地、穿着湿衣服等原因引起，得病之后有头重、目眩、身骨疼痛、手足酸软麻木、膝腿肿痛、体重、足踝关节漫肿、筋脉拘挛、目黄、便赤等。湿有内中的，或嗜食醇酒厚味，或嗜食生冷，脾虚不能运化，湿邪停于三焦，注于肌肉，渗于皮肤，得病之后有四肢浮肿，大便溏泄，胸膈痞满。治疗的大法是：

湿在上在外的，应用祛风胜湿法，用羌活胜湿汤（羌活、独活、川芎、藁本、甘草、防风、蔓荆子）。如无头痛，去蔓荆子加苍术，热服微取汗。

湿在下在内的，当用渗湿法，以五苓散利其小便。《原病式》云："治湿热法宜理脾、清热、利小便为上。治湿不利小便，非其治也。"所以五苓散实系治内湿的主要方剂。

内湿伤及脏腑：常见的为湿伤膀胱，症见烦渴引饮，小便不利而肿胀，方宜用五苓散；湿着于脾，症见四肢浮肿，不能屈伸，大便多溏，宜除湿汤（苍术、陈皮、厚朴、茯苓、白术、法半夏、甘草、生姜）。湿着于肾，症见腰疼身重，小便不利，即前人所谓的"腰痛如系五千钱"，宜肾着汤（干姜、白术、炙甘草、茯苓）。梁剑波还认为，在南方湿热证多，湿寒证少，当从脉证明辨之。"梁教授在临床积累了丰富的治疗湿证的经验。

【扩展选读】

与何梦瑶同时期的清代医家对湿证也有颇多研究，如叶天士《温热论》中论述了湿热证的辨治，其门人所辑的《临证指南医案》记录了很多叶天士治疗湿证的经验；薛雪著有《湿热论》详细论述了湿热证的证候表现、传变规律及治法方药等。以下简单摘取一些代表性文字供大家参考。

叶天士在《温热论》论述了湿邪致病的特点及其治疗："且吾吴湿邪害人最广，如面色白者，须要顾其阳气，湿胜则阳微也。法应清凉，然到十分之六七，即不可过于寒凉，恐成功反弃。何以故耶？湿热一去，阳亦衰微也。面色苍者，须要顾其津液，清凉到十分之六七，往往热减身寒者，不可就云虚寒而投补剂，恐炉烟虽熄，灰中有火也。须细察精详，方少少与之，慎不可直率而往也。又有酒客里湿素盛，外邪入里，里湿为合。在阳旺之躯胃湿恒多，在阴盛之体脾湿亦不少，然其化热则一。热病救阴则易，通阳最难。救阴不在血，而在津与汗；通阳不在温，而在利小便。"

华岫云批注叶天士湿证医案："湿为重浊有质之邪，若从外而受者，皆由地中之气升腾，从内而生者，皆由脾阳之不运。虽云雾露雨湿上先受之，地中潮湿下先受之，然雾露雨湿亦必由地气上升而致。若地气不升，则天气不降，皆成燥证矣，何湿之有？其伤人也，或从上，或从下，或遍体皆受。此论外感之湿邪着于肌躯者也。此虽未必即入于脏腑，治法原宜于表散，但不可大汗耳。更当察其兼症，若兼风者微微散之，兼寒者佐以温药，兼热者佐以清药。此言外受之湿也。然水流湿，火就燥，有同气相感之理。如其人饮食不节，脾家有湿，脾主肌肉四肢，则外感肌躯之湿亦渐次入于脏腑矣。亦有外不受湿而但湿从内生者，必其人膏粱酒醴过度，或嗜饮茶汤太多，或食生冷瓜果及甜腻之物。治法总宜辨其体质阴阳，斯可以知寒热虚实之治。若其人色苍赤而瘦，肌肉坚结者，其体属阳，此外感湿邪必易于化热，若内生湿邪，多因膏粱酒醴，必患湿热、湿火之症；若其人色白而肥，肌肉柔软者，其体属阴，若外感湿邪不易化热，若内生之湿，多因茶汤生冷太过，必患寒湿之症。人身若一小天地，今观先生治法，若湿阻上焦者，用开肺气，佐淡渗，通膀胱，是即启上闸，开支河，导水势下行之理也；若脾阳不运，湿滞中焦者，用术、朴、姜、半之属以温运之，以苓、泽、腹皮、滑石等渗泄之，亦犹低窊湿处，必得烈日晒之，或以刚燥之土培之，或开沟渠以泄之耳。其用药总以苦辛寒治湿热，以苦辛温治寒湿，概以淡渗佐之，或再加风药。甘酸腻浊，在所不用。总之，肾阳充旺，脾土健运，自无寒湿诸症。肺金清肃之气下降，膀胱之气化通调，自无湿火、湿热、暑湿诸症。若夫失治变幻，则有肿胀、黄疸、泄泻、淋闭、痰饮等类，俱于各门兼参之可也。"

薛雪在《湿热论》详细论述了湿热症的症候表现、传变规律及治法方药等。

"湿热证，始恶寒，后但热不寒，汗出，胸痞，舌白或黄，口渴不引饮。

湿热证，恶寒无汗，身重头痛。湿在表分。宜藿香、香薷、羌活、苍术皮、薄荷、大力子等味。头不痛，去羌活。

湿热证，汗出，恶寒，发热，身重，关节疼痛，湿在肌肉，不为汗解。宜滑石、豆卷、茯皮、苍术皮、藿香叶、鲜荷叶、通草、桔梗等味。不恶寒者，去苍术皮。

湿热证，三四日即口噤，四肢牵引拘急，甚则角弓反张，湿热侵入经络脉隧中。宜鲜地龙、秦艽、威灵仙、滑石、苍耳子、丝瓜藤、海风藤、酒浸川连等味。

湿热证，壮热口渴，舌黄或焦红，发痉，神昏，谵语或笑，邪灼心包，营血已耗。宜连翘、犀羚角、生地、元参、银花露、钩藤、鲜菖蒲、至宝丹等味。

湿热证，发痉，神昏笑妄，脉洪数有力，开泄不效者，湿热蕴结胸膈，宜仿凉膈散。若大便数日不通者，热邪闭结肠胃，宜仿承气微溏之例。

湿热证，壮热烦渴，舌焦红或缩，斑疹，胸痞，自利，神昏，厥，痉，热邪充斥表里三焦。宜大剂犀羚角、生地、元参、银花露、紫草、方诸水、金汁、鲜菖蒲等味。

湿热证，寒热如疟，湿热阻遏膜原，宜柴胡、厚朴、槟榔、草果、藿香、六一散、苍术、半夏、干菖蒲等味。

湿热证，数日后，脘中微闷，知饥不食，湿邪蒙扰上焦。宜藿香叶、薄荷叶、鲜稻叶、鲜荷叶、枇杷叶、佩兰叶、芦尖、冬瓜仁等味。

湿热证，初起发热，汗出，胸痞，口渴，舌白，湿伏中焦。宜藿香、蔻仁、杏仁、枳壳、桔梗、郁金、苍术、厚朴、草果、半夏、干菖蒲、六一散、佩兰等味。

湿热证，数日后，自利溺赤，口渴，湿流下焦，宜滑石、猪苓、茯苓、泽泻、草薢、通草等味。"

（孙海娇　宋　荜）

参 考 文 献

雷丰撰，方力行整理. 2007. 时病论. 北京：人民卫生出版社.
潘名熊著，黄吉棠等点注. 1984. 评琴书屋医略. 广州：广东科技出版社.
王国为，徐世杰. 2017. 中医历代名家学术研究丛书：何梦瑶. 北京：中国中医药出版社.
叶桂撰，薛雪著，张志斌整理. 2007. 温热论湿热论. 北京：人民卫生出版社.
叶天士，苏礼等整理. 2006. 临证指南医案. 北京：人民卫生出版社.
张乃修著. 国华校注. 2014. 张聿青医案. 北京：中国医药科技出版社.

第十六章　孟河医家湿证辨治及临床应用

孟河医家湿证辨治

【经典原文】

湿有天之湿，雾露雨是也，天本乎气，故先中表之荣卫；有地之湿，水泥是也。地本乎形，故先伤皮肉筋骨血脉；有饮食之湿，酒水乳酪之类是也，胃为水谷之海，故伤于脾胃；有汗液之湿，汗液亦气也，止感于外；有人气之湿，太阴湿土之所化也，乃动于中。治天之湿，当同司天法。湿上甚而热者，平以苦温，佐以甘辛，以汗为效而止，如《金匮要略》诸条之谓，风湿相搏，身上疼痛者是也。治地之湿，当同在泉法。湿淫于内，治以苦热，佐以酸淡，以苦燥之，以淡泄之。治饮食之湿，在中夺之，在上吐之，在下引而竭之。汗液之湿，同司天者治。虽人气属太阴脾土所化之湿者，在气交之分也，与前四治有同有异。何者？土兼四气，寒热温凉，升降浮沉，备在其中。脾胃者，阴阳异位，更实更虚，更逆更从。是故阳盛则木胜，合为风湿；至阳盛则火胜，合为湿热；阴盛则金胜，合为燥湿；至阴盛则水胜，合为阴湿。为兼四气，故淫泆上下中外，无处不到。大率在上则病呕吐、头重胸满；在外则身重肿；在下，则足胫胕肿；在中，腹胀中满痞塞。当分上下中外而治，随其所兼寒热温凉以为佐使。至若先因乘克，以致脾虚津积而成湿者，则先治胜克之邪。或脾胃本自虚而生湿者，则用补虚为主。或郁热而成湿者，则以发热为要。或脾胃之湿，淫泆流于四脏筋骨皮肉血脉之间者，大概湿主乎痞塞，以致所受之藏，涩不得通疏，本藏之病因而发焉。其筋骨皮肉血脉受之，则发为痿痹。缓弱痛重，不任为用，所治之药，各有所入，能入于此者，不能入于彼。且湿淫为病，《内经》所论，叠出于各篇，本草治湿，亦不一而见，凡切于治功者，便是要药。

伤湿为病，发热恶寒，身重自汗，骨节疼痛，小便秘涩，大便多泄，腰脚痹冷，皆因坐卧卑湿，或冒雨露，或着湿衣所致，并除湿汤。具前诸症而腰痛特甚，不可转侧，如缠五六贯重者。湿气入肾，肾主水，水流湿，从其类也。肾着汤、渗湿汤。小便秘，大便溏，雨淫腹疾故也。五苓散吞戊己丸。戊己属土，土克水，因以得名；五苓散乃湿家要药，所谓治湿不利小便，非其治也。伤湿而兼感风者，既有前项证，而又恶风不欲去衣被，或额上微汗，或身体微肿，汗渍衣湿，当风坐卧，多有此证。宜除湿汤、桂枝汤各半贴和服，令微发汗。若大发其汗，则风去湿在。已得汗而发热不去者，败毒散加苍术一钱，防己半钱。伤湿又兼感寒，有前诸症，但无汗惨惨烦痛。

宜五积散和除湿汤半贴，和五苓散半贴。伤湿而兼感风寒者，汗出身重，恶风喘满，骨节烦疼，状如历节风，脐下连脚，冷痹不能屈伸，所谓风寒湿合而成痹。宜防己黄芪汤，或五痹汤。若因浴出，未解裙衫，身上未干，忽尔熟睡，攻及肾经。外肾肿痛，腰背挛曲，只以五苓散一贴，入真珠少许，下青木香丸，如此三服。脏腑才过，肿消腰直，其痛自止。湿热相搏者，清热渗湿汤。其证肩背沉重疼痛，上热胸膈不利，及遍身疼痛者，拈痛汤。酒面乳酪停滞不能运化，而湿自内盛者，除湿散及苍白二陈汤加消息之药燥之。有破伤肤，因澡浴，湿气从疮口中入，其人昏迷沉重，状类中湿，名曰破伤湿，宜白术酒。

【原文出处】

明朝，王肯堂《证治准绳·杂病》第一册 诸伤门·伤湿。

【作者简介】

王肯堂（1549—1613），字宇泰，一字损仲，号损庵，自号念西居士，金坛（今属江苏）人。王肯堂出身于官宦之家，父王樵是进士出身，官至刑部侍郎、右都御使。王肯堂博览群书，因母病习医。万历十七年（1589年）中进士，选为翰林检讨，官至福建参政。万历二十年（1592年）因上书直言抗倭，被诬以"浮躁"降职，遂称病辞归。重新精研医理，能做眼窝边毒瘤切除手术，又能治愈风疾，"以惊驱惊"治愈一富家子弟因科举得中惊喜过度而得的精神病。历11年编成《证治准绳》44卷，凡220万字。另著有《医镜》4卷、《新镌医论》3卷、《郁冈斋笔尘》等，辑有《古代医统正脉全书》。今人辑有《王肯堂医学全书》。

王肯堂因母病志于医，1570年，妹濒死，经王氏治愈。由是延诊求方者，庭户常满。父王樵以为害举业，戒止之。罢归后，复肆力医学。王氏交游甚广，1579年秋，遇缪仲淳于白下（今南京），友谊颇笃。王氏与来华传教士利玛窦有交往，探讨过历算。王氏兴趣广泛，与郭澹论数纬，与董其昌论书画，与曾柏大师论参禅，对他改善知识结构，开展医学研究是有益的。书法深入晋人堂室。辑郁冈斋帖数十卷，手自钩拓，为一时石刻冠。曾授翰林院检讨，参与国史编修。

【文义医理解析】

王肯堂将湿的致病原因分为外感与内伤。其中外感分为：天之运与气（伤人体之营卫）和所处的地理或社会环境（伤人体之筋骨肌肉）；内伤分为：饮食所伤（湿聚脾胃），以及体内各因素作用而生成的湿气，如上文所言"人气"（以阴阳虚实论之）。

其中伤其营卫者，则以汗法治之（司天之法）；伤筋骨肌肉者，则以淡泻之，苦燥之，温行之（在泉之法）；湿聚脾胃者，在中夺之，在上吐之，在下引而竭之（以脾胃正气尚存，湿邪聚集脾胃之中，尚未随气机运转行于五脏六腑而变化）；人气者，需辨证处理。

脾胃主中焦，运转气机，促进者金火木水之气的正常运转。当"人气"已经产生湿，并且随气机运转时，则可能随着不同体质，不同生理状态，阴阳虚实而产生变化。如阳盛则木气旺胜，合为风湿；至阳盛则火气旺盛胜，合为湿热，阴盛则金气旺胜，合为燥湿，至阴盛则水气旺盛胜，合为阴湿。

故人气之湿，不外乎阴阳，阳盛则随木火化为风湿、湿热，阴盛则随金水化为燥湿、阴湿。

湿气随脾胃运转至木火金水，随木火金水之气，运转至周身上下内外各处。若湿气偏体表，则发汗驱之；湿气偏下焦，则可利小便驱之，随其途径，因势利导。若木气偏盛乘其脾，则以治肝为先；脾胃本虚而生湿，则先补虚；郁而气滞，津液不行，聚而化湿，则行气解郁。因此治湿之法当分上下中外而治，随其所兼寒热温凉以为佐使，且方药使用需要针对其湿气所在，各有所入，增强其专一性，提升治疗效果。

外感湿邪，或有兼证，也随其阴阳虚实而治之，然不可大汗出，伤正邪犹存。

【临证医案举例】

1. 王肯堂医案

医案原文：

一妇人，年五十，初患小便涩，医以八正散等剂，辗转小便不通，身如芒刺加于体。予以所感霖淫雨湿，邪尚在表，因用苍术为君，附子佐之，发其表，一服即汗，小便即时而通。（《证治准绳·大小腑门》卷六）

医案解析：

本案治疗颇有特色，其一，主症为小便涩转为小便不通；其二，服八正散后病情加重并出现身如芒刺加于体的刺痛；其三，病因感受雨湿之气而致。治病求本，有外感寒湿病史，王氏从寒湿郁表，宣降失司，水道不通考虑，以发表宣通肺卫，使气机得通，三焦得畅，下病上治为法。治湿当分湿之缘由，湿有天之湿，雾露雨是也，天本乎气，故先中表之荣卫，因此内外兼治方可见效。

医家简介：

见【经典及作者简介】。

2. 贺季衡医案

医案原文：

陈男　湿温延今两旬，乍寒乍热，汗不透，脘闷作恶，协热下利，或肢冷不和，或心烦呓语，脉沉细，舌苔浮黄。尚在未透之候，症属非轻。

炒茅术二钱　川桂枝八分　猪茯苓各三钱　泽泻二钱　益元散五钱（包）　陈橘皮三钱　姜半夏一钱五分　淡子芩二钱　大豆卷四钱　炒苡仁五钱　生姜一片

二诊：昨以五苓散加豆卷，寒热已退，四末渐和，下利亦折，脘闷未舒，或作恶，脉沉细渐起，舌苔浮黄。当守原意，去豆卷，加枳、朴主之。

炒茅术一钱五分　泽泻二钱　猪茯苓各三钱　陈橘皮一钱　正滑石五钱　酒子芩一钱五分　炒苡仁五钱　川桂枝八分　上川朴一钱　姜半夏一钱五分　炒枳实一钱五分　生姜两片

三诊：两进五苓散加枳、朴，寒热已退，肢冷已和，脘通亦爽，舌黄转灰，脉沉细亦起，唯胸次尚未畅适。湿从热化，胃气未和也。

焦白术二钱　上川朴八分　泽泻二钱　炒苡仁五钱　云苓三钱　正滑石五钱　陈橘皮一钱五分　炒枳壳二钱　焦谷芽四钱　姜半夏一钱五分　生姜一片　佛手八分

医案解析：

湿热互结多为迁延难愈，弥散部位可表可里、亦可上焦、亦可下焦，表现症状也是形式多样，本湿温期延两旬，表有乍寒乍热，里有胸闷下利，并见肢冷不和，苔黄，脉细，证为表里皆病，湿阻清阳。叶天士有谓："通阳不在温，而在利小便。"

因此采用温阳化湿分利之法，豆卷、桂枝通表发阳，苍术、茯苓、泽泻化湿分利，表里分消升降复职。服药后仍有胸闷气机不畅，行气枢机之力不足，贺老予以五苓散加枳实、厚朴，宣化通导行气散滞。三诊予以健脾和脾运化中焦，以善其后，本案始终坚持分利水湿、通调水道，祛湿利邪，固护后天之本，表里之湿同除。

医家简介：

见【扩展选读】。

3. 颜亦鲁医案

医案原文：

朱某，男，33岁。胸脘胀闷作痛，自感冷气上泛，大腑干燥，便后脱肛，脉濡滑舌苔薄腻。脾以升为健，胃以降为和，升降失调，寒湿内蕴，阳气不振，温脾和胃为先。药用：炒苍术6g，姜厚朴3g，半夏6g，青陈皮各4.5g，砂仁（后下）2.4g，干姜1.8g，炙甘草3g，炒枳壳6g，采芸曲9g，香橼皮9g，红枣3个。5帖后，胀痛略退，但食入仍不舒，尤以咏油腻为甚，冷气上泛，背部发凉如冰，口不干，脉濡细，苔心腻厚。脾胃阳虚，寒湿痰滞交结中焦，气运升降失司，原方再增温运。药用：桂枝尖9g，苍术6g，厚朴3g，制半夏9g，青陈皮各4.5g，香橼皮12g，香附9g，木香3g，砂仁（后下）3g，采云曲12g，生姜3片。进温中和胃之法后，脘痛已止，自觉冷气上彻背部已减，口不干，喜热饮，脉濡细，苔腻略薄，仍守原法出入以善后。

医案解析：

有人气之湿，太阴湿土之所化也，乃动于中。太阴脾土所化之湿者，在气交之分也。与前四治有同有异。土兼四气，寒热温凉，升降浮沉，备在其中。脾者，阴阳异位，更实更虚，更逆更从。从脾胃可论治杂病。脾属湿土，喜燥恶湿，得阳始运，宜升则健，升阳气其治在脾。胃属阳土，喜润恶燥，得阴始安，宜降则和，甘凉濡润其治在胃。调治脾胃虚寒之湿，宜温阳健脾燥湿和胃，颜老善用温阳化湿，调和脾胃，推崇李东垣"夫人治病，必本四时升降浮沉之理"之说之道，常用平胃散、二陈汤、四君子汤等。本案中焦阳虚，阴霾乃生，阻滞经络，而致疼痛，离照当空，阴霾自散，故用干姜、桂枝以温中，佐以平胃、二陈以化湿，脾胃冲和，湿邪自化。

医家简介：

见【扩展选读】。

【经典知识点的当代临证应用提示】

1. 孟河医家膏方在湿病中应用

孟河医家学术思想鲜明，临床效果显著，在诊病、处方、用药、药性和脉学等方面造诣颇深，其中调脾胃学术思想在论治湿病中游刃有余，颜德馨主张运脾化湿"治湿不知理脾，非其治也，"马培之认为："胃之为病，倍于他处，脾胃升降自然，则食物皆成气血，万物中土生、万物中土化的功能，皆依赖于脾胃"。费伯雄临床论治时认为："夫疾病虽多，不越内伤外感，其不足者补之以复其正，有余者去之，以归于平，即是和法，缓治也；虽说内伤杂病最重脾肾，实则补脾重于补肾，中风之治，保障灵府之法，无如治脾胃以实中州，脾气旺，则积湿尽去，而痰气不生，胃气和则津液上行，而虚火自降"。

孟河医家颜德馨教授进一步发展了湿证论治，将其运用到膏方组方伍用思想中，提倡"治脾胃可安五脏"之至理，在注重脾胃，善运脾气基础之上，提出动静结合、通补相兼的膏方组成原则，补脾运脾健脾，五脏之气皆受气于兹，大有益于固本清源。因此，颜老制定膏方，总宜佐以运脾健胃之品：或取檀香拌炒麦芽，以醒脾开胃，或用桔梗、枳壳，一升一降，以升清降浊。临床尤其喜用苍术一味，其气辛香，为运脾要药，加入众多滋腻补品中，则能消除补药黏腻之性，而起赞助脾运吸收之功。脏腑功能紊乱，湿、痰内生，治疗当用气机升降法。升阳明之气，健运脾胃，可用参、芪等甘药补气，配升麻、柴胡、葛根等辛药升发脾阳以胜湿，降气平逆，引药下行以升降协，元气充，习用降香、法夏、龙骨、牡蛎和钩藤等。现将颜老膏方的醒脾化湿、燥湿利水膏方验案一则作以分享：

陈某，男，慢性结肠炎，肝旺土弱湿浊内阻案，戊寅冬日订膏。肝旺土弱，烦劳则张，脾运为湿热所困，便溏不实，日二三行。饮食入胃，不能悉化精微，形寒神乏。脉细软而濡，舌苔黄腻，干而不润，虚实同巢。欲先固本，必须清源，拟疏肝健脾，宣化湿浊，功在去病延年，不求峻补于无济。

处方：苍白术各150g，生熟苡仁各300g，防风60g，吉林人参60g（另煎冲），云苓90g，杭白芍90g，炒黄芩90g，广陈皮60g，小川连30g，炙内金90g，扁豆衣90g，黄芪300g，白蒺藜90g，柴胡90g，葛根90g，泽泻90g，当归90g，炒升麻90g，菖蒲90g，川芎90g，红枣90g，潞党参120g，老苏梗90g，法半夏90g，灵芝90g，五味子60g，明天麻45g，紫河车90g，麦冬90g，紫丹参150g，青砂仁25g，黄柏90g，清炙草45g，佩兰90g，神曲90g，生麦芽300g，淮山药120g，生姜60g，檀香15g。

上味浓煎去渣，文火熬糊，入龟板胶90g，鹿胶90g，白文冰500g，烊化收膏。每服一匙，沸水冲饮。

按：宣透醒脾法，多为芳香或清香之品，气香轻清宣透，引邪外出，升发清阳，醒脾运湿，用药醇正，不伤正气，是孟河医派脾胃学术思想特色之一，经云："清气在下，则生飧泄"，当调和脾胃，运化水湿，单用甘温守补中土之品，可致中土气滞，故兼用宣透之品，患者肝旺土弱，湿浊内生，土虚则木乘，木乘则土愈败，脾肾气陷则门户不藏，治则扶土举脾，醒脾化湿，方用平胃散、补中益气汤、二陈汤、痛泻要方加减补脾健运、化湿止泻，中土虚弱，饮食入胃不能及时运化，蕴久生热，故舌苔黄腻，以三黄（黄连、黄芩、黄柏）燥湿祛热，方中佩兰、檀香、苏梗、砂仁、陈皮、扁豆等和中化湿之品，小量轻清，鼓动胃气醒脾助运，可见孟河医派和法缓治、用药轻灵之性，处方中以苍白术合二陈、山楂、麦芽、内金等健脾畅中为主导，以制白芍、紫河车补益药可能阻碍运化，益以川芎、丹参之调达血气，既有利于陈伤宿瘀之消化，更可免膏滋之壅滞。

2. 岭南膏方在湿病中运用发展

岭南地区属热带、亚热带地区，常年高温多雨。《岭南卫生方》载："岭南既号炎方，而又濒海，地卑而土薄。炎方土薄，故阳燠之气常泄；濒海地卑，故阴湿之气常盛。"岭南地区气候炎热，土地贫瘠，人体长期腠理疏松，阳气易外泄伤阳；濒临海洋，地势较低，从海洋而来的阴湿停留于地面，热蒸湿动，水湿之气弥漫，湿为阴邪，易阻阳气，困于中焦，则脾胃气机升降失常，脾虚胃弱，气血生发乏源，阳气来源不足。岭南地区物产丰富，饮食文化亦多姿多彩。不少岭南人喜夜宵、宴客，好食生冷之品、煎炸厚腻、海鲜鱼虾，致使脾胃负担过重，损伤脾阳。另外，广东人受"凉茶文化"的影响，一旦出现诸如口腔溃疡、咽喉肿痛等"上火"的症状，不分寒热虚实，便投寒凉清热之品，亦易损伤自身阳气。社会经济的发展渐渐改变着人们的生活方式。就环境而言，人们长期处于空调环境下工作生活，对外界温度的调节能力降低之余，又不断感受这种人工制造的"外寒"，使阳气受损；精神上，无论是上班族还是学生，都承受着巨大的压力，易出现焦虑、抑郁等不良情绪，损伤心脾，阻碍气机；

作息上，由于高节奏的生活和对物欲的追求，熬夜劳作或娱乐，耗伤阴液，短期可出现虚火上炎的症状，久之则阴损及阳。因此，不良的生活起居习惯亦为形成阳气虚损体质状态的重要影响因素。

杨志敏教授继承颜老的学术思想基础上，在临证中常常结合岭南地区常见体质特征，善用膏方调治不同湿证状态人群，现将其膏方医案组方思想和用药思路进行分享：

（1）虚劳案

医案原文：

甘某，女，59岁，甲午年冬至后定膏。就诊日期：2014年12月22日。长期面色萎黄，疲倦乏力，夜寐难安，大便偏稀，小便清长，口干不欲饮，过敏性鼻炎病史，恶风畏寒。舌暗淡苔薄，脉沉滑。虑其脾肾阳虚、运化无权，气血津液生化乏源。拟温补脾肾，促其运化，以树来春健康之基。

处方：边条参90g（另煎冲），熟地黄90g，山药150g，泽泻90g，茯苓150g，苍白术各90g，干姜90g，砂仁60g，肉桂45g，沉香30g，陈皮60g，熟附子90g，牡蛎300g，蜂房90g，川芎90g，酸枣仁300g，外菖蒲90g，炙远志60g，清水半夏90g，黄连30g，黄柏60g，藿香60g，潼白蒺藜90g，仙茅90g，淫羊藿90g，巴戟天150g，菟丝子90g，补骨脂90g，山楂150g，鸡内金90g，制首乌150g，荷叶90g，金樱子150g。煎法：上味浓煎去渣取汁，文火熬糊，入龟板胶60g，鹿角胶60g，白冰糖150g，烊化收膏。

按语： 脏腑功能虚损和气血阴阳不足是虚劳病的总体病机。《素问·上古天真论》曰："七七任脉虚，太冲脉衰少，天癸竭，地道不通，故形坏而无子也。"《素问·六微旨大论》曰："虚者，血气之空虚也，损者，脏腑之损坏也。"患者年过七七，五脏俱虚，中阳不足，脾胃运化不力，气血生化乏源，血不荣于面，故神疲乏力，面色萎黄；阳虚不能运化水液，上不濡润口色，则口干不欲饮，下不能气化津液，则小便清长；阳气温煦固护能力减弱，故恶风畏寒，鼻炎发作；舌暗淡，苔薄，脉沉滑均为脾肾阳虚的表现。故以温氏奔豚汤、附桂理中丸、四味回阳饮加减温补脾肾、益火补土；以和胃二陈煎、二术煎健脾和胃化湿；以封髓丹、交泰丸调和阴阳，沟通心肾。诸药合用共凑温补脾肾、调和阴阳之功。

（2）血浊案

医案原文：

康某，女，59岁，甲午年立冬后定膏。就诊日期：2014年11月13日。做事干练，尽心尽责，疲倦乏力，易上火，不耐燥热食品，咽干咽痒。血脂、餐后血糖偏高，子宫肌瘤全切除术后10余年。舌淡胖苔微腻，双寸脉浮，右脉明显；双关、尺脉沉细。证属上盛下虚、上热下寒。拟滋肾水降相火，平调阴阳，以冀阴平阳秘，和合一气，树来春健康美丽之基。

处方：边条参90g（另煎冲），生晒参60g（另煎冲），乌梅240g，当归90g，白芍120g，黄柏60g，知母60g，花椒30g，干姜90g，细辛45g，五味子60g，山楂300g，制首乌150g，熟附子90g，牡蛎300g，黄精90g，牛膝90g，桔梗90g，枳壳90g，酸枣仁200g，川芎90g，女贞子90g，巴戟天150g，麦冬90g，生山萸肉150g，丹参200g，肉桂45g，砂仁60g，沉香30g，续断90g，桑椹子90g，黑豆150g，龙眼肉90g，大枣150g，炙甘草90g，紫河车90g，玉竹90g，陈皮45g，玫瑰花90g。煎法：上味浓煎去渣取汁，文火熬糊，入龟板胶90g，鹿角胶60g，甜蜜素5g，烊化收膏。

按语： 此案寒热错杂，既有咽干咽痒、易上火、双寸脉浮、苔微腻等上盛之证，亦有神疲乏力、舌淡胖、双关尺脉沉等下虚之象，四诊合参，当属上热下寒、上盛下虚之证。缘患者久居岭南之地，容易阳浮于上，阴盛于下，加之工作繁忙，劳心劳力，损伤脾肾之精气，阴不敛阳，故出现此证。治以乌梅丸加减调和寒热；以破格救心汤加减温补下元、封髓丹以助阳归位，沉香、牛膝、肉桂纳气归肾；紫河车、女贞子、黑豆、桑椹子补肾填精以藏元阳；知母黄柏伍用以降相火；桔梗、枳壳一升一降，调畅气机；牛膝引诸药下行。诸药合用，共凑滋水降火、平调阴阳之功。

(3) 胃痞案

医案原文：

何某，男，41岁，甲午年冬至后定膏。就诊日期：2014年12月22日。中脘胀满，大便稀溏，因劳倦及进食寒冷之品而诱发，夜寐打鼾，日间困倦。平日工作繁忙，身体状态失衡。舌淡胖，苔薄，脉滑细。证属脾胃虚寒，痰湿内蕴。治以温中健脾，化痰祛湿，佐以培元固肾，以固康体魄。

处方：边条参150g（另煎冲），西洋参90g（另煎冲），冬虫夏草50g（另煎冲），苍术150g，干姜150g，土炒白术90g，陈皮60g，枳壳60g，升麻60g，葛根150g，炒薏苡仁150g，炒神曲90g，炒山楂150g，茯苓150g，仙鹤草150g，北芪300g，熟附子90g，紫苏梗60g，白蔻仁60g，柴胡60g，砂仁90g，炙甘草90g，法半夏90g，肉桂45g，狗脊90g，瓜蒌皮150g，山药300g，防风90g，淫羊藿90g，补骨脂150g，菟丝子150g，五加皮150g，炒麦芽90g，益智仁90g，麦冬90g，藿香90g，红景天60g，制山萸肉150g，石菖蒲90g。煎法：上味浓煎去渣取汁，文火熬糊，入鹿角胶60g，阿胶60g，白冰糖200g，烊化收膏。

按语：《素问·脏气法时论》："脾病者，……虚则腹满肠鸣，飧泄，食不化。"该患者素体脾胃虚寒，寒湿内生，加之劳倦及进食寒冷之品，使寒湿阻滞于中脘，气机不通，故生腹满；脾气不足，故容易困倦；土不生金，鼻窍不通，故夜寐打鼾；脾虚生湿，故大便溏薄；舌淡胖，苔薄，脉滑细为脾虚湿蕴之象。患者平日工作繁忙，过劳则伤脾肾之气，日久酿成此种体质。此证属脾胃虚寒，痰湿内蕴。故治以补中益气汤、参苓白术散、二陈汤加减以升清降浊、调畅气机、运脾化湿；以附桂理中丸温阳化湿，补骨脂、菟丝子、淫羊藿、山药、山萸肉培元固本。诸药合用，共凑清升浊降、培元固肾之功。

【学术传承脉络】

王肯堂是孟河医派杰出的代表人物之一，孟河医派作为著名医派，其形成可追溯至东汉三国时期，可谓为葛洪医药余绪。孟河地区历代名医辈出，宋代出了许叔微，著《本事方》，开医案类著作之先河。明代王肯堂著《六科准绳》以求"宗学术之规矩"、求醇疵互辨"。至清代，孟河地区积集了一批学养很深的医界人物，为孟河医派的崛起奠定了坚实基础。孟河医派著名医家如费伯雄、马培之、巢崇山、丁甘仁等纷纷走出故土，有多名名医东行上海，开业授徒，新中国成立前后许多著名中医专家皆传承于孟河医派。

孟河医派起源于中国江苏常州市孟河镇，以费、马、巢、丁四大家为代表，享有"吴中医学甲天下，孟河名医冠吴中"的美誉。孟河医家学术思想鲜明，临床效果显著，在诊病、处方、用药、药性和脉学等方面造诣颇深，其中调养脾胃学术思想更著称于世，特别重视脾胃功能，并以醇正和缓、轻清简约为辨证用药特色，立论以和缓平正为宗，治法以清润平稳为主，通过"抑木扶土、调营畅中、醒脾运湿、温补脾肾"等调脾胃理念处处顾护脾胃中气，务求调气复平。

孟河医派在临床疾病辨治中，十分强调脾胃的生理功能，在各科的疾病防治中注意维护脾胃功能，如费伯雄指出，胃为水谷之海，后天生化之源，后天阴血、津液之根基，气旺津生，以养阴濡胃舒展胃气，生机自盛；马培之认为："胃之为病，倍于他处，脾胃升降自然，则食物皆成气血，万物中土生、万物中土化的功能，皆依赖于脾胃"；贺季衡强调脾为后天之本，肾为先天之本，但虚弱之性可通过后天培补以充先天。脾胃同居中焦，以膜相连，互为表里，同为气血生化之源、后天之本，通过水谷纳运相得、气机升降相因及阴阳燥湿相济来受纳、消化、吸收水谷并转输水液等，诸多疾患皆可通过调治脾胃而获效机，脾胃健旺，胃气有权，五脏相安而体健。

费伯雄临床论治时认为："夫疾病虽多，不越内伤外感，其不足者补之以复其正，有余者去之，以归于平，即是和法，缓治也；虽说内伤杂病最重脾肾，实则补脾重于补肾，中风之治，保障灵府之法，无如治脾胃以实中州，脾气旺，则积湿尽去，而痰气不生，胃气和则津液上行，而虚火自降"。对于阳虚气耗之证，以补中益气健脾为主，方中常用参、芪、术、草、桂、归、五味子、陈皮、姜、枣等，阴虚燥热之证，创逢原饮、祛烦养胃汤，在清润中佐用半夏、陈皮、茯苓等健脾渗湿化痰之品，意在步步固护脾胃中气。费氏治疗外感亦不离脾胃中气，外感燥邪，主张清金保肺必先甘凉养胃，以胃为肺之来源，脾为肺母也，中寒则重在温补脾阳，脾阳不运，虚寒内生，暑湿之气，意在健脾化湿，调整脾胃升降气机。针对调营柔肝，注重疏养互寓，通补互依，或寓补脾胃之法于分消解散之中，或于健脾燥湿中寓滋阴凉血，或泄木缓筋，土郁自开，抑木扶土以平调肝胃，自制抑木和中汤、扶抑归化汤、大顺汤、归桂化逆汤等。孟河医家马培之在调补脾胃时也颇具特色，在辨证时考虑天时、方土、禀赋、岁运、嗜好、性情等因素，细审病在气在血、入经入络，属脏属腑，参合舌苔脉象，一一密勘之，并善于将运气学说融入脾胃学说之中。审证用药，注重调营畅中，醒脾运湿，所治气虚者，喜用党参、白术、茯苓、甘草等，营血不足者，予当归、丹参荣血和营，中焦气机阻滞以木香、郁金、沉香、枳壳、砂仁、乌药、佛手等调畅理气，调畅中宫多以干姜伍用生姜，陈皮、法夏、茯苓配伍佩兰，瓜蒌、薤白与姜、桂、陈、夏相伍。巢渭芳、贺季衡等亦是马培之高徒，秉承孟河学术经旨，常从脾胃论治，辨证立法，应手而效。孟河医家在用药上时时维护脾胃升降之生理特性，治疗上务求调气复平，勿使中焦壅滞，脾气清阳不升，常佐参苓白术加减，胃浊不降，可佐以平胃散加减，以达脾升胃降，气机通调，气血生化有源。

【扩展选读】

对孟河医家对的湿证代表性文字的阅读，可有助于更好地理解孟河医家对湿的病因、病位和临床论治特色。同时有助于更好地理解江南之湿与岭南之湿异同。

1. 马培之

马培之，名文植，字培之，江苏武进人，出身六世医家，孟河四大名医之一，精通内、外科。光绪六年，受荐赴京为慈禧太后治病，颇得赏识，慈禧太后手书"务存精要"匾额相赠。马氏临证时，非常重视调理脾胃。认为"人之五行，胃属土也，人之仓廪，胃也，人之达道，亦胃也。土能载万物，仓廪能贮万物，达道能聚万物，所以胃之为病，倍于他处。"在辨证时要考虑到天时、方土、禀赋、岁运、嗜好、性情等因素，细审病在气在血、入经入络，属脏属腑，参合舌苔脉象，一一密勘之，并善于将运气学说融入脾胃学术之中。认为长夏湿土司令，太阴用事之时，暑必兼湿，治必分暑湿之孰重孰轻，分别选用辛开清泄或辛开苦泄等法施治。马氏在治疗脾胃病上讲究实效，临床用药皆要"几费经营"，认为要细究"何药为君，何药为佐，君以何药，而能中病之的，佐以何药而能达病之里……"。马氏主张调畅中宫、醒脾运湿。常用陈皮、半夏、茯苓，配以佩兰，取其芳香化浊，鼓动胃气，醒脾助运，调畅中宫，不论虚实诸证，均可据证配用。当调脾胃，运化水湿，单用甘温守补中土之品，可致中土气滞，所以宜兼用宣透之法，则中土气滞可除，清气升，脾运复来，则浊阴自降，故药当轻清宣透，用佩兰、藿梗、大豆卷、荷叶、荷蒂、黑料豆等祛暑化湿、醒脾助运，祛邪而不伤正。马氏还用陈皮、半夏、茯苓，配以佩兰治疗湿郁胃阳者，取其芳香化浊，鼓动胃气，醒脾助运。

2. 丁甘仁

丁甘仁，名泽周，为孟河医派代表人物之一，也是孟河四大家中对当今中医药发展最有影响的一位。最早主张伤寒、温病学说统一于临床，打破常规，经方、时方并用治疗急症热病，开中医学术界伤寒、温病统一论之先河。认为《伤寒论》与温病学说的辨证方法，要互相联系，不能对立起来，尤其在治疗外感热病的过程中，必须把两种学说融会贯通，因人制宜，随宜应用。

湿温病不同于伤寒，且与温病大异。湿温之邪，表里兼受，其势弥漫，蕴蒸气分的时间最长。丁氏认为"热在阳明，湿在太阴"，因此湿温病的主要病变部位在中焦脾胃，又湿性重浊黏滞，湿与温合，如油裹面，胶结缠绵，而不易速化。湿与温合，或从阳化热，或从阴变寒，与伤寒六经传变很多符合。丁氏善用宣化之法，使邪从上下分泄，湿温弥漫缠绵宜于宣化淡渗。

3. 贺季衡

贺季衡，丹阳人。清末民初杰出的临床学家。悬壶于丹阳城内，而丹阳地处江浙之地，气候潮湿，雨水丰富，故其人多易感受湿邪，困阻脾胃，而见胸脘痞闷、呕恶吞酸、纳呆便溏、渴不欲饮等症。观贺氏医案中，湿邪为患不在少数。因此，贺季衡临证多从调理脾胃入手，或温或清，或补或泄，或宣透醒脾，或苦降辛开等。

贺老认为脾胃为后天之本，居于中焦，主运化水谷，是人体正常水液代谢的起始点，对于水液代谢尤为重要。正如《素问·经脉别论篇第二十一》云："饮入于胃，游溢精气，上输于脾，脾气散精，上归于肺，通调水道，下输膀胱。水精四布，五经并行。"如若脾胃所伤，运化不足，或又为外来湿邪所困，则水液内停，变生痰湿。因个人禀赋不同，湿邪或寒化，或热化，或困阻中焦，或阻滞气机，故贺季衡治疗湿浊主以温阳化湿、清热利湿、芳香化浊、健脾利湿、苦辛通降等。

贺老善用宣透醒脾法，常用药物有荷叶、荷蒂、荷梗、藿香、佩兰、大豆卷、黑料豆等芳香或清香之品，引邪外出，升发清阳。一是芳香化湿也是其主要特色，常用藿朴夏苓汤加减。湿浊蕴酿较盛者，并加辟瘟丹磨服，以加速湿邪的宣化。适用于湿温，湿重于热，症见身热，胸闷，口黏，舌苔白腻等。即使病经二三周，只要见有上述诸证者，就可用本法加减。二是以苦降辛开为主，常用王氏连朴饮、半夏泻心汤加减。前者适用于胸闷，身热，烦渴，苔黄腻等证；后者适用于前证兼见呕吐或吞酸等证。三是分利，用五苓散中苓泽为主，所谓"化湿不利小便非其治也"。或在芳化或清化法中结合分利，以使湿有去路。在具体运用上法的过程中，先生认为必须注意：一是芳香化湿法，偏重宣中化湿，忽视燥湿，每易伤津耗液，以致湿从燥化而成燎原之势；二是用苦降辛开法，偏重于苦降清热，忽视宣中，而致湿遏热伏，邪从内陷。

4. 颜亦鲁

颜亦鲁，江苏省人，号餐芝老人。颜氏自幼体弱多病，遂有志于岐黄之术，薪传名医魏东菜、贺季衡，学成后悬壶乡里，屡起沉疴，医名远扬。主张"调理脾胃气机"痰湿之法，必健脾胃。健脾和胃之法，首在调理脾胃气。推崇李东垣"夫人治病，必本四时升降浮沉之理"之说。认为升降出入是人体气机运动的基本形式，脾胃为脏腑气机升降出入的枢纽，脾以升为健，以运为和，胃以降为健，以通为和。脾胃冲和则元气充足，五脏充盈，邪难伤人。颜氏治疗脾胃有六法，常用方药如下：健脾燥湿法用四君子合平胃散；健脾化痰法用四君子合二陈汤；健脾和胃法用香砂六君汤；疏肝和胃法用四逆散越鞠丸；温中健胃法用附子理中汤、实脾饮；养胃止痛法用养胃汤和当归芍药甘草。同时注重清湿热，必佐辛开，开湿壅、通气机。当湿重于热，苔腻而不燥，当取微辛轻苦之品，宣畅气机，开泄湿热，如杏仁、蔻仁、橘皮、桔梗、郁金、菖蒲。当热重于湿，苔黄腻而干，用半夏、厚朴、苍术与黄连、黄芩、栀子。当湿热气闭，以五磨饮法以助运湿，取：沉香、郁金、槟榔、青皮、枳实。当湿热并重，胃阴已虚，苍白术配石斛、麦冬、玄参。当气虚夹湿，则苍术、黄芪同用。

5. 颜德馨

颜德馨祖籍山东，是亚圣颜回的后裔，为孟河学派中流砥柱。颜老幼承家学，负笈海上，受到当时名医大师如徐小圃、祝味菊、秦伯未、盛心如诸先生的钟爱，取各家之长，融会贯通。颜老深谙孟河脾胃学术思想，临证注重脾胃功能，提倡"治脾胃可安五脏"之至理，临床推崇"脾统四脏"之说，认为脾为后天之本，脾胃健旺，五脏六腑气机升降就有动力来源，许多疾病可通过调治脾胃而获效机。在注重脾胃，善运脾气基础之上，提出动静结合、通补相兼的组成原则，补脾运脾健脾，五脏之气皆受气于兹，大有益于固本清源。因此，颜老主张运脾化湿"治湿不知理脾，非其治也。""脾健不在补，贵在运。"治湿病重视脾胃思想。重视脾升胃降，善调脾胃气机，治脾推崇李东垣"升阳"之学，常用甘温之法以复脾气之健运，治胃推崇叶天士的"宜凉、宜润、宜降、宜通"胃阴之说，常用甘寒或酸甘之法以待胃津来复，从而恢复脾胃的升降功能。重视胃阳脾阴，胃为阳土，法宜润降，脾属阴脏，治当温运。主张"脾统四脏"善于从脾论治，善用苍白二术、枳术丸。

颜老治湿"十法"：

1) 祛风胜湿法：外感湿邪，先伤太阳而见表证，始则伤在肌表，继之伤及经络、筋骨。治法：湿为土余，非风不胜，故可用麻黄、桂枝、白术之以表其汗；习用麻黄连翘赤小豆汤及五积散治疗水气病和痹证。

2) 芳香化湿法：湿邪犯体，脾土先困，湿阻上焦及中焦。治法：非香燥之剂不能破也，上中气机一得宽畅，湿邪不克自化。轻者可用三花饮（玫瑰花、川朴花、代代花），花性轻扬，理气开郁化湿；稍重则取砂仁，白蔻以化湿醒脾，行气宽中；再重藿香、佩兰、苏叶，用叶取轻清芳化，用梗取走中而不走外。如五叶芦根汤：藿香叶、佩兰叶、薄荷叶、枇杷叶、芦尖、冬瓜仁；如不效者，取薄荷、白蜜、姜汁擦舌。

3) 清热燥湿法：湿与热合，蕴蒸不化，胶着难解。有湿重于热、热重于湿、湿热并重等。治法：清热燥湿。常用方为连朴饮，甘露消毒丹。

4) 运脾化湿法：寒湿困于中州，脾失健运之权。治法：补脾不如健脾，健脾不如运脾。《本草崇原》所言"凡欲补脾，则用白术，凡欲运脾，则用苍术。用苍术煎汤代茶，入泽泻汤中可用于耳源性眩晕，以苓桂术甘汤防治哮喘，单味煎服治悬饮、溢饮，皆为应手。

5) 淡渗利湿邪在于小肠：治法：诚如李东垣所云："治湿不利小便，非其治也。"同时治湿十法：分强调气化的作用。常用常以猪苓、茯苓、车前子、泽泻等分清泌浊外，必伍小茴香、台乌药、沉香为使，即气行则水行之义。还常用六一散、五苓散等。

6）升阳化湿法：清阳不升，正虚湿盛之局。治法：当以辛甘之剂，补其中而升其阳，清升浊降，湿邪自化。常用方药有补中益气汤、益气聪明汤等。久湿之体成诸虚劳损，颜师推崇薯蓣丸主之，常谓此方以八珍汤补气血、固脾胃、升中阳，用柴胡、防风、干姜、桔梗升发脾胃之气，共奏升阳祛湿之功。

7）养阴化湿法：脾阴亏虚，水湿难运。治法：养阴化湿，当以救阴而不助湿，治湿而不伤阴。常用习以苍术配石斛、麦冬、元参。对薛生白治湿热留滞经络，以元米汤泡于术之法颇为欣赏。对叶天士所倡薄味清养胃阴，芳香悦胃之品常习用之。并喜用食物中药如粳米、梨、甘蔗、薏苡仁等。

8）益气化湿法：湿邪遏伤阳气。治法：益气化湿，当以和中燥湿、健脾升清。常用李东垣清暑益气汤，方中参、芪、术、甘补中州，升、葛升清阳，柏、泻降浊阴，麦、曲疏脾气，麦、味清心敛肺，此方升降兼备，而并力补土，又能清热敛液，誉为益气化湿第一方。

9）通泻湿浊法：脾胃两虚，浊邪上逆。治法：通泻湿浊。常用温脾汤、附子大黄汤，亦常以此法治炎性梗阻、高血压性心脏病、慢性肾功能不全等屡投皆验。方中用生军、六月雪，既可内服又可灌肠，辅以温化之半夏，用量常为30g，与生姜同煮。

10）化瘀利湿法：寒湿凝滞而致血瘀，水湿郁热而致瘀热相搏；仲景有"水病及血"之明训，前贤亦有"血不利则病水"之说。治法：化瘀利湿，当以逐死血，化湿痰，逐水饮。常用控涎丹、桃红四物汤，辅以益母草、茅根活血利水，再辅以板蓝根、紫花地丁清热解毒，对消除慢性肾炎尿蛋白和恢复肾功能有显著作用。颜师常用药物是益母草、泽兰叶、琥珀粉和天仙藤等。

6. 杨志敏：

杨志敏，广东南海人，广东省名中医，广东省医学领军人才，师从中医药学家颜德馨教授，承继其医术精华、运用膏滋药防病治病，并因地制宜，改良膏方在岭南一带推广运用。

岭南属热带、亚热带地区，常年高温多雨。天气炎热，人之腠理疏松，阳气易于外泄，且高温易于伤及人之阴津；脾喜燥恶湿，多雨多湿之气候，更加岭南人好食海鲜鱼虾，喜饮凉茶，易于损伤脾胃，脾虚则易生痰湿困遏中焦。人秉天地之气而生，食五谷之味而长，故岭南人阳气易泄易损，脾虚生痰生湿，病多怕冷、溃疡和腹泻等。杨志敏教授在颜老学术思想基础上，结合孟河医家的醇正和和缓，颜老的衡法动态学术观点，重视后天脾胃与先天肾元之气，建运中焦和固本培元，《医醇賸义》中指出"夫疾病虽多，不越内伤外感，其不足者补之以复其正，有余者去之，以归于平，即是和法，缓治也；虽说内伤杂病最重脾肾，实则补脾重于补肾，中风之治，保障灵府之法，无如治脾胃以实中州，脾气旺则积湿尽去，而痰气不生，胃气和则津液上行，而虚火自降。"根据孟河医家论治思想以及岭南地域特征，引进和改良了膏方在湿热多雨岭南地区的推广运用，善用膏方调治不同状态人群，其应用特点主要有：

固本培元，温补脾肾。《素问·六节藏象论》云："肾者，主蛰，封藏之本，精之处也。"肾为先天之本，主藏精，是人体生命活动之根本；《素问·灵兰秘典论》云："脾胃者，仓廪之官，五味出焉。"脾为后天之本，主运化水谷，是气血生化之源。脾的运化需要肾中阳气的温煦，肾之精需依靠脾所运化的水谷精微进行充养，二者相互资生，相辅相成。脾肾的功能正常，人体才能体格健壮，精力充沛。岭南人因地理气候及生活饮食习惯的影响，常常出现脾肾阳虚的表现。杨教授在临证运用时注重先后天同调，常用四逆汤、右归丸、右归饮、温氏奔豚汤（山西省中医学校温碧泉老师遗方，与《金匮》奔豚汤名同方异，由附子、肉桂、红参、沉香、砂仁、山药、茯苓、泽泻、牛膝、炙草组成）、归肾丸、六味回阳饮、附桂理中丸、温胃饮等以培本固元，补脾益肾；常用药对女贞子-羊藿叶、熟地-肉桂、巴戟天-杜仲、菟丝子-补骨脂等温补脾肾，温阳散寒。

健运中焦，调畅气机。《素问·六微旨大论》曰："非出入，则无以生长壮老已；非升降，则无以生长化收藏。"气机对于生命活动的正常运行具有重要意义。脾胃同居中焦，脾主升，胃主降，是人体气机运动的枢纽。脾胃得运，气机通畅，精微物质才能被人体吸收、输布，药物才能发挥其最大的功效，使补而不腻、补而不滞。岭南人大多具有脾胃虚弱的特点，杨教授在开具膏方处方时大多佐以健运脾胃、调畅气机之药，以提高临床药效。常以二陈汤、大和中饮、小和中饮、半夏厚朴汤、小建中汤、二术煎、苍术二陈煎等理气和中化湿；常用药对苍术-白术、陈皮-砂仁、茯苓-半夏、山楂-麦芽、桔梗-枳壳、桔梗-牛膝等动静结合、调畅气机。另外，杨教授为了克服膏滋药过于滋腻、碍脾胃、生湿浊的副作用，在兼顾收膏的基础上，减少了糖的用量（从最初的500g减量到现在的50～100g）和胶类的用量，调整处方中温补药的总体剂量。

补泻兼施，祛湿化瘀。现代人之病症复杂，多不单纯，岭南之地又以夹湿夹瘀为主。又恐一味进补易损脾胃，阻滞气机，效果适得其反，因而膏方的配伍运用中注重补中寓泻，补泻兼施。在岭南这个"瘴湿"作怪之地，泻的重点应在祛湿化瘀。通过对药物药量的把握，对于本夹湿瘀之人，通过活血化瘀、化痰祛湿之品以祛邪，湿瘀之象不显者可以防其滋生，并利于药效发挥。常用血府逐瘀汤、调经饮、通瘀煎、桃红四物汤、补阳还五汤、当归蒺藜煎等活血理气化瘀；常用药对泽兰-泽泻、丹参-石菖蒲、川芎-白芷、郁金-川芎、泽泻-牛膝等行气化瘀化湿。

【相关学术争鸣】

1. 张景岳对湿的论述

张景岳明代浙江绍兴人，本名介宾，字会卿，号景岳，别号通一子，凡天文、音律、兵法、象数等无不通晓，有较扎实的文学、史学和哲学基础，一生阅历丰富，生于浙江，14岁随父进京，壮岁游燕、冀间，从戎幕府，出榆关、履碣石、经凤城、渡鸭绿，返回会稽之后，继续行医于"浙东、西"，医活万人。张景岳备历南北、涉猎不少，对于湿证更是有深入的见解，同时对岭南瘴气也有一定论述。然湿证虽多，而辨治之法，其要唯二：则一曰湿热，一曰寒湿而尽之矣。盖湿从土化，而分旺四季，故土近东南，则火土合气，而湿以化热。土在西北，则水土合德，而湿以化寒，此土性之可以热，可以寒。故病热者谓之湿热，病寒者谓之寒湿。湿热之病，宜清宜利，热去湿亦去也；寒湿之病，宜燥宜温，非温不能燥也。知斯二者，而湿无余义矣。何今之医家，动辄便言火多成热，而未闻知有寒多生湿者，其果何也？岂寒热之偏胜，原当如是耶。

（1）湿由外感，或自内生

湿邪伤人，或受之于外，或生于内。受之于外者乃天地间雨露、泥水之伤；或得之饮食酒酪，以致湿从口入；或汗出衣着湿冷未能及时更换，湿伤肌肤。其生于内者，皆责之气化不行。

脾胃损伤，肾阳不足，气化不利，湿邪既易外感也易内生。脾胃主运化，肾气主水液，脾胃健运，肾气旺盛，气化有度，气机调和，湿不能内生，亦不能内停。而其"有湿从内生者，以水不化，阴不从阳而然也，悉由乎脾肾之亏败。"

（2）湿病辨治，首重寒热

湿邪为患有湿热与寒湿之异。湿为阴邪，湿着人体，常随体内阳气之盛衰变化而热化或寒化，热化则为湿热，寒化则为寒湿。故曰"辨治之法，其要唯二，则一曰湿热，一曰寒湿，而尽之矣。"

湿之寒化热化，又与自然地理环境相关。如"土近东南则火土合气而湿以化热，土在西北则水土合德而湿以化寒，此土性之可以热，可以寒，故病热者谓之湿热，病寒者谓之寒湿。"

寒热之根在于阳气。强调人体阳气盛衰与湿邪寒化热化密切相关，凡病内湿之证多属气虚之人，气属阳，阳虚则寒从中生，寒生则湿气留之。"有湿从内生者，以水不化气，阴不从阳而然也，悉由乎脾肾之亏败。"故阳气盛衰与否决定着湿从寒化、热化。

（3）湿邪致病，为害多端

湿邪伤人，病机变化多端。湿乃有形之邪，复有湿热寒湿之别，湿邪致病常因其受邪之部位不同而见证各异。有形之湿邪内能损伤脏腑，妨碍气化；外能郁阻经脉，妨碍营卫气血运行，附着筋骨肌肉肤表，因而为病广泛，见证多端。如损伤脏腑，影响气化，阻滞气机，则胀满、黄疸、小便淋涩、大便泄泻、后重脱肛等；阻于肌表则发热恶寒；着于经脉肌肉筋骨则为痹着疼痛，麻木不仁，胕肿沉重等。"其为证也，在肌表则为发热，为恶寒，为自汗；在经络则为痹，为重，为筋骨疼痛，为腰痛不能转侧，为四肢痿弱酸痛；在肌肉则为麻木，为胕肿，为黄疸，为按肉如泥不起；在脏腑则为呕恶，为胀满，为小水秘涩，为黄赤，为大便泄泻，为腹痛，为后重，脱肛，癞疝等证。"

（4）湿证辨治（表16-1）

表16-1　张景岳对湿的论治

证型	程度	治则
湿热	热甚	清火为主，佐以分利
	热微	分利为主，佐以清火
		四苓散、小分清饮、大分清饮、茵陈饮
	兼有秘结不通	攻下推荡
寒湿	病之微者	宜稳、宜利、宜燥
		如五苓散、平胃散、渗湿汤、六味地黄丸之类
	病之甚者	温补，如八味丸、理中汤、圣术煎、佐关煎、胃关煎等
兼有外感		五积散、平胃散、加味五苓散、不换金正气散

2. 江南湿证论述：

清末医家张山雷指出"湿温病理，都由大江以南土薄水多，湿浊弥漫，天多霢暑，地则郁蒸，人在气交之中，长受秽浊侵袭，脾胃清阳遏抑不得展布，是以病者无不胸脘痞塞，舌苔垢腻，若西北高燥区域则无是病。"江南，夏季梅雨潮湿，冬季阴冷；江南人体质多有"中焦土虚""寒湿为多。"

江苏丹阳国医大师颜德馨对于湿的病因和病位论述更为透彻，从不同部位、不同来源和不同性质重点详细进行了著述，如表16-2。

表 16-2　湿病湿因表

湿之病	湿之因
头重	湿气蒸于上
大筋软短小筋弛长	湿伤筋也，湿热伤血，不能养筋，故大筋拘挛；湿在筋，不能养骨，故小筋痿弱。
大便泄小便涩	经云："湿胜则濡泄也"。
足胕肿	湿从下受之
腹胀肉如泥	经云："诸湿肿满，皆属于脾"。
腰肾痛	湿气入肾，肾主水，水流湿各从其类，故腰肾痛，乃由坐卧湿地或伤雨露而致湿伤于中也
痞闷不舒	湿伤于中也
日晡潮热，腰痛筋骨痛，四肢痿弱酸痛	湿伤筋络
屈伸强硬欠利	湿伤肢节
重着	湿在隧道
顽麻	湿在皮肤
倦怠	湿在气血
喘满咳嗽	湿浊入肺，肺失清肃
痰涎肿胀	湿浊入脾
胁满	湿浊入肝，肝失调达
肠鸣呕吐，大便泄泻后重，小便秘涩黄赤	湿浊入腑
昏迷不醒，直视无声	湿浊入脏
关节疼痛	关节病也，关者为机关之室，真气之所过上节者；骨节之交，神气之所游行出入者也。今中阴邪之湿，神真气伤故疼痛
湿痹	湿痹之症状：关节疼痛而烦，脉沉而细，此湿不在外而在内，故症又见小便不利，闭气不化之候也
化热身疼	湿胜于外者，阳必郁于内。湿盛于外则身疼，阳郁于内则发热也
身色熏黄带黑	湿热郁于肌肤之间也。
气不顺而微喘	肺司气而主皮毛，湿袭于皮毛故气不顺而喘
鼻塞	湿袭皮毛内壅肺气
发烦	湿气弥漫扰乱心主
毒疮肿瘤	暑热湿毒为患
阳癣阴疽	湿浊窜络至发痈疽，故外科多由湿也
遗精	醇酒厚味酿成湿热下注，肾阴虚不涩所致
肛头生虫痒痛	湿毒由大肠而入肛门生虫痒痛
淋浊	胃中湿热下流，或湿痰流注，湿之为患大矣
白带白崩	湿热入于韧带，带下各色，轻为白带，重为白崩

3. 岭南湿证论述：

张继科，字元之，自号如如居士，明代官员兼医家。自幼失怙，靠先慈母亲治家俭而课勤读，万历戊戌年（1598年）中举，授广西兴安县太守。张氏历官两粤14年，谓"两粤十有四稔"，对于岭南湿病诊治更是深有体会，张氏认为治病要因地制宜。岭南地域，暖多寒少，阳为有余；六气之中，一水五火，阴恒不足。张氏曰："天地之气，呼而为春夏，吸而成秋冬。以故，生长收藏，各有其序。若岭表之地，四序皆暖，岂天地之气独呼而不吸耶？非也。南北者，天地之寒暑也；西东者，天地之春秋也。地尽天南，其气多热，亦犹北地之多寒耳。生斯长斯，以为常也。而客于斯，则为异也。气暖衣单，风雨之来，日或数次，能必无伤？气暖汗出，毛窍之际不能固密，能必无罅？元气为发泄而肢体作倦，谷神缘糟粕而运化不灵。至日闭关，薏苡随车，古之贤哲，曷尝不先事而致谨也哉？谬述六经、六气之方，聊备高明之清览耳。"（表 16-3）

表 16-3 明·张继科湿之辨证体系

六气	分证	证治	备注
湿	湿肿	肝气易怒，小便短赤，腹与四肢渐肿，按之成窝，稍冷，五皮散加薏苡仁、桑寄生、防己、苍术，以治湿肿	总之，湿在上焦，风药胜之，荆芥、防风、羌活、桑寄生是也；下焦，淡药渗之，猪苓、泽泻、木通、赤苓、白茯是也；中焦，温药燥之，苍术、白术、厚朴、半夏是也
	湿泻	水火不分，泻泄频并，为湿泻。苍苓汤加木通，利之	
	湿滞	肾虚生热，小水涩短，为湿滞。四苓散加蜀葵子、薏苡仁、生地、知母、淡竹叶治之	
	外感于湿与风	一身尽痛，羌活胜湿汤加苍术；百节尽痛，风湿深也，不换金正气散加羌活、独活、荆芥、防风、桑寄生、防己	
	瘴湿	雨过日照，岚气熏染，表热体重，四肢作痛，自汗则解，不自汗，当以风药胜之，平胃散加防己、防风、羌活、藿香。此治瘴湿也	
	露湿	冒露冲寒，恶心恶食，嗜卧有痰，二陈汤加藿梗、木通，此伤露湿也	
	湿热	脾胃屡伤，湿自内生，注下为肿，色赤为痛，升阳除湿汤去藁本、蔓荆、甘草，加桑寄生、薏苡仁、炒山栀，谓之湿热	
	湿痹	久居湿地，冷气暗侵，一臂不举，或两足硬块，平胃散加羌活、防风、薏苡仁、萆薢、半夏、五加皮，谓之湿痹	
	湿痰	一处浮肿，不红不痛，似毒非毒，大半夏汤加秦艽、防风，以治湿痰	

（徐福平　杨志敏）

参 考 文 献

费伯雄. 2019. 医醇賸义. 太原：山西科学技术出版社.
释继洪. 1983. 岭南卫生方. 3 卷. 北京：中医古籍出版社.
张灿玾，徐国仟，宗全和校注. 2016. 黄帝内经素问校释. 北京：中国医药科技出版社.

第十七章　彭子益圆运动理论对湿证辨治的特点

火在水上则生湿

《中医基础理论》《中医诊断学》对湿证的辨治，从外湿、内湿而论，认为外湿是由气候潮湿，或涉水冒雨，居住潮湿等外界湿邪所致。内湿是由于脾不运湿，肾不主水，输布排泄津液的功能障碍，从而引起水湿痰浊蓄积停滞的病理变化。外湿和内湿又相互影响。因此治疗方面《中药学》以芳香化湿、清热祛湿、利水渗湿、温阳化湿、祛风胜湿等为常用治法。

上述现行教材是从脏腑水液代谢的角度对湿进行认识，然而民国医家彭子益受到自然界的圆运动启发，从"水"与"火"关系的角度对湿进行全新的认识，在湿邪的形成原理和治疗用药方面，有独到的认识，拓宽了中医学湿证辨治的思路。

【经典原文】

1. 湿邪形成原理

（1）正常生理状态

五行的运动圆，合成一气。木升金降，木不病风，金不病燥。水升火降，火不病热、不病暑，水不病寒。土运于中，土不病湿。

阳明燥金：地面上为阳位，五气之时，地面上盛满的阳热，经秋气之收敛，正当下降。中土之下，阳气充足。湿气已收，大宇光明，阳盛而明，故称阳明。金气当旺，湿气收则燥热气结。此时地面上空的金气，压力极大，故称燥金。

（2）湿邪产生的病理状态

六气者，风热暑湿燥寒。乃五行运动不圆，作用偏见之气。

土气偏见，则病湿。

言脾胃必称脾土胃土者。因脾胃秉造化之土气而生。脾胃病湿，因土气为湿也。

太阴湿土　四气之时，地面上阳热盛满，地面下旧有的阳气亦升上来。地面上非常之热，地面下非常之寒。热属阳，寒属阴。大气阴多，故称太阴。火在水下则生气，火在水上则生湿。此时地面上阳热盛满，尚未降入土下。寒热相逼，湿气濡滋。土气在升降之交，故称湿土。

2. 湿邪与痰的鉴别

湿在人身，如物受潮湿，是满布的，是浸透肉质的。痰在人身，痰自为痰，离开肉质的易医。

3. 湿邪引起的疾病
（1）湿温

温病乃相火浮散，木败金伤，中下大虚之病。数日之后而成湿温者，火在土下则生气，火在土上则生湿。火浮于上至于数日之久，土下无火，所以湿生。湿生而土更败也。热为湿气所缠，故觉热增。其增于午后者，土气动于未时，金气动于申时。五行之性，虚则自动。土气动则湿起，金气动则敛结。热与湿合，金又敛之，故热增于午后也。

浮散于外使人发热的相火既已降入中土以下的水中，木气得根，能行疏泄作用，湿气自消。

温病湿热暑病，其重要责任，全在肺家。肺气能收降下行，木气升而复降，即不发生温病。肺气能收降下行，汗尿通利，湿不停留，热无所附，即不发生湿热病。

湿热病外证，头重胸闷口苦，恶寒发热，脉象濡数。

（2）湿寒

土气湿寒之下泻，小便必不利也。中土湿寒，运动停顿，木气不能疏泄，故小便不利。（理中丸）

阴阳和平，不病寒也。病则太阴阴盛，胃气消灭，则病湿寒。寒湿偏多，故自利，腹满，吐而食不下。（四逆汤）

（3）秋伤于湿，冬必咳嗽

湿者，土气运化之津液也。平人肺家滋润，收敛下行，气道流通，不病咳嗽。秋日燥金司令，湿气全收。秋时伤损了湿土的津液，当秋之时，燥气虽然司令，白露尚未成霜，肺家津液，尚未枯涩，肺气下行，尚能通利。到了冬令，阳热归下，万物坚实，肺家津液枯涩，气降不下，阳热逆冲，故病咳嗽。所以治之之法，必用润脾肺助津液之药。

【原文出处】

民国，彭子益，《圆运动的古中医学》。

【经典及作者简介】

彭子益（1871—1949），云南大理鹤庆人。清末民国年间著名白族医学家。少年时代就对医道情有独钟，成年后，负笈游历重庆，自荐于重庆市巴南区国医学校任教，后游学京华，在清廷太医院当宫廷医师。辛亥革命清帝退位以后，山西督军阎锡山聘请他到太原中医学校讲学。他的大半生就在此讲授中医学理论和培养中医人才中度过。

【文义医理解析】

1. 正常生理状态
（1）自然界的圆运动

彭子益在《圆运动的古中医学》开篇部分就给大家介绍了自然界的圆运动，这是他整个学术认识的启发来源。

他认为生物的生命，是由太阳射到地面的热所产生。今夏太阳射到地面的火热，即是来年生物生命之根。此热经秋时金气的收敛而降于土下的水中，又经冬时水气的封藏，阳热与水化合，来年春时升出地面而成木气，生发万物继而成火气，再同夏时太阳射到地面的热相合，同浮于地面之上。如此升极而降，降极而升，升降不已，而成圆运动。

（2）人体的圆运动

彭子益根据天人相应的原理，在上述自然界的圆运动模型中，根据五行五脏的属性对应建立了人体的圆运动模型。木火金水谓之四象，四象运动乃成中土之气，中土则在四象之中也。此乃自然界圆运动之理。人与天地之气相应，人身禀造化阴阳圆运动之大气而生，脾胃中气如轴，木火金水四维如轮，中气左旋，则木火左升，中气右转，则金水右降，轴轮协同作用。这是彭子益学术观点的底层逻辑。

（3）湿邪产生的原理

1）总原理——土气偏见：彭氏认为湿邪的产生原理为：若是运动圆则五行融合，分析不开，只见中和，不见五行；若是运动不圆，则"轴不旋转，轮不升降"，五行偏见，失其中和，六气偏见，便为六淫。正如原文所说"五行运动不圆，作用偏见之气""土气偏见，则病湿"。"湿邪"则是由于运动不圆，所产生的"邪"，这是湿邪产生的总原理，但是"土气偏见"是具体的怎样情况呢？如果从《中医基础理论》脾胃属土，运化水湿的角度出发，可以找到"土气"和"湿"两者联系，但是"偏见"却很难理解，是不足还是太过，是怎样"偏"呢？怎样对接上"火在水下则生气，火在水上则生湿"这句原文呢？

要注意的是，根据上述自然界和人体圆运动的模型，彭子益理解的人体生理模型与《中医基础理论》脏腑对水液代谢的生理模型是不同的，要解答这个问题，需要回到彭子益的底层逻辑，根据上述自然界和人体圆运动的模型，"土"是整个圆运动的中间轴，因此"偏见"，康熙字典曰："中之两旁曰偏"，应该是中轴的旋转出现问题，导致的具体情况是围绕着中轴旋转的火热出现了位置的错误，运动不圆所以才可以看到六淫。因此才能对接上"火在水下则生气，火在水上则生湿"。

2）具体机理——火在水上则生湿：从我们已经学习的《中医基础理论》知识是很难理解这句话的，我们还是要回到彭子益的自然界和人体圆运动模型来。

彭子益对人体湿的理解，是受到大自然湿气产生的原理启发，在大自然的圆运动中湿具有以下自然特征：湿具有重浊、黏滞、趋下特性，为长夏主气。从大暑、立秋、处暑，到白露四个节气，为湿气主令。湿与脾土相应。夏秋之交，湿热熏蒸，水气上腾，湿气最盛，故一年之中长夏多湿病。湿亦可因涉水淋雨、居处伤湿，或以水为事。湿邪为患，四季均可发病，且其伤人缓慢难察。

既然是大自然湿的特征我们不妨利用地理学的知识来辅助理解，第一方面，地理中的水循环理论认为，地面温度偏高，蒸发地表水汽，导致空中水汽量增多，从而降雨增多，最终导致地面环境多雨多湿。这与彭子益所倡导的"湿热熏蒸，水气上腾，湿气最盛"是吻合的。

第二方面，地理中的水循环理论认为，我国雨季多集中于夏季，南方一年四季潮湿，冬天温度低，北方夏天温度高潮湿，冬天温度低且干燥。这与彭子益所倡导的"长夏多湿病"是吻合的。

第三方面，我们从"湿"的反面"燥"来进行探索，彭子益论述阳明燥金时提出，"地面上盛满的阳热，经秋气之收敛，正当下降。中土之下，阳气充足，湿气已收，大宇光明"，此时地面温度下降，进入秋冬，地面水汽蒸发减少，因此空气中整体湿度下降。从地理学描述的我国南北四个代表性城市的全年气温和降雨量趋势图也可以看出，秋冬干燥、春夏潮湿。

综上所述，我们可以看出彭子益认为人体湿气产生机理是"火在水下则生气，火在水上则生湿"，这个机理是根据天人相应，把自然界圆运动湿气产生的原理对应到人体身上。我们归纳为"地面火热—蒸发地表水液为水汽—水汽上升，积聚弥漫空中—湿气"。圆运动描述的是阳热围绕中轴旋转的过程，而湿气产生的根本动力即是阳热的蒸腾。水汽本身在地面下、土地中、地面上都有，但水性趋下，静而不动；但当阳热从水中升至地面上，则顺势蒸腾水液上升，此时水的性状变化为气态，弥漫空中，此即为"火在水上则生湿"。当阳热降回地面下，水则顺其本性而下流，返还于地面上、土地中和地面下，此时的水汽不具有蒸腾氤氲之状，也不弥漫在空气中，则水是水而不是湿。据此我们也可以看出，彭子益认为水是液体状态，趋下，而湿是雾状态，趋上。而火与水的上下位置则是控制这个状态和方向的关键。由于水被蒸发为水汽、湿气，所以润下滋润的水也减少了。

2. 湿与痰的辨识

根据"火在水上则生湿"的理论，彭子益认为是相火不降，火在水上，蒸腾水液产生的湿气，是人体津液的升发、疏布出现了异常，虽然是异常情况，但这种湿也是无形的水液状态，因此与人体正常的津液难以区分，正如原文提到的"湿在人身，如物受潮湿，是满布的，是浸透肉质的。"而痰是津液疏布的进一步凝滞而成的有形物质，因此"痰在人身，痰自为痰，离开肉质的易医。"湿与痰的重要区别是无形与有形的差别。

3. 湿邪引起的疾病

（1）湿温

湿温病的形成过程最能体现彭子益"火在土上则生湿"的理论，彭子益认为湿温病不是一蹴而就，是由热病发展而来的。湿热病起病初期，相火浮散，由于火浮于上数日之久，导致"火在土上"，从而产生湿气。然后湿气与浮火纠缠，使得中轴旋转的"土"气更败，"土气偏见"则湿更厉害，如此形成恶性循环，导致湿温病的最终产生。

因此湿温病的病机，是在温热病的病机基础上：人身木气过于疏泄，金气敛降不及，水气失于封藏之能，则相火外泄而发热。上焦则津液伤而热气充塞，下焦则相火泄而阳气空虚，中焦则中气衰败，上下失交。再加上"湿"产生的病机："火在土下则生气，火在土上则生湿"，中土枢转不利之人，容易相火外越、土下无火而湿生。最终形成火在土上、湿阻气机的状态。湿热交缠，如油入面，最难速愈。

根据这种形成机理，彭子益认为治疗核心"重要责任，全在肺家"，如果肺气能收敛下行，浮散在外使人发热的相火能降入中土以下的水中，则木气得根，能行其疏泄作用，汗尿通利，湿就不能产生，从而不会进一步发生湿温病。

（2）湿寒

湿寒、寒湿是一个含义，彭子益在《圆运动的古中医学》当中湿寒、寒湿的表达均有使用，而且都是一个含义，这里使用"湿寒"的写法主要为了与上述的"湿温"形成对比，一个为温，一个为湿。

上述的湿温病，是在温热病的基础上，加上"火在土上则生湿"产生湿与热胶结的湿温病，那如果没有温热病这个基础前提，单纯"火在土上则生湿"就会产生湿寒的情况。

中土脾胃主宰升降之权，脾主升、胃主降，以中气为枢轴，组成人体的圆运动结构。脾胃为中轴的动力之源，而主导脾胃的升降气机的中气为核心驱动能源，而阳气也是核心能源的重要组成部分，在脾胃的升降气机运动起到决定作用。如果"火在土上"，导致土下的驱动能源不足，阳气虚则会导致脾胃气机运化失常，水液无法正常枢转气化，导致湿气产生。

彭子益认为这种湿寒的治疗，核心是提供"土"下的核心阳气能源。组成了理中丸切合此病机，调理因中焦虚寒，导致圆运动动力不足之证。

理中丸具有温中散寒、补益脾胃之效，为历代医家所重视。针对太阴脾胃阳虚、土气湿寒、中气大虚之证。其组方原理玄妙，蕴涵着"圆运动"的思想，即"中气如轴，四维如轮，轴运轮行，轮运轴灵。"脾胃阳虚，中气虚寒，则无力运轴旋转，四维升降失常，则出现圆运动轨迹失衡。理中丸的方药组成功效切合此病因病机，使受损的运动驱动能源得以恢复，使人体内的圆运动恢复正常的运动规律。张仲景在《伤寒论》曰："霍乱，头痛发热，身疼痛，热多欲饮水者，五苓散主之。寒多不用水者，理中丸主之。"陈修园认为"霍乱吐泻，乃中气虚寒，阴阳离错"。彭子益指出："治夏月寒霍乱，上吐下泻，头痛，行动无力，不渴者。脉象虚大，或微小。右脉较左脉犹微小者，病危。"张秉成《成方便读》曰："此脾阳虚而寒邪伤内也。夫脾阳不足，则失健运之常，因之寒凝湿聚。"由此可见中气虚寒，不能运化于中，脾胃升降失司，则动力不足，中轴旋转停顿，四维升降失常，导致上下左右俱病。胃气上逆则呕吐、头痛，脾气不升下陷则作泻也。中土不运，木气不能疏泄，土滞木郁则气不行，见小便不利。阳败中虚则无力鼓动脉气，故脉象虚大或微小。口不渴为体内有寒湿、无热也。

（3）秋伤于湿，冬必咳嗽

《内经》曰："是以春伤于风，邪气留连，乃为洞泄。夏伤于暑，秋必痎疟。秋伤于湿，上逆而咳，发为痿厥。冬伤于寒，春必温病"。自王叔和编次仲景《伤寒论》原文时，自己加上伤寒例曰，中而即病者，名曰伤寒。不即病者，藏于肌肤，至春变为温病，至夏变为暑病。于是后世遂谓冬日受有寒气，藏在人身，至春变成温病。春日受了风气，藏在人身，至春变成飧泄。夏日受了暑气，藏在人身，至秋变成病疟。秋日受了湿气、藏在人身，至冬变成咳嗽。

如果按此理解，治疗应该是治伏邪，即治夏日飧泄，应该用散风的药。治秋日疟病，应该用清暑的药。治冬日咳病，应该用去湿的药。治春日温病，应该用驱寒药。但这样就犯了虚虚实实之戒。

彭子益认为需要将大气升浮降沉中的圆运动，按照春夏秋冬五行六气的原理，才能明白。其中彭子益认为"湿"是土气运化的津液，正常人肺脏有津液滋润，因此可以行肺金收敛下行的功能，肺气顺降则气道流通，不发生咳嗽。到了秋天，燥气当令，伤了湿土的津液，导致肺脏的滋润收敛下行能力下降，虽然收敛能力下降，但还未处于枯竭状态，等到冬季，肺脏津液枯涩，收敛功能完全失常，就上逆作咳。因此，核心原理是彭子益认为"秋伤于湿"是秋季燥气伤了湿（津液）的意思。咳嗽是因于津液干枯，尤其是中年以后这种情况更容易发生，人体津液自身就不足，每到冬季，产生咳嗽，无痰干咳，咳时气由下冲上。基于上述原理，所以彭子益认为治疗的方向应该使用润脾肺助津液之药，具体治疗详见下文。

4. 湿的辨治要点

（1）总治则

既然"火在水上则生湿"，那治疗湿的总原则就是让离位的在上之火收敛下来，则恢复人体"火在水下则生气"的生理状态。因此轴轮并用收敛相火是彭子益治疗湿气的总则。

那怎样才能校正相火的位置呢？人体圆运动理生理模型认为，人体的生理是中气如轴，四维如轮，轴旋转于内，轮升降于外，轴旋则轮行，轮运则轴灵，相互为用。人体的病理就是"轴不旋转，轮不升降而已"。治疗之医理即是通过运动轴的旋转，以促进轮的升降，或是通过运动轮的升降，来促进轴的旋转。

所以在总则之下，彭子益提出了三个具体的治疗方法："善治湿者，养金气之收敛，调木气之疏泄，扶土气之运化，湿乃自去"。即以敛肺、达木、健脾为治则，轴轮并用，以恢复整体气机的圆运动。

（2）收敛金气

人体圆运动生理认为"地面上盛满的阳热，经秋气之收敛"，肺金的收敛之性是把离位相火往土下引，回归到水中的重要力量。因此，由于肺金收敛不及而产生湿邪的人群，除了湿证的常见症状外，还应有人身肺金之气，收敛不及，而致相火滞留在上，或不能内藏的表现，例如彭子益原文提到的汗多、头晕、发热、咳逆、上气、遗泄、尿多、痿软等。

彭子益把《金匮要略》的茯苓杏仁甘草汤作为"养金气之收敛"治湿的代表方剂，是湿伤肺家津液，气不下行所致。方中杏仁是整个治法的核心药物，润肺行气以除湿是运人体圆运动轮的方法，正如彭子益所言"此方妙处，全在杏仁润肺之功。如无杏仁，肺家津液被茯苓伤耗，湿不能去也。"在此基础上再配合茯苓运脾去湿，甘草养中的运轴方法，但甘草仅用少量，不可重用，以免补中之品以增其滞塞也。最后三药相配，轮轴并用让肺金收敛效率提高。

另外一个具有代表性的方剂是三仁汤，彭子益认为湿温的形成分两步，首先是"温病乃相火浮散，木败金伤，中下大虚之病。"由于火浮于上至于数日之久，继而导致土下无火，所以湿生，导致"数日之后而成湿温者"，因此认为"杏仁开金气之结以收相火，功参造化之方也。"

（3）疏泄木气

人体圆运动生理认为木气有疏泄的能力，将水气疏泄出来，则土不病湿。因此，由于肝木疏泄不及而产生湿邪的人群，还应有人身肝木之气疏泄不及而致肝郁脾虚的表现，例如彭子益原文提到的无汗、尿少、粪难、腹痛、胁痛、妇人月经来迟等。

彭子益把《伤寒论》的五苓散、茯苓泽泻汤作为"调木气之疏泄"治湿的代表方剂，是因为湿伤中土，木气不能把水湿疏泄出来所致。这也是彭子益认为"小便短少，是为脾湿。"的原因，方中桂枝是整个治法的核心药物，助肝经之疏泄以行水，达木气以行小便，最终达到除湿。正如彭子益评价"五苓散泄水湿，达木气也。"

另外一个具有代表性的方剂是肾气丸，彭子益认为肾气丸是治疗"肾经水气不升之法也"，是通过用附子补水中之火以培木气之根也。用桂枝，达木气之郁也。正如彭氏总结的"湿者，木金升降不遂，土气郁而为湿也。"

（4）运化土气

人体圆运动生理认为，中气属土，居升浮降沉之中，为大气升降的交合。在人体，脾胃禀土气而生，为人体的中气，是人体整个圆运动的中心之气，彭子益认为"土气偏见，则病湿。"这是前文总则提到的，在实际的临床治疗当中，土气偏见是具体出了什么毛病呢？土气偏见表现为什么吗？彭子益认为"脾胃病湿，因土气为湿也。脾胃病寒，因土气根于相火，相火少故中土寒也。"因此土气偏见，表现多是寒湿。

彭子益把《伤寒论》的理中丸作为"扶土气之运化"治湿的代表方剂，是因为中气虚寒，不能运化于中所致。方中白术、干姜是整个治法的核心药物，此病土气湿寒，中气大虚。此方白术燥中土之湿，干姜温中土之寒，参草补中气之虚。中土温运，胃经复下降之常则吐止，脾经复上升之常则泻止。

另外一个具有代表性的方剂是四逆汤，正如彭子益提到"水寒土湿"，由于下元阳气不足，不能为脾胃提供运化动力。因此要通过温下元的阳气来祛湿，方中用干姜温中寒、除湿气，用附子温肾水以救火。火土俱复，阳与阴平，运动复圆。

（5）发汗利小便

张仲景确立发汗利小便，为去湿两大法门。然而彭子益认为该法只能去初病之湿，不能去久病之湿。初病之湿，湿气未将肉质浸透。故可发汗利尿以去之。若久病之湿，已将肉质浸透，湿气与肉质的津液合而不分。此时使用发汗利小便，皆大伤津液。因此提出在发汗利尿之法中，要求深细的治法。

首先要注意发汗的程度，正如金匮曰"盖发其汗，汗大出者，但风气去，湿气在，是故不愈也。若治风湿者，发其汗，但微微似欲出汗者，风湿俱去也。"又曰："……桂枝附子汤主之。若大便坚，小便自利者，去桂加白术汤主之"。因此彭子益认为湿气与津液合而不分，必发汗而微微似欲汗出，满身潮润，不见汗流。然后湿气与津液分开，湿气乃去。

其次要注意大便的津液。大便坚小便利，湿气与津液不能分开，必须去桂枝之疏泄小便，加白术以停留津液，使大便润而不坚，小便比较减少。湿气与津液分开，湿气乃去。

5. 祛湿的注意事项

（1）忌用、慎用燥烈之品

正如前述彭子益认为久病之湿，已将肉质浸透，湿气与肉质的津液合而不分，因此祛湿也最易伤津液。湿本为人体津液，津液疏布失常而为湿，"津液即是湿气，湿气即是津液"，湿越多则可以被人体利用的生理津液越少。因此祛湿要忌用、慎用燥烈之品。

例如：彭子益应用三仁汤治湿温，需要把厚朴去掉，避免其燥烈伤津。再如：彭子益认为"半夏性燥""半夏只可去痰，不可用以去湿。用燥药去湿，津伤而湿不去。"同类的情况还有，"连翘除湿伤津，疏散力大，温病大忌。""红饭豆即点心铺做洗沙之红豆，能除湿气，伤津液。"

（2）避免渗利太过

正如前面彭子益对发汗利小便祛湿方法的观点，他认为"茯苓除湿其性平而刚，猪苓、泽泻除湿性柔，小便利者、肺津亏者，皆不可用"。尤其是在湿证但见小便短少的时候，需考虑阴津不足的可能，"只知尿短为脾湿，提笔大开除湿之药致人于死，危险危险。"书中也记载一个反面教材，"曾见一医治水肿，重用茯苓、泽泻等除湿之药，下咽一刻，胸痛汗出而亡。"是因为渗利太过导致的津液枯竭。

（3）使用润品

治疗燥证用滋润药物，治疗湿证用燥湿药物，这是主流的治则方向，然而彭子益却提出祛湿使用润品，这个看似矛盾，但我们回到"火在土上则生湿"的原理，再结合前面对"秋伤于湿，冬必咳嗽"的理解，彭子益使用润品来治疗湿证的原理是，通过润品来滋润肺金，让肺金的收敛能力恢复，从而把土上的火收敛到土下，这样就不会产生湿气了。

因此，对于"秋伤于湿，冬必咳嗽"的情况，咳嗽上气，由于津液伤，湿乃土金之津液也。彭子益使用黄豆一把，白菜心一整个，煎服。认为白菜心下里阳之上冲，黄豆润肺卫津液，养木气。冬咳上气，木气动也。

彭子益认为杏仁既能祛湿又性润生津。正如前面提到的茯苓杏仁甘草汤，彭子益认为核心药物杏仁具有润肺之功。除了杏仁，类似的还有"皮蛋养阴除湿""扁豆除湿健胃，黄豆清热益阴。兼而用之，除湿不伤津液，健胃不嫌横燥"所以彭子益总结"治湿气用润品，此法不可忽视。""去湿必须养阴，而后湿去"。

（4）湿证禁忌药物

彭子益认为部分滋阴、收敛药物会把湿收敛，让湿更难去，例如：乌梅"将湿敛住，必增胀满""脾湿尿短，忌用饴糖""当归润肠，脾湿忌用"；阿胶"脾湿肠滑忌用"；麦冬"性极清降，津液极多，然能败中滋湿"，并对麦冬这个不足，提出可以用半夏来配伍使用；"半夏性燥利湿，降力甚大。麦冬得半夏，清润下行自无滋湿之过。"

另外小儿由于形质未充，其祛湿药的使用也有注意之处，彭子益提到如果小儿小便忽然短少，即系脾土湿中气虚，须燥湿补土补中，山药扁豆最好，不可重用白术横烈之品。因小儿经脉脆薄，不能任横烈之药。山药又能补肺金以收水气，故为小儿燥湿补土补中妙品。

【临证医案举例】

1. 刘绍炼医案

医案原文：

（1）王某，女，63 岁。1994 年 9 月 7 日入院。患者原有慢性咳喘及高血压病史 10 余年。因受凉后引起咳喘复发 1 个月余，咳嗽，咳吐白色泡沫痰，胸闷气促，动则心慌，精神差。体查：血压 150/105mmHg，心率 84 次/分，心律不齐，双肺均可闻及湿啰音，肝肋下 1cm，无压痛，舌质淡红、苔白、脉微弦。全胸片报告：左上肺部感染，陈旧性结核。心电图：偶发房早，左室肥大伴劳损。中医辨证属痰湿阻肺，气机不畅，兼有痰瘀阻滞心脉之证。治拟宣肺化痰，降气解郁。处方：茯苓、丹参、蒲公英各 12g，杏仁、百部、法夏、陈皮、全瓜蒌、五味子、前胡、郁金各 12g，甘草 6g。服中药 10 天后，咳、痰、喘症明显减少，心慌、胸闷等症缓解。继以上法治疗 20 余天，病情逐渐稳定，心肺体征恢复正常。

（2）左某，男，74 岁。患者原有高血压、糖尿病病史，因双下肢浮肿 3 月，于 1994 年 11 月 8 日来院就诊。主诉：双下肢浮肿，午后为甚，伴胸闷，气短，阵发性心慌，精神差，大小便尚可。西医检查后诊断为糖尿病性肾病，冠心病，心功能不全。经给予扩血管，利尿，降糖药物治疗，血压正常，血糖值正常，但临床症状无明显好转。中医检查：舌质淡红，苔白微腻，脉短、尺部脉弱。辨证考虑脾肾虚弱，水湿停滞，心脉受阻。治拟健脾利水，行气解瘀。处方：茯苓、益母草、丹参各 30g，猪苓、苡仁、大腹皮各 20g，杏仁、车前子、山药各 12g，甘草、白术、桂枝、陈皮各 10g。服 5 剂后，双下肢浮肿即消，胸闷、气短、心慌等症也明显好转，精神良好。后以上方加减治疗 2 个月余，病情稳定，情况良好。随访一年，水肿等症未见复发。

医案解析：

两医案为茯苓杏仁甘草汤收敛金气的医案，《金匮要略》记载："胸痹，胸中气塞，短气，茯苓杏仁甘草汤主之。橘枳姜汤亦主之。"胸痹证应有胸痛之症，而本条则强调"胸闷，短气"，乃因饮阻气机，胸中气滞，其痛甚轻，或者不痛，故用茯苓杏仁甘草汤宣肺化饮，疏通气机。茯苓健脾利水，杏仁宣肺利气，甘草化痰饮，益心气。方后又云桔枳姜汤亦主之，提示本方证临症治疗要随机应变。案一痰湿塞盛，饮阻心肺，故见咳嗽，气促，而伴胸闷、心慌。案二，系脾肾两虚，痰饮内停，故下肢浮肿，而兼胸闷，气短，心慌。两个案病证不同，但在疾病的发展过程中，却存在相同的病理机制，即痰饮阻滞，气机不畅。所以在治疗中都运用了茯苓杏仁甘草汤以宣肺化饮，疏通气机。仲景运用本方治疗胸痹轻症，但其实临床凡见病涉心肺，内有痰饮，而见胸闷、短气，或心慌、浮肿等症者，均用茯苓杏仁甘草汤加味治疗。

2. 胡本先医案

医案原文：

成某，男，33 岁，2013 年 4 月就诊。患者 2012 年春季患慢性肾炎，反复缠绵难愈。2013

年3月水肿加重，曾口服双氢克尿噻及氨体舒通治疗，但水肿消退后复起。遂来笔者处就诊。刻诊：全身水肿，小便小利，下肢按之没指，口干，心烦；大便溏、黏腻不爽、量少，舌淡红胖边有齿痕，苔白腻，脉沉尚有力。查尿：蛋白（2+），白细胞（+），红细胞少许。诊断：慢性肾炎，证系水湿内胜，阳气阻遏。处方：桂枝10g，茯苓30g，泽泻15g，生白术15g，猪苓12g，车前子30g（包煎），生姜皮10g，通草10g。3剂，水煎服，日1剂。患者服药后，小便增加，水肿好转；继以上方加减服用15剂，水肿痊愈。

医案解析：

此医案为五苓散疏泄木气的医案，五苓散具有通阳行水、化气利水，健脾化湿的作用，为水湿内停，阳气郁遏而设。本方配伍贵在用桂枝以通阳，盖水为阴邪，必以阳化，阳通则水行，有利泽泻、茯苓、猪苓利水作用的有效发挥。方中加车前子、生姜皮、通草，乃为加强原方利湿通淋的作用。本证虽属水湿内胜，但正虚不明显，临床上，每见慢性肾炎、肾病综合征水肿初、中期阶段产生水湿内胜、正虚不甚的证候，而这一证候也最容易出现因水湿内胜、阳气郁遏、津液不能正常上布而致心烦、渴欲饮水的内热假象，在治疗方面切勿被假象所迷惑而妄用寒凉。

3. 常晓波医案

医案原文：

患者，女，30岁，2002年10月12日入诊。患者主因突然停电洗了冷水浴，出浴池后便颈项强直，浑身发冷，头痛，舌淡苔白，脉弦紧，急以生姜红糖水服下，入被发汗后，上述症状消失。但午后便觉得阴户冰冷，白带量明显增多，连绵不断，质稀，色白，无腥臭味，小便清长，腰酸如折，小腹冷痛，舌淡苔白，脉沉迟。中医诊断：寒湿型带下病。治疗：祛湿散寒，温肾健脾。方药：附子理中丸2盒，1丸/次，2次/天。1周后随访，上述症状基本痊愈，遂嘱其可尽剂。

医案解析：

此医案为理中丸运化土气的医案，本案患者素有体质虚弱，脾肾阳虚之体征。今复感寒湿之邪，亦使脾肾之阳更为不足，阳虚内寒再加外寒，使带脉失约，任脉不固，故带下量多、清冷，滑脱而下；肾阳不足，命门火衰，不能下暖膀胱，膀胱关门不力，故小便频数清长；腰为肾之外府，肾虚失养，则腰酸如折；小腹为胞宫所居之处，胞系于肾，肾阳虚衰，不能温暖胞宫，则小腹冷痛；舌淡苔白，脉沉迟，均为肾阳不足之征。故治以散寒除湿，温肾健脾，方用附子理中丸。《素问·至真要大论》曰："寒淫所胜，平以辛热"。方中干姜为君，大辛大热，归脾胃经，温中祛寒，扶阳抑阴；病属本虚标实证，虚则补之，实则泻之，标本兼顾。故以人参为臣，甘温入脾，补中益气，培补后天之本，气旺而阳亦复；脾为湿土，中虚不运，必生寒湿，故又以甘苦温燥之白术，燥湿健脾，健运中州；复加大热大辛之附子以增强温肾助阳祛寒之力。五药合用，可使寒气去，阳气复，中气得补，肾阳可助，则脾肾阳虚之证可除。

4. 杨志敏医案

医案原文：

林某，女，36岁。2016年2月25日来诊。主诉：反复午后低热10天。患者2月15日无明显诱因下出现午后发热，15点起开始，至21点升至最高，体温最高38.3℃，伴无汗，入睡后可自行热退，早上体温正常。2月18日曾至门诊就诊，查血常规、胸片未见异常，咽拭子试验：肺炎支原体抗体：阳性1∶80；尿常规：尿白细胞（4+），诊断为"支原体感染、泌尿系感染"，给予抗感染、平喘止咳药物口服，症状未见明显改善。患者拒绝进一步服用上述药物，要求中医药治疗。现症见：曾自觉发热，就诊时测体温正常，双腿酸痛，少许怕冷，无汗，头痛困重，晒太阳及吹风后明显，头部怕风，全身乏力，咽痒干咳。口干口苦，纳差，眠可，小便调，大便烂，1～2次/天。舌边尖红点刺，苔白腻。脉浮滑。月经周期、量色正常。长期熬夜，无烟酒嗜好。诊断：湿温，辨证：中土不运，相火上逆。方药：柴胡桂枝干姜汤加减。处方：柴胡30g，黄芩15g，瓜蒌皮15g，干姜15g，桂枝15g，牡蛎30g（先煎），生石膏45g，天花粉15g，甘草10g。水煎内服，2剂。2月27日二诊：服上方后热势减，发热时间同前，体温最高37.6℃，入睡则热退。怕冷怕风减轻，双腿酸痛缓解，口苦消，口干。偶有干咳，纳眠可，小便可，大便转成型，1次/天。舌淡红，点刺消，苔白腻明显减轻。脉浮细滑。辨证：中土不运，湿阻气机；处方：三仁汤加减。处方：苦杏仁15g，淡竹叶10g，厚朴10g，通草10g，滑石20g（包煎），白豆蔻5g（后下），薏苡仁30g，茯苓30g，清半夏15g，桔梗15g，枳壳15g，生姜30g，熟附子10g。3剂，水煎内服。3月8日随访患者，诉服上方2剂后发热、咳嗽消失，怕冷减轻，双腿酸重消，头痛频率明显减少。现晨起清涕、喷嚏，时背部酸痛，嘱自行服用乌梅冰糖水送服理中丸善后调理。

医案解析：

此医案为湿温病的医案，患者发病时间为当年立春之后、雨水之前，主气为厥阴风木当令。患者长期熬夜，阳气无法得到良好的收敛、潜藏，又适逢主气厥阴风木当令，人身厥阴风木之气过于疏泄，无法顺应大气和缓有序升发而发为湿温。首诊主要症状是发热，伴有怕冷、周身乏力、干咳、咽痒、少许口苦、大便偏烂等症状，结合舌边尖红有刺、苔白腻等，为典型的中土不运、郁而发热之湿温。当下病机其本为中土不运而生湿，其标为湿蕴而生之热，故予柴胡桂枝干姜汤加减运中土而降胆木。柴胡桂枝干姜汤为仲景用于少阳兼痰湿水饮之方，刘渡舟教授概括其病机为胆热脾寒，能温脾清胆，其与圆运动认识湿温病因在于中土不运、相火上逆有异曲同工之妙。在本方基础更加一味石膏右降肺金，全方共奏运中土、降胆木肺金以敛相火之功。二诊患者症状减轻，热势及腻苔减退，中土已能枢转，部分相火已能敛降；然而其发热仍稍反复，考虑其正如叶天士在《温热论》所言："如法应清凉，用到十分之六七，即不可过凉，盖恐湿热一去，阳亦衰微也。"不宜再行清解，法宜温运，方用三仁汤加味。因气行则湿行，故予加桔梗、枳壳等行气药条畅上下气机，生姜散中焦水湿，并加附子一味温下元，以达少火生气之效。服二诊方2剂后患者中土不运、湿热绞结之势已消，考虑体质属阳气易外越、中土不运而见清涕喷嚏、背部酸痛，予乌梅冰糖水送服理中丸以温运中土、敛降相火调理善后。

5. 常晓波医案

医案原文：

患者，女，31岁，2003年9月4日入诊。患者主因突然腹部冷痛，大便暴然而下，质清稀，甚如水样，脘闷食少，苔白腻，脉濡缓，门诊化验大便脓细胞（−），西医诊断：急性结肠炎。中医诊断：寒湿型泄泻。治疗：温中散寒，涩肠止泻。方药：附子理中丸合藿香正气散。

医案解析：

此医案为湿寒病的医案，本案是由脾阳虚衰，阴寒内盛所致。长期饮食不节，饥饱失调；或劳倦内伤，或久病体虚，或素体脾胃虚弱，不能受纳水谷，运化精微，聚水成湿，积谷滞于脾胃。本证发病急，湿邪为泄泻的主要病理因素，脾虚湿盛是发病关键，故治疗应以运脾化湿为原则，方用附子理中丸合藿香正气散以温中散寒，芳香化湿。

【经典知识点的当代临证应用提示】

彭子益提出"火在水上则生湿"的创新性论述，为中医临床湿证的治疗提供了新的思路，他提出了三个具体的治疗方法"善治湿者，养金气之收敛，调木气之疏泄，扶土气之运化，湿乃自去"。即以敛肺、达木、健脾为治则，轴轮并用，以恢复整体气机的圆运动。

速记歌一：火在水上则生湿，敛金疏木能祛湿。

速记歌二：湿与津液本一家，疏布失常湿才发，祛湿慎防燥太烈，渗湿有度勿过利，佐以润品降肺金，火在土下不生湿。

【扩展选读】

黄元御是清朝的，而彭子益是清末民初。两人的理论看起来差不多，其实细节还是有差别的。关于"湿"的产生原理可以参照阅读《四圣心源》的"太阴湿土""治太阴湿土法""湿病根原"篇章。

（原嘉民）

参 考 文 献

常晓波，闫泽君，尹新燕. 2004. 附子理中丸治疗寒湿带下症及寒湿型泄泻症3例. 中国医师杂志，(S1)：217.

林启承，张晓轩，管桦桦，等. 2017. 杨志敏教授从圆运动辨治湿温经验探析. 四川中医，35（2）：1-2.

刘绍炼. 1998. 茯苓杏仁甘草汤加味临症举隅. 四川中医，(3)：54.